高级介入心脏病学手册
技巧和提示

Practical Handbook of Advanced
Interventional Cardiology
Tips and Tricks

（第 5 版）

原　著　Thach N. Nguyen
　　　　Shao Liang Chen
　　　　Moo-Hyun Kim
　　　　Duane S. Pinto
　　　　Cindy L. Grines
　　　　C. Michael Gibson
　　　　Ernest F. Talarico Jr.

主　审　马依彤

主　译　杨毅宁

副主译　李国庆　彭　辉　赖红梅
　　　　余小林　陶　静　郭自同
　　　　赵　强

北京大学医学出版社

GAOJI JIERU XINZANG BINGXUE SHOUCE JIQIAO HE
TISHI（DI 5 BAN）

图书在版编目（CIP）数据

高级介入心脏病学手册 ： 技巧和提示 ： 第 5 版 /
（美）阮志勇（Thach N. Nguyen）等原著；杨毅宁主译 .
北京 ： 北京大学医学出版社，2024. 10. —— ISBN 978-7
-5659-3276-2

Ⅰ. R541.05-62

中国国家版本馆 CIP 数据核字第 2024CE4181 号

北京市版权局著作权合同登记号：图字：01-2023-3263

First published in English under the title
Practical handbook of advanced interventional cardiology: tips and tricks, 5th
edition
by Thach N. Nguyen, Shao Liang Chen, Moo-Hyun Kim, Duane S. Pinto, Cindy L.
Grines, C. Michael Gibson, Ernest F. Talarico Jr.
ISBN 9781119382683
© 2020 John Wiley & Sons Ltd
All Rights Reserved. This translation published under license with the original
publisher John Wiley & Sons, Inc.
Simplified Chinese translation copyright © 2024 by Peking University Medical
Press.
All rights reserved.

高级介入心脏病学手册 技巧和提示（第 5 版）

主　　译：杨毅宁
出版发行：北京大学医学出版社
地　　址：（100191）北京市海淀区学院路 38 号　北京大学医学部院内
电　　话：发行部 010-82802230；图书邮购 010-82802495
网　　址：http://www.pumpress.com.cn
E - m a i l：booksale@bjmu.edu.cn
印　　刷：北京信彩瑞禾印刷厂
经　　销：新华书店
责任编辑：董 梁　　责任校对：靳新强　　责任印制：李 啸
开　　本：889 mm×1194 mm　1/32　印张：23.25　字数：750 千字
版　　次：2024 年 10 月第 1 版　2024 年 10 月第 1 次印刷
书　　号：ISBN 978-7-5659-3276-2
定　　价：225.00 元
版权所有，违者必究
（凡属质量问题请与本社发行部联系退换）

译者名单

主　译　杨毅宁　新疆维吾尔自治区人民医院

副主译　李国庆　新疆维吾尔自治区人民医院
　　　　彭　辉　新疆维吾尔自治区人民医院
　　　　赖红梅　新疆维吾尔自治区人民医院
　　　　余小林　新疆维吾尔自治区人民医院
　　　　陶　静　新疆维吾尔自治区人民医院
　　　　郭自同　新疆维吾尔自治区人民医院
　　　　赵　强　新疆维吾尔自治区人民医院

译　者（按姓氏汉语拼音排序）
　　　　常冬庆　新疆维吾尔自治区人民医院
　　　　郭永忠　新疆维吾尔自治区人民医院
　　　　郭自同　新疆维吾尔自治区人民医院
　　　　姜昊言　新疆维吾尔自治区人民医院
　　　　蒋玉洁　新疆维吾尔自治区人民医院
　　　　赖红梅　新疆维吾尔自治区人民医院
　　　　李德洋　新疆维吾尔自治区人民医院
　　　　李国庆　新疆维吾尔自治区人民医院
　　　　李　洋　新疆维吾尔自治区人民医院
　　　　刘凤双　新疆维吾尔自治区人民医院
　　　　刘　军　新疆维吾尔自治区人民医院
　　　　罗　帆　新疆维吾尔自治区人民医院
　　　　马　玲　新疆维吾尔自治区人民医院
　　　　彭　辉　新疆维吾尔自治区人民医院
　　　　仇雅靖　新疆维吾尔自治区人民医院
　　　　沈　鑫　新疆维吾尔自治区人民医院
　　　　陶　静　新疆维吾尔自治区人民医院
　　　　王凯阳　新疆维吾尔自治区人民医院
　　　　王永涛　新疆维吾尔自治区人民医院

闫　磊　新疆维吾尔自治区人民医院

杨毅宁　新疆维吾尔自治区人民医院

余小林　新疆维吾尔自治区人民医院

袁玉娟　新疆维吾尔自治区人民医院

张　蓉　新疆维吾尔自治区人民医院

赵　强　新疆维吾尔自治区人民医院

秘　书　永佳蕙　新疆维吾尔自治区人民医院

王　娟　新疆维吾尔自治区人民医院

原著者名单

ELISE STRUM ANDERSON, DO
Cardiology Fellow, PGY4, Charleston Area Medical Center, Charleston, WV, USA

FRANK ANNIE, MA, MPA, PhD
Senior Research Associate, Charleston Area Medical Center, Health Outcomes and Research Institute, Charleston, WV, USA

NELSON BERNARDO, MD
Director, Peripheral Vascular Laboratory at MedStar Heart Institute
Director, Peripheral Intervention at the Cardiovascular Research Institute
Washington Heart Center, Washington DC, USA

TRUONG QUANG BINH, MD
Vice-Director, University Hospital, Director, Cardiovascular Center, University Hospital, Ho Chi Minh City, Vietnam

XU BO, MBBS
Director, Cardiac Catheterization Laboratories, Fu Wai Hospital and National Center for Cardiovascular Diseases, Chinese Academy of Medical Sciences, Beijing, China

QUOC V.P. BUI, MD
Cardiovascular Research Department, Methodist Hospital, Merrillville, IN, USA

THIEN BUI, MS
Associate, Cardiovascular Research Department, Methodist Hospital, Merrillville, IN, USA

TAN HUAY CHEEM, MD
Director, National University Heart Centre, Singapore (NUHCS)
Senior Consultant, Department of Cardiology, NUHCS
Professor of Medicine, Yong Loo Lin School of Medicine, NUS
Singapore, Singapore

JACK CHEN, MD
Director of Interventional Cardiology and Director of Northside Heart Institute, Northside Hospital System, Atlanta, GA, USA

SHAO LIANG CHEN, MD
Vice President, Nanjing First Hospital, Nanjing Medical University
Professor of Internal Medicine and Cardiology, Nanjing Medical University
Chief of Cardiology, Nanjing First Hospital, Nanjing Medical University
President, Nanjing Heart Center
Nanjing, China

DUY CHUNG, MD
Research Associate, Cardiovascular Research Department, Methodist Hospital, Merrillville, IN, USA

NGUYEN DUC CONG, MD, PhD
Deputy Chairman of Geriatric Department-University of Medicine and Pharmacy
Vice President of Vietnam Internal Medicine Association
Vice President of Ho Chi Minh City Geriatric Association
Ho Chi Minh City, Vietnam

TARNEEM DARWISH, MD
Cardiovascular Research Department, Methodist Hospital, Merrillville, IN, USA

DEBABRATA DASH, MD
Honorary Professor of Cardiology, Beijing Tiantan Hospital, and Capital Medical University, China
Vice Chairperson, Asia Pacific Association of Interventional Cardiology (APAIC)
Senior Interventional Cardiologist, Cumbala Hill, Nanavati, BSES, Fortis Raheja, Mumbai Area, India

VIJAY DAVE, MD
Director of Medical Education, St Mary Medical Center, Hobart, IN, USA

ROBERT S. DIETER, MD, RVT
Associate Professor, Vascular & Endovascular Medicine
Interventional Cardiology, Loyola University Medical Center
Director of Vascular Medicine and Peripheral Vascular Interventions
Medical Director, Cardiovascular Collaborative
Chief, Cardiovascular Medicine
Hines VA Hospital, Chicago, IL, USA

NGUYEN THI KIM DUNG, MS
Class of 2021, Tan Tao University, School of Medicine, Long An Province, Vietnam

HO THUONG DZUNG, MD, FSCAI
Vice Director, Thong Nhat Hospital, Ho Chi Minh City, Vietnam
President, Vietnam Society of Interventional Cardiology, Vietnam

LE CAO PHUONG DUY, MD, MSc
Director, Cardiac Catheterization Laboratories, Nguyen Tri Phuong Hospital, Ho Chi Minh City, Vietnam

TED FELDMAN, MD, MSCAI, FACC, FESC
Vice President, Global Medical Affairs, Transcatheter Mitral and Tricuspid Therapies, Edwards Lifesciences, Irvine, CA, USA

ALAN FONG, MD, FRCP, FACC, FSCAI, FAPSIC
Consultant Cardiologist, Sarawak Heart Centre
Adjunct Professor, Swinburne University of Technology
Adjunct Lecturer, University of Malaysia
Sarawak, Malaysia

ALI FOORQ, MD
Fellow, Charleston Area Medical Center, Cardiology, Charleston, WV, USA

RUNLIN GAO, MD, FACC, FESC, FSCAI
Professor of Medicine and Senior Consultant, Department of Cardiology, Fu Wai Hospital, Chinese Academy of Medical Sciences, and Peking Union Medical College, and National Center for Cardiovascular Diseases
Beijing, China

C. MICHAEL GIBSON, MD, MS, MD, MA (Hon)
Professor of Medicine, Harvard Medical School
Beth Israel Deaconess Medical Center, Boston, MA, USA

CINDY L. GRINES, MD
Chief Scientific Officer, Interventional Cardiology, Northside Hospital Cardiovascular Institute, Atlanta, GA
President, Society of Cardiovascular Anigography and Interventions, Washington DC, USA

DONGMING HOU, MD, PhD, FACC, FSCAI, FAHA
Distinguished Fellow, Boston Scientific Corporation, Minneapolis, MN, USA

PHAM MANH HUNG, MD, PhD, FACC, FESC
Director, Vietnam National Heart Institute
Associate Professor of Medicine, Hanoi Medical University
Head, Department of Cardiology, Hanoi Medical University
Vice President, Vietnam National Heart Association
Hanoi, Vietnam

PHAM NHU HUNG, MD, PhD, FACC, FSCAI, FsACC
Director, Catheterization and Electrophysiology Laboratories, Hanoi Heart Hospital
General Secretary, Vietnam Society of Interventional Cardiology
Hanoi, Vietnam

DINH DUC HUY, MD
Deputy Director and Chief, Department of Interventional Cardiology, Tam Duc Cardiology Hospital, Ho Chi Minh City, Vietnam

HUNG D. HUYNH
Senior Research Associate, Methodist Hospital, Merrillville, IN, USA

YUJI IKARI, MD, PhD, FACC
Professor, Department of Cardiovascular Medicine, Tokai University, Japan

JULIA ISBISTER, MD
Cardiology Fellow, Prince of Wales Hospital, Sydney, Australia

SRINIVAS IYENGAR, MD
Director, Structural Heart, Boulder Community Health, Boulder, CO, USA

NIGEL JEPSON, MD
Associate Professor, University of New South Wales,
Director of Cardiac Catheterization Laboratories
Prince of Wales Hospital, Sydney, Australia

ZEESHAN KHAN, MD
Interventional Cardiology, Oklahoma City, OK, USA

MOO-HYUN KIM, MD, FACC, FSCAI
Professor of Medicine and Director, Regional Clinical Trial Center,
Busan, Korea

MIHAS KODENCHERY, MD
Interventional Cardiology, Methodist Hospital, Merrillville, IN, USA

FLORIAN KRACKHARDT, MD
Senior Consultant, Coronary and Structural Heart Diseases
Department of Cardiology, Charité Campus Virchow Klinikum
Universitätsmedizin Berlin, Germany

GAUTAM KUMAR , MD, FACC, FSCAI
Associate Professor of Medicine, Emory University School of
Medicine, Atlanta, GA, USA

NGUYEN VAN LANH, MS
Class of 2020, Tan Tao University, School of Medicine, Long An
Province, Vietnam

AZEEM LATIB, MD
Co-Director of Structural Heart Interventions, Montefiore
Medical Center, New York, NY, USA

FAISAL LATIF, MD, FACC, FSCAI
Clinical Associate Professor of Medicine, University of Oklahoma
& SSM Health, St. Anthony Hospital, Oklahoma City, OK, USA

MOHAMAD LAZKANI, MD
Interventional Cardiology, Phoenix, AZ, USA

TOAN H.D. LE, MD
Post Graduate Training Physician, Nguyen Tri Phuong Hospital,
Ho Chi Minh City, Vietnam

VY LE, MS
Class of 2020, Tan Tao University, School of Medicine, Long An
Province, Vietnam

ARTHUR LEE, MD
Professor of Medicine, California Northstate University, College
of Medicine, Elk Grove, CA, USA

KWAN S. LEE, MD
Associate Professor, Department of Medicine, Associate
Chief, Division of Cardiology, Associate Program Director,
Cardiovascular Disease Fellowship Program, Cardiovascular
Service Line Director, Banner University Medical Group Tucson,
Director, Cardiac Catheterization Laboratory and Cardiology
Clinic, Banner – University Medical Center South, Tucson,
AZ, USA

MICHAEL S. LEE, MD
Associate Professor, Interventional Cardiology
UCLA Medical Center, Los Angeles, CA, USA

XIAN KAI LI, MD, PhD
Associate Professor, Cardiology Department, Shanghai Tenth
People's Hospital, Tongji University, Shanghai, China

VU TRI LOC, MD
Class of 2020, Tan Tao University School of Medicine, Long An,
Vietnam

ROBERT LUSCOMB Jr.
Freshman, Indiana University-Purdue University, Indianapolis,
IN, USA

SUNDEEP MISHRA, MD
Professor of Cardiology, All India Institute of Medical Sciences,
New Delhi, India

SHISHIR MURARKA, MD
Interventional Cardiology, Phoenix, AZ, USA

ARAVINDA NANJUNDAPPA, MD, FACC, FSCAI, RVT
Associate Professor of Medicine and Surgery, Department of
Surgery, West Virginia University Physicians of Charleston
Director, Structural Heart Program, Charleston Area Medical Center
Charleston, WV, USA

SANDEEP NATHAN, MD, MSc, FACC, FSCAI
Associate Professor of Medicine
Medical Director, Cardiac Intensive Care Unit
Director, Interventional Cardiology Fellowship Program
Co-Director, Cardiac Catheterization Laboratory
The University of Chicago Medicine, Heart and Vascular Center
Chicago, IL, USA

NGUYEN THUONG NGHIA, MD
Director, Cardiac Catheterization Laboratories, Cho Ray Hospital,
Ho Chi Minh City, Vietnam

LUAN M. NGO, MD
Research Associate, Cardiovascular Research Department,
Methodist Hospital, Merrillville, IN, USA

TRA T. NGO, MD
Research Associate, Cardiovascular Research Department,
Methodist hospital, Merrillville, IN, USA

TRUONG AN NGO, MD
Research Associate, Cardiovascular Research Department,
Methodist Hospital, Merrillville, IN, USA

DUC DUY NGUYEN, MD
University of Medicine and Pharmacy, Ho Chi Minh City,
Vietnam
Cardiovascular Research Department, Methodist Hospital,
Merrillville, IN, USA

DUY KHANH NGUYEN, MS
Class of 2020, Vo Truong Toan University, School of Medicine,
Hau Giang, Vietnam

HOANG CONG NGUYEN, MD
Pham Ngoc Thach University of Medicine, Ho Chi Minh City, Vietnam

JAMES NGUYEN, MD
Chest Pain Medical Director, Interventional Cardiology, Manatee
Memorial Hospital, Bradenton, FL, USA

MICHAEL NGUYEN, MD
Associate Professor, University of Western Australia
Director of Clinical Trials and Research, Fiona Stanley Hospital
Perth, Australia

PHUOC T. NGUYEN, MD
Research Associate, Cardiovascular Research Department,
Methodist Hospital, Merrillville, IN, USA

QUAN H. NGUYEN, MD
Class of 2019, Tan Tao University, School of Medicine, Long An
Province, Vietnam

THACH N. NGUYEN, MD, FACC, FSCAI
Vice Provost, Tan Tao University (TTU), and Academic Dean,
School of Medicine, Tan Duc City, Long An Province, Vietnam
Editorial Consultant, Journal of Interventional Cardiology, and
Chinese Medical Journal, Beijing, China
Honorary Professor of Medicine, Hanoi Medical University and
Vietnam Heart Institute
Hanoi, Vietnam, and Capital University of Medical Sciences,
Beijing, China, and The Institute of Geriatric Cardiology, 301 Central
Hospital of the People's Liberation Army, Beijing, China, and
Friendship Hospital, Beijing, and the Tenth People's Hospital,
Shanghai China
Visiting Professor, Nanjing First Hospital, Nanjing Medical
University, Nanjing, China
Clinical Assistant Professor of Medicine, Indiana University,
and Director of Cardiovascular Research, Methodist Hospital,
Merrillville, IN, USA

THE-HUNG NGUYEN, PhD
Vice-President of Vietnam Association for Fluid Mechanics
Head of Division of Water Resources Engineering Fundamentals,
University of Danang
Danang, Vietnam

THI ANH NGA NGUYEN, MD
Research Associate, Cardiovascular Research Department,
Methodist Hospital, Merrillville, IN, USA

THU QUYNH NGUYEN, MD
Pham Ngoc Thach University of Medicine, Ho Chi Minh City,
Vietnam

TRAM B. NGUYEN, MD
Intensive Care Unit, District 11 Hospital, Pham Ngoc Thach
University of Medicine, Ho Chi Minh City, Vietnam

RIICHI ANDRÉ OTA GONZÁLEZ, MD
Research Associate, Universidad Católica "Nuestra Señora de la
Asunción", Montevideo, Paraguay

ALI OTTO, MD
Chairman, Cardiology Department, Memorial Ankara Hospital,
Istanbul, Turkey

DUK-WOO PARK, MD, PhD, FACC
Professor of Medicine, Asan Medical Center, Seoul, Korea

TIMIR PAUL, MD, PhD, MPH, FACC, FSCAI
Associate Professor, Division of Cardiology
Director, Interventional Cardiology
Associate Program Director, Cardiology Fellowship
Clerkship Director, Internal Medicine
Director, Cardiovascular Research
Quillen College of Medicine, East Tennessee State University,
Johnson City, TN, USA

ASHISH PERSHAD, MD
Medical Director, Structural Heart Program
Program Director, Interventional Cardiology Fellowship Program
Banner University Medical Center Phoenix, Phoenix, AZ, USA

SON TRUONG PHAM, B Tech (Hons), MD (Hons), PhD
Sydney Medical School, The University of Sydney
Westmead Hospital, New South Wales Health, Sydney, Australia

TRI PHAM, MS
Class of 2020, Tan Tao University School of Medicine, Long An,
Vietnam

NGUYEN HONG PHAT, MS
Class of 2020, Vo Truong Toan University, School of Medicine,
Hau Giang, Vietnam

LÊ XUÂN MINH PHÚC
Class of 2024, Tan Tao University School of Medicine, Long An,
Vietnam

HUYNH DANG THANH PHUONG
Class of 2021, Tan Tao University School of Medicine, Long An,
Vietnam

DUANE S. PINTO, MD, MPH, FACC, FSCAI
Associate Professor of Medicine, Harvard Medical School
Beth Israel Deaconess Medical Center, Boston, MA, USA

NGUYEN NGOC QUANG, MD, PhD, FASCC
Consultant of Interventional Cardiology, Department of
Cardiology, Hanoi Medical University
Coronary Intensive Care Unit, Vietnam National Heart Institute,
Bach Mai Hospital
Hanoi, Vietnam

GIANLUCA RIGATELLI, MD, PhD, EBIR, FACP, FACC, FESC, FSCAI
Vice-Director, Cardiovascular Diagnosis and Endoluminal Interventions
Director, Section of Adult Congenital Interventions
Rovigo General Hospital, Rovigo, Italy

AMI R. SHAH
National Honor student, Senior, Munster High School, Munster, IN, USA

RIA SHAH
Sophomore, Purdue University, West Lafayette, IN, USA

NIE SHAO-PING, MD, PhD, FESC, FSCAI
Director, Emergency and Critical Care Center, Beijing Anzhen
Hospital, Capital Medical University
Chairman, Guidelines Committee, Chinese College of
Cardiovascular Physicians
Executive Chairman, The Great-Wall International Congress of
Cardiology (GW-ICC)
Vice-chairman, Beijing Heart Association
Beijing, China

IMAD SHEIBAN, MD
Associate Professor of Cardiology, University of Turin
Director of Interventional Cardiology, Pederzoli Hospital Peschiera
del Garda, Verona, Italy

IMRAN SHEIKH, MBBS, FRACP
Interventional Cardiologist, Royal Perth Hospital, Perth, Australia

RICHARD SHLOFMITZ, MD
Chairman of Cardiology, St Francis Hospital, Roslyn, NY, USA

HORST SIEVERT, MD
Director of the CardioVascular Center Frankfurt, Sankt
Katharinen, and the Department of Internal Medicine,
Cardiology, and Vascular Medicine of the Sankt Katharinen
Hospital
Associate Professor of Internal Medicine/Cardiology, University of
Frankfurt
Frankfurt, Germany

JONATHAN SOVEROW, MD
Health Sciences Assistant Clinical Professor of Medicine
Associate Director, Catheterization Laboratory
Director, Cardiovascular Research
Olive View-UCLA Medical Center
David Geffen School of Medicine at UCLA
Los Angeles, CA, USA

CHRISTIAN STUMPF, MD, FESC
Professor of Medicine, Medizinische Klinik II (Kardiologie,
internistische Intensivmedizin), Klinikum Bayreuth GmbH Chief,
Department of Cardiology, Heart Center Bayreuth
Bayreuth, Germany

SZABOLCS G. SZABO, MD FACC
Interventional Cardiology, Memorial Hospital, South Bend, IN,
USA

ERNEST F. TALARICO Jr., PhD
Visiting Professor of Anatomy and Medical Curriculum
Consultant, Tan Tao University, School of Medicine, Long
An,Vietnam

EDGAR TAY, MD
Assistant Professor, National University Heart Centre Singapore
Director of Congenital/Structural Heart Disease Program,
National University Health System, National University of
Singapore
Singapore

CAO VAN THINH, MD, PhD
Associate Professor of Medicine, Pham Ngoc Thach School of
Medicine, Ho Chi Minh City, Vietnam

NGUYEN VAN THUAN
Engineer, Research and Development Manager, USM Healthcare
Factory JSC, Ho Chi Minh City, Vietnam

DUC TRUNG TRUONG
Class of 2021, Tan Tao University, School of Medicine, Long An
Province, Vietnam

KIM TRUONG, MS
Class of 2021, Tan Tao University School of Medicine, Long An,
Vietnam

LE VAN TRUONG, MD, PhD, FWFITN, FSCAI, FAPSIC, FAsCC
Associate Professor, 108 Institute of Clinical Medical and
Pharmaceutical Sciences
Head, Heart Institute
Head, Department of CardioVascular Diagnosis and
Interventions, 108 Military Central Hospital
Hanoi, Vietnam

THAI TRUONG, MD
Research Associate, Cardiovascular Research Department,
Methodist Hospital, Merrillville, IN, USA

VIEN TRUONG, MD
Research Associate, Cardiology Department, The Christ Hospital
Health Network, Cincinnati, OH, USA

NGUYEN TRONG TUYEN, MD
Deputy Head of Department of CardioVascular Diagnosis and
Interventions, 108 Military Central Hospital,
Hanoi, Vietnam

NGUYEN SI TUAN, MS
Class of 2021, Tan Tao University, School of Medicine, Long An,
Vietnam

DOBRIN VASSILEV, MD, PhD
Associate Professor of Cardiology
Head, Cardiology Clinic
"Alexandrovska" University Hospital, Medical University, Sofia,
Bulgaria

MINH N. VO, MD
Associate Clinical Professor, Interventional Cardiology
Division of Cardiology, Faculty of Medicine and Dentistry,
University of Alberta, Canada

译者前言

　　《高级介入心脏病学手册：技巧与提示》是一本致力于提升心脏介入手术效果的专业书籍。它聚集了众多国际心脏病学专家的智慧，包括 Thach N. Nguyen 教授、Shao Liang Chen 教授、Moo-Hyun Kim 教授、Duane S. Pinto 教授、Cindy L. Grines 教授、C. Michael Gibson 教授和 Ernest F. Talarico Jr. 教授等，他们共同编写了本书的第 5 版。该版本由 Wiley-Blackwell 出版社出版发行，全面涵盖了介入心脏病学的最新进展和实用技巧。

　　本书不仅汇集了超过 50 位国际专家的宝贵经验，还提供了 500 多个实用的手术技巧和策略，覆盖了从基础到复杂的各种介入手术步骤。每个策略或方案都经过精心设计，按照复杂程度分级，并以简洁明了的步骤进行描述，旨在帮助医生克服实际手术中遇到的困难。书中特别强调，介入心脏病学既是一门科学，也是一门艺术。成功的手术不仅依赖于先进的设备和技术，更依赖于医生的精湛技艺和丰富经验。它提供了在有限设备条件下选择最佳方案的建议，并着重强调了预防措施和并发症管理的重要性。本书的内容不仅适合经验丰富的医生，也适合初学者。

　　自 20 世纪 70 年代起，介入心脏病学领域经历了飞速的发展，从最初简单的经皮冠状动脉介入手术，到今天各种复杂的手术技术，它不断刷新着我们的认知和实践。本书不仅详尽地回顾了这一发展史，还前瞻性地展望了未来的发展方向。其深远的国际影响，不仅限于欧美，更在亚洲等地区得到广泛的认可和应用，充分证明了它在全球医学界的实用性和影响力。尽管本书的英文版本已经连续出版至第 5 版，但长久以来，中文版的缺失使得国内众多医学专业人士无法直接窥见其深邃之处。正是在这样的背景下，北京大学医学出版社成功获得了 Wiley-Blackwell 公司的授权，委托我们承担这项光荣而艰巨的翻译任务，将这部医学宝典的最新版（第 5 版）呈现给中国读者。我们深切地感受到了肩上的重大责任，迅速集结了一批中青年医生，组建一支翻译团队来共同完成这项翻译工作。他们不仅具有精湛的专业技能，也对医学事业充满热忱。翻译完成后，由资深医学工作者进行严格校对，以确保翻译的准确性和专业性。然而，我们也清楚地认识到，由于能力和时间的限制，书中可能还存在一些不足之处。因此，我们诚恳地希望广大读者能够提出宝贵的意见和建议，以便我们在未来的再版中进行修正和完善。我们相信，通过大家的共同努力，这本书将成为连接国际医学知识和中国医学实践的桥梁，为国内的医疗专业人士提供更丰富的学术资源和更深的洞见。

杨毅宁

2024 年 9 月

原著前言

高级介入心脏病学艺术与科学

到 2020 年，经过 45 年的发展，介入心脏病学已成为治疗复杂心血管疾病的成熟并占主导地位的重要参与者。作为现代显微技术和纳米工程的产物，设备的微型化带来了介入心脏病学技术的巨大飞跃，使其更为有效并极具人性化。对于这些技术的论述已经发展成为系统化严谨的理论体系，可以传授给专科医生或医疗团队，也可以编程到机器人中。

从物理、化学、生物学及工程学方面理解和解释此技术是一门科学，而以人性化的方式并兼顾成本和时间效益完成手术操作则是一门艺术。在任何一个介入导管室，资深的术者抑或是初学者都可以通过对导管、导丝、球囊或支架等一系列装置的操作使得狭窄解除。此时科学与艺术得到了完美的结合。

真实环境中应用的最佳选择是什么？ 操作时每位术者都有权利（和责任）来选择或改变所应用的装置、药物及治疗策略；或当其他方法不可行时被迫使用某种方法。这些选择频繁在印刷品和电子媒体中出现并被讨论，令人生厌。但主要问题依然存在：在任何给定的实际状况下，并且设备均可选时，怎样才是最佳选择？

在本书第 5 版中，作者运用自己在心脏介入生涯中得到的宝贵经验试图回答这个问题，并给予实用的建议。

在"策略规划"框中，操作者对即将采用的操作的总体架构进行了形象化的描述以期取得成功。还包括预防和纠正措施来应对诸如意外并发症或不容乐观的结果等危机状况。

在"转换策略"框中，作者将整个策略分解成为具有局限目标的详细操作顺序。在开始时，是关于如何选择适当的设备装置，例如指引导管，以帮助在首次尝试中取得成功。如果未达到预期的有效结果，仍然有很多简单的技巧来纠正或扭转局面。在任何情况下，术者都会首先尝试使用设备所有的潜在功能，而不是过早且浪费地丢弃它。

然而当同时存在其他众多的类似策略时，在给定情况下如何客观地选择出最佳方案？批判性思维的作用是：策略上某个主观的改变可以拯救整个过程，并最终获得成功，或与之相反的——我们最糟糕的噩梦——失败。在本书对每种方法根据所花费的时间、需要额外设备的成本及并发症风险进行分级。每个"⌛"符号（额外花时间 10 min），就意味着可能还需要增加 1 h。每个"$"符号意味着额外花费 100 美元。一个"🖐"符号代表中等并发症风险，而 2 个"🖐"符号则提示高风险。

在"注意事项"框中，我们告诫读者要谨防任何虚假信号或危险错误的举动，因为这将预示着灾难的发生。这些信息包括术者本人过去的失败经验、患者的濒死经历以及出现危机时成功的（通常是奇迹般的）解决方法。总之，它们组成了有关如何避免失败和取得成功的共同记忆，即我们所说的经验！如果这些宝贵的经验教训在现实生活中能得以应用，手术成功率会更高，并发症的发生率则会低得多。

并发症的发生率取决于术者的技能、可行的技术和患者的选择。从共同记忆（即经验）中衍生出的严格的预防措施有助于减少并发症的出现（虽然要避免每一种并发症的最佳方法之一是不进行手术操作！）。通过使用目前的小外径球囊和高扭转型导丝，大部分"简单"的狭窄病变在即使是经验相对缺乏的术者操作下也会取得很好的效果。但是，当患者的解剖结构较为复杂，或当简单的情况变得复杂时，有经验的术者更可能取得好的结果，这也是为什么我们如此重视经验的价值[1]。

作为各位读者的朋友和同事，作者和编者们每天都和大家一样在心脏介入导管室辛勤工作，即使在 COVID-19 暴发期间也是如此，并且从自己有限的主观经验出发用心写作。该手册包含了针对读者以及本书作者和编者们自身的非常实用的建议，我们也同时践行着自己的主张。这些建议不是空中楼阁，而是由经验丰富的术者以及初学者们（年轻的和年老的、男性和女性、专业术者和兼职者）进行过实践，因此，没有阶级、年龄、性别或种族之分。

在本书中，我们试图强调这些实用的建议，包括所有戏剧性的起伏——让人想起意大利歌剧——每天都在介入心脏病学导管室中发生。我们希望结果是令人高兴的，正如中国武侠电影的结局一样，底线是，我们以负责任的态度实践介入心脏病学：既有着成本和时间效益性，同时又不造成更多的伤害。在追求最佳操作及临床的成功方面，所有人都是平等的。这是本手册的唯一目标。

参考文献

［1］Ellis S. Elective coronary angioplasty：Techniques and complications. In Topol EJ，editor. Textbook of Interventional Cardiology，3rd edition. Lippincott-Raven Publishers. pp. 147-62，1998.

原著序言

从 Dotter 使用粗糙的方法打开股动脉开始，介入心脏病学已经逐步发展为具有丰富知识的领域，并由美国内科医学委员会进行监督管理。从 Andreas Gruentzig 发明非顺应性球囊开始，生物工程技术呈现爆炸式的发展。与其他医学学科相比，介入心脏病学学科启动了更多的注册和临床试验。事实上，在介入心脏病学时代对于循证医学的重视也在逐步发展和完善。在介入心脏病学取得的巨大进步以及新技术应用导致的新问题和并发症的双重刺激下，许多基础科学也得到了新的突破。

然而，无论科学变得多么先进，应用介入技术成功解决患者问题通常都取决于术者的技术能力，这种能力来自于术者在处理普通以及复杂罕见问题时积累的丰富经验。由于介入心脏病学医师数量众多，且可进行的手术操作数量迅速增加，所以许多心脏病学医师难以体验到有助于建立相关数据库的所有状况。

Thach N. Nguyen 博士编写了这本卓越的书籍，其中包括了很多关于介入心脏病学手术操作时的要点和技巧。他召集了大量介入心脏病学各领域的权威专家，在各自擅长的专业领域进行阐述并分享他们自己珍藏的实用技巧，而非仅仅列举那些随处可见的注册和试验的证据。Nguyen 博士试图模拟心脏病学新学员或资历尚浅术者在导管室中会遇到的非常常见的各种情景。他也经常以这种形式帮助发展中国家的心脏病学医师应用介入技术以应对这些国家中迅速增加的心血管疾病。由于新技术的不断出现，所有的术者，无论经验丰富与否，都可以从这些技巧中受益。尽管每位术者对于某一问题或并发症的处理方法可能不会完全赞同，但这也能帮助他们了解许多潜在的策略，从而有所启发。本书不仅收集了作者的自身经验，还包括那些公开发表的文献、大量的深造课程以及世界范围的一对一演示资料。

本书无论对于在美国和其他国家开展的正式课程的初学者，还是在另外一些国家中担任着培训角色的导师而言，都是宝贵的资源。

此外，不同经验水平的术者都能从中找到许多至理名言。祝贺编写这本实用指南类书籍的 Nguyen 博士和他的同事们！

Spencer B. King Ill，MD
亚特兰大·佐治亚州

致　谢

　　在本书的创作旅程中，我们深感荣幸能获得导师、朋友、同事、家人、员工和患者的支持与帮助。我（TNN）要特别感谢 Spencer King 博士，他为本书第 1 版撰写了前言，并给予了我宝贵的鼓励和建议。我还要向所有参与编辑和贡献的同行们，以及我的家人表达我最深切的感激之情，尤其是 Huang Weitao，他提供了坚定的支持。我已故的父母 Nguyen Sau N（＋2012）和 Hanh TH Tran，以及远在美国印第安纳州拉波特和加利福尼亚州欧文的家人，特别是 Robert Luscomb Jr，都给予了我巨大的支持。此外，我还要感谢加利福尼亚州河滨市担任网络管理员的 Huynh Duong Hung 博士，得克萨斯州休斯敦的 Maya Dang 博士，以及越南隆安 Tan Tao 医学院 2020 届毕业生 Cao V. Thinh 博士、Truong Thai 博士、Duy Chung 博士、Luan Ngo 博士、Tra T. Ngo 博士、Phuoc T. Nguyen 博士和 Vu Tri Loc 博士，越南胡志明市第 11 区医院 ICU 的 Kim Nguyen 博士，以及越南芹苴 Vo Truong Toan 大学医学院 2020 届毕业生 Nguyen Khanh Duy 博士。

　　我特别感谢来自印第安纳州霍巴特的 Cindy Macko 的协助，以及中国北京首都医科大学心血管疾病研究所的 Yin Rong-Xiu 所提供的帮助。最后，我要向我们的患者表达最深切的感谢，他们是我们关怀的宗旨、我们探索的源泉以及我们日常工作的灵感，尤其是在 COVID-19 大流行期间。我们对所有患者表示衷心的感激。

目　录

第 1 章
血管入路

Thach N. Nguyen，Nguyen Hong Phat，Phuoc T. Nguyen，and Tri Pham

赖红梅　赵强　李洋　译　杨毅宁　审校

---

* 基础；** 高级；*** 罕见的、奇特或具有研究性质的
$, 额外花费 < 100.00 美元；$$，额外花费 > 100.00 美元
⏱, 额外花时间 < 10 min；⏱⏱，额外花时间 > 10 min
🩸, 并发症风险低；🩸🩸, 并发症风险高

> **挑战**
>
> 　　介入术后早期或晚期血管入路不出血是每一位进行诊断或介入心血管手术术者所面临的主要挑战。

股动脉路径

> **操作方法**
>
> **理想的股动脉穿刺位置**　
>
> 　　通常，在髂前上棘至耻骨结节走行的腹股沟韧带下方可以触及股动脉搏动。腹股沟韧带的实际位置在该连线下方 1 ～ 2 cm。股动脉分叉以上至腹壁下动脉（IEA）走行最低点下方之间数厘米是理想的股动脉穿刺部位。IEA 向下走行至腹股沟韧带远端向头侧走行供应腹壁，不穿过腹股沟韧带。因此，从 IEA 最低点上方进行穿刺被认为是高位穿刺[1]（图 1.1）。

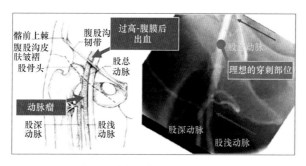

图 1.1　理想的股动脉穿刺位置。本图经 Wiley 允许转载。

> **最佳策略**
>
> **标准的股动脉穿刺技术**
>
> X线透视下后前位（AP）显示股骨头。股骨头下缘作为皮肤进针点，在股骨头中1/3处进行动脉插管。相对于股骨头，股动脉分叉位置存在变异。即使采用透视技术引导穿刺，仍不能完全避免在股总动脉（CFA）分叉下方进针。在大多数病例中（约77%），分叉位置低于股骨头水平，约23%的病例中，股动脉分叉位置高于股骨头水平。97%的患者股动脉位于股骨头内1/3处上方。只有3%的患者股动脉完全在股骨头内侧。因此，超声引导下进行穿刺是最佳的股动脉穿刺方法[1]。

实时操作

超声引导穿刺　首先在X线透视下定位最佳穿刺位置，即股骨头下2/3处（图1.2a）。

使用富士 SonoSite™，目的是将CFA定位于分叉附近。多普勒超声显示股动脉呈一个轻微搏动的环形结构，与另一个环形结构相毗邻（股静脉）（图1.2b）。术者向下按压血管探头，股动脉大小不变，股静脉受压（图1.2c）。术者上下倾斜探头可定位股浅动脉（SFA）和股深动脉（PFA）的分叉处（图1.2d）。成功定位SFA和PFA后，进针位置应在分叉处的近心端（图1.2b）。将穿刺针放置于探头中间位置，针尖指向CFA。超声可以追踪针头的回声影像，穿刺针头端在CFA的前壁形成一个凹陷。继续推送穿刺针进入血管腔后，血液强劲回流。

技巧和提示

*** 超声引导下选择穿刺区域　借助超声，术者可以识别出CFA前壁多处钙化区域。穿刺时需要避开这些区域。原因是穿刺针可以进入血管腔，而导丝不能进入。操作穿刺针进入血管腔后，导丝可能进入内膜下，导致夹层。因此，建议避开所有钙化区域进行穿刺。尝试在没有钙化的区域进行穿刺。

** 动脉鞘管插入困难　有时鞘管送入动脉有阻力。可能原因是导丝在血管入口处打结。此时应向前推送导丝，将鞘管沿导丝方向向下送入血管腔，然后沿动脉走行推送鞘管。需要在X线透视下进

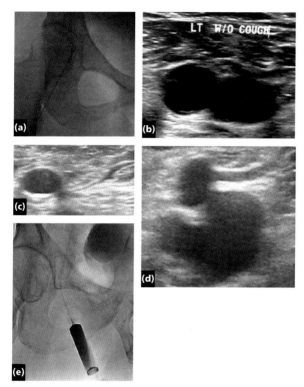

图 1.2 （a）在 X 线透视下将穿刺针放置在右侧腹股沟区域，寻找理想的穿刺位置。穿刺针头端应放置在股骨头下 2/3 处。目的是明确穿刺区域的上缘。针对超声引导下 PFA 高位分叉患者，穿刺针进针位置不会过高。（b）多普勒超声显示股动脉呈一个轻微搏动的圆形结构，与一个椭圆形的结构即股静脉相毗邻。（c）向下按压血管探头：股动脉保持不变，股静脉可因受压而消失。（d）SFA、PFA 和分叉处附近的股静脉。（e）在置换微穿刺鞘前，在同侧以 30°～40° 角对穿刺部进行血管造影。注意血管形态。如果穿刺位置不"理想"，拔出鞘管，压迫腹股沟区域，重新进行穿刺。

行该操作，以确保鞘芯不使导丝打结（形成一个尖端）并刺穿动脉。

实时操作

透视引导下进行微穿刺 通常使用 21 G 穿刺针和 0.018 英寸（1 英寸＝ 2.54 cm）导丝进行微穿刺操作。对于经股动脉路径，微穿刺针长 7 cm，穿刺针的外径为 0.8 mm。常规使用的 18 G 穿刺针，外径较 21 G 穿刺针直径增加了 56%。操作过程中如不慎刺穿动脉后壁或鞘管插管失败，血管穿刺处血流速度增加 6 倍[2]。

透视引导下定位股骨头中 1/3 处，引导穿刺针进入 CFA 的理想穿刺位置。将进入血管进针点控制在股骨头中线以下可能是最谨慎的方法。首先在透视引导下确定股骨头下缘位置，在穿刺针进入皮下组织深处尚未进入股动脉前，需反复进行透视来确定理想的穿刺位置。当穿刺针进入皮下深部组织后，如有必要，可以多次调整进针方向[2]。当穿刺针进入血管腔并有血液回喷，部分术者使用 3 ml 注射器连接微穿刺针进行股动脉造影（图 1.2e）。

造影确认穿刺部位理想，经微穿刺针送入 0.018 英寸导丝，并沿导丝送入 4 Fr 鞘管，交换 0.035 英寸导丝加强支撑，便于交换大尺寸鞘管进入股动脉。目前也有直径更大，头端呈高度锥形设计的鞘管，用于直接经微穿刺导丝送入股动脉。当微穿刺针进入血管位置不理想时，可以相对安全地撤除微穿刺针或鞘管。基于血管造影进行再次穿刺前，需要用手压迫穿刺点 3 ~ 5 min[2]。

大鞘 新开发可扩张血管鞘的目的是最大限度减少大口径器械引起的摩擦力。新近研究表明，这种大鞘能够增加血管入路受限的外周动脉疾病（PAD）患者股动脉的可用性。其中一种大鞘是经股动脉路径的 19-French（Fr）SoloPath™ 球囊扩张鞘管[3]。

专用设备

19 Fr SoloPath 股动脉鞘管（STFI）是一种血管入路装置。使用的技术允许大口径器械以较小的外径（13 Fr）进入股动脉，进入股动脉后可以扩张至 19 Fr。STFI 以折叠状态插入到可扩张球囊导管上。SoloPath 经股系统需要在透视引导下沿硬导丝输送。它包括一个 25 cm 长预装在中央球囊导管上的柔软增强聚合物护套。护套远端 2/3 呈折叠状态有助于其通过迂曲和钙化的股动脉。一旦系统进入腹主动脉，20 atm 压力下注入盐水-对比剂混合物 20 ml 扩张 SoloPath 球囊导管 60 s 后，抽瘪球囊后并撤出体外，中心腔内径为 21 Fr 的血管鞘留置在腹主动脉（图 1.3）[3]。

技巧和提示

** **通过扩张鞘造影检查股动脉入口的位置** 部分术者不赞成通过微穿刺针注射对比剂进行造影，该技术增加术者辐射并有导致穿

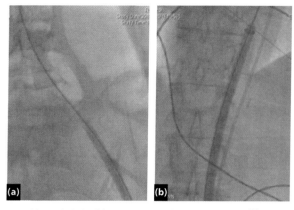

图 1.3　透视下（a）部分扩张和（b）完全扩张的 SoloPath™ 可扩张鞘。

刺针脱出血管真腔及血管夹层的潜在风险。因此，一种改良的穿刺方法是微穿刺针成功穿刺进入血管后，送入 0.018 英寸导丝，沿导丝送入微穿刺鞘的鞘芯。使用该鞘芯进行血管造影，而不是直接通过微穿刺针或外径更大的 4 Fr 鞘管进行造影。

*　**肥胖患者的穿刺前准备**　腹股沟区皮肤褶皱处触及股动脉搏动处并不是 CFA 穿刺的可靠解剖标志，尤其是肥胖或老年患者。皮肤褶皱位置往往远低于腹股沟韧带，应使用 3 ～ 4 英寸的胶带将下垂遮盖腹股沟区的皮肤组织上提固定在胸部，同时绑定在导管室检查床的两侧，暴露腹股沟区穿刺部位，保持动脉上方的皮肤组织菲薄紧致，使穿刺针不偏离进针角度和方向。

*　**引导穿刺针**　除了那些穿刺局部有严重瘢痕（既往接受过多次股动脉远端插管、接受全髋关节置换术或慢性肾衰竭患者血管严重钙化）的患者，穿刺针头端抵近动脉时，可感知到血管搏动。如果动脉搏动轴线偏向穿刺针右侧时，回撤穿刺针 1 cm，向右侧调整穿刺方向进行穿刺。如果动脉搏动轴线偏向穿刺针左侧时，向左侧调整穿刺方向进行穿刺。如果明确穿刺针在动脉上方，缓慢推进穿刺针向深处动脉穿刺。

*　**如果导丝不能送入血管**　通常情况下，由于穿刺针顶到对侧血管壁上，导丝不能送入血管腔。此时只需稍回撤或旋转穿刺针，导丝便可送入血管。如果导丝仍不能送入血管管腔，则需取出穿刺针，重新穿刺，避免使用超滑导丝导致动脉夹层。鞘管插入股动脉后，

有明确搏动性血液回喷，但导丝不能通过迂曲的髂动脉时，稍回撤鞘管，使其远离血管壁斑块（这常是导丝不能通过的原因）。轻柔地推注对比剂有助于明确股动脉解剖结构并明确导丝不能的原因。如果鞘管尾端无搏动性血液回喷，提示鞘管不在动脉血管腔内。针对非常迂曲的髂动脉，可以谨慎地沿导丝向前推送 Judkins Right（JR）导管，引导导丝头端通过迂曲血管段。通过 JR 导管进行造影可以明确导丝不能推进的原因。

* **动脉和静脉的穿刺顺序**　如果需要进行右心导管检查，通常由术者意愿决定动脉和静脉的穿刺顺序。笔者倾向于先穿刺静脉，穿刺成功后在静脉内置入一根导丝以确保静脉通路。随后，在穿刺动脉成功后，分别植入动脉和静脉鞘管。由于静脉中只有一根导丝，动脉穿刺点移位较小，置入静脉鞘后容易引起动脉穿刺点移位。1 min 内不植入静脉鞘管不会引起股静脉穿刺处血肿。如果不慎成功穿刺动脉，置入动脉鞘，经鞘管注射对比剂进行造影。再在透视下穿刺静脉，穿刺针位于充满对比剂的动脉鞘管内侧，并与鞘管平行。另一种方法是在超声引导下进行穿刺。

笔者不使用静脉鞘管进行动脉插管的原因是，静脉鞘管插入动脉后，将无法通过徒手压迫阻止静脉鞘血管入口的出血。避免动静脉瘘（AVF）形成的另一种方法是在非同侧肢体分别进行动脉和静脉穿刺（比如穿刺右股动脉和左股静脉）。

** **导丝打结**　通常情况下很容易将导丝送入血管腔，沿导丝暴力推送扩张鞘芯时，可以导致导丝在血管入口处打结。如果打结不严重，首选向前推送导丝而不是更换导丝，向前推送导丝后沿导丝血管外直硬节段推送鞘芯，预扩张血管入口部位。如果导丝太软，可以选择直径最小的 4 Fr 鞘芯将软导丝交换为较硬的导丝。一定要在透视下推送鞘芯，以确保鞘芯不使导丝打结（形成一个尖端）并刺穿动脉。

** **穿刺无脉股动脉**　通常应在股骨头内 1/3 中部穿刺股动脉。通过透视将皮肤穿刺点定位于股骨头下缘下方，以避免穿刺点位于 IEA 下缘上方。由于下肢内外旋转可显著改变股动脉与股骨头之间的关系，因此建议在 AP 投照体位进行操作，效果较好。如果条件允许，最好在超声引导下定位 CFA 并进行穿刺。

面对的挑战

　　*** 采用单穿刺技术送入两根指引导管　该技术可用于慢性完全闭塞病变（CTO）的血管成形术，该手术术中需要进行对侧造影。通常建议在第一个血管入口的上方或下方或在对侧动脉进行穿刺。如果不需要再次穿刺，将鞘管更换为 8 Fr 鞘管。送入两个 4 Fr 造影导管并分别连接至三通管用于冠状动脉造影术检查[4]。

　　*** 经髂动脉狭窄病变段置入主动脉内球囊反搏（IABP）　当需要置入主动脉内球囊反搏且发现髂动脉有狭窄时，应首先插入球囊扩张髂动脉病变处，随后置入反搏球囊，待撤出反搏球囊后再对髂动脉病变处植入支架。当反搏球囊需要通过之前植入支架的髂动脉时，需要在透视下推送，以确保反搏球囊不会嵌顿在支架内。支架梁内皮化可以减少该现象的发生。

　　穿刺股动脉旁路移植血管　在股动脉穿刺区域穿刺既往植入的旁路血管需要面对的问题包括：由于所穿刺的旁路移植血管自身具有的非血管特征，对其穿刺可导致无法控制的出血和血肿形成，吻合口缝线断裂导致假性动脉瘤形成，移植部位感染，腹股沟区瘢痕组织形成以及已愈合的坚固移植物材料导致导管损伤、打结。不慎穿刺进入原位动脉可导致股动脉或髂总动脉的残端闭塞。

实时操作

　　穿刺旁路移植血管　由于缝合线的确切位置不明确，为避免穿刺到吻合口，最好穿刺腹股沟切口近端或尽可能靠近腹股沟韧带。为避免导管在穿刺部位打结，以穿刺针与旁路移植血管长轴呈 30°～ 45°角进针。最好在超声引导下定位穿刺。有时，由于局部瘢痕组织严重，血管入口必须使用直径由小到大的扩张鞘依次进行预扩张，直至选择比手术植入鞘管外径大 1 Fr 的扩张鞘。

面对的挑战

　　*** 平行技术　如果穿刺进入自身血管，导丝不能通过动脉盲端，此时插入一个 4 Fr 鞘管作为标记。再次触诊股动脉，可以感受到腹股沟区有两处搏动：一处搏动来自留置 4 Fr 鞘管的自身血管；如果旁路移植血管位置表浅，则另一处可触及的较强搏动来自旁路移植血管（或由于旁路移植血管壁厚不易触及）。避开留置鞘管的自身动脉，穿刺第二处可触及搏动的动脉，避免在鞘管附近做任何穿刺，建议在透视引导下进行穿刺。

正向穿刺

使皮肤表面与动脉之间的组织尽可能薄，这样可以大大简化正向穿刺股动脉并增加成功率。对于肥胖患者，在尝试穿刺股动脉之前，将下垂遮盖腹股沟区的皮肤组织上提粘贴至胸部，并用胶带将其固定在导管室检查床的两侧[5]。股动脉正向穿刺技术将在第 24 章作详细的讨论。

实时操作

正向穿刺 CFA 第一步，在透视引导下定位 CFA 及其分支血管。CFA 通常位于股骨头内 1/3 处，在股骨头下缘下方分叉。定位穿刺标志点成功后，在透视下将穿刺针指向股骨头的正上方进行穿刺。这样做的目的是防止不慎穿刺到 SFA 或 PFA。尽量在分叉点上方穿刺股动脉，使穿刺点与分叉点之间有足够的空间更换导管和操作进入 SFA 的导管。在透视引导下确定股动脉穿刺位置（股骨头中上 1/3 处）。在股骨头处触及股动脉搏动后，距离预定穿刺部位上方 2～3 cm 处进行局部麻醉。使用 18 G 穿刺针倾斜 45°～60° 向下，朝预定的动脉穿刺部位进行穿刺，尾端见搏动性血液回喷后向 SFA 送入软导丝，导丝朝下沿血管走行进入 SFA。导丝外偏提示进入 PFA。此时撤出导丝，使穿刺针头端向内侧偏转，重新将导丝送入 SFA[5]。建议最好在超声引导下进行穿刺。

技巧和提示

** 操控导丝 如果导丝送入 PFA，撤出导丝。将穿刺针头端朝向内侧偏斜指向 SFA，重新指引导丝进入 SFA。另一种方法是操控一根头端有弧度的导丝，使其头端指向 SFA。通过导丝将穿刺针交换为头端有弧度的短扩张器。使其头端朝向 SFA。在注射对比剂时，从 PFA 中缓慢撤出扩张器。在透视下观察到 SFA 的开口，进行选择性插入导管或推送导丝进入 SFA[5]。

** 穿刺高位分叉的 CFA 穿刺高位分叉 CFA 时，有可能同时刺穿 SFA 和 PFA。回撤穿刺针，尾端第一次血液回喷提示刺穿 PFA，此时不要完全取出穿刺针。相反，缓慢回撤穿刺针，等待再次血液回喷。此时注射对比剂可以确认穿刺针位于 SFA 中。在罕见的高位分叉病例中，很难对位于盆腔的过高 CFA 进行穿刺[5]。分叉处越靠近心端，穿刺越具有挑战性，尤其是肥胖患者。如果 SFA 没有明显的动脉粥样硬化病变，并且管腔足够大，可以穿刺 SFA 并插入导管[5]。

　　外展和外旋大腿进行股动脉穿刺　　SFA 插管的另一方法是外展和外旋大腿，以便于在 CFA 的中外侧找到 SFA 穿刺点。常规进行正向穿刺时，穿刺针更多朝向 SFA 外侧的 PFA。在外展和外旋位置，穿刺针更加朝向 SFA。PFA 位于 SFA 内侧。在将导丝选择性送入 SFA 的过程中，这种解剖关系很重要。由于穿刺部位比常规穿刺部位更偏中外侧，手术结束后亦应外展和外旋大腿进行局部压迫[5]。

肱动脉穿刺

　　尽管最常用的上肢入路是桡动脉，对于需要使用大鞘的手术操作，如：锁骨下动脉支架植入术、肾动脉支架植入术或主动脉瘤腔内隔绝术，肱动脉依然是首选的血管入路。最好在超声引导下进行肱动脉穿刺。经桡动脉入路在第 8 章中详细讨论。

腋动脉穿刺

　　解剖学上，腋动脉远端 1/3 处有 3 个分支：肩胛下动脉、旋肱前动脉和旋肱后动脉。肩胛下动脉起源点和旋肱前动脉、旋肱后动脉起源点之间的位置是穿刺腋动脉的理想位置（图 1.4）。选择腋动脉而不选择锁骨下动脉进行穿刺是由于腋动脉位于胸壁的外面，闭合腋动脉失败时可以进行徒手压迫。选择腋动脉而不选择肱动脉进行穿刺的原因是腋动脉的直径更大并存在侧支循环。因此可以降低术中发生肢体缺血的风险[6]。

　　明确腋动脉周围结构十分重要，有助于了解经腋动脉穿刺可能发生的并发症。腋动脉前方是正中神经内侧头和前臂内侧皮神经，内侧是腋静脉。尺神经走行于腋动脉和腋静脉之间。臂内侧皮神经位于腋静脉内侧。腋动脉外侧是正中神经的外侧分支和肌皮神经，后方是腋神经和桡神经[6]。

　　在穿刺左腋动脉之前，左右桡动脉分别插入 7 Fr 鞘管，行右桡动脉造影，确认经右桡动脉路径进行经皮冠状动脉介入治疗（PCI）无禁忌证。再进行左上肢血管造影，以明确腋动脉通畅以及腋动脉第三段最佳穿刺部位，即旋肱前动脉、旋肱后动脉起源点与肩胛下动脉起源点之间的位置。通过左桡动脉鞘管送入 0.038 英寸 J 型导丝至腋动脉理想穿刺部位。透视下，将 J 型导丝作为标记，引导微穿刺针穿刺腋动脉，穿刺成功后，通过改良的 Seldinger 技术插入 6 Fr 鞘管（图 1.5）。

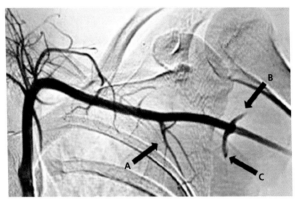

图 1.4 正常锁骨下动脉和腋动脉血管造影。标记在腋动脉第三段的肩胛下动脉（A）以及旋肱前动脉（B）、旋肱后动脉（C）[6]。本图经 Wiley 允许转载。

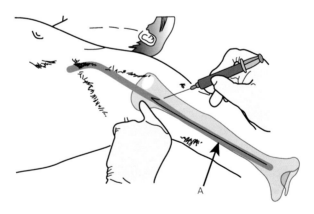

图 1.5 患者仰卧位，左臂外展。透视下经 7 Fr 的左桡动脉鞘管送入 J 型导丝，将其放置于腋动脉的最佳穿刺位置，即肩胛下动脉和肱旋动脉起源点之间的位置[6]。本图经 Wiley 允许转载。

经桡静脉途径右心导管检查

以无菌标准消毒上肢和前臂，使用无菌敷料分别包裹手、手腕以及前臂至肘前窝。桡动脉穿刺成功后置入鞘管。推动导管床，使肘前窝位于球管上方与机头下方。在透视下通过鞘管的侧孔向桡动脉注射 5～7 ml 50/50 配置的对比剂-盐水混合物（"动脉期"）。大约 5～10 s 后，上肢贵要静脉显影（"静脉期"）。

此时是麻醉贵要静脉上方区域的合适时机。使用微穿刺针穿刺贵要静脉，穿刺成功后置入 5 Fr 鞘管，通过贵要静脉鞘管进行右心导管检查[7]。

闭合装置

任何手术操作（如 PCI、瓣膜成形术、IABP）后或不慎刺穿动脉（如锁骨下动脉插管）后，都可以使用闭合装置。选择胶原栓和（或）缝合器很大程度上取决于术者意愿和经验。胶原栓与缝合器不能应用于局部钙化或迂曲严重的血管，此时可以使用闭合器。

胶原栓闭合装置：MYNX®

MYNX 血管闭合器的特点是使用聚乙二醇栓（"水凝胶"），使用球囊堵住动脉切开部位，在动脉外释放胶原栓。MYNX 血管闭合器经原有鞘管置入，首先扩张位于动脉内的半顺应性球囊，回撤至动脉壁获得锚定。准确定位后于血管外表面释放聚乙二醇栓，其迅速吸收血液而扩张达到止血目的。然后抽瘪球囊并随鞘管撤出，留下扩张完全的密封胶。存在于 CFA 的尖锐钙化斑块可刺穿 MYNX 血管闭合器的球囊（图 1.6）。考虑到 CFA 的钙化斑块或术者不愿意使用在血管内遗留胶原栓的闭合装置，可以选用 VASCADE®。VASCADE 闭合器使用可折叠的圆盘作为锚。

使用 MYNX 闭合器常见的另一个问题是当髂外动脉中段有病变时，MYNX 球囊可能在髂动脉病变处扩张。此时可使用的小技巧是使用对比剂扩张 MYNX 闭合器头端的球囊，透视引导下将球囊放于髂动脉病变远端并扩张（图 1.7a）。在透视下回撤球囊（图 1.7b）并释放胶原栓（图 1.7c）。

血管闭合器：StarClose®

StarClose® 闭合器通过使用直径 4 mm 的镍钛夹实现止血。沿导丝送入闭合器，与工作鞘管接合锁定，展开血管腔内的"定位翼"，

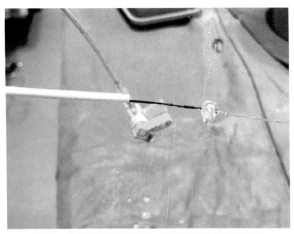

图 1.6 位于 CFA 的尖锐钙化斑块刺穿 MYNX 球囊。

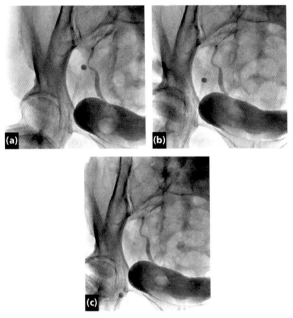

图 1.7 （a）透视引导下在髂动脉病变远端，球囊注入对比剂，定位并扩张。（b）透视引导下回撤球囊和鞘管。（c）球囊抵在血管前壁，准备释放胶原栓。

轻拉闭合器，使定位翼抵在血管前壁上，准确定位后在血管壁外释放夹子，钳夹动脉切口边缘，收紧闭合血管。StarClose® 闭合器说明书说明其用于诊断性和介入性操作，用于闭合 5 ～ 6 Fr 动脉切口，也可闭合 7 ～ 8 Fr 动脉切口。

实时操作

Perclose 血管缝合器

大动脉入路预埋 Perclose 血管缝合器　预计使用较大直径鞘管时（如主动脉瓣成形术），在插入动脉鞘管前使用 Perclose 经皮缝线输送系统预先放置未收紧的缝线。在缝合之前，使用 5 ~ 6 Fr 穿刺鞘管进行股动脉造影，明确 CFA 穿刺口适合进行缝合（如无钙化、不紧邻斑块、无夹层及血肿），再送入缝合器，在穿刺口旁预埋未收紧的缝线。在手术结束时，收紧打结缝线，缝合血管[8]。

大静脉入路预埋 Perclose 血管缝合器　预埋技术包括在使用 6 Fr 或 8 Fr 扩张鞘进入股静脉后，插入用于主动脉瓣成形术的 14 Fr 静脉鞘之前，在股静脉内预埋 6 Fr Perclose 缝合器。通过标记端口的出血或通过标记端口注射对比剂证实缝合器位于静脉内。回撤缝合器，剪断缝合线。通过 Perclose 装置前端端口将导丝送入股静脉。沿导丝送入 14 Fr 鞘管，使用聚维酮碘浸泡过的纱布覆盖放置在穿刺口处的缝合线体外段。在完成瓣膜成形术后，经 14 Fr 鞘管送入一根导丝至股静脉以防缝合失败。操作过程无需拮抗肝素，移除鞘管，收紧打结缝线，缝线打结于导丝上，缝合成功后，轻轻取出导丝，进一步收紧线结，完成缝合[8]。

技巧和提示

*** **静脉通路预埋缝合器技术细节差异**　由于静脉壁相对较薄，当拉回 Perclose 装置时，施加的张力必然**小于**缝合动脉时所施加的张力。在施加稳定的压力（所施加的压力**小于**动脉缝合所需的压力）同时，可以使缝合器尾端安全地抵触到血管壁，绝大多数病例可以观察到缝合器标记端口血液回流。由于静脉系统的压力较低，血液回流没有动脉明显。通常可以观察到从标记端口缓慢滴下的血液。由于静脉压力较低，血液回流出现的时间较晚，可以通过患者深呼吸或做瓦尔萨尔瓦（Valsalva）动作增强血液回流[8]。

*** **两个 Angio-Seal™ 闭合器闭合 10 Fr 血管入路**　虽然 Angio-Seal 产品说明标明其与 8 Fr 或更小的鞘管兼容，通过使用"双导丝"技术，Angio-Seal 已成功用于闭合 10 Fr 动脉切口。在手术结束时，将闭合器专用导丝和另一根导丝通过鞘管送入血管。通过 Angio-Seal 闭合器导丝正规操作闭合器，保留第二根导丝在血管内。如果止血成功，则小心地撤出第二根导丝，同时保持对胶原栓的张力。如果不能止血，第二根导丝作为"备用"，帮助在第一个 Angio-Seal 闭合器旁边释放第二个 Angio-Seal 闭合器[9]。

　　*** 双 MYNX 闭合器用于闭合 14 Fr 血管入路　两个 MYNX 闭合器同时送入 14 Fr 动脉鞘管，使用 3 : 1 配制的生理盐水–对比剂混合物扩张闭合器远端两个半顺应性球囊以确保透视下可以看到球囊。在透视引导下，将 MYNX 球囊撤回至 14 Fr 鞘管的远端，将球囊和鞘管头端撤回至动脉切开处。两个 MYNX 闭合器的聚乙二醇密封胶顺序进入 14 Fr 鞘，然后拔出鞘管，使胶原栓在动脉切开部位的血管外表面水化并膨胀。2 min 后，抽瘪球囊，移除 MYNX 闭合器输送导管，并手动按压 2 min。检查血管穿刺部位无出血、血管损伤或血肿，证实成功闭合 14 Fr 动脉切口[10]。

鉴别差异

　　血管闭合装置的选用　血管闭合装置（VCD）并非适用于所有患者，对于合并周围血管疾病、极度肥胖、股动脉纤细（直径 < 4 ～ 5 mm）或穿刺于分叉处和（或）分叉处以下的患者，需谨慎使用VCD。除了与患者和动脉相关的这些特定因素外，也需要考虑与VCD 作用机制相关的因素，即 VCD 血管内成分的存在。

　　对于分叉处穿刺，不建议使用具有胶原栓的 VCD，如 Angio-Seal™ 闭合器，因为该装置的胶原栓子有阻塞小分支的风险。此外，由于分叉部位角度复杂，进行胶原栓的精确定位存在困难。此外，还存在胶原栓脱落的风险。因此，对穿刺于分叉处的患者使用VCD 依然是一个挑战。在该患者群中。无血管内成分的 VCD（如StarClose 或 MYNX）较受欢迎。

　　不要在高位分叉患者中使用 VCD。使用 VCD 的高位分叉患者与不使用 VCD 的高位分叉患者腹膜后出血发生风险之比为 17 : 1[11]。

面对的挑战

　　警惕血管内释放胶原栓　在使用 Angio-Seal 装置时，缝线张力不足、夯实力度过大、闭合器插入动脉过深导致锚栓卡在血管后壁等原因，可导致胶原栓在血管内释放。当夯杆插入组织过深或持续出血时，需考虑胶原栓释放于血管内[12]。

*** 动脉内注入胶原栓的处理　Angio-Seal 装置胶原栓注入血管内的一个个案报告中，当插入夯杆时，观察到夯杆比平时插入得深得多。患者股动脉持续出血，按常规放置一根弹力弹簧。使用止血钳固定缝线末端，在 Angio-Seal 装置上方使用 FemoStop™ 压迫器止血。4 h 后，由可吸收聚合物材料组成的锚片软化并变得柔韧。在血管缝合处的皮肤水平处放置止血钳。如果在牵拉过程中缝线断裂，止血钳可以防止锚片和胶原栓移位导致栓塞。对缝线进行垂直于股动脉的稳定牵拉。牵拉力不能过大。20 min 后，移除胶原栓。再次使用 FemoStop 压迫器，完成止血[12]。另一种移除胶原栓的方法是使用圈套器将其拉出（图 1.8）。框 1.1 概述了处理方案。

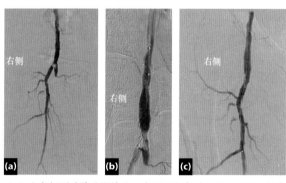

图 1.8　（a）患者行颈动脉造影检查。由于肌酐水平＝ 1.2 mg/dl，较高，在操作结束时未行右侧股动脉造影。使用 Angio-Seal™ 闭合器闭合穿刺口。1 h 后患者出现严重的右腿疼痛。股动脉造影显示 SFA 在分叉处发生急性闭塞（b、c）。将圈套器推送至分叉处区，成功取出导致栓塞的胶原栓。

框 1.1　如果胶原栓注入动脉内，如何处理？[11]

1. 预防：始终保持对缝线的张力，避免用力过猛

2. 发现问题：夯实过程中缺乏抵抗和止血不充分是线索

3. 多普勒超声可以观察到动脉内胶原栓

4. 按照正常操作方法，保持对缝线的张力；在血管缝合处皮肤水平用止血钳固定缝线以增加安全性

5. 不要切断缝合线： 有可能会发生锚状物和胶原栓栓塞

6. 如果有栓塞和血栓形成的症状，请血管外科会诊

7. 等待至少 4 h 使锚软化

8. 使用大约 10 磅力（1 磅力 ≈ 4.45 N）对缝线施加稳定的垂直牵引力

9. 如果成功移除了血管闭合器，继续徒手压迫止血

10. 去除血管闭合器后，迅速放置 FemoStop 压迫器止血

11. 如果需要，使用血管内斑块旋切术移除胶原栓

并发症

血肿

血肿发生率随着所使用鞘管尺寸的增加、抗凝药物以及患者肥胖程度的增加而增加。即使是大血肿，也不需要手术清除，除非相邻组织张力过高或血肿巨大。当血肿出现搏动和扩大时，提示血肿与股动脉相通存在假性动脉瘤，此时需要进行手术清除血肿并修复动脉。

动静脉瘘（AVF）

当静脉位于动脉下方时进行穿刺可导致 AVF，较为罕见（发生率 > 0.4%）。大多数小的 AVF 不产生症状，通常可自行闭合。伴有高心输出量心衰时，需要进行手术矫治。

急性动脉血栓形成

局部血栓形成或局部动脉损伤可导致急性动脉血栓形成。股动脉闭塞主要发生于股动脉纤细的女性，手术过程中导管完全阻塞股动脉以及经 SFA 而非 CFA 插管的患者。

面对的挑战

机械取栓治疗急性血栓形成 如考虑股动脉血栓形成，追加 5000 U 肝素经对侧股动脉路径穿刺进行取栓。经 0.035 英寸加硬 Amplatz 导丝将 6 Fr 翻山鞘管放置于髂外动脉。使用 0.014 英寸或 0.018 英寸导丝通过闭塞或血栓形成 / 栓塞节段。通过导丝送入取栓装置，进行取栓。远端血流恢复正常，不伴有残余狭窄可结束手术。如有残余血栓，可使用球囊扩张病变段，经皮腔内血管成形术（PTA）效果不佳时可使用自膨胀支架[13]。

如果机械取栓后血栓负荷仍较重，可使用多孔导管（如 5 Fr Mewissen）输注组织型纤溶酶原激活剂（tPA，按照 0.05 mg/kg 计算）与肝素。4 h 后，复查血管造影了解血栓负荷状况。如仍有血栓，延长灌注时间（12 ~ 18 h）[13]。

肢体缺血

经股动脉插管后出现肢体急性缺血，必须立即接受超声检查及血管造影。血管造影的目的是明确缺血位置（主动脉髂动脉流入循环、腹股沟韧带以下血流流出循环以及径流循环）和原因（夹层、血栓形成、远端栓塞、鞘管 / 血管不匹配），明确病因和缺血位置有助于确定治疗策略（如血管外科手术、经皮血运重建术，血栓取栓术，动脉内输注溶栓药物等）。通常情况下，数字减影血管造影术优于血管荧光电影照相术，原因是血管荧光电影照相术不能充分显示径流循环[14]。

面对的挑战

*** 暂时缓解医源性肢体缺血：经皮体内股动脉旁路技术 在对高危患者进行 PTA 时，如果在股动脉插入导管过程中患者出现肢体急性缺血，使用标准的 12 英寸压力导管和公对公适配器将患肢股动脉的正向鞘管和对侧逆向穿刺插入 CFA 的鞘管连接起来。该技术是临时恢复血流的一种治疗方案，能够最大限度地减少酸中毒和肌肉坏死，使患者有机会进行效果更明确的经皮或外科血运重建术，并可以进行有创性血流动力学支持。如果是由介入器械导致的肢体急性缺血，可能没有其他可选择的治疗方案了[14]。

预防肢体缺血 预防肢体缺血的方案包括：①插管前仔细检查股动脉搏动和股动脉杂音；②在插入任何血流动力学支持设备前进行血管影；③置入设备前对合适的主动脉–髂动脉狭窄病变进行血管成形术和支架植入术；④对主动脉–髂动脉病变弥漫或血管纤细的患者使用无鞘置入 IABP，可以降低缺血并发症的发生风险[14]。

腹膜后血肿

腹膜后血肿（RPH）的临床表现包括不明原因的低血压、不明原因的失血、腹股沟上饱满和压痛、腹部不适（图 1.9a）。小血肿不会引起血流动力学障碍或腹膜后腔压力增加导致神经系统症状（图 1.9a）。

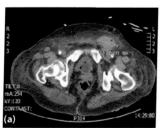
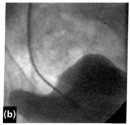

图 1.9 （a）左侧腹股沟区见血肿（位于腹部 CT 的左上角）。（b）腹膜后血肿引起膀胱凹陷，其与膀胱正常的圆形形态不同。

靠近髂腰肌的 RPH 通常引起严重的肌肉痉挛，导致腹股沟区或髋关节区域的剧烈疼痛，任何伸展髋关节的动作，疼痛都会放射至下背部和大腿前部。随着血肿的扩大，会压迫髂腰肌沟处股神经，伴有典型的大腿前内侧疼痛。除接受抗凝治疗的患者外，大部分腹膜后出血是自限性的。

产生临床症状的机制

股神经由第二至第四腰椎神经根组成，支配股四头肌、缝匠肌、耻骨肌和髂腰肌的运动神经。它支配大腿前内侧和腿内侧的感觉神经。该神经位于髂肌和腰肌之间的沟中。髂腰肌血肿压迫股神经是引起股神经麻痹最可能的原因。体格检查的阳性体征包括股四头肌无力和髌反射减弱[15]。

RPH 的治疗包括停用肝素和使用鱼精蛋白拮抗肝素，进行快速液体复苏纠正低血容量，必要时进行输血治疗。对持续性出血何时进行干预依然存在争议，应在早期请血管外科会诊。RPH 通常对持续出血的部位产生填塞效应。外科手术可能会减少由填塞带来的灾难性后果。考虑到这一点，近年来越来越多的术者采用覆膜支架或动脉栓塞等技术阻止持续出血。如果上述操作止血失败，患者的血流动力学不稳定，应考虑进行外科手术[16]。

鉴别差异

内科和外科治疗腹膜后出血 PCI 术后出现 RPH 不仅与术后心脏并发症（包括心肌梗死和充血性心力衰竭）发生率高有关，也与感染率和（或）败血症、胃肠出血和对比剂肾病发生率高有关。在发生 RPH 的患者中，92.3% 的患者接受了药物治疗，7.7% 的患者接受了外科手术治疗。接受外科手术治疗的 RPH 患者住院死亡率高于药物治疗组患者，这可能反映了那些液体复苏和输血不足以稳定血流动力学状态的不稳定患者，更多的接受了手术治疗[17]。

技巧和提示

** 如何在 1 s 内识别腹膜后血肿 在 AP 投照体位对盆腔进行透视可以提供线索。通常，膀胱呈圆形，充满对比剂。如果混浊的膀胱出现移位和圆形凹陷，强烈怀疑 RPH（图 1.9b）。在单侧膀胱外压发生之前，机体已有大量的出血。

实时操作

　　如何使用球囊封堵穿孔　最初的血管造影显示 IEA 在右侧 CFA 起始处撕裂。将 6 Fr 翻山鞘管放于右侧髂外动脉，推送 6 Fr JR 导管至翻山鞘管，寻找撕裂的 IEA 开口。将一根 0.014 英寸的 BMW 导丝送入 IEA，头端放于撕裂口的远端。沿导丝推送 2 mm×10 mm 球囊导管放置于撕裂处的水平，连续 3 次以 1 atm 扩张球囊，每次持续 20 min。通过导管推注对比剂，可以确认球囊封堵是否充分。如果每次抽瘪球囊后血管造影仍显示有持续和明显的出血，则应尝试栓塞撕裂的血管达到止血的目的。

　　如何使用微线圈或注射凝血酶来封堵穿孔　微线圈可用于封堵小动脉穿孔。如果没有微线圈，可以通过扩张的全程交换球囊（OTW）管腔推注凝血酶。通过从指引导管和球囊导管腔注射对比剂进行仔细定位和封堵穿孔，确保没有对比剂外渗到 CFA。使用生理盐水稀释凝血酶 -JMI®，配制浓度为 50 IU/ml，随后，通过球囊导管管腔连续推注凝血酶 3 次，总量 100 IU。推注凝血酶后，均通过球囊导管管腔注射对比剂。当没有血液进一步外渗证据，且无对比剂通过撕裂处外渗时，可抽瘪球囊[18]（图 1.10a-d）。

穿孔

　　如果球囊破裂并刺穿腹股沟韧带下方的外周动脉，可通过直接加压来控制局部出血。对于较高的穿孔，应在穿孔部位上方或穿孔部位扩张一个大直径的外周球囊，以达到止血并封堵穿孔的目的[19]。

实时操作

　　如何使用覆膜支架封堵穿孔　经左股动脉逆向行右髂-股动脉血管造影。沿 0.035 英寸超滑导丝送入 6 Fr 内乳动脉导管，使用超滑导丝穿过右侧的 SFA。经内乳动脉导管交换 0.035 英寸的 Amplatz 加硬导丝。在透视下，沿 Amplatz 加硬导丝推送 65 cm 的 8 Fr Arrow-Flex® 鞘管放于主动脉和髂动脉分叉处，为右髂外动脉提供良好的支撑。在对比剂持续渗出部位，以 2 atm 持续扩张球囊 5 min 封堵穿孔。在有对比剂持续渗出的穿孔部位置入一个小尺寸的自膨胀式覆膜支架。使用后扩张球囊以 8 atm 扩张覆膜支架以达到完全止血的目的，阻止对比剂进入腹膜后腔（图 1.11a-c）。

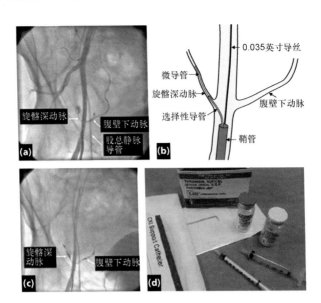

图 1.10 （a）冠状动脉支架植入术后，CFA 造影显示旋髂深动脉和腹壁下动脉出血。（b）将选择性导管插入旋髂深动脉，微导管放置于穿孔区附近。（c）经微导管将弹簧圈经推送入旋髂深动脉和腹壁下动脉，成功封堵穿孔。（d）如何混合凝血酶：将患者 2 ～ 3 ml 血液与 1000 ～ 2000 IU 凝血酶混合。将凝血酶-血液混合物注入穿孔处。

假性动脉瘤

假性动脉瘤（PA）的主要原因是误穿 SFA。当穿刺部位未闭合，血液持续进入被周围纤维组织和血肿包围的血管周围狭小空间时，形成 PA。穿刺部位存在搏动的肿块，可闻及动脉杂音以及有压痛应怀疑存在 PA。PA 可以通过超声证实。彩色多普勒表现为低回声腔，有血流通过 PA 的蒂部。脉冲多普勒显示瘤腔内血液在收缩期和舒张期于动脉血管腔来回流动[20]。血肿在彩色多普勒表现为低回声区，脉冲多普勒显示无血液流动。

积极治疗 PA 的适应证包括：较大的 PA，体积增大，需要持续抗凝。通常直径＜ 3 cm 的 PA 会自动闭合，可能原因是血栓形成。1 ～ 2 周后复查多普勒超声常显示自发性血栓形成，无须手术修复。直径＞ 3 cm 的 PA 自发性闭合可能性小。当 PA 持续超过两周或扩大时，有发生股动脉破裂的风险，需要积极处理。最简单的治疗方法是使用机械压缩装置，如 FemoStop[TM]。平均压迫时间为 33 min[20]，成功率为 74%。可以在超声引导下进行成功的压迫。

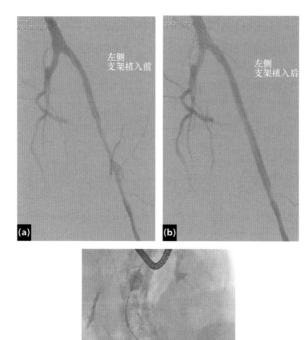

图 1.11 （a）和（b）覆膜支架治疗左髂外动脉出血。（c）出血量较大时，可在主动脉远端扩张一个大的主动脉球囊，阻止髂动脉出血。

　　机械压迫的禁忌证列于框 1.2。超声引导的压迫是常使用的机械压迫技术。该技术的成功与抗凝状态、易于观察和压迫有关[20]。最新的治疗方法是在 PA 腔内注射凝血酶。这种方法简单、快速、无痛。除非上述治疗失败，否则很少需要手术治疗。偶尔凝血酶可能会逃逸到外周循环，形成动脉内血栓（＜ 2% 的病例），通常采用保守治疗。隔绝股动脉 PA 方法的最佳操作排名见框 1.3。

框 1.2　机械压迫假性动脉瘤的禁忌证

1. 局部感染征象
2. 严重的肢体缺血
3. 伴有表面皮肤坏死的较大血肿
4. 腹股沟韧带上方受损

> **框 1.3　转换策略**
>
> **隔绝 PA 的最佳策略**
>
> 1. ⬤ **最佳策略**：如果没有凝血酶，可以进行机械压迫治疗
> 2. $⬤ **次佳策略**：对于经验性机械压迫失败的患者：在超声引导下进行压迫
> 3. $⬤♠♠ 接受抗凝治疗或有压迫禁忌证的患者：经皮 PA 腔内注射凝血酶

股动脉夹层

　　股动脉夹层是公认的 Perclose 和其他闭合装置引起的血管并发症之一。穿刺针置入过早并穿刺到血管后壁，或者穿刺针穿过血管前壁的斑块时，都可能导致股动脉夹层。在穿刺动脉和推送导丝的过程中小心谨慎并轻柔操作，可降低穿刺部位并发症发生的风险。在心导管术中常规进行股动脉造影不仅可以早期诊断动脉夹层，还可以诊断其他并发症，如 IEA 撕裂出血。

　　外科手术修复是限制血流的股动脉夹层传统治疗方法，目前经皮介入治疗越来越多地应用于治疗股动脉夹层。由于支架断裂的风险高，不推荐对 CFA 进行支架置入。对 CFA 进行球囊血管成形术或经皮腔内斑块旋切术，如果血管造影结果可接受，可能是比置入支架更好的治疗选择。

　　由于逆向插管、输送导丝或其他器械时导致的髂动脉夹层，血流倾向于使髂动脉夹层"凹陷"，因此，无血流受限的髂动脉夹层患者通常可以接受保守治疗。保守治疗包括卧床休息，定期复查无创影像学检查和临床检查。如果夹层限制了血流，可以考虑支架置入（髂外动脉使用自膨胀支架，髂总动脉使用自膨胀支架或药物涂层支架）。

> **病例报告**
>
> **从髂动脉逆向至腹主动脉和胸主动脉的动脉夹层**
>
> 　　一个疑诊冠状动脉疾病的患者准备通过经股动脉路径进行心导管检查。进行标准的股动脉穿刺，导丝很容易进入主动脉中段。由于难以将导丝和导管推送到主动脉弓部以上，因此放弃了该手术。半小时后，患者主诉严重背痛并出现暂时性低血压。CT 扫描证实主动脉夹层，入口由髂动脉延伸至主动脉弓。起初，患者接受了保守治疗，但她反复出现严重背痛和短暂性低血压（75/40 mmHg），因此，在透视引导下，通过对侧股动脉路径在右侧髂总动脉内放

置了 10 mm×4 cm 的支架。支架封闭了夹层入口。复查 CT 显示假腔内血栓形成及游离皮瓣封闭。该患者良好的预后可能与以下两个因素有关：①夹层为逆向夹层，与通常自发性主动脉夹层的正向方向相反；②假腔内无血液流入，血流停滞，血栓形成，逆向夹层迅速消失[21]。

参考文献

1. Bogart DB, Bogart MA, Miller JT, et al. Femoral artery catheterization complications: a study of 503 consecutive patients. *Catheter Cardiovasc Diagn* 1995;**34**: 8–13.
2. Cilingiroglu M, Feldman T, Salinger MH, et al. Fluoroscopically-guided micropuncture femoral artery access for large-caliber sheath insertion. *J Invasive Cardiol* 2011;**23**:157–61.
3. Millán X, Azzalini L, Khan R, et al. Efficacy of a balloon-expandable vascular access system in transfemoral TAVI patients. *Catheter Cardiovasc Interv* 2016;**88**:1145–52.
4. Nicholson WJ, Rab T. Simultaneous diagnostic coronary angiography utilizing a single arterial access technique. *Catheter Cardiovasc Interv* 2006;**68**:718.
5. Biondi-Zoccai GG, Agostoni P, Sangiorgi G, et al. Mastering the antegrade femoral artery access in patients with symptomatic lower limb ischemia: Learning curve, complications, and technical tips and tricks. *Catheter Cardiovasc Interv* 2006;**68**:835–42.
6. Lotun K, Shetty R, Patel M, Arain SA. Percutaneous left axillary artery approach for Impella 2.5 liter circulatory support for patients with severe aortoiliac arterial disease undergoing high risk percutaneous coronary intervention. *J Interv Cardiol* 2012;**25**:210–13.
7. Dugas CM, Schussler JM, Yoon AD. An Easier Way to Obtain Access for Right Heart Catheterization during Transradial Left Heart Catheterization. http://www.scai.org/Coronary/Hack.aspx?cid=b665c224-c032-4aa8-ade2-7aa9c2c74c7b
8. Feldman T. Femoral arterial preclosure: Finishing a procedure before it begins. *Cathet Cardiovasc Interv* 2001;**53**:448.
9. Bui QT, Kolansky DM, Bannan A, Herrmann HC. "Double wire" *Angio-Seal closure technique after balloon aortic valvuloplasty. Catheter Cardiovasc Interv* 2010;**75**:488–92.
10. Korngold EC, Inglessis I, Garasic JM. A novel technique for 14 French arteriotomy closure after percutaneous aortic valvuloplasty using two Mynx closure devices. *J Interv Cardiol* 2009;**22**:179–83.
11. Schwartz B, Burstein S, Economides C, et al. Review of vascular closure devices. *J Invasive Cardiol* 2010;**22**:599–607.
12. Stein B, Terstein P. Non-surgical removal of Angio-Seal Device after intraarterial deposition of collagen plug. *Catheter Cardiovasc Interv* 2000;**50**:340–2.
13. Samal A, White C. Percutaneous management of access site complications. *Catheter Cardiovasc Interv* 2002;**57**:12–23.
14. Merhi WM, Turi ZG, Dixon S, et al. Percutaneous ex-vivo femoral arterial bypass: A novel approach for treatment of acute limb ischemia as a complication of femoral arterial catheterization. *Catheter Cardiovasc Interv* 2006;**68**:435–40.

15. Raja Y, Lo TS, Townend JN. Don't rule out retroperitoneal bleeding just because the angiogram was done from the radial artery. *J Invasive Cardiol* 2010;**21**:E3–E4.

16. Frank JJ, Kamalakannan D, Kodenchery M, et al. Retroperitoneal hematoma in patients undergoing cardiac catheterization. *J Interv Cardiol* 2010;**23**:569–74.

17. Trimarchi S, Smith DE, Share D, et al. Retroperitoneal hematoma after percutaneous coronary intervention: prevalence, risk factors, management, outcomes, and predictors of mortality: a report from the BMC2 (Blue Cross Blue Shield of Michigan Cardiovascular Consortium) Registry. *JACC Cardiovasc Interv* 2010;**3**:845–50.

18. Silva JA, Stant J, Ramee SR. Endovascular treatment of a massive retroperitoneal bleeding: successful balloon-catheter delivery of intra-arterial thrombin. *Catheter Cardiovasc Interv* 2005;**64**:218–22.

19. Chambers CE, Griffin DC, Omarzai RK. The "dented bladder": Diagnosis of a retroperitoneal hematoma. *Cathet Cardiovasc Diagn* 1993;**34**:224–6.

20. Zahn R, Thoma S, Fromm E, et al. Pseudoaneurysm after cardiac catheterization: Therapeutic interventions and the sequelae: Experience in 86 patients. *Cathet Cardiovasc Diagn* 1997;**40**:9–15.

21. Prasad A, Compton PA, Prasad A, et al. Incidence and treatment of arterial access dissections occurring during cardiac catheterization. *J Interv Cardiol* 2008;**21**:61–6.

第 2 章
动态冠状动脉造影和冠状动脉血流

Thach N. Nguyen，Ernest F. Talarico Jr.，Lê Xuân Minh Phúc，
Duy Khanh Nguyen，Robert Luscomb Jr.，and The-Hung Nguyen

赖红梅　李洋　罗帆　译　李国庆　审校

* 基础；** 高级；*** 罕见的、奇特的或具有研究性质的

$, 额外花费＜ 100.00 美元; $$, 额外花费＞ 100.00 美元

⏱, 额外花时间＜ 10 min; ⏱⏱, 额外花时间＞ 10 min

🌢, 并发症风险低; 🌢🌢, 并发症风险高

挑战

　　传统冠状动脉造影的目的是在两个正交投照体位中清晰显示出病变轮廓，准确评估病变形态，客观比较干预后的效果，早期发现并发症引起的改变。造影还需要准确观察靶血管开口以及靶病变近段的方向、走行以及钙化情况，灵活调整投照体位，充分暴露病变。二维血管造影可能因病变成角、偏心性病变、透视短缩以及分叉病变等因素低估或高估病变的血流动力学[1]。

　　为了评估易忽略的偏心性病变，需要从不同角度进行多个投照体位观察。当血管在一个平面以上弯曲时，任何单一血管造影图像都无法克服多次透视短缩。因此，医生必须根据病变选择最佳靶病变显示角度。冠状动脉造影显示冠状动脉管腔阴影，而光学相干断层扫描（OCT）和血管内超声（IVUS）直接显示冠状动脉影像。OCT 与 IVUS 有哪些区别？对冠状动脉病变功能评估有赖于血流储备分数（FFR）的测量。

IVUS 穿透斑块的能力更强，因此更适合于观察动脉斑块和整个动脉壁的结构。尽管 OCT 更能清晰显示支架钢梁（图 2.1），但其图像经常出现不同原因的信息缺失。IVUS 和 OCT 的图像阴影后基本上都没有数据。IVUS 对斑块组织特征观察和斑块大小测量仍优于 OCT。在测量支架内径绝对值方面，OCT 效果等同于 IVUS。OCT 在近场分辨率上优于 IVUS，因此观察者之间的测量标准差更小[2]。

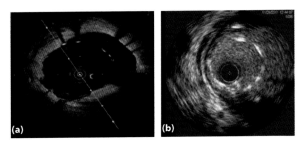

图 2.1 （a）光学相干断层扫描（OCT）和（b）血管内超声（IVUS）图像：支架贴壁不良影像比较[3]。本图经 Wiley 允许转载。

最佳策略
操作技术标准

冠状动脉造影的精髓是在血管节段透视缩短最小的投照体位中尽可能使用最少的 X 线片充分暴露病变，并对术者的辐射量最小。冠状动脉静态图像仅显示冠状动脉管腔狭窄百分比。在冠状动脉疾病患者的治疗中，心脏病专家在解读冠状动脉造影影像结果时，不仅要关注靶病变，而且要在所有促进病变形成的解剖部位积极地寻找病变。在本章中，首先介绍冠状动脉造影的常规信息。第二部分详细介绍和讨论了基于气穴现象形成动脉粥样硬化斑块的科学依据和层流或湍流成像方法，以及识别动态高压低速区、动态低压高速区等。

操作方法

移动图像增强器

通过移动患者上方的图像增强器（摄像管）控制冠状动脉的可视化，包括如下原则：第一，左回旋支动脉（LCX）与图像增强器方向一致，而左前降支动脉（LAD）与图像增强器方向相反。换句话说，将图像增强器向左移动到左前斜（LAO）体位，LCX 投影到屏幕左侧、LAD 投影到屏幕右侧（**原则 1**）。头位成像角度抬高 LCX，下拉 LAD。足位成像角度与其相反。同样的原则也适用于膈肌和脊柱（表 2.1）。第二，为了拉直极度弯曲的冠状动脉血管段，图像增强器应该移动到与当前图像增强器相反 90° 左右的角度；此时弯曲的区域被拉直（**原则 2**）。这些操作的目的是以最直接（正交）的角度、最小角度投影效应来观察动脉段。

如何选择投照体位 / 角度具有一定的原则，包括如何以最少的 X 线片数量，使用最少的造影剂，对患者、术者和工作人员辐射最小。

表 2.1　血管、脊柱和膈肌相对于图像增强器方向的移动

相同方向	相反方向
LCX	LAD
脊柱	对角支
膈肌	

策略规划

冠状动脉造影顺序

开始冠状动脉造影的投照体位有很多选择：后前位（AP）、右前斜位（RAO）或左前斜位（LAO）。然而，在首个基本投照体位后，下一个体位应显示病变或显示其主要血管分支通畅。

左冠状动脉造影中，需要仔细检查以下区域：

1. 左主干（LM）
2. LAD 近段、中段和远段
3. LCX 近段和远段

---

4. 钝缘支（OM）开口和近段

5. 对角支开口和近段

右冠状动脉造影关注的区域如下：

1. 开口

2. RCA 近段、中段和远段

3. 右室支（RV）、后降支（PDA）、后侧支（PLB）以及窦房结动脉

通常，术者在特定的关注区域内可以迅速识别出罪犯病变。

实时操作

首个中立后前位（AP）投照体位　首选的第一个投照体位是中立 AP 投照体位。因为该投照体位可以全面评价 LM 和 LCX 近段，以及 LCX 与 LAD 的相对位置。AP 投照体位中，LM 远段、LAD 近段和 LCX 通常存在重叠。因此，该投照体位将决定下一个能够明确病变的投照体位。

右前斜位（RAO）和 AP ＋足位（CAU）　在 AP 投照体位中对 LM 进行全面评估后，明确 LM 无病变后，仅需要左前斜足位（RAO ＋ CAU）或前后足位（AP ＋ CAU）一个投照体位即可快速排除 LCX 严重病变。大多数情况下，仅需要两个投照体位就可以排除 LM 和 LCX 的严重病变，随后，术者即可仔细分析 LM 远段和 LAD 近段病变。

技巧和提示

** 如何充分暴露 LCX：第 1 部分　在首个常规 AP 投照体位之后，第二个投照体位需要同时清晰显示 LM 和 LCX。AP 投照体位中，如 LCX 低于或与 LAD 处于同一水平，第二个投照体位则选取能够下拉 LCX 的任一足位投照体位。深吸气会进一步拉长 LCX，因此不存在 LCX 近段透视短缩，也不会与 LAD 重叠（图 2.2）。AP 投照体位中，如 LCX 近段出现透视短缩而无明显迂曲，第二个投照体位应选取 AP ＋ CAU 投照体位，同时患者深吸气，心脏随着膈肌下降被拉长，此时 LCX 也被进一步拉长（原则 1）。AP 投照体位中，如 LCX 近段明显迂曲，右前斜足位（RAO ＋ CAU）投照体位会拉长 LCX，拉直其近段（原则 2）。RAO ＋ CAU 与 AP ＋ CAU 两个投照体位可以充分暴露整个 LCX。大多数情况下，第二次推注对比剂后

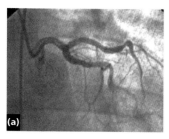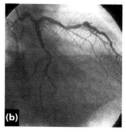

图 2.2　LCX 低于 LAD 时的投照体位。（a）在常规 AP 体位，LCX 位于 LAD 下方且走行迂曲，下一个投照体位选择 RAO ＋ CAU。（b）在 RAO ＋ CAU 投照体位，LCX 被拉长，充分暴露。本图由美国 St. Mary Medical Center 心导管室提供。

能够对绝大多数 LM 和 LCX 动脉节段进行完整分析。

　　** 如何充分暴露 LCX：第 2 部分　　常规 AP 投照体位中，如 LCX 在 LAD 上方，最佳操作依然是取右前斜（RAO）＋ CAU 或 AP ＋ CAU 投照体位进一步下拉并拉长 LCX。所有的 CRA 投照体位都会使 LCX 进一步位于 LAD 的上方并缩短 LCX。因此，蜘蛛位（LAO ＋ CAU）是显示 LCX 近段病变的理想替代投照体位。在脊柱背景下可以观察到 LCX 近段病变。LAO ＋ CAU 投照体位可以清楚显示 LCX 开口，有助于导丝进入 LAD、LCX 和 OM1 开口（表 2.2）。

表 2.2　如何暴露 LCX

LCX 的位置	下一个最佳投照体位
AP 投照体位中，LCX 低于或与 LAD 处于同一水平	RAO ＋ CAU 或 AP ＋ CAU
常规 AP 投照体位中，LCX 位于 LAD 上方	RAO ＋ CAU 或 AP ＋ CAU LAO ＋ CAU（优选投照体位） LAO ＋ CRA（优选投照体位）

　　** 如何远离 LCX，充分暴露 LAD　　AP 投照体位中，如 LCX 明显低于 LAD，下一个投照体位应选择 RAO ＋ CAU 投照体位，此时能够下拉 LCX、消除 LCX 与 LAD 近段重叠（原则 1）。此投照体位可用于同时暴露 LCX 和 LAD。如 LCX 和 LAD 处于同一水平，下一个投照体位依然是 RAO ＋ CAU 或 AP ＋ CAU，让患者深吸气，能够进一步下拉 LCX，暴露与 LCX 重叠的 LAD 近段。通常，上述体

位已提供了充分判断 LAD 中段和远段或 LCX 病变所需的信息。

  ** 显示 LM 病变的两个投照体位 拟对 LM 病变行冠状动脉搭桥术（CABG）的患者，由于造影导管头端位于 LM 内，无须进行多体位造影。手术团队需要了解 LAD 和 OM 中段、远段血管的情况，便于进行 CABG。此时，两个体位即可完整显示 CABG 所需要的左冠状动脉（LM、LAD、LCX）信息：① AP + CAU，② AP + CRA。对于拟行经皮冠状动脉介入治疗（PCI）的患者，则需要清晰显示 LM 开口和远段分叉病变，便于进行 PCI。

  ** 如何选择性暴露 LAD 如 RAO + CAU 投照体位（通常是第二个或第三个投照体位）显示 LAD 迂曲，下一个投照体位应该选择 RAO + CRA（原则 2），此时能够拉直 LAD。在 AP 投照体位，如 LCX 在 LAD 上方，为了消除 LAD 与 LCX 重叠，患者做深吸气动作将上拉 LCX，使其高于 LAD。相反，在 AP 体位中观察到 LCX 在 LAD 下方，则无须深吸气；此时深吸气会上拉 LCX，与 LAD 近段重叠。术者可在 AP + CRA 投照体位重复进行上述操作。

  ** 我们是否需要 LAO + CRA 投照体位充分暴露 LAD？ 为充分暴露 LAD，通常需要左前斜头位（LAO + CRA）投照体位将 LAD 和对角支分开，暴露对角支开口或分叉病变（图 2.3）。对腹型肥胖患者，AP + CRA 体位联合深吸气将抬高 LCX，使其高于 LAD（原则 1），此时膈肌下降，LAD 全程暴露。

  ** 区分对角支与 LAD 的投照体位 在 RAO 投照体位中，如第一对角支位于 LAD 上方，与 LAD 近段重叠，CRA 投照体位能够将 LAD 与对角支分开。然而，该投照体位抬高 LCX，使其与 LAD 近段重叠。在 RAO 投照体位中，如果对角支位于 LAD 下方，则任一 CAU 投照角度有助于将 LAD 与对角支分开（表 2.3）。LAO + CRA 体位显示对角支开口和近段病变最为合适。

左主干

  左主干（LM）无侧支，长度变异较大（1 ~ 10 mm），远端分出 LAD 和 LCX。有时，LM 极短或无功能，LAD 和 LCX 双开口。所有暴露 LAD 和 LCX 的体位都可以用于观察 LM。*LM 病变是单纯诊断性冠状动脉造影所致死亡的主要原因，因此，仔细观察 LM 是冠状动脉造影检查的重要部分。*暴露 LM 的第一个常规投照体位是 AP

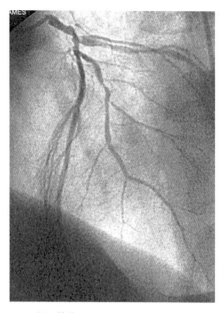

图 2.3　LAO ＋ CRA 投照体位边界。由膈肌、脊柱和增强器的边缘组成一个三角形，使 LAD 位于三角形的顶部，以便充分观察。对角支在屏幕右侧，间隔动脉在屏幕左侧。本图由美国 St. Mary Medical Center 心导管室提供。

表 2.3　如何暴露 LAD 和对角支	
暴露 LAD	
第一个 AP 投照体位	**下一个投照体位伴深吸气**
如果 LCX 低于 LAD	RAO ＋ CRA 或 AP ＋ CRA
如果 LCX 与 LAD 在同一水平	RAO ＋ CRA 或 AP ＋ CRA
如果 LCX 高于 LAD	RAO ＋ CRA 或 AP ＋ CRA
把 LAD 和对角支分开	
第一个 RAO 投照体位	**下一个投照体位**
如果第一对角支位于 LAD 上方	RAO ＋ CRA
如果第一对角支位于 LAD 下方	RAO ＋ CAU

投照体位和小角度 RAO 投照体位。如果上述两个投照体位仍不能清晰显示 LM，可以根据心脏垂直或水平位置以及 LM 的长度选取不同投照体位进行造影。

值得注意的是，LM 比其他血管具有更高的视觉−功能不匹配风险。血管造影显示 LM 狭窄 > 50% 的病变，证实其功能学改变［即血流储备分数（FFR） < 0.80］的敏感性、特异性和准确性为 33%、91%、71%[4]。

此外，LAD 或 LCX 远段病变会增加评价 LM 狭窄的复杂程度，但是最近的研究表明这种影响较小，FFR 平均变化值仅为 0.02[5]。对于 FFR < 0.75 的患者建议行血运重建。对于 FFR 介于 0.75 ~ 0.80 的患者，需评估患者缺血证据后再考虑进行血运重建[5]。

技巧和提示

** 横位心时如何暴露 LM 当 LM 较短，LAD 近段向上走行时，LAO ＋ CAU 优于 LAO ＋ CRA 投照体位。LAO ＋ CAU 投照体位有助于显示 LM 长度以及 LAD 与 LCX 的分叉方向，可用于指引导丝进入 LAD/LCX（图 2.4）。为了获得最佳的 LAO ＋ CAU 投照体位，指引导管头端应该放置于从 12 点位置到 6 点位置半圆的中心。该半圆由心脏轮廓形成，如投照体位角度太大或垂直间距过高会导致 LM 透视短缩并与膈肌、脊柱重叠。

** 垂位心时如何暴露 LM 与横位心一样，LAO ＋ CRA 投照体位可提供观察 LM 及其分支 LAD、LCX 的最佳角度。LAO/CRA 角度过大会进一步缩短 LM，加之患者吸气配合不佳，心脏与膈肌重叠，造成背景模糊（图 2.5a-d）。如上述投照体位不能清晰显示 LM 病变，可选择所有投照体位的联合（除外 AP ＋ CRA 和侧位投照体位）（表 2.4）。

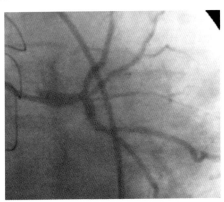

图 2.4 LAO ＋ CAU 体位显示 LM，在 LAD 与 LCX 分叉处，可以清晰观察 LM。本图由美国 St. Mary Medical Center 心导管室提供。

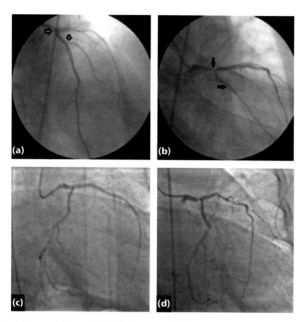

图 2.5 （a）LAO＋CRA 投照体位，LM 远段与 LAD 近段（箭头所指）出现透视短缩。（b）RAO＋CAU 投照体位，LM 远段、LAD 近段与 LCX 出现透视短缩。（c）RAO＋CAU 投照体位不伴患者深吸气，由于 LM 远段与 LCX 重叠，无法观察 LM 病变。（d）RAO＋CAU 投照体位伴患者深吸气，LM 远段病变清晰可见。

表 2.4　其他显示 LM 的投照体位

血管节段	常规体位	辅助联合体位
开口	LAO＋CAU	AP＋CAU
体部	RAO＋CAU RAO＋CRA	AP＋CAU
远段	LAO＋CAU	LAO＋CRA RAO＋CAU

左前降支动脉

　　LAD 开口至第一间隔支起始处之间的血管节段称为 LAD 近段。对 LAD 远段的定义相对宽松，通常指 RAO 投照体位 LAD 向下折弯处以远的血管。

AP ＋ CRA 投照体位

AP ＋ CRA 投照体位是观察 LAD 开口、中段以及远段首选投照体位。AP ＋ CRA 投照体位在对 LM 较长患者的 LAD 近段或中段病变进行 PCI 时十分重要。它能够显示导丝在 LAD 中的走行，避免进入间隔支和对角支。如需要将 LCX 上拉至 LAD 上方时，取 AP ＋ CRA 投照体位联合患者深吸气即可。如 LCX 远低于 LAD 水平，则不需要患者深吸气，否则会上拉 LCX 并与 LAD 重叠。

LAO ＋ CRA 投照体位

LAO ＋ CRA 投照体位可以清晰显示 LAD 从开口到心尖的走行，及其与间隔支、对角支的关系。在该投照体位中，如果指引导管头端位于脊柱、膈肌和图像增强器边缘形成的三角形顶端，可在清晰的肺野背景上充分显示 LAD（图 2.3）。若要将脊柱从中心移开，将图像增强器移到左边，脊柱随即被移至左侧（原则 1）。如果结果不理想，可以通过改变头位角度，并让患者深吸气降低膈肌位置，使心脏更加垂直，从而获得更佳的 LAD 近段图像。LAO ＋ CRA 有助于观察 LAD 任一节段病变，特别是与对角支、间隔支的分叉病变。此外，它也有助于显示导丝的走行。值得注意的是，LAD 在该投照体位中近段短缩，因此不能准确评估 LAD 近段血管成形术或支架植入术后情况。

面对的挑战

如何识别 LAD、对角支和间隔支 LAO ＋ CRA 是识别和确认 LAD 的最佳投照体位（图 2.3）。在该投照体位中，对角支位于屏幕的右侧，间隔支从 LAD 的左侧发出。几乎未发现没有间隔支的 LAD。LAO ＋ CRA 投照体位有助于确认 LAD 慢性完全闭塞后，对角支出现的代偿性扩张。对角支的走行更偏向左侧。然而，左心室明显扩张时，长 LAD 的远端会偏向屏幕的左侧。另一种区分对角支和间隔支的方法是，对角支会随心室收缩期移动，变得弯曲；间隔支则在心室收缩时移动幅度较小，形态相对笔直。存在间隔支的血管可以确认为 LAD。

AP ＋ CRA 投照体位 如果 LCX 可以完全被上拉至 LAD 上方，AP ＋ CRA 投照体位可以清晰显示 LAD 开口、近段、中段及分叉，并充分暴露 LAD 中段和远段。因此，术者进行 LAD-PCI 时通常选用该体位。在 AP + CRA 投照体位中，术者能够观察导管头端位置、LAD 近段内介入器械的行进轨迹及 LAD 远段导丝的位置。

侧位投照体位 侧位投照体位常用于确定 LAD 和对角支分叉病变的位置，评估病变严重程度。相对于介入治疗，侧位投照体位更多应用于诊断性造影，因为长时间将患者手臂置于头部上方会增加患者的疲劳和不适。

RAO 30° + CRA 30° 投照体位 RAO 30° + CRA 30° 投照体位多用于显示 LAD 开口、中段和远段，可以仔细观察 LAD 近段与第一对角支分叉病变。该体位适用于判断 LAD 近段、中段病变长度，以利于支架长度的选择，并能清晰显示分叉病变的解剖学特征。植入支架时，增加 RAO 和 CRA 投照角度可以显示 LM 与 LAD 开口。

技巧和提示

** 暴露高位对角支** 在 RAO + CRA 投照体位中，高位对角支开口通常与上拉的 LCX 重叠，因此，RAO + CRA 并非获得高位对角支开口的最佳投照体位。此时，术者可以采用 LAO + CRA 投照体位（LAO 10° + CRA 40°）。较大角度 CAU 的蜘蛛投照体位可能是暴露高位对角支与其开口的最佳投照体位选择，也是导丝进入对角支的最佳投照体位（图 2.4）。

** 横位心或短 LM 患者暴露 LAD 开口及近段的最佳投照体位** 横位心伴短 LM，LAD 近段向上走行时，LAD 近段与 LCX 近段在 LAO + CRA 投照体位存在重叠。此时，LAO + CAU 投照体位显示 LAD 开口和近段优于 LAO + CRA 投照体位。PCI 中，LAO + CAU 投照体位能够获得最佳的 LAD 开口支架定位影像，然而因存在 LAD 近段短缩，该投照体位并非确认支架膨胀完全或新发夹层形成的最佳选择。

** 长 LM 患者暴露 LAD 开口及近段的最佳投照体位** 如果 LM 较长，尤其是 LCX 能够被上拉至 LAD 上方时，AP + CRA 应作为首个投照体位。如果在 AP + CRA 投照体位不能评估 LAD，下一个投照体位应选择 RAO + CRA，能够充分显示 LM 及其分支 LAD、LCX。AP/RAO/LAO + CRA 是显示 LM 远段或 LAD 开口的最佳投照体位。如仍不能清晰显示，可尝试 LAO + CAU 投照体位。

左回旋支动脉

LCX 开口至第一钝缘支（OM1）开口之间的血管段被称作 LCX 近段，而 OM 之后血管段为 LCX 远段。采用标准的 RAO + CAU 体位分析 LCX，可以提供很多所需的信息。小角度的投照体位存在两个缺点：①该投照体位存在 LCX 近段的视觉短缩，无法准确评估 LCX 近段病变形态，容易忽视病变走行方向和（或）迂曲程度。② LCX 开口段存在重叠，显示不清。增加 CAU 投照角度可以清晰显示 LCX 近段。为克服小角度 CAU + RAO 投照体位的局限性，AP + CAU 或 LAO + CAU 可用于明确 LCX 开口和近段病变（图 2.2）。在进行上述投照体位操作时，患者深吸气、膈肌下移，能使视野清晰以获得最佳血管成像效果。

在进行中段或远段 LCX-OM 病变介入治疗时，RAO + CAU 投照体位可能造成 LCX 近段短缩，遮掩 LCX 开口病变与 LM 的成角，低估 LCX 近段任何阻塞性病变的迂曲和严重程度。在许多情况下，只有当球囊和支架不能通过 LCX 近段，才会重视 LCX 近段病变的严重程度和迂曲程度。AP + CAU 或 LAO + CAU 体位可以清晰地显示 LCX 开口和近段，指引导丝轻松进入 LCX 远端。

右冠状动脉

RCA 开口与第一折弯之间的血管段称为近段，第一折弯与第二折弯之间的血管段称为中段，其余血管段称为远段。RCA 中段在 RAO 投照体位中走行称直线。RCA 开口存在较多变异，有从主动脉 90° 垂直发出的明显低位开口，也有与主动脉接近 180° 的反转向上走行（即牧羊犬弯曲型）。在右窦底，用力推注造影剂有助于显示 RCA 开口。如果仍未观察到 RCA，其开口可能起源于前壁、左窦或位于窦-管交界上方。

LAO 投照体位

在 LAO 投照体位中，RCA 呈字母 C 形；在 RAO 投照体位中，RCA 呈字母 L 形。造影导管与 RCA 开口同轴性最佳的投照体位是 RAO + 小 CRA 投照体位。在此投照体位中，导管头端的正面观呈圆形（图 2.6a），如导管头端与 RCA 近段成角，则与血管不同轴（图 2.6b）。如导管与 RCA 不同轴，在二者成角处存在摩擦力，会降低推送力和扭矩力，阻碍介入器械顺利通过致密病变处。

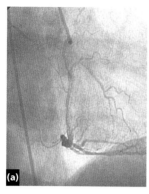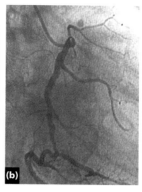

图 2.6 （a）RAO 投照体位显示 RCA 从 RAO 角度冠脉导管与 RCA 同轴，导管头端正面观呈圆形，（b）RAO 投照体位显示开口于前壁的 RCA。由于 RCA 开口异常，导管的头端指向左侧。本图由美国 St. Mary Medical Center 心导管室提供。

在对开口病变进行造影时，将导管置于冠状动脉开口下方，推注大量造影剂有助于明确病变的范围及其在主动脉壁上的精确位置。计划于 RCA 开口植入支架时，上述投照体位尤为重要。通常，在一个大角度 LAO（超过 50°）投照体位或 LAO + CAU 投照体位可以更好地观察到开口的确切位置。观察 RCA 开口段的最佳投照体位是 LAO + CAU。它可以很好地暴露 RCA 开口和近段。为了观察 PDA 远段，LAO + CRA 投照体位联合患者深吸气（将膈肌下移至视野外），将暴露 RCA 远端及其与 PDA 的分叉。如果需要进一步暴露 RCA 远段，则最佳选择是 AP + CRA 投照体位联合患者深吸气。

RAO 投照体位

由于与右室支（RVB）分支重叠，LAO 投照体位无法很好地显示 RCA 中间段。RAO 投照体位能够将 RCA 中间段与 RVB 分开（图 2.6a）。当导丝进入 RCA 时，LAO 投照体位有助于指导导丝至 RCA 近段，亦有助于选择进入远段不同的 PDAs。由于存在一些锐缘支，RAO 投照体位将有助于引导导丝避开锐缘支进入 RCA 中段，并将导丝轻松推送至 RCA 远段。

隐静脉桥血管

选择静脉桥血管或动脉桥血管最佳投照角度的原则是与桥血管

方向垂直。针对隐静脉桥（SVG）移植到 OM 的情况，如果 SVG 走自上下下（或自头至足）走行，选择 RAO + CAU 投照体位最佳。该投照体位在垂直和水平平面分别与 SVG 和 OM 呈 90°。针对至 LAD 和对角支的 SVG，显示 SVG 开口和体部的最佳投照体位为 LAO。LAO + CRA 投照体位显示 PDA 远端最佳，RAO + CRA 投照体位显示 LAD 与对角支最佳。有关 SVG 的投照体位将在第 14 章中详细讨论。

内乳动脉

通常，左内乳动脉（LIMA）与 LAD 进行端侧吻合。因此显示 LIMA 与 LAD 端侧吻合部位的基本投照体位是 LAO + CRA 或 RAO + CRA。侧位投照体位可以高质量显示 LIMA 与 LAD 端侧吻合部位。在该投照体位中，X 线束到达 LIMA 与 LAD 端侧吻合部位时，在矢状位与 LIMA 远端垂直，在水平位与 LAD 垂直。

一般在 AP 投照体位使用 LIMA 导管进行插管。检查导管头端与开口位置的最佳体位是 LAO 60° 或 RAO 45°。上述投照角度拉长主动脉弓并与锁骨下动脉分开，清楚地显示 LIMA 开口。

技巧和提示

*** 对 LIMA 进行非选择性血管造影　左右内乳动脉插管失败较罕见。将导管头端置于锁骨下动脉开口附近进行非选择性锁骨下动脉造影有助于 LIMA 造影。在同侧手臂上充盈血压袖带，使其高于收缩压 10 mmHg，此时手动推注 10 ml 对比剂，锁骨下动脉与其分支即可充分显影[6]。

侧支循环

在对复杂病变进行 PCI 或慢性全闭塞的情况下，需要仔细观察侧支循环。此时，可给予硝酸甘油扩张所有血管，特别是侧支血管。

技巧和提示

** 优化放射物理学　使用低倍率（13 英寸而非 8 英寸）获得整个冠状动脉血管床的鸟瞰图。采集长程电影捕捉动脉和静脉相，包括侧支循环，不要移动检查床。为了增加侧支血管和受体动脉的血流，首先向供体动脉推注对比剂。一旦发现侧支，向受体动脉推注对比剂。推注对比剂后对供体动脉采集几秒钟的电影，这样就可以在较低的放射量水平观察到侧支血管。如果侧支血管成像不理想，将采集电影的速度提高到每秒 30 帧（而不是常用的每秒 15 帧）。辐射暴露量将随着电影速度的增加而增加。

**　如何减少对比剂用量**　通常使用大腔导管获得动脉或侧支血管的优质影像，如果需要频繁推注对比剂，可以在目标血管内插入微导管，通过微导管向远端注射几毫升对比剂。

面对的挑战

具有欺骗性的血管造影投照体位　有的血管造影投照角度减小血管成角或降低病变的严重程度。常见于 RAO + CAU 投照体位评价 LCX 近段。在该体位，LCX 近段短缩，因此可能遗漏 LCX 开口病变并忽略 LCX 近段病变。

在 RAO + CRA 或 LAO + CRA 体位，亦可能遗漏 LM 远段病变；如推送器械时遇到阻力，或介入操作后血管腔内血栓形成，需要更全面地了解病变的严重程度。在 LAO + CRA 投照体位，可能由于 LAD 近段短缩而忽略了 LAD 近段病变。RAO + CRA、AP + CRA 或 LAD + CAU 投照体位观察 LAD 近段病变更佳（图 2.5a-d）。

对 RCA 进行 PCI 时，LAO 体位显示导管与血管同轴。当无法推送或难以取出介入器械时，可在 RAO 投照体位中发现导管与 RCA 不同轴（图 2.6b）。

慎重解释 FFR 值　在一些 FFR 值有动态变化的临床情况下，需慎重解释 FFR 结果。

1. 急性冠脉综合征（ACS）：由于心肌顿抑，ACS 患者的 FFR 值在急性期可能较高。急性期几天后由于心肌细胞功能恢复和接受更多血流量，复测 FFR 值可能会显著降低。

2. 多发冠状动脉病变：冠状动脉存在多发病变时，测量 FFR 具有一定的挑战性，因为一处狭窄会影响其他狭窄病变的 FFR 值。例如，远段病变会使近段病变的 FFR 值高于实际值。因此，在这些病例中，导丝回撤时记录压力梯度变化最大的病变非常重要。随后再对第二处病变进行 FFR 测量，并决定是否放置第二个支架。

3. CTO 再通术：在一份病例报告中，开通 CTO 后 FFR 值发生变化得以证实[7]。在该病例中，受体血管（本例中为 RCA）开通后，供体血管（本例中为 LAD）的 FFR 增加到非缺血水平[8]。CTO

开通后，侧支血管阻力迅速增加，供体血管内血流量降低。因此，供体血管狭窄病变处的压力梯度会下降，FFR 值增加。

放大球囊和支架尺寸 在 RAO + CAU 体位，由于 LCX、OM 或 RCA 远段在影像增强器后面，导管头端的投照尺寸比 LCX、OM 或 RCA 远段的投照尺寸小。RCA 投照尺寸明显大于导管头端。在 RAO + CRA 体位，测量 LAD 远段直径大小时也遇到相同的问题。在任何情况下，影像增强器都应尽可能靠近患者胸部。

遗漏病变 众所周知，冠状动脉造影术或"光造影术"可能会遗漏严重病变，特别是较短的环状病变或开口病变。从一定投照角度观察病变时，邻近充满对比剂的血管段投照在短病变段上，掩盖病变，造成遗漏。对于开口病变，小号导管头端可能会深插入血管，未导致压力心室化和开口对比剂外溢，但掩盖了开口严重的短病变。对开口病变进行 PCI 会遇到相同的问题，由于造影时存在对比剂外溢，很难对开口病变进行支架定位。

血管中段、远段的尺寸偏大 多数接受 LCX-PCI 的患者，在 RAO + CAU 投照体位测量 LCX 中段的参考尺寸。该投照体位下，在主动脉水平，位于 LM 开口的指引导管头端靠前，LCX 中段靠后，因此，LCX 中段（以及导管轴杆）在屏幕上的投照尺寸相较实际水平偏大（图 2.7a），即定量冠状动脉造影（QCA）测量的 LCX 尺寸具有欺骗性的原因。这会导致在对 LCX 进行 PCI 时选择球囊或者支架尺寸偏大（图 2.7b-d）。AP + CRA 投照体位中的 RCA 远段和 RAO + CRA 投照体位中的 LAD 中、远段也存在相同的问题（图 2.6b）。

血管尺寸偏小 在 LAO + CRA 投照体位中，由于导管头端靠后，而血管靠近图像增强器，LAD 中段尺寸看似偏小。当投照到屏幕上时，导管尺寸偏大，而 LAD 尺寸偏小。在该投照体位中，球囊或支架看起来比实际小。

辐射

术者在使用 X 线发射器时应小心谨慎，以保护自己和工作人员免受射线辐射。

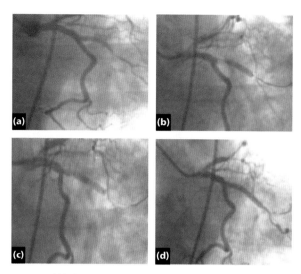

图 2.7　LCX 尺寸被放大。（a）以指引导管头端尺寸作为参考，OM 病变近段的直径是 3.8 mm，而病变远端的直径是 3.3 mm。因此，选择 3.25 mm 的球囊进行预扩张。（b）充盈球囊期间，血管造影显示动脉完全闭塞，因此球囊尺寸合适。（c）指引导管轴杆看起来比导管头端大，因此选择植入 3.0 mm 支架。支架膨胀时进行血管造影显示支架与近段血管大小一致。（d）支架植入后血管造影显示支架植入区域的管腔直径与其近段血管直径无差异。动脉的实际直径约为 3.00 mm，而不是参照导管头端测量的 3.8 mm。

产生最大辐射量的投照体位

　　使术者暴露于最大辐射量的投照体位是大角度 LAO ＋ CRA，这是由于来自于介入手术床下方的 X 射线发射器和 X 射线束在遇到患者后发生的散射共同导致。这种朝向术者的散射以及由于半轴成角所需更高的 kVp 水平会产生更多的散射[9]。在对肥胖患者进行 PCI 时，为了获得更好的 X 线穿透力，术者应避免较大角度投照，尤其是头位。同时，也应该降低图像放大倍率，以减少对患者和术者的辐射暴露。缩小导管床平移的幅度，可以减少运动伪影。对可疑病变区域，选择更高放大倍率重新进行造影。

冠状动脉起源异常

　　最常见的冠状动脉起源异常是起源于升主动脉。通常，除 LAD 起源于右窦、RCA 起源于左窦并受压可能导致缺血和猝死外，绝大多数冠状动脉起源异常无明显的临床意义[10]。LCX 起源于 RCA 或右窦时，它通常沿主动脉后方走行，供应心室侧壁，属于良性变异。LCA 和 RCA 可以起源于后窦（非常罕见）或像旁路移植血管一样起源于升主动脉[11]。除异位起源外，冠状动脉解剖走行多为正常。这些都被认为是良性变异。当 LCA 或 RCA 起源于对侧冠状动脉窦时，一般有四种走行方式，最常见的走行为间隔走行，而罕见的走行为主动脉与肺动脉间走行，另外两种为主动脉后走行和前游离壁走行。主动脉与肺动脉间走行是最严重的变异，患者出现缺血症状，猝死风险高。

在选择性冠状动脉造影的 RAO 投照体位中，可以通过"鱼钩样"图来识别间隔通路。这是由于 LM 向下走行至室间隔，然后向上延伸到到心外膜，形成一个类似鱼钩的图像。LCX 向后弯曲，构成"眼睛"样图形的上缘[12]。在前游离壁走行起源变异中，LM 行走于肺动脉的前方。此时，LM 与 LCX 血管走行形成一个似眼睛的图形，上缘为 LM，下缘为 LCX（图 2.8）。临床实践中，进行冠状动脉增强 CT 血管造影最为适宜，能够清楚地显示异常起源冠状动脉的走行。

技巧和提示

** 点和眼睛 在 RAO 30° 投照体位进行左心室造影后，进行非选择性冠状动脉造影可显示异常起源冠状动脉的走行。在这种投照体位中，动脉正面观呈圆点。最严重的起源变异是 LM 走行于主动脉与肺动脉之间，可以通过主动脉前方的"点"来识别。如果"点"位于主动脉后面，提示为良性的主动脉后方走行[12]（图 2.8）。

单一冠状动脉

患者仅有单一冠状动脉（SCA）的情况极为罕见。SCA 被定义为一条起源于动脉主干并为整个心肌供血的动脉。

起源于右窦的 LCX

LCX 起源于 RCA 近段是第二种常见的冠状动脉起源变异，通常为良性变异。当 LCX 起源于右窦或 RCA 近段时，它始终在主动脉后方走行。LCX 从后绕过主动脉根部到达其正常解剖位置。LAD 为无 LCX 的单根大血管。在 RAO 30° 投照体位中，可见 LCX 向后方

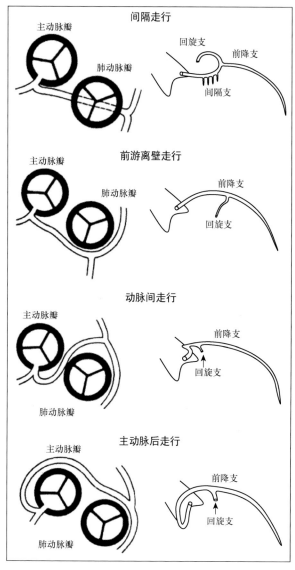

图 2.8　冠状动脉变异概括图[5]。经 Elsevier 许可转载。

弯曲，在主动脉后方正面观呈一个点[12]（图 2.9）。当 LCX 起源于 RCA 近段，靠近开口时，如果导管头端插入过深，会越过异常起源 LCX 开口，无法显影 LCX。

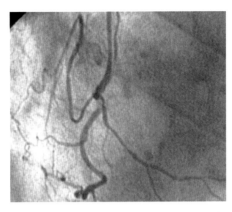

图 2.9 RAO 投照体位中，LCX 起源于 RCA，走行于主动脉后，向后弯曲，在主动脉后方正面观呈一个点。本图由美国 St. Mary Medical Center 心导管室提供。

RCA 起源变异

RCA 开口朝前 当 RCA 起源轻度朝前时，Judkins 导管头端不再指向右侧，在 LAO 投照体位中存在视图短缩。在 LAO 投照体位，常规指引导管头端向右，导管可以很容易插入开口朝前的右冠开口。在 RAO 投照体位中，导管头端与开口之间存在夹角，导管头端指向左侧（图 2.6b）。

RCA 起源于左窦 RCA 从左窦或 LM 近段发出时，正面观可见 RCA 在主动脉前呈一个点[12]。图 2.10 为一名罹患急性心肌梗死的中年护士的冠脉造影图，图中可见 RCA 起源于 LM，近段完全闭塞。两年后，该患者的儿子也接受了冠状动脉造影检查，结果发现他也有相同的右冠状动脉起源变异。

RCA 起源于肺动脉干 RCA 起源于肺动脉干，由于肺血管阻力低，从正常冠状动脉经侧支到达起源变异冠状动脉的全氧血被肺动脉干窃取，导致心肌缺血。治疗包括手术结扎 RCA、对 RCA 进行 CABG[13]。

LAD 起源变异

LAD 起源于 RCA 或右窦走行于前游离壁 LAD 经过肺动脉前方的右心室游离壁，到达室间隔中部转向心尖部。在 RAO 30° 投照

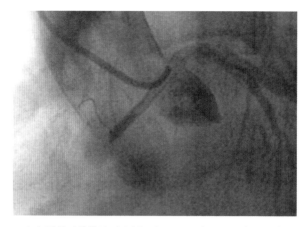

图 2.10　向左冠状动脉推注对比剂，发现 RCA 起源于左窦。患者发生急性心肌梗死，RCA 近完全闭塞，成功开通。本图由美国 St. Mary Medical Center 心导管室提供。

体位中，LAD 在转向心尖之前会向左、向上走行。这种冠状动脉起源变异被认为是良性的[12]。

　　LAD 起源于 RCA 或右窦走行于间隔　LAD 沿右心室流出道基底部走行于室间隔，行至室间隔中部走行于心肌表面，转向心尖部。在 RAO 投照体位，LAD 在转向心尖之前会向左、向下走行。这种冠状动脉起源变异被认为是良性的，不引起缺血症状。

LM 起源变异

　　LM 起源于右窦的发生率很低（1.3%）。在 RAO 投照体位中，LM 可以走行于肺动脉前方（前游离壁走行），穿过室间隔（间隔走行），主动脉和肺动脉主干之间（动脉间走行），或在主动脉后方（主动脉后走行）（图 2.8）。由于动脉间走行可以导致猝死，准确的诊断对预后具有重要意义。

　　间隔走行　LM 沿着右心室流出道基底部走行于室间隔，行至室间隔中部走行于心肌表面，分出 LAD 和 LCX。由于 LM 在室间隔中部分叉，LCX 起始段在 LM 上方朝向主动脉弯曲（即 LAD 的正常位置），与 LM 形成一个椭圆形（类似眼睛的形状，LM 为"眼睛"的下边界），在 RAO 30° 投照体位上观察最为清楚。由于 LAD 只有中段和远段，相对较短，LM 可以发出单个或多个间隔支，这种冠状动脉起源变异被认为是良性的，不引起缺血症状[12]（图2.11）。

前游离壁走行　在前游离壁走行中，LM经过肺动脉前方的右室游离壁，在室间隔中部分出LAD和LCX。LCX向后朝向主动脉弯曲（即正常LAD的位置）。在RAO 30°投照体位上，LCX与LM形成一椭圆形（即"眼睛"图），LM为其上边界。这种冠状动脉起源变异不引起缺血症状[12]。

主动脉后走行　在这种起源变异中，LM绕过主动脉根部到达心脏前方表面的正常位置。LM在正常位置分出LAD和LCX，因此LAD和LCX具的长度和走行正常。在RAO投照体位中，LM位于主动脉后方，正面观呈一个圆形。正面观LM在主动脉后呈点状，可以诊断为LM动脉后走行。这种起源变异发生缺血症状的病例报道较为罕见。

动脉间走行　LM行走于主动脉和肺动脉之间，到达心脏前方表面的正常位置。在RAO投照体位中，正面观LM在主动脉前方呈一"点"状。LCX发出后向足侧走行。这种起源变异的患者年轻时即可出现劳力性心绞痛、晕厥和猝死（图2.12）。

LM开口段的解剖学考量　并非每一种开口变异都能够有导管头端可以钩挂的宽大开口，或在开口处有需要植入支架的狭窄病变。有报道称，异常起源于左冠状动脉的RCA可以以斜向方式离开主动脉，因此由主动脉皮瓣与冠状动脉组织形成的开口呈裂隙样。运

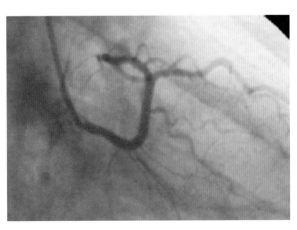

图2.11　起源于右窦、走行于间隔的LM。LM构成"眼睛"的下边界，LCX构成"眼睛"的上边界。本图由美国St Mary Medical Center心导管室提供。

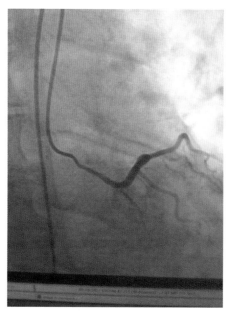

图 2.12 LM 起源于右窦。本图由美国 St Mary Medical Center 心导管室提供。

动时，主动脉扩张其主动脉皮瓣，使缝隙状开口进一步变窄，导致缺血[15]。

  冠状动脉起源变异引起缺血的机制 异常起源的冠状动脉走行于主动脉与肺动脉之间，运动时，主动脉扩张会压迫异常起源的冠状动脉动脉，使其中段变窄，进而导致缺血。如果年轻患者存在这种变异，具备矫正手术的指征。如果在无症状的老年患者中偶然发现这种变异，只有存在客观缺血证据时，才需要手术，因为老年患者硬化的主动脉不再扩张，不会像年轻患者一样出现运动诱发的缺血。一些行走在肌肉内的异常起源冠状动脉可能与主动脉壁粘连，甚至可以与主动脉共用一个中膜，而与主动脉外膜无关[16]。

  一项评估冠状动脉血流的新技术显示反向（逆向）血流，造影剂从冠状动脉持续溢出至主动脉。这一新发现在"异常起源冠状动脉的血流逆流"部分中讨论。

  LM 起源于后窦 在 AP 体位，无冠窦位于主动脉左窦右下方。RAO 投照体位显示效果最佳，在其后方位置，通过导管头端朝后可以识别 LM。在窦内注射对比剂可以显示出动脉和主动脉后壁的轮廓[13]。

血管造影诊断异常起源于对侧窦的 RCA（R-ACAOS）需要符合：①开口位于 Valsalva 左窦内，主动脉前联合左侧，②近段走行于主动脉瓣前联合前方（图 2.13 和图 2.14）。所有患者 RCA 近段与动脉呈切线位（不恰当地称为"锐角"），14 例（21%）患者的 RCA 开口起源于左窦管结合部上方（＞ 5 mm），2 例患者的 RCA 直接起源于 LM 近端。

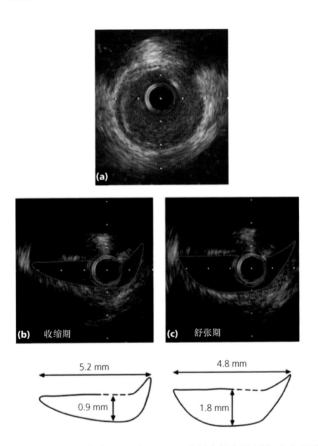

图 2.13　异常起源于对侧窦 RCA（R-ACAOS）的血管内超声图。（a）显示远端参考血管横截面积（CSA）。注入生理盐水和血液（体积比 4：1）后，获得（b）收缩期和（c）舒张期图像。下方图显示面积和直径。狭窄的严重程度以百分比表示，计算相对于远端 CSA，狭窄最重处的最小 CSA；该病例最小 CSA 大约是 70%。

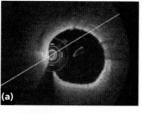

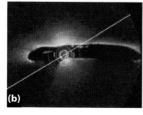
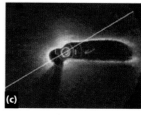

图 2.14　OCT 图像。OCT 可以使血管内腔清晰成像，但前提是术者向导管内推注造影剂可以消除大部分血管腔内血液，从而实现红外激光成像。（a）远端参考血管横截面积（CSA）如图所示（直径 3.8 mm×4.0 mm；CSA 15.42 mm²）与（b）近端收缩期（直径 8.7 mm×5.3 mm；CSA 4.6 mm²；狭窄 70%）；（c）舒张期图像（直径 6.2 mm×10.3 mm；CSA 6.4 mm²；狭窄 58%）。

动态冠状动脉造影

审阅冠状动脉造影图像时提出的问题

对每个人来说，整个冠状动脉血管树都暴露于致动脉粥样硬化危险因素中，但只有少数动脉节段形成斑块。斑块经常出现于冠状动脉，少见于下肢动脉，在颈动脉或肾动脉中则少见。在冠状动脉中，LAD 或 LCX 近段可以观察到斑块"聚集"，而在 RCA 的中段也经常观察到斑块。斑块具有空间分布的原因是什么？我们如何解释这些观察结果？

家庭和工业用液压传动基本原理

在现实生活中，由家庭或工业管道工或供暖-通风-空调（HVAC）专业技术人员进行的液压实践，主要目标是使流体、水、油、热空气或冷空气等顺畅流动。当这种平滑的流动在平行的层之间流动而每层之间无干扰时，被称为层流。然而，中心层的流动速度较快，而外围层的流动速度较慢。这些速度（和压力）的差异遵循伯努利的能量守恒原理。速度大的地方，压强就小（中心线）。在流动缓慢的地方（如在外围层），压强就高。当液体通过一个狭窄的区域（缩流颈）时，流速会增加，压强会降低（图2.15）。在离开狭窄的区域时，水流的速度和压强会恢复到以前的水平。这些压强的变化会引起气穴现象，进而对管道或泵造成广泛的损坏。

气穴现象

气穴是气相形成的过程，即动态流体压力降低至低于液体中稀释气体的蒸汽压力时产生。气穴会导致气泡形成并增长。当气泡沿管道输送时，流经**低**动压力区时，气泡会由于内部蒸汽和周围液体之间的压力差而扩张。气泡过大就会变得脆弱，甚至爆破。相反，当流动通过**高**动压力区域时，这些气泡会内爆（图2.16）。

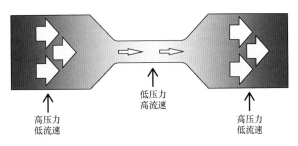

图2.15 根据总能量恒定规律（伯努利原理）计算流量和压力的变化。在静脉收缩区，流速较高，压力较低。一旦在静脉收缩区的外部，上游或下游，流速降低，压力升高。

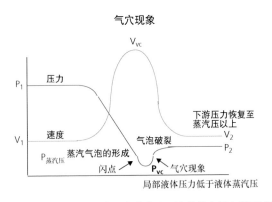

图2.16 气穴现象和气泡的形成。当来自入口液体静态压力低于液体中的蒸汽压时，就会产生气泡。当这些气泡移动到静态压力高于蒸汽压力的区域时，它们就会破裂。气泡初始呈球形。

气泡内爆产生冲击波

当气泡收缩到一个无限小的半径时，它们会以一种相当剧烈的坍缩方式内爆（图 2.17），局部产生的压力脉冲可以引起小而强大的微射流或冲击波。当冲击波冲击到房屋或工厂的管道表面或泵内阀门组件时，用于建造这些家用或工业阀门和管道的材料可能会变得硬化和易损。随着管道表面变脆，对抗局部断裂的抵抗力降低，管道也会随着时间的推移而受到侵蚀。这一过程产生了一种颗粒状的材料外观，这是由液体微射流造成的独特的气穴损伤。

防止气穴及其损害的措施

为了避免气穴现象及其带来的损害，以及优化管道内液体的流动性能，管道工或供暖-通风-空调专业技术人员可以采取的措施包括：

1. 当将管道连接到泵时，管道入口应该比出口大，此时液体将填满所有的空间，而不会留下空隙，这些空隙实际上是气泡。

2. 从入口到弯曲处的最佳距离应该是管道直径的 10 倍。即使液体一开始不是层流，这样的设置也可以使液体最终变成层流。

3. 管道成角处应该是平滑的曲线，角度不宜太大，这样液体可以继续以层流流动，而没有再循环流动的空隙。

4. 低流速优于高流速，因为低流速会留下更少、更小的空隙，从而防止气泡的形成。低流速也意味着较高气压，这会阻止气泡的产生和变大。

冠状动脉循环气穴现象的假说

在冠状动脉舒张期，血液通过远端负压向前流动。在收缩期，冠状动脉血流停止，或逆向流向冠状动脉开口。由于冠状动脉血流是由远端负压驱动的，当远端冠状动脉血流压力下降过快，超过冠状动脉近段血流（在 LM 水平或 RCA 近段）填充空隙的能力时，极有可能形成气泡。如果是这样，LM 处血液流动将留下一个低压区域（或多个微小区域），实则为气泡。只要蒸汽压高于局部驱动压（发

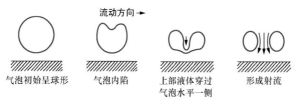

图 2.17　气泡的形成和内爆。气泡的形成及其破裂产生微射流。

生在舒张期），这些气泡就会扩张，当局部冠状动脉驱动压恢复到高于气泡内蒸汽压（发生在收缩期）时，这些气泡就会内爆。气泡内爆会产生射流，会破坏内膜并导致内膜增生。由于内膜是一种无血管组织，从血管腔内血液中接受氧气和营养物质，如果内膜足够厚，靠近中膜肌层的最远端内膜细胞层可能会缺氧。这种缺氧触发了中膜肌层新生血管的发育。低密度脂蛋白胆固醇（LDL-C）分子通过这些新生血管进入内膜下间隙，启动了冠状动脉斑块核心脂质池的形成[17]。

应用于冠状动脉循环的水力学原理

为了阐述疾病的机制、气穴现象假说、不同类型血流对冠状动脉的影响，血管病专家和心脏病学家的首要任务是通过冠状动脉造影图像评估血流。第二项任务是将这些异常血流与存在的冠状动脉斑块相匹配，或将缺失的血流与冠状动脉斑块相匹配。第三项任务是记录异常血流在 PCI 术后随着冠状动脉斑块的消失而矫正或再狭窄后再出现。

记录冠状动脉血流类型最初由心脏病专家、术者或审核人员通过目测完成。未来，为了将这项技术应用于导管室的日常工作中，需要采用人工智能程序来识别异常血流及其变化[18-19]。

方法

如何对冠状动脉进行动态成像

为了在血管造影过程中看到动态血流，术者需要向冠状动脉内推注对比剂，直到所有冠状动脉完全填充（黑色的光图）。观察到部分对比剂从冠状动脉开口喷射回主动脉根部，可以停止注射对比剂。在注射期间和注射之后，摄像机应捕捉整个动脉的完整长度，每一帧图像完全在屏幕内，直到所有对比剂（黑色）消失（图 2.18）。在框 2.1 中列出了几条能够清晰显影和测量冠状动脉血流动力学的优秀血管造影成像的要求。

动态冠状动脉血流的分析

冠状动脉血流可以在以每秒 15 帧记录的传统冠状动脉造影图中进行分析。如果血管造影存储在 EPIC 电子健康记录（EHR）系统中，审核员需要单击鼠标右键，选择"关键图像"（Key Image）点击，然后使用向上和向下箭头逐帧移动图像（图 2.19）。每一帧图像表示 0.06 s 的记录。审核的目标是使用以下 6 个血流类别对血流进行记录[20]。

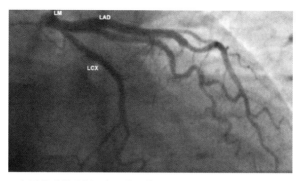

图 2.18　左冠状动脉造影。在这张血管造影图中，对比剂完全充盈左冠状动脉系统。此时，停止推注对比剂。

框 2.1　冠状动脉血管造影可视化要求及其原理

1. 为了捕捉从主动脉进入 LM 的层流或湍流，需要对 LM 从开口到分叉的整个长度进行描绘

2. 必须清晰而准确地显示出从 LM 到 LAD 和 LCX 接合部，才能识别出主导血流、层流位置，以及 LAD 和 LCX 出入口肩部的血流缓慢区域和高压区域

3. 仔细观察 LAD 和 LCX 的近段，尤其是 LCX 近段外侧弯的慢血流，该部位为斑块容易形成区域

4. 需要清晰显示对角支与 LAD、OM 支与 LCX 分叉部位，识别血流缓慢和高压区域，也是斑块容易形成的区域

5. 清晰显示每个主要心外膜冠状动脉的中远段，有助于判断血流的类型、测量冠状动脉血流第一和第二时相长度

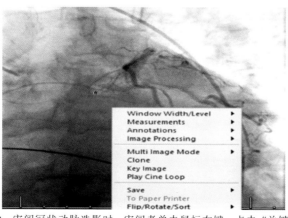

图 2.19　审阅冠状动脉造影时，审阅者单击鼠标右键，点击"关键图像"（Key Image），然后使用向上和向下箭头逐帧移动图像。

1. A 型层流：血液（白色）呈平行层状流动，层与层之间没有干扰或与对比剂混合（黑色）（图 2.20）。

2. B 型外周血流瘀滞：对比剂持续悬垂在动脉段边缘。如对比剂（黑色）持续滞留在 LM 远段分岔的外侧弯时，位于 LCX 开口的出口斜坡上，并与隆突相对。在 RCA 中段的内侧弯也经常观察到这一类型的对比剂滞留。

3. C 型血流碰撞引起的湍流：正向血流（白色）与逆向血流（黑色）相碰撞，造成血液（白色）与对比剂（黑色）不规则的混合。

4. D 型弥散血流：对比剂到达大 RCA、LAD 或 LCX 远段时就会发生弥散血流。对比剂（黑色）看起来只是向远段和周围组织缓慢扩散，没有明显的正向流动模式。

5. 正向血流：血液从近段向远段流动。

6. 逆向血流：指血液由冠状动脉远段或中段向近段流动。

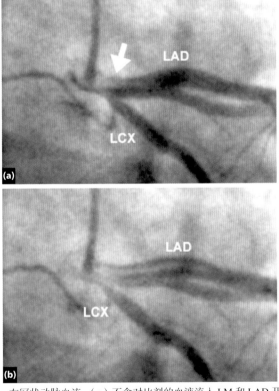

图 2.20 左冠状动脉血流。（a）不含对比剂的血液流入 LM 和 LAD 开口。血液流动呈层流，头端像箭头（箭头）。（b）可见层流向 LAD 中段移动。此时，血液开始流入 LCX，主要在隆突对侧。

不同类型冠状动脉血流的有害和中性效应的证据

A 型层流　对无明显冠状动脉病变患者，血流主要是 A 型层流。无冠状动脉病变可能是因为患者没有冠心病（老年），或是在冠状动脉病变尚未发展的早期进行了冠状动脉造影评估。如果患者晚些时候（即 10 年后）进行血管造影，可能会发现许多冠状动脉病变[21]。

B 型外周对比剂滞留　这种类型的异常血流常见于 LCX 外侧弯出口肩部，与隆突相对处。首先，血液从主动脉进入 LM，达远端分叉。血液呈进入 LCX，它的速度将在中心线（白色，低动压）处增加，而在弯道附近的出口肩处速度减慢。在动态压强增加的情况下，这种低速的血流被视为对比剂的持续滞留（黑色）（图 2.21）。这些压强和速度的变化遵循伯努利能量守恒原理。如果一个气泡游荡到这些高压循环区域，它将内爆并造成内膜损伤。这就是斑块在 LAD 或 LCX 开口容易形成的机制[22]。

美国目前低密度脂蛋白胆固醇处于中等水平，LCX 开口部位出现病变需要 50 年的时间。相反，通过相同的机制，一名患有严重家族性高胆固醇血症（总胆固醇水平 > 600 mg）的 10 岁儿童在 LCX 开口 / 近段出现严重病变（图 2.22）。

C 型前向和逆向血流碰撞导致的湍流　RCA 中段常见这种类型异常血流。首先，血液在舒张期以层流方式进入 RCA（白色）。这种正向血流持续 4 帧（60 次 / 分心跳时，平均舒张期为 0.24 s）（图 2.23a，b）。在收缩期开始时，对比剂（黑色）逆向回流，持续 4 ～ 6 帧（平均 0.24 ～ 0.36 s）（图 2.23c）。通常，在碰撞部位，正向血流突然停止（常见于 RCA 中部，尤其是 RCA 较大时），可以观察到大

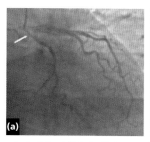
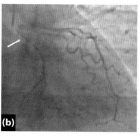

图 2.21　（a）血液（箭头）到达 LAD 中段和 LCX 近段。在 LCX，血液沿着动脉隆突侧流动，而在 LCX 外侧弯观察到对比剂持续滞留。（b）即使血流到达 LCX 的中远段（箭头），LCX 外侧弯仍有对比剂滞留。由于血流流速慢（压力高），对比剂滞留区域是气泡爆裂、动脉粥样硬化斑块形成处。

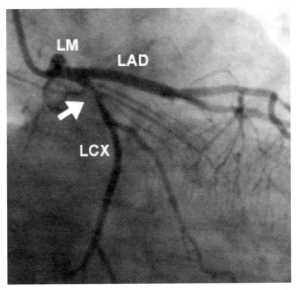

图 2.22 一名患有家族性高胆固醇血症的 10 岁患者冠状动脉造影图像（总胆固醇为 600 mg%）。LCX 近段有一处病变（箭头）。这是一种基于气穴现象产生的损伤。本图由 Vietnam Heart Institute 心导管室提供。

量处于不同生长阶段的病变。这是正向和逆向血流碰撞导致冠状动脉病变的间接证据。如果发生碰撞的部位有分支，RCA 中段或 LCX 中段的病变可能生长得更快，变得不稳定。原因是侧支（SB）带走了更多的血液，在主干处引起更多的气穴现象[23-24]。

冠状动脉不同区域斑块形成的机制

LM 血流动力学　在研究 LM 血流时，需要回答一些问题。比如 LM 的血液流动类型和它们对 LM、分叉部位、LAD 和 LCX 近段的影响。问题是：LM 是短还是长？ LM 中的血液是层流还是湍流？流入 LM 的血液撞击到了哪里？ LM 的下界还是上界？从主动脉到 LM 的湍流什么时候变成了层流？

长 LM 与短 LM 的气穴现象　由于主动脉与 LM 成 90° 角，LM 开口和近段的血流偶尔会出现湍流。如果 LM 较短，在 LAD 和 LCX 的开口和近段会出现较多的轻度病变，因为气泡一旦离开 LM 进入 LAD 和 LCX，就会发生不规则的破裂。

冠状窦的高度　冠状窦的高度是高于平均值还是低于平均值？

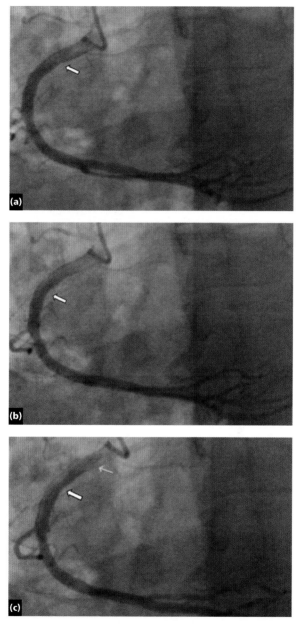

图 2.23　（a）可见血液（白色）向右冠状动脉中段移动。（b）血液到达 RCA 中段。（c）可见黑色对比剂逆向流向 RCA 的开口。血液逆流的部位有很多病变。由此推测，正向和逆向血流的碰撞导致内膜损伤并启动动脉粥样硬化过程。粗大的白色箭头表示远端血液的流动；细小的白色箭头表示血液逆流部位。

如果冠状窦的高度高于平均水平，从升主动脉到 LM 的逆向血流将冲击 LM 的下壁，因此会在 LM 的上壁形成病变。如果冠状窦的高度低于平均水平，将在 LM 的下壁形成病变。原因是升主动脉逆向到达 LM 的血流先抵达主动脉瓣，然后 U 形翻转，冲击 LM 血管上壁（图 2.24）。

主导血流与次级血流 当来自 LM 的血流到达 LAD-LCX 分叉处时，将分为主导血流和次级血流。大部分血液（主导血流）进入 LAD，这通常是 LM 的延续。LCX 内的血流是次级血流。由于血流量较少，出现负空隙（气泡）的几率较高。这就是为什么在 LCX 开口，与隆突相对的外侧弯有更多的内皮细胞损伤和斑块形成（图 2.22）。

如果非优势动脉没有分支，该动脉很可能不会有病变，因为正向血流小且呈层流。在图 2.25 和图 2.26 中，气泡主要流向 LAD，在中段大分支分叉前破裂，而 LCX 是层流，所以没有病变[25]。

侧支附近的血流 当层流到达 SB 时，主导血流被引导到主支远段分支，在 SB 起点附近留下一个空隙。在 SB 起点同一侧，是气泡破裂和病变形成的地方。在图 2.27a 中，病变位于 LCX 内侧弯，这与传统上接受的 LCX 病变位置相反。解释的理由是，从 LM 到 LCX 近端的血流在中心线迂曲，那里的压力较低。血流进一步转向 LCX 的中间段，在钝缘支起点的近端和起点同侧，形成了湍流和回流区（低速和高压），此处是气泡破裂，容易形成病变的地方（图 2.27b，c，白色箭头）。

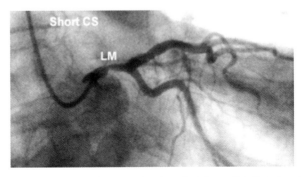

图 2.24 冠状窦（CS）的高度短，流入的血液冲击 LM 的血管上壁，病变会在 LM 下壁形成。如果 CS 的高度高于平均水平，从升主动脉到 LM 的逆向血流会冲击 LM 下壁，LM 上壁会形成新的病变。

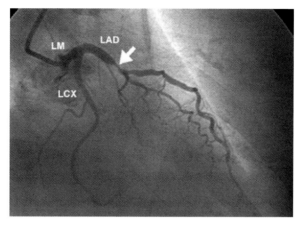

图 2.25 本例中，血液主要流向 LAD。由于 LCX 较小，占非主导地位，且无侧支，因此流向 LCX 的血流是次要的。气泡在 LAD 大对角支发出处近段发生爆破。

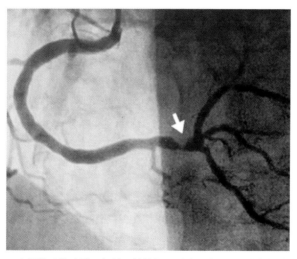

图 2.26 右冠状动脉造影。如果血管较粗、平稳过渡，且没有较粗大的 SB，会在血管远段形成病变。原因是当血流速度低而动脉远段压力高时，气泡会发生破裂。这就是气泡被困在 RCA 远段时发生破裂的原因。

　　新生冠状动脉斑块的生长　在斑块很小的患者中，反复出现的气穴现象不会通过增加内膜的增生而增加斑块的生长。斑块的生长依赖于进入到内膜下的低密度脂蛋白颗粒。这些细胞外的低密度脂蛋白胆固醇颗粒在纤维帽下形成脂质池。

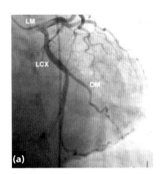
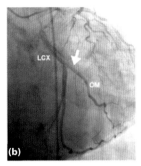
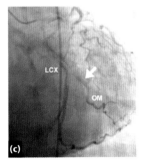

图 2.27　钝缘支（OM）斜位造影。（a）在血管造影图像中，小的 OM（SB）与近段 LCX 形成一条直线。尽管 OM 比 LCX 中段小得多，主导血流流向 SB 而不是主血管远段。对比剂充盈了所有的动脉和分支。（b）OM 首先清除对比剂，然后 LCX 中段清除对比剂。（c）OM 基本清除对比剂后，LCX 近段至中段外侧弯仍有对比剂滞留。

冠状动脉斑块转变为易损斑块，预示急性冠状动脉综合征发生内膜纤维帽下形成的脂质池迅速扩大，而纤维帽薄而软。斑块的快速进展使纤维帽变得脆弱并可能破裂。由于气泡反复破裂，新的冲击波冲击这些斑块，导致其纤维帽出现裂缝和血小板聚集。接下来纤维帽会增加纤维化细胞层、纤维帽增厚，继续维持冠状动脉斑块的生长。上述过程一直持续到动脉几乎闭塞，此时正向血流与血流动力学无关。

PCI 后确保支架内无再狭窄的层流　PCI 前，RCA 中段常见基线血流是血液逆流和对比剂滞留。PCI 术后，这些异常血流消失。经过长期随访（＞1 年），血流完全正常的患者没有发生支架再狭窄。这项新发现可以替代 FFR 的测量，如果 PCI 术后冠状动脉血流速度增加，压力降低（遵循伯努利方程）。FFR 值应该正常，不再需要 FFR 导丝测量[26]（图 2.28）。

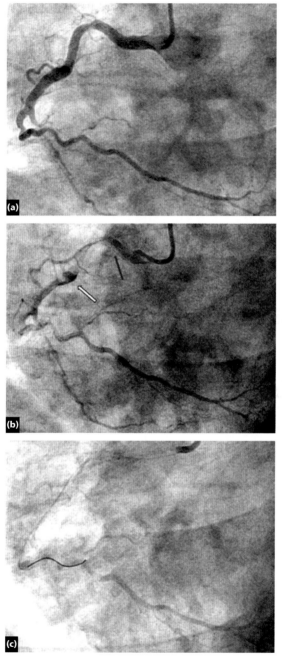

图 2.28 （a）右冠状动脉第一折弯处有病变。（b）远段有前向血流，近段有血液逆流（黑色箭头），中段有对比剂滞留（白色箭头）。（c）近段植入支架后，近段无血液逆流，中段无对比剂滞留。

主动脉狭窄导致的血液逆流 有明显主动脉瓣狭窄（AS）而冠状动脉通畅的患者，冠状动脉血流分析显示冠状动脉远端血流呈明显慢血流或无复流，持续时间超过 8 s（120 帧）。冠状动脉近段存在明显的血液逆流（＞ 90%）。这两个观察结果（冠状动脉远段无血流和冠状动脉近段血液逆流）是冠状动脉正常的 AS 患者发生胸痛、晕厥和心源性猝死的机制[27]（图 2.29a，b）。

异常起源冠状动脉的血液逆流 RCA 异常起源于左窦的患者冠状动脉正常，也可以出现胸痛。冠状动脉血流分析结果显示，90% 的胸痛患者存在持续血液逆流，对比剂从 RCA 射入右窦（图 2.30）。在这些患者中，即使冠状动脉通畅，在冠状动脉远段仍存在明显的慢血流或无复流，持续 8 s（120 帧）以上。这三种观察结果（远段无血流、近段血液逆流、对比剂持续逆向射入冠状窦）是 RCA 异常起源于左窦患者发生心肌缺血的机制[28]。在 LM 起源于右窦的病例中也可以观察到类似的情况。

扩张型心肌病的慢血流 分析伴有轻度广泛胸部不适扩张型心肌病患者的冠状动脉血流，结果显示，即使冠状动脉通畅，冠状动脉远段存在超过 8 s（120 帧）的明显慢血流或无复流（图 2.31）。推

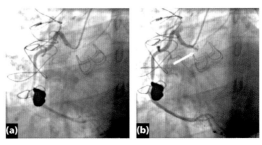

图 2.29 （a）主动脉狭窄患者。对比剂充盈右冠状动脉。（b）收缩期，对比剂流入冠状窦（箭头）。

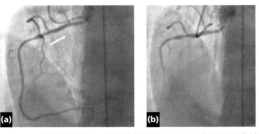

图 2.30 （a）RCA 起源于左窦。患者胸部不适。RCA 造影显示收缩期对比剂溢出。（b）导管头端退出冠状动脉开口时，清晰可见对比剂溢出。

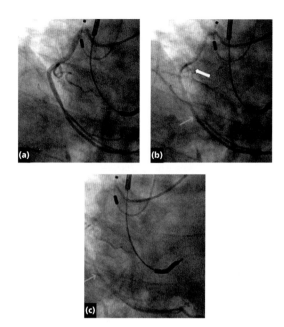

图 2.31 （a）在射血分数低的严重扩张型心肌病患者中，血液在中段向前移动（箭头）。（b）对比剂在血管近段、中段滞留（箭头）。（c）远段对比剂清除很慢。造影 30 s 后仍有明显对比剂滞留（箭头）。

测冠状动脉远段慢血流 / 无复流和近段血液逆流是导致扩张型心肌病患者缺血和猝死的原因[29]。

参考文献

1. Seto AH, Kern MJ. Is the left main just another artery to FFR? *Catheter Cardiovasc Interv* 2015;**86**:19–20.
2. Tobis J. Which do you prefer, OCT or IVUS? *Catheter Cardiovasc Interv* 2015;**86**:236.
3. Magnus PC, Jayne JE, Garcia-Garcia HM, et al. Optical coherence tomography versus intravascular ultrasound in the evaluation of observer variability and reliability in the assessment of stent deployment: The OCTIVUS study. *Catheter Cardiovasc Interv* 2015;**86**:229–35.
4. Hamilos M, Muller O, Cuisset T, et al. Long-term clinical outcome after fractional flow reserve-guided treatment in patients with angiographically equivocal left main coronary artery stenosis. *Circulation* 2009;**120**:1505–12.
5. Fearon WF, Yong AS, Lenders G, et al. The impact of downstream coronary stenosis on fractional flow reserve assessment of intermediate left main coronary artery disease: Human validation. *JACC Cardiovasc Interv* 2015;**8**:398–403.

6. Bhatt S, Jorgensen MB, Aharonian VJ, et al. Nonselective angiography of IMA: A fast, reliable and safe technique. *Cathet Cardiovasc Diagn* 1995;**36**:194–8.

7. Matsuo H, Kawase Y. Physiological impact of CTO recanalization assessed by coronary pressure measurement: a case report. *Catheter Cardiovasc Interv* 2013;**82**:E459–64.

8. Karrowni W, Chatterjee K. When would the assessment of fractional flow reserve be nonreproducible? *Catheter Cardiovasc Interv* 2015;**86**:358–59.

9. Wagner L. Operational radiation management for patients and staff. In: King S, Yeung A (eds), *Interventional Cardiology*. New York: McGraw Hill, 2007: 121–44.

10. Barth CW III, Robert WC. Left main coronary artery originating from the right sinus of Valsalva and coursing between the aorta and pulmonary trunk. *J Am Coll Cardiol* 1986;**7**:366–73.

11. Santucci P, Bredikis A, Kavinsky C, et al. Congenital origin of the LMCA from the innominate artery in a 37 year old man with syncope and right ventricular dysplasia. *Catheter Cardiovasc Interv* 2001;**52**:378–81.

12. Serota H, Barth III CW, Seuc CA, et al. Rapid identification of the course of anomalous coronary arteries in adults: The "dot and eye" method. *Am J Cardiol* 1990;**65**:891–8.

13. Vijitbenjaronk P, Glancy L, Ferguson B, et al. RCA arising from the pulmonary trunk in 63-year-old man. *Catheter Cardiovasc Interv* 2002;**57**:545–7.

14. Graidis C, Dimitriadias D, Karasavvidis V, et al. Prevalence and characteristics of coronary artery anomalies in an adult population undergoing multidetector-row computed tomography for the evaluation of coronary artery disease. *BMC Cardiovasc Disord* 2015;**15**:112.

15. Cheitlin MD, DeCastro CM, McAllister HA. Sudden death as a complication of anomalous left coronary origin from the anterior sinus of Valsalva, A not-so-minor congenital anomaly. *Circulation* 1974;**50**:780–7.

16. Angelini P, Monge J. Coronary artery anomalies. In: Moscucci M (ed.), *Grossman & Baim's Cardiac Catheterization, Angiography, and Intervention*, 8th edn. Philadelphia: Lippincott Williams & Wilkins, 2013: 335–53.

17. Nakashima Y, Fujii H, Sumiyoshi S, et al. Early human atherosclerosis: accumulation of lipid and proteoglycans in intimal thickenings followed by macrophage infiltration. *Arterioscler Thromb Vasc Biol* 2007;**27**:1159–65.

18. Nguyen T, Loc VT, Khoa LND. Using artificial intelligence to match culprit lesions in acute coronary syndrome with turbulent flow caused by collision of antegrade and retrograde coronary flow. Abstract presented at the TCT meeting, San Francisco, (26 September 2019).

19. Nguyen T, Che WH. Coronary injuries starting atherosclerosis are caused by abnormal flow dynamic including collision between antegrade and retrograde coronary flow: a comprehensive angiographic and pilot artificial intelligence study. Presented at the 4th Scientific Meeting of the Vietnam Society of Interventional Cardiology, Danang (7 December 2019).

20. Nguyen T, Duc TT. Acute coronary syndrome was caused by coronary imaging diagnosis by machine learning recognition of laminar, turbulent and retrograde flow. Presented at the 4th Scientific Meeting of the Vietnam Society of Interventional Cardiology, Danang (7 December 2019).

21. Nguyen T, Duc TM. Abnormal flow by hydraulic methodology in coronary arteries correlated with lesions while normal laminar flow showed no lesion, because none was started: important predictor of future patency. Presented at the 4th Scientific Meeting of the Vietnam Society of Interventional Cardiology, Danang (7 December 2019).

22. Nguyen TN, Nguyen NMT, Truong VT, et al. Cavitation phenomenon creating bubbles and their explosion in the coronary arteries caused damage to the endothelium and start the atheroslerotic process. *J Am Coll of Cardiol* 2018;**71** (Suppl):A269.

23. Nguyen T, Lanh NV, Rigatelli G. Coronary injuries triggering acute coronary syndrome was caused by violent collision between antegrade and retrograde coronary flow. Presented at the 30th Great Wall International Conference on Cardiology, Beijing, China (10 October 2019).

24. Nguyen T, Thao VP. Using machine learning to detect the location and intensity of collision between antegrade and retrograde coronary flow triggering coronary artery disease in patients with stable angina. Presented at the 30th Great Wall International Conference on Cardiology, Beijing, China (10 October 2019).

25. Nguyen T, Nhu NBM. New mechanism explaining the differences in the start of atherosclerotic plaques in left main bifurcations and bifurcations at mid segments (LAD-Diag, LCX-OM, RCA-RV): interventional implications. Presented at the 4th Scientific Meeting of the Vietnam Society of Interventional Cardiology, Danang (7 December 2019).

26. Nguyen T, Thanh VV. Normalization of fractional flow reserve after coronary interventions as measured by the speed of coronary flow before and after coronary interventions: a comprehensive angiographic study. Presented at the 4th Scientific Meeting of the Vietnam Society of Interventional Cardiology, Danang (7 December 2019).

27. Chung D, Ngo L, Nguyen TN, Rigatelli G. No flow in the distal coronary segment and reversed flow in the proximal segment are the mechanisms of chest in patients with aortic stenosis and patent coronary arteries. Abstract presented at the 69th Annual Scientific Session of the American College of Cardiology Together with World Congress of Cardiology, Chicago (29 March 2020).

28. Ngo LM, Chung D, Ngo A, et al. Persistent reversed flow and antegrade slow flow of the right coronary artery with anomalous origin from the left sinus are the mechanisms for chest pain and sudden death. Abstract presented at the 69th Annual Scientific Session of the American College of Cardiology Together with World Congress of Cardiology, Chicago (29 March 2020).

29. Nguyen T, Tien BNT. Sudden cardiac death in patients with patent coronary arteries: New understandings and evidences. Presented at the 4th Scientific Meeting of the Vietnam Society of Interventional Cardiology, Danang (7 December 2019).

第 3 章
指引导管

Dobrin Vassilev，Pham Nhu Hung，Luan M. Ngo，Duy Chung，and Thach N. Nguyen

赖红梅　彭辉　赵强　译　杨毅宁　审校

* 基础；** 高级；*** 罕见的、奇特的或具有研究性质的
\$，额外花费＜ 100.00 美元；\$\$，额外花费＞ 100.00 美元
⌛，额外花时间＜ 10 min；⌛⌛，额外花时间＞ 10 min
◆，并发症风险低；◆◆，并发症风险高

挑战

理想的指引导管可以为术者提供一个稳定的操作平台，输送介入器械通过冠状动脉开口、迂曲血管段和狭窄病变。依据升主动脉大小、冠状动脉开口位置、靶病变近段血管迂曲和钙化程度来选择指引导管。

最佳策略

卓越的技术标准

导管一旦进入冠状动脉开口，需要使用防损伤同轴对准来定位导管头端。向前推送介入器械通过冠状动脉病变时，保持导管头端和体部不移位是介入手术所需要的理想指引导管。

在一个容易插管的简单病变中，Judkins 指引导管头端刚好对准冠状动脉开口，也可以为推送器械提供足够支撑力。这是主动脉-开口病变植入支架时指引导管的理想位置。对于操作中会遇到更多阻力的复杂病变，选择第二迁曲紧贴在对侧主动脉壁上的指引导管，可以为推送器械提供强大而稳定的平台。本章讨论经股动脉路径使用指引导管。经桡动脉路径使用指引导管将在第 8 章和第 9 章中讨论。

操作方法

导管设计的实用性分析

最常使用的指引导管是 Judkins 指引导管，Amplatz 指引导管和 EBU 指引导管。适用于其他情况下的导管：多用途（MP）指引导管适用于右冠状动脉（RCA）旁路移植血管和高位左主干（LM）开口，左内乳动脉（LIMA）指引导管适用于开口向上的桥血管、左、右冠状动脉桥血管（图 3.1）。

依据指引导管提供的支撑是主动支撑还是被动支撑将其进行分类。被动支撑来自于导管固有设计提供的强有力支撑以及导管自材料硬度所提供的支撑。该导管在主动脉壁或主动脉窦有良好的支撑，通常不需要过度操控导管。主动支撑通常是通过操控指引导管使其符合主动脉根部解剖结构或通过选择性深插冠状动脉来实现[1]。

指引导管类型

Judkins 指引导管

左 Judkins（JL）指引导管是专为冠状动脉造影设计的导管：其第一弯曲（90°）、第二弯曲（180°）和第三弯曲（35°）符合主动脉根部解剖特征，无须过多操控即可进入 LM 开口（图 3.2）。经股动脉路径，JL 导管很容易进入左冠状动脉（LCA）开口，除非术者操

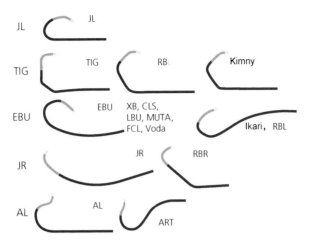

图 3.1 不同形状的指引导管：JL ＝左 Judkins，JR ＝右 Judkins，AL ＝左 Amplatz，TIG ＝ Tiger，EBU ＝额外支撑，RB ＝径向支撑，RBL ＝左径向支撑，RBR ＝右径向支撑，XB ＝额外支撑，CLS ＝对侧左支撑，LBU ＝左支撑曲线型，MUTA ＝ MUTA™ 曲线型，FCL ＝股骨左曲线型，ART ＝ ALLRIGHT™ 曲线型。

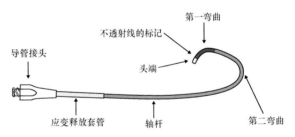

图 3.2 决定导管物理特性的主要结构：头端、弯曲、导管接头、轴杆等。

作不当。经桡动脉路径，导管需要更多的操控进入 LCA。由于导管头端呈 90°迂曲，JL 导管不能完全同轴对准。在许多情况下，即使导管第二弯曲不能与对侧主动脉壁或冠状窦完美贴合，仍可进行令人满意的诊断性血管造影检查。在 PCI 中，JL 指引导管无法对输送器械提供足够的支撑力[1]。

技巧和提示

** 操控指引导管进入左主干（LM）开口 在 AP 投照体位，先将 JL 指引导管放于左窦，轻轻推送并轻轻**逆时针旋转**，导管头端即可滑入 LCA。导管不能进入 LM 开口，推注少量对比剂确定 LM 开口位置。LM 位于导管头端上方时，缓慢回撤导管并逆时针旋转；开口位于导管头端前方，轻轻逆时针旋转使头端指向前方；开口位于导管头端后方，轻轻顺时针旋转使导管头端指向后方。以上操作方法是导管不能进入 LCA 开口时常使用的操作技巧。

Amplatz 指引导管

左 Amplatz（AL）指引导管第二弯曲紧靠在无冠窦上，右 Amplatz（AR）指引导管的第二弯曲紧靠在左窦上。Amplatz 指引导管为推送器械提供强大的支撑。AL 指引导管最适用于伴 LCX 向下走行的长 LM 或高位开口的 LM。AL 指引导管头端略向下，因此有较高的开口损伤与夹层的风险。短头 Amplatz（SAL）指引导管提供的支撑力同 AL 导管，但显著降低冠状动脉开口损伤的风险（图 3.3）。

MP 指引导管

该指引导管较直，头端预塑形成一个单弯。除应用于少数高位开口的 LM 或向下走行的 RCA，MP 指引导管适用于绝大多数病例。在美国，PCI 中不常使用 MP 导管。

EBU 指引导管

EBU 种类众多，根据制造商不同，命名有所区别，包括 Voda 或 XB、EBU、C、Q 或几何曲线指引导管。它们设计的共同点是导管的头端长，与 LM 或 RCA 开口、近段形成一条相对的直线，提供一个更平滑的过渡角度，减少局部摩擦力；被设计用来紧靠对侧主动

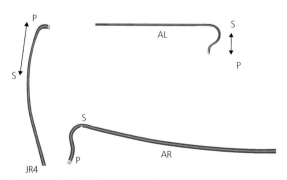

图 3.3 右 Judkins 指引导管和 Amplatz 指引导管的弯曲。JR ＝右 Judkins，AR ＝右 Amplatz，AL ＝左 Amplatz，P ＝第一弯曲，S ＝第二弯曲。

脉壁的第二弯曲很长，使位于冠状动脉内的头端不容易移位，因此可以提供非常稳定的操作平台[2]。

操控指引导管

安全措施

在任何情况下操控导管时都都应严格遵循基本的安全操作。具体列于专栏 3.1。

框 3.1 标准的安全操作

1. 推送导管至升主动脉后，用力抽吸导管，抽吸出漂浮进入导管内的血栓或动脉粥样硬化斑块碎屑
2. 通过 Y 型适配器导入器械，持续回抽血液，避免空气栓塞
3. 经常冲洗导管，避免导管内血液瘀滞和血栓形成
4. 从冠状动脉取出器械时，关注导管头端，特别是当开口或近段存在病变时
5. 关注压力曲线，避免导管深插导致压力嵌顿
6. 推注对比剂时，保持环柄注射器头端向下，使气泡漂浮起来，避免将空气推入冠状动脉

技巧和提示

* 通过迂曲的髂动脉输送器械 当髂动脉迂曲时，旋转导管近端的扭矩力不能传导至远端。如果不实时观察，导管可能会打结。通常在较短的距离内轻柔地推送和撤出导管，可以将扭矩力传导至头端[3]。使用 23 cm 长的股动脉鞘管有助于克服髂动脉迂曲的问题。简单的操作方法是通过 Y 型适配器将 0.038 英寸的硬导丝送入导管，再转动导管。靠近开口时取出硬导丝，冲洗导管，操控导管，使导管头端进入开口[3]。

* 冠状动脉压力嵌顿 导管可导致舒张压下降（心室化）或收缩压和舒张压同时下降（压力嵌顿）（图 3.4）。可能原因有：开口存在严重病变、冠状动脉痉挛、导管与冠状动脉开口不同轴或导管与血管直径不匹配（图 3.5）。Judkins FL4.0 指引导管第二弯曲短，导管头端指向 LM 血管壁。Judkins FL4.0 指引导管偏小时可导致冠状动脉压力嵌顿。需更换大号指引导管或带有侧孔的指引导管，以便血液流入冠状动脉远端。带侧孔的指引导管的缺点包括：①对比剂从侧孔流出导致冠状动脉成像不理想；②极少数情况下，过度操控指引

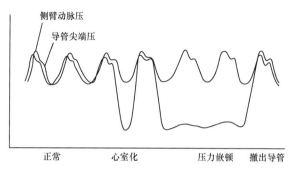

图 3.4 主动脉压力心室化。

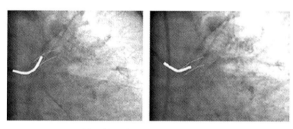

图 3.5 Judkins FL4 导管的第二弯曲短，是其头端指向 LM 血管壁的原因。

导管，指引导管轴杆变软，导管在侧孔处打结导致支撑力降低。开口部存在病变是压力心室化的最常见原因。如果不是因为开口病变导致压力嵌顿，将指引导管沿导丝、球囊或支架杆往前推送，使指引导管弹出冠状动脉开口，从而恢复正常的压力曲线。

先进的创新技术

如何自制指引导管侧孔

　　将 0.035 英寸导丝送入指引导管，使用 12 ～ 14 G 号针，在距离指引导管头端 3 ～ 5 cm 处穿刺针头端垂直刺向指引导管，进入导管腔，旋转头端使圆孔形状更加规则，仔细丢弃导管壁上脱落的材料[4]。当导管有侧孔时，导管远端可能会变软和打结，推送延伸导管时有阻力。

技巧和提示

　　* 检查指引导管支撑力的稳定性和潜力　　在透视引导下，向前推送导管时导管深插，不会脱至主动脉根部。如果导管头端脱出冠状动脉开口，提示导管支撑力不足，需要更换一个支撑力更强的导管。当导管头端柔软，冠状动脉管腔足够大，开口或近段无病变，可以尝试主动深插导管。有时需要使用主动支撑技术推送介入器械通过病变处。介入器械到位后，撤出深插导管或将导管放于开口处。

** 简单同轴还是主动支撑？ 导管与开口同轴比主动支撑更重要，因为术者可以根据需要轻轻推送和回撤导管，以确保支架精确定位和血管成像质量。几乎全部介入器械（支架、切割球囊、定向、旋转消融、取栓或远端保护装置等）均质地较硬、外形较大，导管与开口不同轴有导致冠状动脉开口损伤、内皮剥脱引起血栓或夹层风险。积极引导导管深插可以避免在主动脉-开口病变处植入支架[1]。

** 重视导管外径对阻塞冠状动脉开口的影响 导管外径有可能阻断靶血管的血流灌注。当冠状动脉直径小或开口处存在病变，使用 7 Fr 和 8 Fr 导管常阻断血流灌注，导致围术期缺血[4]（图 3.6）。

*** 如果导管过长 对经长 SVG 或 LIMA 旁路移植血管进行介入手术时，使用超长（145 cm）球囊导管或短导管（80 cm），必须确保导管足够长，能够到达桥血管远端部位。或者缩短导管，尾端连接小一号的喇叭形短鞘管使导管缩短。

先进的创新技术
如何缩短指引导管

首先，用手术刀切断一节导管。确保导丝不受损。此时导管头端依然通过穿过病变处的导丝嵌入冠状动脉，用止血钳夹住导管以防止在缩短导管过程中失血。接下来选择一个比导管小 1 Fr 的鞘管，剪下与鞘管接头临近的鞘管 2 cm。使用比鞘管大 1 Fr 扩张鞘的锥形末端逆向插入鞘管的两端，扩张成喇叭形。取下扩张鞘，正向将其插入鞘管中，通过扩张鞘将鞘管穿入留置导丝。将两端呈喇叭口的短鞘管推送到导管的切割端，将指引导管的两个断端紧紧连接起来。随后，去除止血钳，止血阀侧端口连接到主管。通过主管仔细抽吸新组装的系统，以确保新组装的系统内没有空气[5]。缩短导管所面临的问题是，在操控导管进入冠状动脉开口以及操控导管时扭矩力传递性能变差。

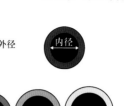

关键指标：

使用外径(French,Fr)命名导管(1 French=0.33 mm)

5Fr　6Fr　7Fr　8Fr

图 3.6　导管尺寸的关键指标：外径（OD）和内径（ID）。

导管内径兼容性

　　进行复杂 PCI 时，如果需要使用双球囊技术，通过将两个球囊导管最大直径之和再加 0.006 英寸来计算所需的最小导管直径。器械的创新已经使管腔内径变大，选择任何导管都取决于管腔的大小及其容纳能力（表 3.1）。一般来说，目前的大腔 6 Fr 导管（主要是 Launcher，Medtronics，Dublin，Ireland），可以容纳两个 3.5 mm 的球囊进行对吻扩张，或一个 4.0 mm 与一个 3.0 mm 的球囊。选用 7 Fr 指引导管进行经典的挤压技术，而逐步挤压技术只需要 6 Fr 指引导管。如果对 CTOs 病变进行 PCI 手术，预计术中需要使用两个微导管，需选用 7 Fr 指引导管。术中需要使用微导管和 IVUS，至少选用 8 Fr 指引导管。为了保证冠状动脉成像，PCI 术后进行对照冠状动脉造影时，须取出其中一球囊。不同导管的内径见表 3.2。

表 3.1　导管：尺寸和兼容性。由 Yves Louvard 博士提供

导管	器械	PCI 技术
5 Fr	球囊支架，IVUS 1.25 mm 旋磨头	
6 Fr	导管，远端保护装置 "切割"球囊 冠状动脉旋切装置 1.25 mm 旋磨头 ≤ 1.5 mm	球囊对吻扩张
7 Fr	Jostent，ePTFE 覆膜支架 1.75 mm 旋磨头 抓捕球囊（CTO PCI）	分叉病变 支架"对吻扩张"
8 Fr	2.15 mm 旋磨头 抓捕球囊（CTO PCI）	CTO PCI
9 Fr	2.25 mm 旋磨头	

表 3.2 导管内径

	Vista BT（英寸）	Mach（英寸）	Launcher（英寸）
5 Fr	0.056	NA	0.058
6 Fr	0.070	0.070	0.071
7 Fr	0.078	0.081	0.081
8 Fr	0.088	0.089	0.091

技巧和提示

　　** 何时使用带侧孔的指引导管？ 　当压力心室化或压力嵌顿时，使用带侧孔导管的矫正措施可能会带来虚假的安全感。由于导管头端可能位于斑块下方。操控导管或注射对比剂有导致严重夹层的风险。对于存在正向侧支的 RCA-CTO，进行 PCI 时，最好使用带侧孔的导管，即使术中导管深插 RCA，亦能够保证冠脉有前向血流，推注对比剂时远段血管显影，从而避免缺血。

　　*** 异常增宽升主动脉的指引导管选择 　长期存在主动脉瓣关闭不全或高血压导致主动脉显著增宽时，常规导管很难进入冠状动脉开口。如果导管形态同 Judkins 导管，第一弯曲需要延长至 7 cm、8 cm 或 9 cm。如果使用 Amplatz 导管，建议使用 AL-5 或 AL-6。导管曲率半径虽然增加，头端依然较低。对于具有 EBU 形态的导管，需要延长头端长度以适合异常增宽的主动脉窦。

> **先进和外来技术**
> **塑形指引导管**
> 　　将 0.035 英寸不锈钢导丝塑形成所需要的形状，并在无菌条件下保存。将 6 Fr MP 导管放置于预塑形导丝上，使用工业暖风机加热。将导管浸泡在冷盐水中，去除导丝。最易塑形的导管是聚乙烯导管，目前该产品较少[6]。

技巧和提示

　　** 如何在已植入支架的冠状动脉开口稳定指引导管 　通常情况下，对既往开口病变已植入支架并出现支架内再狭窄时进行选择性插管难度较大。开口支架可延伸至主动脉窦，并存在不同程度的支架内再狭窄。并非每种指引导管都能进入冠状动脉开口，第一根导丝可以通过较低的支架梁进入支架，然后作为支撑来提拉导管，使其与支架开口同轴。第二根工作导丝通过中心管腔并推送至远段血管。Amplatz 导管可能更适合应用于该类病变。推送 Amplatz 导管使导管头端向上，放于先前植入支架的中心腔（Judkins 导管无法实现）。最终将头端塑弯较大的金属导丝送入支架的主血管腔[7]。

** 使用大腔指引导管的安全性**   当使用大腔指引导管时，导管内径与导丝外径之间通常有一个明显的阶梯过渡。推送导管时，这种阶梯过渡类似于刨子，破坏内皮细胞和收集碎片，导管内放置较小的造影导管使推送导管时导丝与导管之间平稳过渡（4 Fr 放于 6 Fr 导管内，5 Fr 放于 7 Fr 导管内）。导管进入冠状动脉开口后，撤出诊断性造影导管[8]。

*** 复杂 PCI 使用双指引导管**   对大开口血管进行复杂 PCI 需要使用两根指引导管，可使用两根较小的指引导管。缺点是需要进行两次穿刺并送入两套指引导管。使用两个指引导管，无须所有器械都挤在一个大腔指引导管内，故有更多的空间推注对比剂。可以改善 PCI 期间冠状动脉成像。使用两个指引导管，更加容易推送介入器械（支架、球囊）、诊断器械（IVUS）或远端保护装置（过滤器）。通过更换直径更大的鞘管，8 Fr 鞘管内可以插入两根诊断性造影导管。9 Fr 或 10 Fr 鞘管内可以插入一根指引导管与一根诊断性造影导管。通过更换直径更大的鞘管，无需重新穿刺[8]。

*** 确定复杂 PCI 使用双指引导管**   在进行复杂 PCI 时需要使用两根指引导管，经右股动脉路径作为右冠状动脉指引导管入路，经左股动脉路径作为左冠状动脉吸引导管入路。同样适用于桡动脉路径。

*** 复杂 PCI 操控双指引导管**   大开口血管进行复杂 PCI 需要使用两根指引导管，可以使用两根较小的指引导管。指引导管进入右冠状动脉开口需要进行旋转操作，而仅需推送指引导管便可进入 LCA 开口。故先将指引导管送至右冠状动脉开口。需要进一步操控左侧指引导管时，可以在右冠状动脉内送入导丝稳定右侧指引导管。

** 指引导管的支撑力**   良好的导管支撑便于 PCI 中的每一步操作，包括输送导丝、球囊和支架。通过以下方式可以获得良好的导管支撑：①使用大腔（7～8 Fr）指引导管，②使用支撑力更强的指引导管（如 Amplatz 或 EBU），③确保导管与冠状动脉开口同轴，④应用深插导管技术。深插导管有压力嵌顿、影响血流，导致缺血以及夹层的风险。

指引导管的选择

Judkins 指引导管

依据主动脉根部直径、冠状动脉开口位置以及冠状动脉靶病变近段血管走行方向选择 Judkins 指引导管。JL 指引导管第一弯曲与第二弯曲之间的距离应与升主动脉宽度匹配：3.5 cm、4 cm、4.5 cm、5 cm、6 cm 等。冠状动脉开口包括低位开口、高位开口、开口向前或向后。开口或近段的走行可能向上、向下或呈水平方向。4 cm JL 指引导管适用于大多数美国患者经股动脉路径进行冠状动脉造影。桡动脉路径导管尺寸须减小半号，即首选 3.5 cm JL 指引导管。对于亚洲患者，首选 3.5 cm JL 指引导管。对于开口向上的 LAD 或主动脉根部较窄的患者，选择一个头端更向前的小号导管可以使导管头端与冠状动脉开口同轴。对于横位或较宽主动脉根部患者（如慢性主动脉瓣关闭不全或血压未控制的高血压患者），选择第二弯曲较长、能够紧靠升主动脉壁的 JL 指引导管（5 cm 或 6 cm）（图 3.7）。JL 进入左窦后，轻轻逆时针旋转导管使头端向前并进入 LM。

技巧和提示

** 小号 Judkins 指引导管不同轴　如果选择 JL 指引导管过小，其头端与 LM 不同轴，头端指向 LM 上壁。在此位置，即便未出现冠状动脉压力嵌顿，在年轻患者中推注对比剂不会引起夹层，但老年患者存在许多未被发现的斑块，推注对比剂有引起局部小夹层的风险（图 3.7）。

* 选择指引导管过大　JL 指引导管头端指向上方，取决于第一弯曲和第二弯曲之间的长度，以及第二弯曲进入主动脉根部的长度。沿导丝推送指引导管至主动脉窦时，指引导管头端依然在升主动脉的纵轴上，不能向上弯曲到达 LCA 开口，提示指引导管过大，应更换小号指引导管。

* 选择指引导管过小　若 JL 指引导管过小，或指引导管第一弯曲与第二弯曲之间的距离过短，指引导管会进入主动脉根部深部，在 Valsalva 窦内打弯。

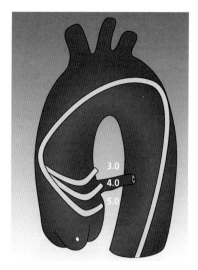

图 3.7　导管直径对导管头端与冠状动脉开口同轴的重要性。指引导管偏小倾向于自身弯曲，而指引导管偏大表现为导管头端完全展开，并脱垂进入冠状动脉开口下方的左窦。

　　＊**右 Judkins（JR）导管进入冠状动脉开口**　RCA 插管的基本操作如下：沿导丝将指引导管推送至主动脉根部，顺时针旋转，同时轻轻回撤指引导管，使其头端能够选择性进入 RCA 开口。当 RCA 开口向前或在右窦上方时，JR 指引导管头端与 RCA 开口不同轴。通过 RAO 30° 投照体位观察导管头端的同轴位置。在 RAO 30° 投照体位导管头端正面观呈环形提示同轴（图 3.8，图 2.6a）。

Amplatz 指引导管

　　选择合适尺寸的 Amplatz 指引导管十分重要。1 号、2 号和 3 号指引导管分别用于较小、正常、增宽的主动脉根部患者。强行使用不符合主动脉、主动脉根部或主动脉窦部解剖特征的预成形 Amplatz 指引导管不仅浪费时间，还增加并发症的风险。如果导管头端没有进入冠状动脉脉开口，持续在其下方，提示指引导管偏小。导管头端位于冠状动脉开口上方，或导管环不能展开，提指引导管偏大。对开口的 RCA，可以使用 AL 指引导管。对于开口于右窦中部或下方的 RCA，应使用小号 AR 指引导管。在头端柔软的长导丝支撑下，将指引导管送至升主动脉，导管头端指向患者的左侧，直到指引导管到达后窦或无冠窦。RAO 30° 为最佳投照体位，可以清晰显示前后方向。此外，该投照体位可以清楚地验证导管的同轴位置。冲洗指引导管完毕后，向前缓慢推送指引导管，使导管头端指向上方和前方。推送指引导管使头端向上，当头端指向前方时，逆时针旋转指引导管使头端更加朝前，此时，AL 指引导管头端旋转，回撤指引导管直至头端进入 LM 开口。如果导管头端指向无冠窦，必须轻轻推送指引导管、顺时针旋转使导管头端进入 LM，逆时针旋转进入 RCA（图 3.9）。

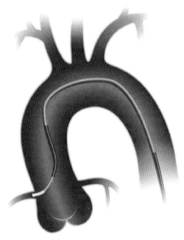

图 3.8　JR 指引导管头端轻松地进入 RCA 开口；JR 指引导管的轴杆未靠在对侧主动脉血管壁上，因此 JR 指引导管提供的支撑力低。本图由 Quoc Nguyen 绘制。

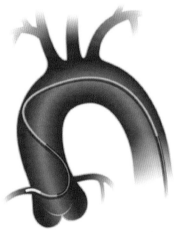

图 3.9　RCA 使用 AL 指引导管。由于有来自对侧血管壁的强支撑，AL 指引导管提供的输送支架 / 器械平台支撑力强。本图由 Quoc Nguyen 绘制。

技巧和提示

Amplatz 指引导管的最佳位置　Amplatz 指引导管头端进入 LM 或 RCA 后，指引导管的第一弯曲与第二弯曲形成一个闭合环，头端与开口段同轴，这是指引导管的理想位置。在透视下，指引导管处于自然松弛状态，头端朝下指向开口段的下壁，呈一个更开放的环，提示位置不理想。向后回撤指引导管，头端可能深插 LM，增加夹层的风险。

回撤 Amplatz 指引导管　从冠状动脉撤出 Amplatz 指引导管时须格外小心。采用类似于简单地从冠状动脉中撤出 Judkins 指引导管的方法可以使导管头端进一步深插冠状动脉导致夹层。撤出 Amplatz 指引导管，首先在透视下轻轻推送指引导管，使导管头端脱离开口，在回撤指引导管前旋转指引导管，使其头端远离冠状动脉开口。上述操作被称为"推送-旋转"操作。

球囊扩张后撤回 Amplatz 指引导管　在血管成形术或支架释放后，抽瘪球囊。撤出球囊时，由于负压吸引使 Amplatz（或任何）指引导管头端深插冠状动脉，应予以避免。最佳操作方法是撤出球囊同时推送指引导管，指引导管离开冠状动脉开口。该操作必须在透视下进行并观察导管头端的运动。如果上述操作失败，可以使用第二种操作技巧，即向前慢慢推送抽瘪的球囊，使指引导管回弹。当指引导管停止回退时，慢慢回撤球囊并仔细观察导管头端，避免损伤血管开口段下壁。当感到头端向下指向开口段并有损伤开口风险时，再次推送球囊，使导管头端抬高并进一步退出冠状动脉开口。重复上述操作直至导管头端完全脱离冠状动脉开口。根据需要撤出导管和介入器械。如果沿介入器械轴杆回撤指引导管，开口损伤的风险较小。

多功能指引导管

多数术者选择 RAO 30°投照体位，将多功能指引导管头端放于无冠窦，向前推送指引导管，头端指向脊柱，直至指引导管开始弯曲（或**高于**靶血管开口水平）。当形成一个环时，轻轻顺时针旋转使头端翻转进入左冠窦。指引导管翻转的同时回撤指引导管以确保导管头端进入 LCA 开口。如果头端不能直接进入 LCA 开口，轻轻逆时针旋转并推送指引导管，头端即可进入 LM 开口。

取 LAO 45° 投照体位，多功能指引导管进入 RCA。在左窦，导管头端指向患者右前方（RCA 开口**上方**），然后顺时针旋转导管，缓慢回撤指引导管使其头端进入 RCA 开口。当主动脉扩张或其他指引导管支撑力欠佳时，使用多功能指引导管非常有用。进行简单的推拉即可调节指引导管弯曲的长度。

如何在指引导管远端制作弯曲结构

关键是使第二弯曲足够长，全程贴靠主动脉窦。随后将指引导管头端放于靶血管开口上方，回撤指引导管时导管头端下降并进入冠状动脉开口。

EBU 指引导管

大多数术者提倡沿导丝将 EBU 指引导管送入升主动脉，导管头端放于冠状动脉开口下方的主动脉窦。撤出导丝，冲洗指引导管、顺时针旋转指引导管同时轻轻推送或回撤指引导管，使导管头端指向上方。顺时针旋转指引导管使头端朝后，或逆时针旋转使头端朝前，类似于操作 Amplatz 指引导管，直至指引导管进入 LM 或 RCA 开口（图 3.10）。当 RCA 需要强支撑或开口呈牧羊钩样时，选择 EBU 指引导管较为合适。

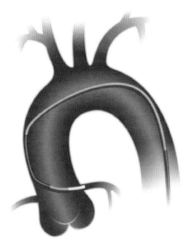

图 3.10　EBU（extra backup）指引导管用于左冠系统。EBU 指引导管较长一段稳固地支撑在对侧主动脉壁上，以便 EBU 指引导管为输送器械提供最强的支撑。EBU 指引导管头端同轴性最好。当 LM 长需要导管深插时，如 LCX 与左主干夹角呈 90°，可以使用 EBU 指引导管。本图由 Quoc Nguyen 绘制。

诊断左主干病变的导管

当出现以下情况时，需考虑 LM 存在显著病变：①低水平运动或运动试验时出现典型心绞痛；②典型的静息性心绞痛；③典型的饱餐后心绞痛；④低水平运动时出现广泛 ST-T 段显著压低；⑤在运动负荷试验中，血压不升高或降低。

技巧和提示

* 怀疑 LM 病变时导管的位置　当怀疑 LM 存在病变时，AP 投照体位选择使用短头 JL 导管。JL 导管放于左窦，LM 开口以下，推住 10 ml 对比剂使左窦显影，初步评估 LM。操控导管使导管头端缓慢进入 LM 开口，避免预成形头端不受控制地跳入开口。如果冠状动脉压力无嵌顿或心室化，则在 AP、小 RAO 或小 LAO + CAU 投照体位推注 2 ～ 3 ml 对比剂，评价 LM 病变的严重程度。

** 检测到 LM 病变后，需要多少个投照体位？　一旦确认 LM 存在病变，仅需要两个投照体位，即 AP + CRA 和 AP + CUA 投照体位。这两个投照体位可以提供冠脉搭桥手术所需的关于 LAD 和 LCX 的所有信息。如果考虑行 LM-PCI，则需要更多的投照体位显示 LAD 和 LCX，特别是两个分支的开口。

** 压力嵌顿　LM 病变可以引起冠状动脉压力嵌顿。常见压力嵌顿原因包括：指引导管直径过大与冠状动脉开口小不匹配。重新放置或撤出导管可消除压力嵌顿。当压力嵌顿时，即使推注少量对比剂，会撬起斑块并导致夹层，产生灾难性的结局。

适用于 LAD 病变的指引导管

指引导管必须进入 LM 开口，才能到达 LAD 病变。LM 开口朝上、朝前时，使用任何头端向上的指引导管，如 JL 指引导管，都可以提供稳定的同轴性。对于 LM 开口非常偏上或主动脉根部较窄的患者，使用头端指向更前方的小号导管或 EBU 指引导管有助于提供更强的支撑。MP 或 Amplatz 指引导管可以很容易插管高位开口的 LM。对于横位主动脉或主动脉根部宽的患者，可能需要使用第二弯曲长的 Judkins（5 号或 6 号）或 AL 指引导管。

适用于 LCX 病变的指引导管

如果 LM 较短，通常可以使用 JL 指引导管完成 LCX-PCI。LM 高位开口时，使用 MP 或 AL 指引导管。对于横位主动脉或主动脉根部宽的患者，可能需要使用第二弯曲长的 Judkin（5 号或 6 号）或 AL 指引导管。由于 Judkins 指引导管头端指向上方，使用 Amplatz 或 EBU 指引导管可以获得更好的同轴支撑。如果 LM 较长，则需要使用 EBU，以便尽可能将导管头端放于靠近 LCX 开口处。此时，很容易推送介入器械（如支架）。原因是器械无须通过 LM 与 LCX 交界处的急转弯。

技巧和提示

* **指向 LCX** LM 较短或 LCX 独立开口时，如果 Judkins 指引导管头端未指向 LCX，轻轻回撤指引导管并顺时针旋转。导管头端会指向后方，朝向 LCX。如果该操作效果不满意，更换大号指引导管或更换头端指向下方的 Amplatz 指引导管。如果 LM 很短，使用 JL 指引导管即可。1.5 号 AL 指引导管可以进行可接受的插管，不会深插。需要关注由深插导管引起的夹层（框 3.2）。

框 3.2 深插导管时扭矩的方向

1. 指向 LAD：逆时针旋转
2. 指向 LCX：顺时针旋转
3. 在 RCA：顺时针旋转

** **用于 PCI 的指引导管选择** 如果 LM 较短，LM 与 LCX 的分叉处无锐角，首选 JL 指引导管。如果 LM 较长，LM 与 LCX 的夹角呈锐角，首选 EBU 指引导管。选择 EBU 指引导管的理由是，EBU 指引导管头端可以深插 LM，非常接近 LCX 开口，可以抵消 LM 与 LCX 之间的夹角，使 LM 与 LCX 之间的过渡更加平顺（图 3.11）。

*** **旋转成 Amplatz 操作** 如果 JL 指引导管长度合适，头端嵌入 LM。为了增强 JL 指引导管的支撑力（主动支撑），轻轻向下推送 JL 指引导管，直至导管整个弯曲都稳固地坐在左窦内。轻轻顺时针旋转指引导管，头端仍然指向 LM，此时指引导管的形态类似于 Amplatz 指引导管。操作过程中在介入器械（支架、球囊、IVUS 等）

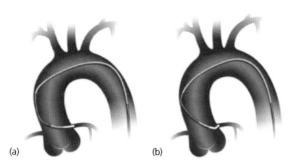

图 3.11　（a）EBU 指引导管与（b）Judkins 指引导管比较。EBU 指引导管长段轴杆靠在对侧主动脉壁上，而 Judkins 指引导管仅短段轴杆靠在对侧主动脉壁上。这可以解释为什么 EBU 指引导管的支撑力更强。本图由 Quoc Nguyen 绘制。

轴杆上旋转指引导管。该操作被称为旋转成 Amplatz 法。术者在进行此操作时不应感到任何阻力。在介入器械送到位后，通过卸载早期的扭矩力将指引导管撤出冠状动脉。即轻轻顺时针旋转，在缓慢回撤指引导管的同时指引导管自行卸载了扭矩力。

只有当冠状动脉管腔足够大，LM 的开口、近段或远段无病变，使用软头导管才能进行该操作。非常重要的一点，在大多数情况下，选择的 Judkins 指引导管尺寸要比嵌入冠状动脉所需的尺寸大半号。例如，如果 JL 3.5 指引导管插管合适，大多数情况下它不适合进行旋转成 Amplatz 法操作；JL 4.0 指引导管会更适合。另一种做法是将 JL 指引导管更换为 Amplatz 或 EBU 指引导管，它们可以提供更强（被动）的支撑，LM-LCX 分叉处的阻力更小，可以更安全地推送介入器械，亦不会因过度操作导致指引导管意外脱出 LM[9]。

适用于 RCA 病变的指引导管

RCA 通常起源于右冠窦的前外侧。在大多数病例中，其近段呈水平走行，与主动脉侧缘呈 90° 夹角。在开口向上时，角度小于 90°，呈"牧羊钩"。当 RCA 开口向下走行时，角度可以大于 90°。此外，还有其他微小变异，包括开口略微向前或向后，或开口起源异常。上述变异使插管或同轴变得困难。

技巧和提示

** 选择适用于 RCA 水平开口的指引导管　针对大多数 RCA 水

平开口的病例，JR 4.0 指引导管可以很容易地进入 RCA 开口。当 JR 指引导管不能进入 RCA 开口时，建议选择 AR 指引导管。如果仍插管失败，选择由对侧主动脉壁提供支撑力的 AL 指引导管，通常可以实现插管并提供所需的支撑力。

** 选择适用于 RCA 向上开口的指引导管 当遇到了牧羊钩样或 RCA 开口明显向上走行时，必须使用头端向上的导管。JR 指引导管可以进行诊断性冠状动脉造影术，但不能提供足够的支撑力。因此，通常选用 AL 指引导管。具有头端向上的其他导管，如 hockey stick，左隐静脉旁路、LIMA 或 EBU 指引导管可以进行冠脉插管，但支撑力较差。使用这些预塑形导管不需要过多的扭控操作，这对老年患者或髂动脉非常迂曲的患者特别有用。有时在这些患者中操控导管非常费力。

** 选择适用于 RCA 开口向下的指引导管 RCA 近段向下走形时，常规 JR 指引导管头端深插有导致 RCA 侧壁夹层的风险。选择头端向下的导管，如右隐静脉旁路、MP 和 Amplatz 导管，可以更有效地与右冠近段同轴。

** 避免选择性进入圆锥支 如果指引导管持续进入圆锥支，可以进行以下两种操作：①更换一个大号的指引导管或②从后方进入 RCA——将指引导管置于窦上方，逆时针旋转指引导管，使其进入 RCA 主支。

** 指引导管深插 RCA 指引导管与 RCA 不同轴时，不能为输送介入器械提供足够的支撑力。顺时针旋转指引导管，增加指引导管同轴同时使头端深插 RCA。需在 LAO 投照体位进行该操作。右手推送介入器械至冠状动脉时，左手需牢牢地放在患者股动脉鞘管附近，由左手对指引导管施加额外的压力，保证指引导管不脱出冠状动脉开口；在向前推送导管器械的过程中，助手应缓慢地回撤导丝，以减少指引导管内部的阻力，便于向前推送导管器械。如果需要深插指引导管，则在顺时针旋转指引导管同时沿介入器械（支架、球囊导管等）推送指引导管。指引导管到位后，输送介入器械并定位。介入器械到位后，轻轻逆时针旋转将指引导管放于冠状动脉开口。只有当血管腔足够大，可以容纳指引导管，口部或近段无病变并且指引导管头端是软的，才可以尝试这种操作。

***RCA 旋转成 Amplatz 操作 为了增强 Judkins 指引导管的支撑（主动支持），逆时针旋转指引导管，同时轻轻向下推送指引导管，使指引导管在冠状窦内形成一个环状，使导管轴弯曲 90°。因此，原始的第二弯曲消失，实际上是向近端移位，以获得对侧主动脉窦的直接支持。这种操作不同于指引导管深插，指引导管深插没有来自对侧主动脉壁的支撑。通过使用一个小而软的指引导管（6 Fr）来完成指引导管深插。

如果指引导管很硬或弯曲较小，指引导管有可能脱入心室，而导丝会回撤到主动脉。在进行该操作时，仔细观察指引导管的形状和位置可以避免这种风险。在推送指引导管时逆时针旋转，将指引导管的远端部分放于与主动脉窦平行的平面上是必要的。如果指引导管向下朝主动脉瓣移动，进一步推送将导致导管脱入心室。此时，应轻轻提拉指引导管并在推送指引导管前进一步逆时针旋转。如仍有脱入心室的倾向，应放弃该操作[9]。避免过度旋转也很重要，因为过度旋转可能导致指引导管打结，阻碍支架通过和（或）支架脱载。因开口病变 JR 指引导管不能嵌入 RCA 时，也不适用该操作。Amplatz 或 EBU 指引导管可提供相同的支撑，无须过度操控，同时可以减少意想不到的并发症发生。

* 为什么主动支撑有效？ 一般来说，顺时针旋转时指引导管深插，逆时针旋转使指引导管 Amplatz 化（LCA 和 RCA 同样适用）。其原因是顺时针旋转指引导管时，左右窦均限制了指引导管的自由运动。旋转力呈线性传播，导致指引导管深插。然而，在逆时针旋转指引导管时，由于无冠窦有足够的空间，指引导管在无冠窦内旋转时获得来自对侧主动脉壁的支撑。

适用于 SVG 的指引导管

选择和操控适用于 SVG 与 LIMA 的指引导管将在第 14 章详细讨论。

适用于主动脉瘤和主动脉夹层的指引导管

当对升主动脉瘤患者进行冠状动脉造影时，相关的技术问题包括失去对导管的控制或导管长度不够，无法到达冠状动脉。主动脉夹层时，所选择的动脉入路导管无法进入主动脉真腔，此外，其他风险包括推送导管或导丝到假腔，扩大夹层平面。假腔内操控导管或推注对比剂可以造成主动脉穿孔，或动脉瘤中的血栓物质脱落至体循环导致栓塞[10]。鉴于上述原因，应当同外科医生仔细讨论进行冠状动脉造影检查的目的。主动脉造影的作用是显示冠状动脉的起源和流向。当多层螺旋 CT（MSCT）或磁共振血管造影（MRA）可以确定主动脉弓夹层的大小和范围时，许多外科医生不需要进行广泛的血管造影检查，因此可以避免冠状动脉造影检查。

技巧和提示

** **明确主动脉弓上血管受累的简单方法** 当计划对疑似升主动脉夹层的患者进行血管造影时，两臂之间存在血压差异可以精确指出主动脉弓上血管的受累情况。如果右臂血压高于左臂血压，夹层可能累及左锁骨下动脉而未累及无名动脉（或远段）。因此优选股动脉、右桡动脉或肱动脉入路。

** **主动脉夹层的最佳入路，桡动脉还是股动脉？** 对于局限于胸腹主动脉的动脉瘤或夹层，首选桡动脉或肱动脉入路。当 CT 扫描显示大血管或颈动脉受累时，应避免桡动脉或肱动脉入路。当下肢受累时，应避免受累肢体血管入路。当存在广泛升主动脉和胸腹部动脉瘤时，选择股动脉入路，因为更容易交换和操控导管[10]。

** **指引导管是否在真腔内？** 对于需要升主动脉造影的主动脉夹层患者，首先尝试将猪尾导管送入左心室。测压后，将导管撤出左心室，行主动脉造影。通过这种方式，可以确定导管在主动脉真腔内。冒着阻力穿过主动脉瓣是很危险的。在已知或怀疑有主动脉夹层的情况下，谨慎使用如 Sones 或 MP 类带有钝头的直型导管，因为导管有进入假腔的风险[10]。由于大部分夹层发生在主动脉的侧壁，在小 AP 投照体位下，紧靠主动脉弓内侧推送猪尾导管，可将导管送入血管真腔。在血管真腔中，进行选择性插管是可行的，就像可以直接进入心室一样。

** **升主动脉造影** 在 LAO 投照体位进行升主动脉造影，以 15 ～ 20 ml/s 的速度推注 45 ～ 60 ml 对比剂。主动脉造影有助于确定主动脉的形态和大小，显示冠状动脉开口的位置和方向并选择合适的冠状动脉造影导管。如果主动脉压力嵌顿或导管血液回流不通畅，则不能推注对比剂。如果试验性注射对比剂显示对比剂延迟显影或呈漩涡，可推定导管在假腔中。撤回导管，在 0.035 英寸高扭矩软导丝支持下重新进入血管真腔[10]。

＊＊ 插入冠状动脉导管 当主动脉根部呈水平时，JL 6.0 导管通常能成功插入 LM。通常先将导管推送到开口以下，同时回撤卷曲在左窦内的导丝，JL 6.0 导管随即被拉入 LM。由于导管频繁脱出冠状动脉开口，通常需要反复进行该操作，导管才能成功进入 LM。可以通过 Y 适配器插入一根 0.038 英寸的导丝放置于导管中。在需要时可以快速重复该操作。当主动脉根部呈垂直时，AL 4.0 指引导管更容易进入 LM。导丝沿左窦向上卷曲，沿着导丝将 AL 4.0 指引导管推送至 LM 下方，撤出导丝，轻轻推送导管，头端向上进入 LM[10]。由于 RCA 起源常常扭曲，导管进入 RCA 常遇到困难。RCA 通常起源于右 Valsalva 窦底部较低位置（特别是当主动脉根部呈水平时），偶尔其起源位置非常高。在许多病例中，夹层平面通常从 RCA 上方开始。因此，在 RCA 水平主动脉直径通常正常，标准的 JR 4.0 或 JR 5.0 导管容易进入 RCA 开口[10]。与动脉瘤患者相比，由于血肿对血管真腔产生压迫，主动脉夹层患者的主动脉真腔直径可能很小。一个特殊的问题是 Judkins 导管缺少夹层主动脉壁的支撑。Amplatz 导管的操控需要来自主动脉窦的支撑，由于夹层使主动脉组织变弱，很难操控 Amplatz 导管，导管常脱入左心室[10]。

适用于异常起源冠状动脉的指引导管

尽管罕见，但经验丰富的介入医师应了解所有冠状动脉的异常起源。在常规位置未发现冠状动脉时，系统地在其他主动脉窦寻找冠状动脉。对于 PCI，异位起源的冠状动脉开口位置和靶病变近段血管解剖结构、走行是选择特殊指引导管的主要决定因素。LAO 投照体位显示具有长水平段的 RCA 与血管近段有一个夹角，适合使用 Judkins 导管。这一长水平段通常代表着异位起源，在 RAO 投照体位中更容易被识别。导管很难与异位起源的冠状动脉同轴，需要进行大量的操作。从右窦插管异常起源的冠状动脉，首选 AL、AR 和 MP 导管。对于起源于左窦的冠状动脉，首选较大号的 JL、AL 和 MP 为佳。对于一些非常罕见的起源异常，需要"试错法"选择指引导管或必要时对指引导管进行重新塑形[11]。采用桡动脉入路增加手术成功机会。

注意事项

开口段解剖异常

　　并不是每个异位起源冠状动脉都有一个很宽的开口，能被指引导管勾到，或在其开口处有一处需要植入支架的病变。起源于左窦的异位 RCA 或起源于右窦的 LM 均可以倾斜的方式由主动脉发出，因此由主动脉皮瓣和冠状动脉组织瓣形成的开口具有裂隙状结构。在运动过程中，主动脉扩张其皮瓣部分，进一步缩小裂隙状开口并引起缺血[12]。通常建议在介入治疗前在 LAO 和 RAO 投照体位进行主动脉造影，以获得清晰的开口定位。这样既节省了时间，又减少了插管时一些不必要的操作带来的风险。

技巧和提示

　　*** **选择适用于右主动脉弓的指引导管**　对于具有右主动脉弓、右位心或进行过内脏转位矫正术的患者，可以使用左侧的冠状动脉导管插入任何起源于右窦的冠状动脉。右侧冠状动脉导管用于起源于左窦的冠状动脉。基于镜像角度逆时针旋转导管，而不是顺时针旋转。

　　*** **选择适用于起源于升主动脉窦管嵴上方冠状动脉的指引导管**　患者的冠状动脉可以起源于窦管脊之上。在这种情况下，最好使用 Amplatz 类型的指引导管。如果开口位置不太高，可以使用 MP 指引导管[13]。

　　*** **选择适用于异位起源于左窦冠状动脉的指引导管**　当 RCA 起源于左窦时，通常位于 LM 的前部和上方。因此原则上可以使用第二弯曲比 LM 所使用导管大一号的 JL 指引导管进行插管。首先将 Judkins 指引导管推送到左 Valsalva 窦深处，轻轻逆时针旋转，使头端形成一个向前、向头侧的 U 形转弯。由于其预成形结构，EBU 指引导管也非常有用，其较大的弯曲会阻止导管进入 LM[14]。基于同样的原理，AL 2.0 指引导管头端更朝前，在轻轻推送的同时逆时针旋转，有助于进行动脉插管[14]。有成功使用偏心头端的 JL 4.0 指引导管插管异位起源于左窦的 RCA 的病例报道。G 型导管的第一弯曲向前，与导管其余部分不在同一平面上，从而避开了正常的 LCA 开口[14]。

　　*** **选择适用于异位起源于右窦冠状动脉的指引导管**　异位冠状

动脉通常起源于 RCA 近段或单独起源于右窦。最常见的变异是 LCX 起源于 RCA 或右 Valsalva 窦，位于 RCA 的前方和下方。AL 导管非常适合该类异位起源冠状动脉插管，它可以进行选择性的插管，不进入 RCA。当 JR 不能提供一个稳定的操作平台推送器械时，AR 指引导管可以很容易地插管[15]。当冠状动脉起源于主动脉窦底部时，导管深插是关键。由于开口向下，不能获得满意的来自动脉对侧壁的支撑。这种情况下，应该使用 MP、AL 1.0 或 AL 0.75 指引导管。使用常规的冠状动脉造影导管不能使这些"向前异位的 RCA"显影，在 80% 的病例中使用了 AL 0.75-1.0 指引导管，在 20% 的病例中使用了 AR 2.0 指引导管[16]。

　　*** 选择适用于异位起源于后窦冠状动脉的指引导管　最常见的变异是 LCX 起源于右窦。在 RAO 投照体位，顺时针旋转 JR 4.0 指引导管使其头端更加指向后方，从而完成插管。AL 指引导管也可以用来插管，顺时针旋转使其头端向后，从而成功地进入异位 LCX 开口[16]。

　　** 选择适用于缺失冠状动脉的指引导管　在常规位置未发现 LCX 或 RCA 时，表 3.3 列出了可能的变异位置。一些关于选择指引导管的指南可能有助于确定缺失冠状动脉和它们开口的位置。建议在 LAO 和 RAO 投照体位进行主动脉造影术，这样可以节省时间、射线量和对比剂用量。

　　*** 选择适用于起源于左窦前半部 RCA 的指引导管　在所有异位起源于左窦前半部的异位 RCA 病例中，RCA 位于 LM 的前方或上方，可以使用多种诊断性造影导管和介入导管对异位 RCA 进行选择性成像，包括 MP 1.0-2.0（50%）、EBU（37.5%）和 AL 2.0-3.0（12.5%）指引导管。

表 3.3　适用于缺失冠状动脉的指引导管

缺失的冠状动脉	指引导管选择
由于 LM 极短，确失 LCX	使用短头大腔指引导管，顺时针旋转使头端指向更后方
LCX 缺失	短头指引导管
LCX 起源于 RCA	AL 指引导管，头端指向 RCA 开口前上方
起源于左窦的 RCA	大一号的 JL 指引导管，头端指向 LM 的前上方
无 LM	AL 指引导管位于右窦，头端指向 RCA 开口的前上方

步骤 1　使用常规的 RCA 诊断性造影导管选择性成像 RCA 失败后，取 LAO 30°～40° 投照体位，右窦推注对比剂（如果可以，进行两个正交平面成像）。推注对比剂后可以使起源于右窦后 2/3 的 RCA 显影，并提供关于 RCA 开口和走行方向的信息。如果仍无法观察到 RCA，则进行步骤 2。

步骤 2　在 RAO 30°～40° 投照体位，使用 AL0.75-1.0 指引导管（视主动脉大小而定），使导管头端指向前方，稍向足侧，尝试成像起源于右冠状窦前部 1/3 的 RCA（也称为"向前移位的 RCA"）。如果此次选择性造影未能在此处显影 RCA，RCA 很可能起源于左窦的前半部。

步骤 3　AP 投照体位使用 AL1.0 导管，首先找到左主干，逆时针旋转导管使导管头端指向前，然后向前推送导管，使导管头端抬高。考虑 RCA 开口可能位于 LM 的前部和头侧。

步骤 4　如果仍未观察到 RCA，在 LCA 开口上方反复注射对比剂，以使高位左窦开口的异位 RCA 显影[15]。

PCI 过程中操控指引导管

策略规划

哪种技术稳定指引导管最好？

为了将介入器械推送到预定位置，需要指引导管提供足够的支撑力。有三个要素可以增加导管支撑力。

1. 第一要素是导管的尺寸，即直径（如果使用了相同的材料建造轴杆，则导管直径越大支撑力越强）。

2. 第二要素是升主动脉壁与跨越主动脉根部指引导管段之间的夹角。这一节段是 EBU、MP 或 Amplatz 指引导管的长头端，或 JL 指引导管第一弯曲与第二弯曲之间的节段。最大角度是 90°（垂直于对侧升主动脉壁）。当 JL 指引导管头端仅位于 RCA 开口时，支撑力较弱。然而，当导管深插时，角度变得更大，支撑力随之增强。

3. 第三要素是指引导管第二弯曲接触对侧主动脉壁的面积：该面积越大，支撑力越强（可达 25 cm）。

EBU 指引导管满足上述所有三个要素。Amplatz 指引导管与对侧升主动脉壁接触段很长，这是 Amplatz 指引导管能够提供强大支撑的机制。综上所述，导管的尺寸、导管与升主动脉的夹角以及导管与升主动脉壁的接触面积与导管支撑力增加有关。

技巧和提示（框 3.3）

　　*** **尽管造影导管容易插管，但指引导管很难插管**　有时造影导管很容易插入冠状动脉，但介入指引导管插管困难。造影导管进入冠状动脉开口后，将一根 0.014 英寸的长导丝送入冠状动脉，然后将诊断导管更换为指引导管。相似的情况有，指引导管难以深插冠状动脉时，将 0.014 英寸的长导丝推送入冠状动脉并作为跟踪导管的轨道。应选择头端逐渐过渡的导丝，避免导丝在过渡点和导管脱离冠状动脉开口时脱垂。

框 3.3　转换策略

加强导管支撑力的最佳策略

1. $ **最佳策略**：使用一根更硬的导丝
2. $ 🗟 **次佳策略**：更换支撑力更强的指引导管
3. $$ 🗟🖢 **第三佳策略**：将小球囊送入 SB 血管并扩张，防止指引导管弹出冠脉口
4. $ 🗟 将现有的鞘管更换为更长的鞘管
5. $ 🗟 双导管技术：在当前指引导管中插入一个小号指引导管

　　** **深插导管操作**　为了给输送介入器械通过坚硬病变提供进一步的支撑，一些术者建议将指引导管头端深插冠状动脉。对于 RCA，沿导丝向前推送导管并轻轻顺时针旋转时，撤出介入器械。对于 LAD，向前推送指引导管同时逆时针旋转，可以获得最佳深插导管。为了使导管指向 LCX，建议顺时针旋转指引导管（框 3.2）。

　　** **使用"双"导丝技术稳定指引导管**　当使用的指引导管位置不稳定，推送介入器械失败后，冠状动脉内送入第二根血管成形术导丝，与第一根导丝。它将迂曲的血管拉直，并为器械跟踪提供更好的支撑力。侧支血管内置的第二根导丝在"锚定"指引导管时非常有用（例如，扩张 LAD 病变时在 LCX 置入第二根导丝），可以提供更好的支撑力。需要时可以撤出指引导管而不脱位。支架释放后或后扩张支架后回撤外径大、回抱不良的球囊导管时，"平行"导丝技术可以防止指引导管深插 LM。然而，在无病变的分支中插入第二根导丝有导致该血管内皮细胞发生不必要剥落的风险。如果一根平行导丝未发挥作用，使用两根或三根平行导丝有助于推送介入器械。

　　*** **球囊锚定技术稳定指引导管**　当使用的指引导管支撑力不强时，近端血管的小分支血管插入第二个小球囊（直径 1.5 ～ 2.5 mm）

以 2 ～ 5 atm 扩张锚定指引导管（不让指引导管弹出冠状动脉口）。

   *** 使用长鞘稳定指引导管   当使用的指引导管支撑力不强时，可以使用长鞘。长鞘使指引导管变硬并加强导管的支撑，支撑的强度取决于长鞘与导管头端的距离。距离越近，对系统的支撑力越强。首先，鞘管头端位于升主动脉。如果需要进一步加强支撑，可以继续向前推送鞘管。当沿指引导管推送长鞘时，长鞘拉直了导管的第二和第三弯曲，使导管头端向前移动。因此，使用弯曲相对简单的指引导管（Amplatz、MP、EBU）可能更安全，更适合这种技术。为避免近段冠状动脉夹层形成，在推送鞘管时不将导管固定到冠状动脉口，建议轻轻反向牵引指引导管，使导管头端不向前移动。在此操作过程中，术者应在透视下持续观察导管头端，并在两个正交投照体位中确保导管同轴。此外，只有在长鞘沿指引导管回撤后（可能回撤至降主动脉），指引导管才可以脱离冠状动脉开口并固定到位。PCI 术后，只需将长鞘拉离冠状动脉开口，指引导管就会因其弯曲重塑而脱离冠状动脉开口。如果需要更强的支撑，可以使用更大直径的长鞘。可以根据所需支撑力的大小（Fr 越大，支撑力越强）和患者的身高（升高高的患者需要更长的鞘管）来选择长鞘的大小[8]。

   *** 如何延长指引导管的头端   在极度扩张的主动脉中，可以使用微导管延长导管头端。首先，将具有较大弯曲的导管（通常是 AL 指引导管）推送到升主动脉。6 Fr 指引导管内径是 0.070 英寸（1.78 mm），导管内可以容纳一根长度为 125 cm 的 5 Fr MP 导管（内径 0.058 英寸，MP A1），5 Fr MP 导管比指引导管长，可作为 6 Fr 指引导管的延伸头端。可以对导管内的 MP 导管进行独立于指引导管的旋转操作，因此可以调整系统的方向并深插冠状动脉[8]。

   *** 使用另一个指引导管或微导管加强指引导管的支撑   为了稳定指引导管，可以在 6 Fr 指引导管（100 cm 长）内送入一根长度为 120 cm 的 5 Fr Heartrail 直头导管。位于 Heartrail 导管末端的 13 cm 节段为柔软段。该段很容易地通过弯曲的冠状动脉并可以深插冠状动脉，造成的损伤最小。5 Fr Heartrail 导管内径为 0.059 英寸，可以容纳直径＜ 4.0 mm 的球囊和支架输送系统。6 Fr 指引导管内径需要＞ 0.071 英寸，以容纳 5 Fr Heartrail 导管[17]。

实时操作

   "5 进 6" 导管加强指引导管支撑   经常规的 6 Fr 系统输送球囊或

支架，未能通过病变时，可以尝试"5 进 6"系统（"子母导管"）。首先，从 6 Fr 指引导管中移除球囊或支架，保持 6 Fr 指引导管和导丝在原位。接下来，5 Fr 指引导管插入 6 Fr 指引导管内的导丝上。此时，5 Fr 指引导管头端不伸出 6 Fr 指引导管头端。Y- 连接器连接到 5 Fr 指引导管后重新启动 PCI。在 5 Fr 指引导管送入靶血管前，将球囊导管推送到靶血管靶病变附近。在球囊导管上保持轻微的张力，缓慢撤 5 Fr 指引导管，以避 5 Fr 指引导管头端对冠状动脉造成损伤[8]（图 3.12）。

技巧和提示

＊＊送入 GuideLiner®　GuideLiner® 是一种尺寸比指引导管小 1 Fr，通过指引导管输送的柔软导管。它具有快速交换设计，通过标准长度的导丝推送。单轨长度为 20 cm，工作长度为 135 cm。GuideLiner 延伸到指引导管之外，深插在冠状动脉。在 PCI 期间，为推送导丝、球囊和支架提供支撑力和同轴性。指引导管很难进入异常起源的冠状动脉动脉开口时，使用 GuideLiner 导管可以使导管与冠状动脉开口同轴。虽然延伸长度可以达到 20 cm，建议最大延伸长度仅超过导管头端 10 cm。GuideLiner 导管外表面为含硅树脂的亲水涂层，用于润滑。当 GuideLiner 导管送入指引导管后，将平推管定位在侧壁，推送时不旋转以避免与导丝缠绕[18]。

＊＊球囊辅助 GuideLiner 深插　沿原位导丝将球囊导管推送到血管远段后进行低压扩张球囊，以便 GuideLiner 深插冠状动脉。扩张的球囊作为一个锚，为轻柔推送 GuideLiner 导管提供支撑力[19]。

＊＊通过 GuideLiner 推送支架　应通过原位导丝上的 GuideLiner 导管推送支架。因为第二根导丝可能会与 GuideLiner 导管缠绕并阻碍支架的推送。通过 GuideLiner 导管送入导丝或支架遇到阻力时，应检查导丝或支架与导管金属环的相对位置，并在重新推送前检查支架是否有受损迹象。下列措施可纠正在导管金属环附近（或近端）

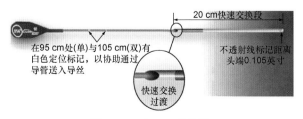

在 95 cm 处（单）与 105 cm（双）有白色定位标记，以协助通过导管送入导丝

20 cm 快速交换段

不透射线标记距离头端 0.105 英寸

快速交换过渡

图 3.12　GuideLiner® 导管。

出现的阻力。

1. 如果正在使用第二根导丝，检查第二根导丝是否与 GuideLiner 导管缠绕。如果缠绕明显，回撤第二根导丝至导管并重新推送。如果第一根导丝仍保持在原位，通过第一根导丝推送支架[19]。

2. 如果支架推送到 GuideLiner 导管头端金属环处仍有阻力，同时回撤导丝和支架 3 ～ 5 cm，再重新推送导丝和支架通过导管金属环处。如果再次遇到阻力，检查支架是否受损，选择外径小的支架或更换导丝。

** 通过 GuideLiner 导管推送支架的优点和缺点　第一个缺点是外径大的支架通过金属环处时有受损的风险，虽然风险小。因此推荐该系统使用小外径的支架，避免使用直径 > 4 mm 的支架。如果通过 GuideLiner 导管推送支架遇到阻力，应检查支架与导管金属环的位置关系并检查支架是否受损。即使是直径 2.25 mm 的小外径支架也可能受损。原因是如果支架与导管的弯曲一致，支架可能会卡在金属环上。轻柔地回撤 GuideLiner 导管，使导管的金属环位于指引导管较直的部分，将有助于支架进入导管延伸处。

第二个缺点是，当使用 6 Fr JR 指引导管治疗 RCA 后降支（PDA）近段病变时，可以沿导丝将 GuideLiner 导管推送入锐缘支，此时导管提供的支撑力不足以使球囊通过病变。此时，推送一个球囊至血管远段并扩张，将其作为锚进一步推送 GuideLiner 导管，可以实现延伸导管深插。然而，GuideLiner 导管深插或强力推注对比剂可以造成血管近段夹层[20]。

专用设备

The Heartrail™ Ⅱ 导管

　　是一根长 120 cm、直径为 5 Fr 的直头导管，其头端柔软。可通过标准的 6 Fr 指引导管输送。长达 13 cm 的 5 Fr 导管末端部分可以延伸到指引导管以外。允许以无创伤的方式深插靶冠状动脉。这有利于冠状动脉内输送器械，特别是支架，尤其适用于迂曲的冠状动脉。

　　Heartrail "5 进 6" 系统包括将一个加长的头端柔软的 5 Fr 导管插入一个标准的 6 Fr 指引导管，5 Fr 导管的远端可以伸出 6 Fr 导管头端以远 16 cm。导丝与指引导管到位后[18]，断开止血阀与指引导管的连接。

优势与局限性

初始设置可能需要花费较长时间，冠状动脉显像可能不理想。突出了使用 Heartrail 前进行详细冠状动脉造影全面显示靶病变的重要性。术者必须清楚输送 5 Fr 导管可能导致动脉扭曲，类似于推送硬导丝所产生的效应。另一个风险是夹带空气，导致空气栓塞的风险，推注对比剂前尾端必须放血。最后，在推送 Heartrail™ 时需要特别小心，避免引发夹层[19]。

技巧和提示（框 3.4）

** 导丝通过病变后更换指引导管（日本技术）　如果导丝已经通过病变，更换指引导管比较困难。如果导丝通过病变困难，最好不要重新操控导丝穿过病变。目前技术已经发展到可以通过常规长度的血管成形术导丝更换指引导管。使用具有较长不透射线头端的交换导丝，可以最大限度地减少透射线导丝部分在主动脉根部卷曲成环的机会，从而有助于更换指引导管。

框 3.4　转换策略

导丝通过病变后更换指引导管的最佳技术

1. **$🗲 美国术者首选策略**：通过延长现有血管成形术导丝更换指引导管
2. **无额外费用。欧洲和亚洲术者首选策略**：环柄注射器推注对比剂时移除指引导管。通过第二根 0.035 英寸的硬导丝送入新导管，同时保持通过病变的原位血管成形术导丝不移位。通过球囊导管重新插入指引导管
3. **$🗲🗲 第三种策略**：移除整个系统，更换指引导管，导丝重新通过病变

实时操作

不撤出导丝更换指引导管　如果术者正在使用常规长度的导丝，建议送入微导管或 OTW 球囊，将导丝更换为长 300 cm 的导丝。随后撤出球囊或微导管，以确保导丝有足够的空间做自由连续运动。首先，回撤指引导管几厘米，确保导丝头端在血管远段位置不变。当导管的近端与导丝的近端接触时，将充满液体的压力泵连接到指引导管上。透视下，压力泵持续向指引导管中注入液体，撤出指引导管同时保持导丝头端位置固定不变。通过这种方式，缓慢撤

出指引导管。指引导管离开鞘管后，通过两根导丝输送新的指引导管，即穿过病变部位的血管成形术导丝和一根 0.035 英寸导丝。当指引导管推送至升主动脉水平时，撤出 0.035 英寸导丝。将小号球囊导管（1.25 mm×10 mm 或 1.5 mm×10 mm）尽量送到血管远段，以便为插入指引导管提供良好的轨道。球囊导管到达冠状动脉的开口后，沿着球囊导管推送新的指引导管，由球囊导管提供的轨道优于导丝提供的轨道。

技巧和提示

　　** 如何解开打结的指引导管　当髂动脉非常迂曲时，进行旋转操作可能使指引导管近段打结。通常屏幕上的压力曲线消失。患者会主诉下腹疼痛。当指引导管打结时，它会形成一个指向外侧的锐角，并能穿透髂动脉。一旦观察到指引导管打结，首先要做的是将打结的指引导管推进到管腔更大的血管节段而不是继续留置在髂动脉。将 0.035 英寸的导丝送入导管，其头端送至打结区域。尝试通过反方向旋转导管来解开导管打结部分。如果在导管打结前最后几分钟进行了顺时针旋转，则尝试逆时针（反之亦然）旋转：在反复试错的基础上操作。在旋转导管的同时，缓慢地推送导丝以固定你刚解开的部分。如果在透视下看到指引导管变得更加扭曲，意味着情况正在变得更糟。尝试向相反的方向旋转指引导管。旋转指引导管时，轻轻推送导丝。应在 1 ～ 2 min 或更短时间内解开、拉直受损的指引导管并撤出体外。

　　** 如何解开肱动脉中打结的指引导管　在无数次尝试顺时针旋转和推送导管使指引导管进入 RCA 失败后，观察到动脉压力曲线突然嵌顿，同时无法进一步操控导管。透视显示，JR 4.0 指引导管在肱动脉段出现严重打结。逆时针旋转未能解开导管打结形成的袢，包括亲水涂层冠状动脉成形术导丝在内的所有导丝都不能通过导管打结部位。最后决定经同一动脉入路采用无鞘导管技术抓捕打结的指引导管（图 3.13）。

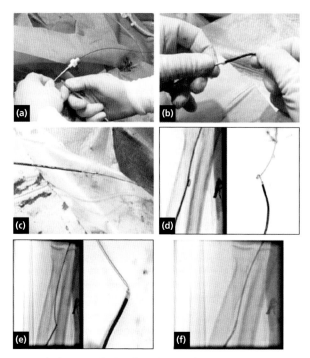

图 3.13 （a）切断 JR 4.0 指引导管近端。（b）保留导管中 0.035 英寸常规导丝，将 5 Fr JR 4.0 指引导管末端送入缩短的 7.5 Fr 无鞘导管。（c）推送无鞘导管，直至观察到其位于固定的 JR 4.0 指引导管近端。（d）继续推送无鞘导管至打结的环袢处。（e、f）在透视下，平滑地解开环袢，使其滑入无鞘导管，小心地拉出打结的导管。本图经 Wiley 允许转载。

参考文献

1. Tenaglia A, Tcheng J, Phillips III HR. Coronary angioplasty: Femoral approach. In: Stack R, Roubin G, O'Neill W (eds), *Interventional Cardiovascular Medicine, Principles and Practice*, 2nd edn. Edinburgh: Churchill Livingstone, 2002: 477–89.

2. Voda J. Long-tip guiding catheter: successful and safe for left coronary angioplasty. *Cathet Cardiovasc Diagn* 1992;**27**:234–42.

3. Hill JA, Lambert CR, Vlietstra RE, et al. Review of techniques. In: Pepine CJ (ed). *Diagnostic and Therapeutic Cardiac Catheterization*. Baltimore: Williams and Wilkins, 1998.

4. De Bruyne B, Stockbroeckx J, Demoor D, et al. Role of side holes in guide catheters: Observations on coronary pressure and flow. *Catheter Cardiovasc Diagn* 1994;**33**:145–52.

5. Stratienko AA, Ginsberg R, Schatz RA, et al. Technique of shortening angioplasty guide catheter length when therapeutic catheter fails to reach target stenosis. *Cathet Cardiovasc Diagn* 1993;**30**:331–3.

6. Abhyankar AD. Modified catheter shapes for engaging left coronary ostium in unusually wide ascending aorta. *Cathet Cardiovasc Diagn* 1996;**39**:327.

7. Chetcuti SJ, Moscucci M. Double-wire technique for access into a protruding aorto-ostial stent for treatment of in-stent restenosis. *Catheter Cardiovasc Interv* 2004;**62**:214–17.

8. Takahashi S, Saito S, Tanaka S, et al. New method to increase a backup support of a 6French guiding coronary catheter. *Catheter Cardiovasc Interv* 2004;**63**:452–6.

9. Abhaichand RK, Lefevre T, Louvard D, et al. Amplatzing a 6Fr JR guiding catheter for increased success in complex RCA anatomy. *Catheter Cardiovasc Interv* 2001;**53**:405–9.

10. Israel DH, Sharma SK, Ambrose JA, et al. Cardiac catheterization and selective coronary angiography in ascending aortic aneurysm or dissection. *Cathet Cardiovasc Diagn* 1994;**32**:232–7.

11. Topaz O, DiSciascio G, Goudreau E, et al. Coronary angioplasty of anomalous coronary arteries: Notes on technical aspects. *Cathet Cardiovasc Diagn* 1990;**21**:106–11.

12. Cheitlin MD, DeCastro CM, McAllister HA. Sudden death as a complication of anomalous left coronary origin from the anterior sinus of Valsalva: A notso- minor congenital anomaly. *Circulation* 1974;**50**:780–7.

13. Lee BI, Gist HC, Morris EI. Percutaneous coronary artery stenting of an anomalous right coronary artery with high anterior takeoff using standard size 7 French Left Judkins guiding catheters. *J Invasive Cardiol* 2004;**15**:682–4.

14. Lawson MA, Dailey SM, Soto B. Selective injection of a left coronary artery arising anomalously from the posterior aortic sinus. *Cathet Cardiovasc Diagn* 1993;**30**:300–2.

15. Solanki P, MD, Gerula C, MD, Randhawa P, et al. Right coronary artery anatomical variants: where and how? *J Invasive Cardiol* 2010;**22**:103.–6.

16. Sarkar K, Sharma SK, Kini AS. Catheter selection for coronary angiography and intervention in anomalous right coronary arteries. *J Interv Cardiol* 2009;**22**:234–9.

17. Hynes B, Dollard J, Murphy G, et al. Enhancing back-up support during difficult coronary stent delivery: single center case series of experience with the Heartrail II catheter. *J Invasive Cardiol* 2011;**23**:E43–6.

18. Cola C, Miranda F, Vaquerizo B, et al. The Guide-Liner™ catheter for stent delivery in difficult cases: Tips and tricks. *J Interv Cardiol* 2011;**24**:450–61.

19. Hanna H, Dasari TW, Hennebry TA. Use of the GuideLiner catheter for the treatment of a bifurcational total occlusion of the native left anterior descending artery through a tortuous composite venous graft. *J Invasive Cardiol* 2011;**23**:E40–2.

20. Aminian A., Fraser DG, Dolatabadi, D. Severe catheter kinking and entrapment during transradial coronary angiography: percutaneous retrieval using a sheathless guide catheter. *Catheter Cardiovasc Interv* 2015;**85**:91–4.

第 4 章
导丝

Thach N. Nguyen，Nguyen Van Lanh，Huynh Dang Thanh Phuong，
and Nguyen Thi Kim Dung

赖红梅　赵强　罗帆　译　李国庆　审校

* 基础；** 高级；*** 罕见的、奇特的或具有研究性质的
\$，额外花费＜100.00 美元；\$\$，额外花费＞100.00 美元
⧗，额外花时间＜10 min；⧗⧗，额外花时间＞10 min
🌢，并发症风险低；🌢🌢，并发症风险高

> **挑战**
>
> 导丝主要由两部分组成：①由不锈钢或镍钛合金制成的中心杆，②由铂金或钨制成的弹簧线圈形状的柔软头端。根据其结构、核芯材料和头端直径的不同，导丝具有不同的性能，可以在不同的情况下发挥作用。在进行任何介入手术操作过程中，推送导丝穿过病变并及时将头端固定于血管远端是一个挑战。

导丝的工程评估

可操控性是指导丝头端在血管内的穿过能力和反应能力。如果头端灵活，不太硬，可以操控导丝通过迂曲血管段。**可跟踪性**是指器械在导丝上跟踪的能力，特别是在血管迂曲处。这一特性是由导丝提供的侧向支撑力决定的。一个较长的、逐渐变细的核芯有利于跟踪，但提供的支撑力较小。相反，核芯椎体越短，导丝的**支撑力**越大（由术者手操控导丝产生的力可以传递到导丝头端）。如果导丝的核芯椎体短，导丝可以通过迂曲段。然而，血管迂曲段过短将无法保持导丝稳定，因此导丝更容易脱出。例如，一根短椎体核芯的导丝在从左主干转弯进入 LCX 时，导丝脱出进入到 LAD。

扭控性是指导丝近端到导丝远端传递扭矩的能力。在专业术语中，扭控性是指导丝对术者旋转导丝近端的反应能力。这一特性在通过迂曲血管段或在钻闭塞段时很重要，即在 PCI 治疗 CTO 时，以可控的方式旋转导丝寻找阻力最小的路径。扭控性取决于以下几点。

1. 单芯导丝：柔软的弹簧圈不降低扭矩力的传导。

2. 导丝提供侧向支撑。

3. 特殊设计的能传递扭矩力的导丝（双芯或复合芯）。

一般来说，软导丝操控性差，而硬导丝可以提供更多的扭矩控制[1]。

迂曲：通过绕过非常坚硬的病变时，如钙化，需要导丝的迂曲特性。导丝末端的线圈结构可以实现这种特性，而单芯导丝则不具备该特性。**润滑性**是指当导丝在血管中移动或通过任何病变时遇到阻力，可以很轻松通过。遇到的阻力取决于以下几点。

1. 遇到的组织：血管管腔＜＜微通道＜脂斑＜蛋白多糖＜胶原蛋白 / 弹性蛋白。

2. 迂曲（迂曲病变）。

3. 病变长度。

通常，阻力根据导丝涂层的不同而不同：聚合物涂层＜亲水涂层＜疏水涂层＜无涂层。**穿透性**是指刺穿病灶的能力，如 CTO；病变越硬，要求穿透性越高。穿透性取决于以下几点。

1. 头端重量。

2. 锥形头端。

3. 导丝支撑（微导管、OTW 球囊导管、锚定技术、子母导管）。

4. 导丝的侧向支撑。

可推送性是指推送导丝所需的力的大小，或者一旦导丝刺穿病变，推送导丝的容易程度。可推送性取决于①导丝所要穿过组织的特性，以及②导丝需要穿过 CTO 病变的长度和导丝所提供的侧向支撑。

最佳策略

技术操作标准

应轻轻推送导丝，使导丝顺利通过血管近段和病变段。当导丝受压变弯时，需要撤出导丝并重新定位。尽可能地将导丝头端放置在血管的远段，此时导丝的刚性部分通过病变部位，以便支架或其他介入器械成功地被跟踪。

鉴别差异

镍钛合金和不锈钢导丝　具有镍钛合金芯的导丝具有抗扭能力，而不锈钢芯导丝容易打结。核心延伸到头端远端可以提供更好的扭矩传递和触觉反馈。镍钛合金核芯增加导丝的可跟踪性，包括在导丝不脱出的情况下通过急转弯的能力（所谓的"平衡力传递"）。镍钛合金导丝可能比不锈钢芯导丝更容易进入反向开口的 LCX。镍钛合金导丝的局限性是蓄积扭矩力，而不是传递扭矩力[1]。

亲水涂层导丝　镍钛合金软导丝表面为亲水聚氨酯涂层，具有抗扭能力。由超弹性钛镍合金制成的核芯具有较强的柔顺性和抗扭能力，因此优化了可推送性。亲水聚合物涂层湿化后具有较低的致栓性和较好的润滑性[1]。亲水聚合物涂层导丝，如 ChoICE™PT、Asahi Prowater®、Whisper® 和 Runthrough®，摩擦力较低，更容易通过迂曲病变。但如果进入小分支，导致血管夹层、穿孔的风险较高。软的输送导管，如运输导管或双腔双通导管，通过减少血管近段的摩擦力来提高导丝的操控性。Venture™ 头端可调弯导管有助于引导导丝通过冠状动脉血管迂曲段，在大的冠状动脉中用处更大，与 Steer-It™ 头端可调弯导丝类似。

硬导丝　硬导丝会拉直迂曲的血管段，改变血管形态，并造成血管皱褶和伪病变。回撤硬导丝，将不透射线的导丝头端保留在伪病变处，更换更柔软的导丝或柔软的传输导管，或将硬导丝完全撤出，可消除伪病变。硬导丝的其他缺点包括导丝在血管急转弯处变形和支架的可追踪性差，这是由于硬导丝在血管腔内位置偏移导致冠状动脉疼挛、血管发生皱褶甚至导致阻断血流。在这些情况下，应更换导丝。由于导丝位置偏移较多，避免使用动脉粥样硬化切除装置。

策略规划

推送导丝时需动作轻柔，而不是盲目地暴力推送导丝。因为暴力推送导丝可导致斑块破裂、血栓形成，最终导致血管急性闭塞。导丝体部任何部位打弯都不能将扭矩力 1：1 传导至头端。只有在开通 CTO 时，才能更有力地推送导丝，但需非常谨慎。重复顺时针和逆时针旋转 180° 有助于推送导丝，并减少导丝进入小分支的机会[1]。

不要 360 度旋转导丝，有与第二根导丝缠绕或卡在小分支内导致导丝头端断裂风险。导丝头端半径应与需要通过血管段的直径相匹配，特别是打算将导丝送入 SB 时。第一弯曲和第二弯曲的直径应比所要通过血管的直径大一些。如果需要通过的血管段有两处成角，对导丝头端进行双弯或三弯塑形是有用的[1]。

术者需牢记分支的空间方向，以最小的操作引导导丝头端，最大限度地减少内皮损伤。

导丝进入 LAD

LAD 通常弯曲度较小，因此导丝柔软头端与刚性体部之间的过渡点通常不是主要问题。

导丝进入 LCX

对 LCX 进行 PCI 治疗，导丝需要通过 LM 进入 LCX，然后向前推送穿过病变。通常情况下，成功进入 LCX 需要较大的第二弯曲，进入钝缘支时第一弯曲较小。建议使用体部到弹簧头端逐渐变细的导丝，可以避免导丝连续脱出进入 LAD[1]。

导丝进入 RCA

当 RCA 起源相对正常时，通常选用可操控性好的常规软导丝，避免导丝进入 SB。当 RCA 开口朝前时，有时需要在导丝的辅助下进行导管插管。在这种情况下，选用头端过渡点改良导丝或柔软的亲水涂层导丝，避免导丝在过渡点或导管脱离开口时脱垂[1]。

推送导丝

为了进入迂曲的 LAD 近段，最佳投照体位是 LAO + CAU。导丝进入 LAD 的距离足够深时，将投照体位调整为 AP + CRA，继续推送导丝进入中段然后到达远段。

技巧和提示

** **调控导丝在 LAD 走行**　在 LAO + CAU 投照体位，导丝进入 LAD，走行方向指向屏幕右侧，左侧是对角支。导丝进入 LAD 近段后最佳投照体位为 AP + CRA。在该投照体位，导丝应向下走行。向左偏转指向对角支，向右偏转指向间隔支。如果在 RAO + CRA 投照体位导丝进入 LAD，导丝指向下，很可能进入 LCX。如果导丝活动度很大，可能进入中间支。同对角支一样，中间支在左心室收缩期变弯。通常，有必要在导丝头端额外塑形一个小弯，因为 LAD 开口处成角较 RAO 投照体位显示的角度还要大[1]。

** **在不脱垂的情况下进入 LCX**　有时，由于第二个主分支的主干较短，很难将一根头端塑弯的导丝送入一个大的分支血管（如从 LM 到 LCX，然后到 OM）。尽管持续操作，导丝在压力下持续被压弯并脱垂进入主支（LAD）。其原因是导丝短头端与主血管之间存在突然过渡（LCX 的急分叉）。有很多方法来解决这个问题。

第一种方法是深插指引导管，使导管头端与 LCX 开口之间的距离缩短。第二种方法是请患者深呼吸。通过深呼吸，心脏被拉长，LCX 和 LM 之间的角度变小。利用这短暂的机会推送导丝。

第三种方法是将目前使用的导丝更换为核芯逐渐变细的导丝。这样，随着导丝头端进入血管远端，它可以稳固导丝，刚性轴段可以更好地调节角度，不会脱入至意想不到的区域（或 LAD）[1]。导丝头端的柔软段通过急转弯后，推送导丝的同时慢慢旋转导丝，旋转的力量使导丝进入远段。为了进入 LCX，导丝头端需要塑弯，使导丝弯径略长于 LM 的直径。

另一种方法是将一根小的运输导管送入 LCX 近段。这种新型导管防止导丝变形，通过缩短导管头端与病变之间的距离，消除 LM 与 LCX 之间的锐角[1]，从而帮助导丝穿过紧致的病变。在不脱垂的情况下，导丝进入 LCX 的最佳操作排名见框 4.1。

框 4.1　转换策略

在导丝不脱垂的情况下进入 LCX 的最佳操作

1. **最佳策略**：深插指引导管
2. **$ 次佳策略**：将导丝更换为核芯逐渐变细的导丝
3. **第三佳策略**：让患者深呼吸
4. **$$ 第四佳策略**：使用运输导管

** 穿过合并狭窄的冠状动脉瘤　导丝有时很难通过裂隙样狭窄合并冠状动脉瘤的病变。应该首选具有良好扭矩操控性的软导丝（BMW、Prowater 或 Runthrough）或软的亲水涂层导丝（Whisper）。较小的第一弯曲用于通过裂隙样狭窄，第二弯曲较大，用于穿过动脉瘤腔（图 4.1）。

** 使用导丝测量病变的长度　当血管段因迂曲出现透视短缩时，不易准确地评估病变长度。当多个投照体位均显示血管走行迂曲时，单个投照体位难以克服多个透视短缩。大部分可透视导丝头端 20～30 mm 部分不透射线。将该不透射线头端放置在病变位置上，就可以估计出病变的长度。另一种测量病变长度的方法是用两端有标记的球囊或使用带有标记的导丝。

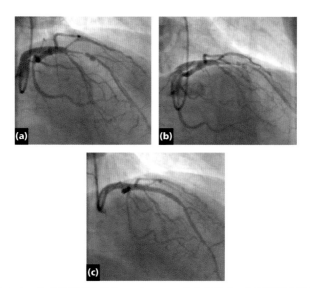

图 4.1 （a-c）分叉病变分型为 Medin 0.11。主支长病变，病变远端血管呈裂隙样高度偏心性狭窄伴有局部瘤样扩张。Whisper MS 导丝头端塑小弯，经过几次尝试后，通过病变至远段。

　　＊＊伪病变　使用硬导丝会拉直迂曲血管以便于输送支架，偶尔会导致血管过度扭结并产生冠状动脉"伪病变"，使输送支架更加困难。当出现这种情况时，将导丝交换为软导丝或使用软的输送导管（如输送导管），可能会解决伪病变现象。

　　使用双通道导管可以非常便利地置入另一根导丝。通道导管非常柔软并具有延展性，远端具有快速交换管腔和 OTW 管腔，可用于输送第二根平行导丝或在保持导丝远端位置不变的情况下交换现有导丝。有时，可以使用较软的或 0.012 英寸的导丝，较少引起血管变形。

推送导丝通过迂曲节段

　　当导丝通过了血管多个迂曲段后，操控导丝开始变得困难。目前有多种方法来解决这一问题。第一种方法是使用超滑和抗扭结的亲水涂层导丝。由于亲水涂层导丝非常滑，术者几乎没有触觉反馈。如果不慎进入一个小而短的分支，亲水涂层导丝很容易进入内膜下或造成远端穿孔。因此，在操作亲水涂层导丝时，一定要观察导丝远端，以免导丝头端意外移动和穿孔。最好的解决方案是使用具有疏水头端（远端 1～3 mm）和亲水体部（镍钛诺－不锈钢芯制成）的混合导丝（Runthrough，BMW）。另一种方法是将球囊推送到导丝头端附近，以加强支撑力、扭控性和可操控性。另一种更好、但更贵的方法是使用软的微导管（Transit™，Progreat® 或 Finecross®，Corsair®），微导管的头端更软和更短（易于推进），旨在提高导丝的支撑力、扭控性和可操控性。微导管也可以用于交换导丝。框 4.2 列出了推送导丝通过血管迂曲段的最佳操作方法排名。

框 4.2　转换策略

推送导丝通过血管迂曲段的最佳操作

1. 最佳操作：选择亲水涂层导丝

2. 次佳操作：推送球囊至导丝头端附近

3. 第三佳操作：将微导管推送到导丝头端附近

操控和推送导丝通过严重成角的 SB

在极少数情况下，导丝必须进入一个成角较大的 SB。首先在导丝头端做一个大弯，有时像一个大钩，然后其后方 1～2 cm 处再做一个小弯。微导管可以减少导丝近端的摩擦力，促进导丝前行。使用更硬的或亲水涂层导丝有助于导丝进入成角 SB。如果导丝仍不能送入远段，经导丝将微导管放于 SB 开口处。然后将原有导丝更换为软导丝（Whisper，Prowater，Runthrough）。另一种方法是使用双腔导管（Crusade®）加强对导丝的支撑和引导。反转导丝技术需要花费更多的时间和手术操作技巧。成本最高的方法是使用 Venture 可调弯导管或带有偏转头端的 Steer-It 导丝，以便将导丝准确定位于 SB 的开口（框 4.3）。

先进的实时操作

反转导丝技术进入 SB　将导丝头端 3～5 cm 塑形成发夹状，其带有 3～5 mm 的小弯，与发夹方向相反（图 4.2a）。建议选择具有聚合物涂层的软导丝（Fielder FC）进行该操作。将双折弯的导丝头端送入指引导管（图 4.2b）。推送导丝至靶 SB 以远，回撤导丝使其头端脱入靶 SB。朝 SB 主血管方向旋转导丝，如果头端指向患者的左侧，则顺时针旋转，如果头端指向患者的右侧，则逆时针旋转。当导丝硬段进入 SB 足够长时（不仅仅是导丝的软头端），导丝会进

框 4.3　转换策略

进入 SB 的最佳策略

1. **最佳策略：** 在导丝头端做一个超过 90° 的大弯，在大弯后 1.5 ～ 2.0 cm 做一个小弯（15° ～ 30°），头端的长度等于 SB 发出处主支血管的直径）
2. **$$ 次佳策略：** 将球囊或微导管推送到导丝头端附近
3. **$$ 第三佳策略：** 使用亲水导丝
4. **$$ 第四佳策略：** 使用带有可偏转头端的 Steer-it 导丝
5. **$$$ 第五佳策略：** 使用双腔导管将导丝头端指向 SB
6. **第六佳策略：** 使用反向导丝技术
7. 使用扩张远端球囊与导丝偏转技术
8. 于主支 SB 开口处放置一个球囊，使导丝头端偏转

一步前行而不会脱出。通过缓慢回撤和操控头端方向，导丝进入 SB（图 4.2c）。回撤导丝同时轻轻旋转，导丝进入 SB 更深。或者将导丝以发夹的形式插入导管，通过病变后，将导丝拉回。然而，该技术只适用于近段病变。在远段病变中，需要使用双腔的 Venture 可调弯导管[2-3]。

专用设备

Venture 可调弯导管

　　控制导管是一种具有兼容性、柔顺性、可扭控的 6 Fr 支持导管，其锥形头端具有可机械活化、可偏转以及无创伤性特点。顺时针旋转止血阀近段使导管头端偏转超过 90°。导管头端旋转 90° 后，不透射线的 8 mm 头端形成 2.5 mm 的迁曲。该导管 140 cm 长，分为 OTW 和快速交换版本，兼容所有经认证的 0.014 英寸导丝。首先，将导丝头端送至靶病变 / 分支远端。将导管头端迁曲成所需的外形，回撤导管至 SB 开口。由于导管提供精确的定位和牢固的支撑，导丝可以很容易地进入 SB，甚至通过角度极其刁钻的病变[4]（图 4.3）。

采用反转导丝技术进入迁曲 SB

　　Crusade 导管是一种双腔微导管装置，术者可以通过 OTW 管腔送入第二根导丝，同时将第一根导丝保留在单轨管腔内。该导管非常适用于各种复杂 PCI 手术。以下是 Crusade 双腔微导管辅助下的反转导丝技术概述。首先，使用具有聚合物护套的亲水涂层导丝，在距离导丝头端 3 cm 处做一个大约 40° 的反向弯

（图4.4a，b）。将导丝插入Crusade双腔微导管OTW腔内，并将导丝反折部分自导管头端的侧孔探出（图4.4c）。将反向导丝系统通过止血阀插入导管，保持导丝反折状态，送入主血管（MV）并推送至目标分叉处（图4.4d）。将反转导丝系统推送至MV远端分叉病变以远，将Crusade双腔微导管回撤至病变近段，缓慢回撤并操控导丝使其进入SB。操控导丝时需要旋转导丝，以便引导导丝头端进入SB开口。选择导丝头端进入SB开口，小心地回撤导丝，使导丝反向迁曲部分正好位于分叉处。然后采用导管内球囊锚定取出Crusade双腔微导管，沿导丝输送新型的通过性良好以及柔软的微导管通过急转弯进入SB。随后，使用微导管将头端角度大的导丝交换为普通弹簧圈导丝，对LAD和对角支病变同时进行PCI。

技巧和提示

*** **通过扩张远端球囊使导丝头端偏转** 有时很难将塑形导丝送入极度成角开口的SB。当OM极度成角起源于LCX并开口存在严重病变时，由于导丝反复脱入LCX主支，不能进入OM。将一个小球囊推送到LCX远端并扩张，使球囊近端恰巧位于靶病变OM开口下方。送入另一根导丝，将导丝头端指向极度成角的OM开口，成功地进入OM的开口。在该病例中，扩张的球囊防止导丝持续地脱入LCX主支，并使导丝头端转向所需的逆向开口病变[5]。

** **通过支架网眼进入分支** 通常，对于导丝进入SB困难，可以单独或联合使用所有导丝进入SB的技术，如果需要重新穿过支架网眼，导丝的头端应该塑形成一个很宽的J形弯曲，在旋转导丝同时推送导丝。有助于避免导丝头端不慎进入到支架后方，导致导丝走行于支架外。推送导丝时如遇到轻微阻力，需考虑导丝穿过支架梁或走行于支架梁后方的可能。如果支架内存在再狭窄病变，弯曲的头端未能穿过支架，可以操控头端轻度弯曲的中等硬度导丝穿过支架。尝试在两个正交的投照体位中显示病变节段，尽可能准确地在血管腔内推送导丝。在支架的近端，使用短球囊进行较高压力的后扩张，可以进一步打开支架网眼，并使侧壁支架钢梁移位，为导丝进入SB提供空间。有时这些操作无效，"拘禁"导丝亦无帮助，特别是当SB完全闭塞时。在这种情况下，将IVUS探头送入支架内，确定SB开口的确切位置。保持IVUS在开口位置，引导中等硬度导丝进入SB（IVUS探头为导丝提供额外的支撑，并确认SB真腔位置）。

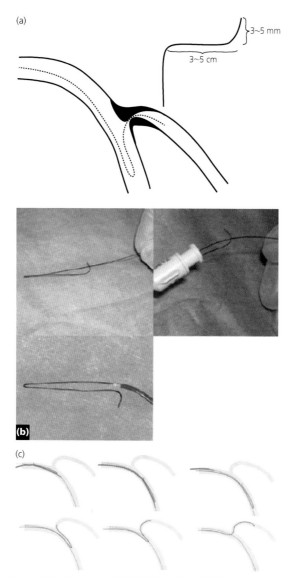

图 4.2 （a）导丝头端 4～5 cm 处塑形成发夹型，其本身有 3～5 mm 的小弯，指向与发夹相反的方向。（b）反折导丝送入导管内，反折导丝的第一弯曲短，第二弯曲较长。（c）将插入导管内的反折导丝推送到目标 SB 远段。然后回撤导丝使导丝头端脱垂进入到靶 SB。旋转导丝指向 MV 腔，如果导丝头端指向患者左侧，则顺时针旋转；如果头端指向患者右侧，则逆时针旋转。当导丝硬段进入 SB 足够长时（不仅仅是导丝的软头端），导丝会进一步前行而不会脱出。通过缓慢回撤和操控头端方向，导丝进入 SB。（c）由 Satoru Sumitsuji MD，FACC 提供。

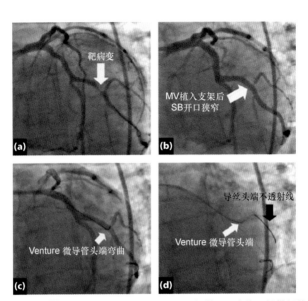

图 4.3 Venture™ 可调弯导管。为导丝插入 SB 提供开口定位，提供额外的支撑。（a）垂直发出的 OM 分支。（b）支架植入后，OM 开口严重狭窄。（c, d）指引导丝进入 SB。

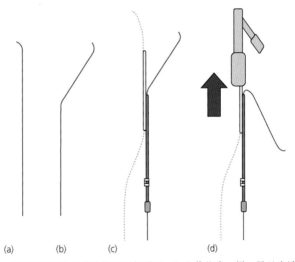

图 4.4 如何在双腔微导管中推送反折导丝。（a）像往常一样，导丝头端塑一个小弯。（b）在导丝头端柔软部分做一个 30° ～ 45° 的反折弯，或由 3 ～ 4 个小弯曲组成一个更平滑的弯。（c）Crusade 双腔微导管插入主支导丝（已插入），反折导丝插入 Crusade 双腔微导管第二个管腔。（d）将反折导丝系统推送入到 Y 连接器中，保持导丝反折状态。反折导丝的反折点自第二腔的侧孔探出。Satoru Sumitsuji 提供。

** 在常规长度导丝上推送 OTW 球囊导管 操控插入冠状动脉的一根常规长度血管成形术导丝，使其穿过病变并送至血管远段，确保导丝头端位于冠状动脉的最远段。随后，沿导丝输送 OTW 球囊导管，无需手动控制导丝。在透视引导下进行该操作，直到导丝近端重新出现在球囊导管导丝端口。在输送球囊导管的过程中，要特别小心，使球囊导管的移动尽可能平顺，无任何阻力。如果感受到轻微阻力，禁止沿导丝暴力推送球囊导管。该措施可以预防导丝向前移动。遇到任何阻力或有心室异位搏动时都应该立即在透视下重新评估导丝、球囊导管和指引导管的位置。目前尚无因导丝不慎向前移动导致冠状动脉损伤的报道。导丝张力随着球囊导管向前移动而增加，可以导致指引导管滑出冠状动脉开口，因此需要观察导管头端。由于该技术仅使用一根导丝，节约了成本，具有成本效益。此外，当导丝的近端受损、不能延伸或该导丝本身不能用于延伸，或无可用的延长导丝时，该技术发挥作用。

** 使用常规长度的导丝更换球囊导管 从导丝上撤出球囊导管，直到导丝的硬头末端刚好与球囊导管末端的中心腔平齐。此时将第二根导丝硬头末端送入球囊导管中心腔，与管内第一根导丝端对端对接。将 20 号静脉（IV）套管针头端放于中心腔内有助于将第二根导丝送入球囊导管中心腔。随后，缓慢回撤球囊导管的同时向前推送第二根导丝。操作时需确保球囊导管的管腔兼容第二根导丝。

** 使用第二个球囊固定导丝 送入第二个 2.5 mm×15 mm 的球囊，并将其放于距离指引导管头端 1 cm 处。当 OTW 球囊导管回撤到指引导管内 2.5 mm×15 mm 球囊远端时，以 12 atm 压力扩张球囊，锚定导丝，撤出 OTW 球囊导管。

在不使导丝脱离血管远端位置的前提下，各种交换球囊导管的最佳策略排名见框 4.4。

框 4.4 转换策略

在常规长度导丝上交换球囊导管的最佳策略

1. **不增加成本的最佳策略：** 使用普通导丝尾端
2. **不增加成本的次佳策略：** 将球囊导管连接到充满生理盐水的注射器，通过向球囊导管中央腔注入生理盐水撤出球囊导管，撤出球囊导管期间保持 14 ～ 15 atm 的恒定压力
3. **\$ 第三佳策略：** 使用延长导丝
4. **增加成本的策略：** 使用第二个球囊固定导丝

不能通过病变

当导丝似乎不能通过病变时，最合适的处理应该是在第二个正交投照体位中检查导丝的位置。导丝的头端有可能在 SB 内，也可能进入内膜下。确定导丝在血管真腔后，可以采取的其他策略包括更换更硬、更细的导丝，亲水涂层导丝或沿导丝推送球囊至导丝头端附近以增加对导丝的支撑。

面对的挑战

导丝与 IVUS 导管缠绕 针对需要使用血流储备分数（FFR）导丝和 IVUS 进行高级生理学或腔内影像学检查的复杂 PCI，有可能出现导丝缠绕现象。在 704 例接受 IVUS 检查的患者中，有 0.5% 的患者发生血管成形术导丝缠绕，而 FFR 检查中有 13% 的患者发生导丝缠绕。发生导丝缠绕的最可能原因与 IVUS 导管的单轨段短有关。为了避免导丝缠绕，明智的做法是确保 IVUS 的短单轨段靠近 FFR 导丝或血管成形术导丝的刚性段。如果发现缠绕，尝试向前推送 FFR 导丝与血管成形术导丝，以便将导丝扭结部分与 IVUS 导管头端分开。另一种方法是沿扭结的导丝将 IVUS 导管推送至远端。然而，过度操作可能产生危害，容易导致导丝袢状打结和 FFR 导丝进一步扭结。撤除整个系统可能是最后的手段和实用的选择。

避免 IVUS 导管与导丝缠绕 当需要穿过的血管近段严重迂曲伴钙化时，推送 IVUS 导管遇到阻力。如果推送 IVUS 导管时不慎施加过大力量，可能会导致导管移位、导丝扭结。如果未及时发现，推送一根扭结的导丝可能导致血管穿孔或夹层。由于 IVUS 导管通过其远端短的单轨段在导丝上滑动，扭矩力传导差。这阻碍了其通过远端迂曲段、穿过紧致迂曲病变或锐角病变的能力。

技巧和提示

如何使用血管成形术导丝？ 当指引导管进入冠状动脉开口后，将一根长度为 300 cm，头端直径为 0.014 英寸的血管成形术导丝插入冠状动脉，并推送至冠状动脉远段。使用自适应鳄鱼夹（Medtronic 5833SL）将导丝连接到体外脉冲发生器（Medtronic 5348）。该脉冲发生器提供变频输出电流，同时保持固定的脉冲宽度。负极（阴极）连接到血管成形术导丝的末端，正极（阳极）连接到患者身上，使血管成形术导丝发挥单极功能。最初，使用大型表面电极将鳄鱼夹阳极连接到皮肤上。然而，皮肤电极所需的电流非常高，患者无法承受。因此，为了改善组织接触，阳极与锚定在股动脉入路附近皮下组织的钢丝缝线连接（3/0 外科钢单丝 B&S 30）。心脏外科医生在心脏手术后常规使用这种钢丝缝线缝合心外膜临时起搏导线，并降低起搏器捕获阈值[6]。

参考文献

1. King SB, Warren RJ. Equipment selection and techniques of balloon angioplasty 3.1–3.15. In: King SB, Douglas JS (eds), *Atlas of Heart Diseases: Interventional Cardiology*. St Louis: Mosby, 1997.
2. Kawasaki T, Koga H, Serikawa T. New bifurcation guidewire technique: a reversed guidewire technique for extremely angulated bifurcation –a case report. *Catheter Cardiovasc Interv* 2008;**71**:73–6.
3. Nakhjavan FK, Najmi M. Exit block: a new technique for difficult side branch angioplasty. *Cathet Cardiovasc Diagn* 1990;**20**:43–5.
4. Violaris AG, Tsikaderis D. Tracker tricks: Applications of a novel infusion catheter in coronary intervention. *Cathet Cardiovasc Diagn* 1993;**28**:250–1.
5. Gershony G, Hussain H, Rowan W. Coronary angioplasty of branch vessels associated with an extreme angle take-off. *Cathet Cardiovasc Diagn* 1995;**36**:356–9.
6. Mixon TA, Cross DS, Lawrence ME. Temporary coronary guidewire pacing during percutaneous coronary intervention. *Catheter Cardiovasc Interv* 2003;**61**:494–500.

第 5 章
球囊血管成形术

Thach N. Nguyen，Kim Truong，Quoc V.P. Bui，Ria Shah，Thien Bui，and Truong An Ngo

赖红梅　彭辉　罗帆　译　马依形　审校

---

* 基础；** 高级；*** 罕见的、奇特的或具有研究性质的

\$，额外费用＜ 100.00 美元；\$\$，额外费用＞ 100.00 美元

⧖，额外花时间＜ 10 min；⧖⧖，额外花时间＞ 10 min

🌢，并发症风险低；🌢🌢，并发症风险高

挑战

　　由不同材料［聚乙烯（PE），聚乙烯对苯二甲酸乙二醇酯（PET）等］制成的球囊有不同的尺寸。材料的特性（顺应或非顺应性）决定球囊的扩张压力和硬度，从而在扩张时可以提供精确或超大直径。球囊可以沿贯穿整个球囊导管内腔的导丝滑行（OTW 系统），或仅球囊近段部分沿着导丝滑行（单轨系统），或冠脉内无留置导丝（固定导丝球囊）。切割球囊在其长轴排列有小型刀片。

　　钙化病变在普通球囊血管成形术（POBA）后即刻管腔获得的机制是在钙化病变中局部形成小夹层。而在纤维化病变中，即刻管腔获得的主要机制是斑块受压和血管扩张。理想情况下，球囊在未扩张的状态下外径非常小。然而，对于大多数病变，外径的重要性不如可追踪性和可推送性。可追踪性指球囊通过导丝穿过成角冠状动脉段的能力。可推送性被定义为推送球囊通过迂曲段血管或穿过病变的能力（图 5.1）。

　　在单轨系统中，使用小号指引导管可以获得较好的显影效果并减少透视时间。然而，不撤出导丝或使用传输导管，就无法进行导丝交换或重新塑形导丝。OTW 球囊导管可追踪性较好，而固定导丝球囊外径更小，可用于迂曲血管和极度紧致的病变。

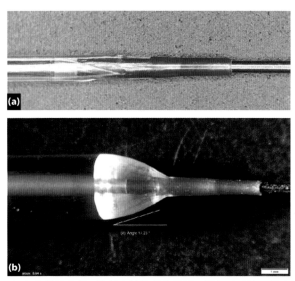

图 5.1 （a）小外径球囊。外径小的锥形尖端用于增加通过性。激光焊接技术使推送杆与球囊之间平滑过渡保证了球囊的柔顺性和可推送性。在这张 Liston™PTCA 球囊的图片中，通过外径为 0.75 mm。（b）评价通过性。在检查球囊质量时，介入心脏病专家会检查球囊的通过外径、病变入口轮廓、球囊尖端长度和球囊尖端锥度。随着锥形尖端长度的增加，通过性增加。球囊两端的短肩部设计使边缘效应并发症降低。在这张 Liston™PTCA 球囊的图片中，通过外径为 0.75 mm，病变入口轮廓为 0.43 mm 或 0.017 英寸，球囊尖端长度为 2.5 mm，球囊尖端锥度为～ 17°。由越南胡志明市 USM 医疗保健器械公司提供：http://usm.com.vn。

最佳策略

技术操作标准

　　POBA 的理想结果是重塑的血管腔残余狭窄 < 10% 且无夹层，同时远段血流达到 TIMI3 级（心肌梗死溶栓后）。POBA 后 5 min 复查血管造影无弹性回缩或血流恶化，提示手术成功。

操作方法

球囊

　　操作人员对扩张技术的总体了解、对所选系统的熟悉程度、球囊的大小以及处理并发症能力的重要性超过选择合适的球囊和导丝系统[1]。球囊与血管直径比例应该接近 1∶1。已证实较高的球囊∶血管比值会增加血管夹层和血管急性闭塞风险。

鉴别差异

顺应性球囊　由于具有外形小（0.021 ～ 0.026 英寸，而非顺应性球囊外径为 0.024 ～ 0.031 英寸）以及减压后回抱性好的优点，介入操作中常使用顺应性球囊。由于长期血流量减少或完全闭塞导致血管细，不能确定血管大小时，顺应性球囊非常有用。开通病变后推注硝酸甘油，血管腔会增大。以更高的压力进行第二次扩张，可以进一步扩张顺应性球囊（尺寸增加 20%）。同样，当不同大小的血管中有多个病变时，使用顺应性球囊可能更具成本效益。首先，使用球囊扩张小血管的病变，然后将其放置于大血管中，以更高的压力扩张从而获得更大的血管腔直径。顺应性球囊由聚烯烃共聚物（POC）制成。图 5.2 列出了顺应性球囊和非顺应性球囊的区别。

非顺应性球囊　非顺应性球囊由 PET 制成，可以应用于多种场景。当后扩张支架时，需要使用短的非顺应性球囊优化支架膨胀，且不产生边缘夹层。在长病变中，远段管腔直径通常比近段细，非顺应性球囊不会过度拉伸远段。顺应性球囊扩张坚硬钙化病变时，会优先扩张软病变，而无法扩张开坚硬钙化病变。由于正常血管段被过度拉伸，血管看起来比实际管腔直径大，随着时间的推移，血管腔会弹性回缩。处理相同的坚硬钙化病变时，非顺应性球囊将其扩张力集中地作用于坚硬钙化病变段，且不拉伸与其相邻的正常血管。使用高压力会扩张开病变，同时使动脉粥样硬化负荷沿血管纵轴均匀迁移，从而重建了一个更大、更稳定的血管内腔。半顺应性球囊由聚醚嵌段酰胺（PEBA），尼龙或聚氨酯弹性体制成。

球囊上的标志　如果是致密病变，使用中央单标志的球囊。当

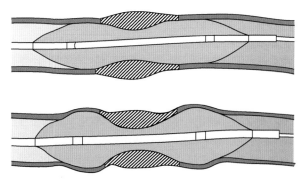

图 5.2　顺应性球囊（上图）与非顺应性球囊（下图）的区别。

术者观察到球囊标志位于病变中间时，开始扩张。对较长病变进行 PCI 时，需要使用两端有标志的球囊，以确保球囊覆盖整个病变。

长球囊和短球囊 在弥漫性长病变中，长球囊使扩张压力更均匀地分布在病变节段上，无需进行多次短暂和重叠扩张，且没有未扩张病变凸入管腔的风险。短球囊破坏部分动脉粥样硬化斑块，血液进入到破裂斑块后方的通道。长球囊产生血管夹层的风险较低。长球囊对血管的纵向拉伸影响较小，在球囊扩张过程中，可以保持血管的曲度[2]。当扩张管腔直径逐渐变细血管中的长病变时，长球囊的缺点是过度扩张远段病变，而近段病变扩张不充分。

OTW 球囊与单轨球囊 OTW 球囊导管全程内腔有导丝通过，因此推送性较好。单轨球囊仅在轴杆远段有导丝通过，因此推送性差。单轨球囊推送杆的近段和中段由不锈钢海波管或聚酰胺或塑料制成。导丝轴杆核芯具有柔顺性，其外径大于海波管轴杆直径[3]。

推送、定位和扩张球囊

术者左手向前推送球囊，右手或助手固定导丝。应以恒定的力量推送球囊，切忌粗暴推送。推送球囊时，仔细观察指引导管头端。用力推送球囊时，支撑力不强的导管可能会向后弹出冠状动脉开口，甚至完全脱离冠状动脉开口，导丝随之脱出。如果球囊在病变处遇到阻力，对球囊导管轻轻施加向前的推力，同时回撤导丝以及轻柔地深插导管，球囊通常能通过病变。推送球囊通过迂曲血管段的另一种方法是同时推送导丝和指引导管。

通过病变失败

推送球囊时，如果病变严重，球囊尖端无法通过病变，指引导管会弹出冠状动脉口。在这种情况下，应该保持导管稳定，深插指引导管或者更换指引导管。

如果病变近段血管过度迂曲，解决的方法有：①确保指引导管位置更加稳定；②使用较硬的导丝便于球囊跟踪；③请患者深呼吸，拉直冠状动脉；或④使用"平行"导丝，放置于血管内主导丝旁边（图 5.3）。小外径的短球囊有时可以成功穿过致密病变。扩张后会创建一个通道，足以使合适尺寸的球囊进入。框 5.1 中列出了推送球囊通过致密病变的各种最佳策略排名。

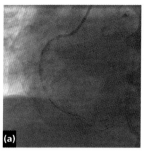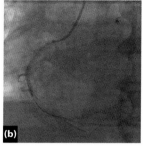

图 5.3　（a、b）平行导丝技术。

框 5.1　转换策略

推送球囊穿过致密病变的最佳策略

1. **不增加成本的最佳策略：** 检查导管位置，优化导管同轴，如果需要可以深插。以便导管可以为推送球囊提供足够的支撑
2. **不增加成本的次佳策略：** 请患者深呼吸，以便拉长心脏和冠脉（减少迂曲）。在这短暂的时间窗内，向前推送球囊
3. **不增加成本的第三佳策略——相对运动：** 保持恒定的力量推送球囊，同时轻拉导丝，以便球囊穿过病变。该技术是为了减少导丝与球囊导管管腔之间的摩擦力，亦有助于拉直导丝并保持导丝张力，以使球囊导管在导丝上滑行
4. **$第四佳策略：** 血管内再送入另一根更硬的导丝，这样球囊就可以在上面滑行。导管支撑力会变强，不会弹出冠脉口。血管段也被拉直（导丝偏移较少），以便球囊更好的跟踪导丝
5. **$第五佳策略：** 更换一个外径小的球囊（单轨球囊，顺应性球囊，中央单标志球囊）

技巧和提示

　　** 血流阻断时球囊定位　在许多情况下，仅将球囊穿过严重病变处即可阻断冠状动脉血流。此时，在球囊到位后无法在扩张前检查球囊的位置。选择一个长度能够完全覆盖病变的球囊，推送球囊时推注对比剂。对比剂会滞留在病变中间。检查球囊的位置，确保球囊的中间部分位于病变的中间位置，就可以进行球囊扩张了（图5.4）。

　　** 球囊扩张的速度　大多数术者会缓慢扩张球囊，直到球囊的腰部消失。这种渐进式的球囊扩张使斑块内的粥样硬化物质沿着动

脉的纵向轴和径向轴缓慢地重新排列。缓慢扩张使血管以一种更可
预测的方式拉伸和变形，而快速扩张更容易引起血管壁的广泛夹层。

　　** 检查球囊或支架的合适尺寸　球囊扩张成功后，在放气前 5 s，
推注少量对比剂，验证球囊与扩张病变近段的尺寸是否匹配。如果
观察到对比剂在已扩张球囊近段周围流动，则提示球囊过小。只有
当无 IVUS 可用时，采用该方法粗略地评估球囊或支架的合适尺寸
（图 5.5）。

　　** 寻找侧支　在诊断性冠状动脉造影术中发现侧支，或球囊扩
张病变阻断血流时出现侧支，患者为介入低风险组，术者的压力随
之减轻。可以在球囊即将扩张时推注对比剂来寻找侧支。如果在球

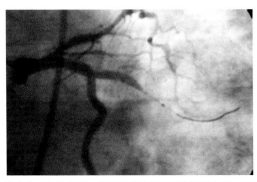

图 5.4　钝缘支有处致密病变。当球囊穿过病变时阻断了血流，因此无法通过
冠状动脉造影检查球囊的确切位置。在推送球囊的同时推注对比剂，将使对
比剂精确地滞留在病变的中间。本图由美国 St Mary Medical Center 心导管室
提供。

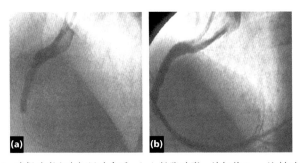

图 5.5　确保球囊和支架尺寸合适。（a）扩张球囊。放气前 5 s，注射对比剂。
比较球囊和病变近段的大小。在本例中，球囊的尺寸明显小于病变近端动脉
段。（b）选择一枚大支架并释放。支架球囊后扩张后造影显示支架内面积大
于近端血管段。本图由美国 St Mary Medical Center 心导管室提供。

囊即将完全扩张的那一刻血管远段有对比剂滞留但被迅速冲洗掉，在此时记录下来良好的侧支。如果对比剂滞留，将来血管发生闭塞事件，该区域缺乏侧支[4]。

实时操作

在常规长度的导丝上交换 OTW 球囊导管　在单轨系统上更换球囊导管很简单。使用 OTW 系统交换球囊时，必须延长留置导丝，将其对接到第二根导丝，或使用一根长的交换导丝（300 cm）。可以不使用另一根导丝交换 OTW 球囊导管。在保持留置导丝不动的情况下，缓慢取出球囊导管，直到导管近端与导丝近端平齐。将含有 5 ml 对比剂的注射器置于球囊导管的中心腔上。持续注入对比剂的同时取出球囊。这种持续注射使导丝向前移动的同时缓慢撤出球囊。为了成功交换 OTW 球囊导管，导丝不能弯曲，操作开始前冲洗干净导管，保持 Y-Touhy 开放，将导管保持在一条直线上，以降低导管与导丝的摩擦力[5]。

扩张病变失败　伴有严重钙化的致密病变可能会阻止球囊的充分扩张，即使扩张球囊的力已经接近爆破压力。球囊扩张可能成功，但患者面临夹层或破裂的风险。第一种方法是使用聚力血管成形术，在球囊扩张之前血管腔送入另一根（或 2～3 根）导丝。另一种方法是更换一个非顺应性球囊，从而可以高压扩张病变。对于有大量浅表钙化的病变，可以通过使用旋转斑块切除术（旋磨术）消蚀斑块，再使用药物洗脱支架（DES）来解决该问题。切割球囊是 PCI 治疗难以扩张的纤维性病变的最佳选择。框 5.2 列出了各种处理难以扩张病变最佳方法的排名。

框 5.2　转换策略

处理难以扩张病变的最佳策略

1. **$ 最佳策略**：再送入一根导丝，进行聚力血管成形术
2. **$$ 次佳策略**：更换一个非顺应性球囊，进行高压扩张
3. **$$ 第三佳策略**：切割球囊治疗非钙化和钙化病变
4. **$$ 第四佳策略**：旋磨术治疗钙化病变

技巧和提示

** 聚力血管成形术　如果球囊未能打破斑块，回撤球囊至导管。

送入第二根导丝穿过病变。重新推送球囊并放于病变部位，扩张如常。当导丝穿过病变部位时，压力就会集中在导丝上，它就像切割导丝一样，有选择性地对斑块施加压力并使其破裂。并发症包括夹层，可以通过支架治疗。最好使用一个小号非顺应性球囊进行聚力血管成形术，使术者能够使用高压扩张，而无须担心球囊相对于血管尺寸过大或球囊破裂的风险。

** 球囊扩张钙化病变 如果不需要使用旋磨术，最好选择中等尺寸的非顺应性球囊（2.0 cm×10 mm）。如果球囊太短，容易滑出病变；如果球囊过长，很难通过钙化段。最好选用中等尺寸和长度的球囊。对于一个中等尺寸的非顺应性球囊，可以以最大压力（25 ～ 28 atm）扩张病变，且不会过度扩张血管并导致动脉夹层。

** 大血管球囊成形术 目前，球囊的最大直径是 4 mm。因此，当冠状动脉 SVG 直径＞ 4 mm，建议采用球囊紧抱技术或使用外周球囊。球囊紧抱技术是指：将两个球囊并排放于冠状动脉病变处，同时扩张，所获得的管腔直径是两个球囊总直径的 70%，血管横截面为椭圆形而不是圆形[6-7]。

颠覆性新技术

球囊声波碎石术

确诊为冠状动脉疾病和左心室功能不全（射血分数 40%）的 1 名 69 岁男性，有典型的心绞痛（加拿大心血管学会 Ⅲ 级）临床表现。由于右冠状动脉合并严重弥漫性钙化病变接受了 PCI。使用 2.5 mm 和 3.0 mm 球囊进行预扩张。尽管使用了 3.0 mm 非顺应性球囊，球囊仍扩张不充分，并观察到"狗骨头"现象。患者再次入院，此次尝试在球囊声波碎石术辅助下进行 PCI 术。球囊声波碎石术的主要目的是进行钙减容。术中最初选用的 3.5 mm×12 mm Lithoplasty® 球囊也是唯一使用的球囊用来预扩张和治疗整个病变。简单地说，球囊声波碎石术技术是将球囊扩张至低压（4 atm），每个球囊可以发放 8 个周期每次 10 s 的脉冲声压力波。可以观察到一定程度的继发于病变区域收缩的球囊变形。在 4 atm 的命名压力下，开始启动球囊声波碎石术，球囊在 4 atm 低压下即可完全扩张。在每次释放脉冲声压力波后将球囊扩张至 6 atm，持续 15 ～ 20 s，用于优化球囊扩张并帮助清除碎屑。球囊声波碎石术优先进行钙修饰而不影响血管内软组织，随后辅助支架输送和优化支架释放。在球囊声波碎石术前、术后进行 OCT 检查，显示该技术具有"钙裂"效应。患者 RCA 病变处植入 3.5 mm×22 mm 和 4.0 mm×16 mm DES，OCT 和血管造影结果均良好[8]。

球囊不能回复

球囊不能回复较罕见。发生的可能原因是球囊为了通过远端病变[8]，发生了超过 360° 的过度扭曲或被致密性病变卡在病变远端。各种处理球囊不能回复最佳方法的排名见框 5.3。

框 5.3　转换策略

球囊不能回复时的最佳处理策略

1. **不增加成本的最佳策略**：使用压力泵进行球囊负压抽吸
2. **不增加成本的次佳策略**：将 50 ml 注射器连接至球囊导管，进行负压抽吸
3. **不增加成本的第三佳策略**：用生理盐水稀释压力泵中的对比剂，降低球囊内液体黏度。扭结球囊所产生的负压可能足以使球囊回复
4. **♦♦♦ 下策**：加压扩张球囊，使其破裂。做好处理夹层或冠状动脉穿孔的准备
5. **♦♦ 使用导丝尾端刺破球囊**
6. **$$ 外科手术取出球囊**

技巧和提示

*** 如何刺破一个不能回复的球囊？　在使用各种方法都失败后，一个较少使用的方法是将一个新的小 OTW 球囊推送到受困且仍扩张的球囊近端。取出 OTW 球囊导管内腔的 0.018 英寸导丝，将该导丝的硬尾端沿 OTW 球囊导管内腔送入，低压扩张 OTW 球囊。将导丝的硬尾端放于血管腔的中部。尝试刺破受困的扩张球囊。

尽管有冠状动脉穿孔的风险，但穿孔应该很小，不会引起严重并发症。此外，球囊破裂造成的血管损伤比由导丝尾端导致的冠脉穿孔更广泛、更不受控制[9]。

面对的挑战

材料疲劳致球囊即将破裂　除了过度扩张或钙化斑块导致球囊破裂外，球囊破裂的另一个原因是材料疲劳[10]。球囊疲劳通常发生

在对重复使用的球囊进行多次扩张和负压抽吸后，常发生在美国以外的国家。球囊在扩张过程中出现局部膨出是材料疲劳的迹象。建议在遇到顽固狭窄病变的情况下，避免扩张压力超过制造商所标示的爆破压。

撤出球囊过程中球囊崁顿 尽管负压抽吸球囊后崁顿发生率很低，一旦发生，对患者、术者和介入团队都会造成严重后果。球囊崁顿的发生常无任何先兆。框 5.4 中列出了撤出崁顿球囊的不同策略。基于假设的场景，没有实际的最佳选择。但可以在试错的基础上选择不同的处理方式。

框 5.4 转换策略

撤出崁顿球囊的最佳策略

1. **不增加成本的最佳策略：** 向前推送球囊，再回撤球囊
2. **不增加成本的次佳策略：** 在回撤球囊之前，扭转球囊导管，尝试使球囊重新回抱
3. **$ 回撤球囊之前，在崁顿球囊旁边插入一根更硬的导丝，血管被拉直
4. **$$ 血管远段送入第二根导丝，在崁顿球囊旁边送入一个 OTW 球囊，低压扩张 OTW 球囊，使球囊脱离崁顿
5. **$$ 如果无法推送 OTW 球囊，沿崁顿球囊旁的导丝送入一个球囊，扩张球囊，使球囊脱离崁顿
6. **$$ 送入一个微型圈套器，尽量靠近球囊，收紧圈套器，拉出球囊

技巧和提示

*** 使用圈套器抓出崁顿球囊 剪断球囊导管近端，沿球囊导管推送圈套器。圈套器到达崁顿球囊位置后，将套圈环绕在球囊周围，通过推送输送导管收紧圈套环。同时拉出圈套器和输送导管以抓出崁顿球囊[11]。如果未能抓出崁顿球囊，解开圈套环，撤回圈套器。

*** 球囊反复破裂 支架内再狭窄（ISR）患者可发生球囊反复破裂。通常，钙化斑块局部呈脊状突入管腔并刺穿球囊导致球囊破裂。处理这一问题的方法包括：使用更硬的球囊或旋磨术。由于旋磨术可以烧蚀金属支架梁，可能会带来新的问题。另一种预防扩张钙化病变过程中球囊反复破裂的新方法是将破裂的球囊保留在原位，同时送入第二根球囊进行后续的血管成形术。该技术依赖于已受损球囊的材料在钙化病变的尖锐边缘形成了一层屏障，从而保护第二个球囊不破裂[12]。

***球囊破裂的损伤控制** 在透视下，球囊破裂表现为对比剂从球囊溢出并迅速消散，伴有血管短时间显影或压力泵扩张压力下降。当出现这种情况时，缓慢地将球囊回撤至病变近端并推注少量对比剂来检测是否有冠脉穿孔。如果球囊未嵌顿在病变中，则撤出球囊。如有夹层，植入支架。

切割球囊

由于其纵轴安装有微刀片，切割球囊相当僵硬，难以在急转弯处转弯。为了克服该问题，通常将切割球囊设计得非常短。

实时操作

当扩张切割球囊时，采用缓慢充盈策略。在球囊中心扩张之前，每增加 1 atm 应该有 3 ～ 5 s 的间隔，以确保球囊外翼首先在微刀片周围缓慢展开。快速扩张可能导致刀片在球囊上刺出一个洞。生产厂家制订的关于扩张切割球囊的指导原则为：应遵守每 5 s 扩张 1 atm，最大 6 ～ 8 atm，一些术者建议以同样的渐进速度减压。最后，需延迟回撤球囊进入指引导管时间，待切割球囊完全重新回抱后，再尝试撤出切割球囊。

面对的挑战

切割球囊带出支架 切割球囊的刀片沿其长轴安装。在扩张时，微刀片伸出球囊外面。多个外翼重新回抱球囊是其减压回缩的机制。在球囊重新回抱过程中，可能形成一个由球囊和刀片组成的锚，或由于切割球囊外径大同时因镶嵌有刀片而变得僵硬。切割球囊可能会卡在支架梁上，阻止切割球囊的取出。如果用力会拉切割球囊，可能将整个或部分支架拉出冠状动脉。由于血管腔内的支架被移除，可能导致内膜撕脱并发生血管急性闭塞[13-14]。

切割球囊嵌顿的原因与导丝意外穿过支架网眼后方走行于支架后方有关，随后切割球囊被送入支架后方。微刀片被卡在支架梁后方，在随后试图取出切割球囊时发生支架撕脱或微刀片断裂。

****撤出嵌顿的切割球囊** 推送切割球囊时遇到阻力，首先考虑导丝可能穿过支架梁走行于支架后方，这也可以解释推送球囊时遇到的较大阻力。此时应该重新送入导丝。如果存在疑问，可使用

IVUS 确认导丝全程都在支架管腔内。框 5.5[15] 中列出了各种撤出嵌顿切割球囊最佳方法的排名。

框 5.5　转换策略

撤出嵌顿球囊的最佳策略

1. **无额外成本——推 / 拉**：沿血管纵轴分布的被撕裂的微刀片被卡在支架梁与血管壁之间。首先向前推送嵌顿切割球囊并做顺时针或逆时针旋转，以松解突出的微刀片

2. **$$ 平行球囊技术**：如果微刀片的中间部分已经变形，并且已经破坏支架，送入第二个球囊至嵌顿切割球囊旁并扩张，改变切割球囊的形态并撤出球囊。虽然平行球囊技术有助于改变嵌顿切割球囊的形态，但突出的微刀片有较高的导致第二个球囊破裂的风险

3. **$ 指引导管"护套"**：撤出嵌顿的切割球囊有时需要沿血管纵轴方向施加较大的力量，近段血管受牵引导致损伤，引发近段血管夹层形成。使用可以深插冠状动脉的 6 Fr 指引导管，通过导管开口施加牵引力。如果切割球囊已穿过支架梁并扩张，该方法不会取得成功，但可以减轻对血管的牵拉损伤程度

4. **$$ 圈套器**：如果使用了一个大号（> 8 Fr）指引导管（或将小号指引导管交换为大号指引导管），切断切割球囊的尾端，将圈套器放于切割球囊轴杆与导丝上。通过指引导管推送圈套器到达切割球囊嵌顿处，从而可以对切割球囊施加更大的牵引力

5. **$$$ CABG**：尽管采取了上述所有措施，仍不能撤出嵌顿的切割球囊，或者不能维持前向血流，需要外科会诊讨论进行 CABG 手术取出嵌顿的切割球囊。虽然外科手术是最后的治疗手段，但对于一些顽固的切割球囊嵌顿病例需要进行 CABG 手术[16]

参考文献

1. Ellis S. Elective coronary angioplasty: Techniques and complications. In: Topol E (ed.), *Textbook of Interventional Cardiology*, 3rd edn. Philadelphia: WB Saunders, 1999.

2. King SB. Complications of angioplasty. 12.1–12.15. In: King SB, Douglas JS (eds), *Atlas of Heart Diseases: Interventional Cardiology*. St Louis: Mosby, 1997.

3. Ikeno F, Yeung A. Equipment for PCI. In: King S, Yeung A (eds), *Interventional Cardiology*. New York: McGraw Hill, 2007.

4. Meier B. Balloon angioplasty. In: Topol E (ed.), *Textbook of Cardio-vascular Medicine*. New York: Lippincott-Raven, 1998.

5. Nanto S, Ohara T, Shimonagata T, et al. A technique for changing a PTCA balloon catheter over regular length guidewire. *Catheter Cardiovasc Diagn* 1994;**32**:274–7.

6. Krucoff MW, Smith JE, Jackman JD, et al. "Hugging balloons" through a single 8F guide: salvage angioplasty with lytic therapy in the IRA of a 40-year-old man. *Catheter Cardiovasc Diagn* 1991;**24**:45–50.

7. Feld H, Valerio L, Shani J. Two hugging balloons at high pressures successfully dilated a lesion refractory to routine coronary angioplasty. *Catheter Cardiovasc Diagn* 1991;**24**:105–7.

8. De Silva K, Roy J, Webb I, et al. A calcific, undilatable stenosis: lithoplasty, a new tool in the box? *JACC Cardiovasc Interv* 2017;**10**:304–6.

9. Leibundgut G, Degen C, Riede F. Transcutaneous puncture of an undeflatable coronary angioplasty balloon catheter. *Case Rep Cardiol* 2018, Article ID 6252809, 5 pages. https://doi.org/10.1155/2018/6252809.

10. Kussmaul III WG, Marzo K, Tomaszewski J, et al. Rupture and entrapment of a balloon catheter in the LAD: Fluoroscope of impending balloon rupture. *Catheter Cardiovasc Diagn* 1993; **19**: 256–9.

11. Watson LE. Snare loop technique for removal of broken steerable PTCA wire. *Catheter Cardiovasc Diagn* 1987; **13**: 44–9.

12. Abu Hazeem A, Aldoss O,Fagan T. A novel method to prevent recurrent balloon rupture during dilation of heavily calcified conduits in preparation for transcatheter pulmonary valve placement. *Cathet Cardiovasc Interv* 2016;**87**:421–5.

13. Kawamura A, Asakura Y, Ishikawa S, et al. Extraction of previously deployed stent by an entrapped cutting balloon due to the blade fracture. *Cathet Cardiovasc Interv* 2002;**57**:239–43.

14. Harb T, Ling F. Inadvertent stent extraction six months after implantation by an entrapped cutting balloon. *Cathet Cardiovasc Interv* 2001;**53**:415–19.

15. Blackman D, Dzavik V. Inadvertent detachment of an entrapped cutting balloon from the balloon catheter during treatment of in-stent restenosis. *J Interv Cardiol* 2005;**17**:E27–9.

16. Giugliano GR, Cox N, Popma J. Cutting balloon entrapment during treatment of in-stent restenosis: an unusual complication and its management. *J Invasive Cardiol* 2005;**17**:168–70.

第 6 章
支　架

Thach N. Nguyen，Nguyen Van Thuan，Vy Le，Riichi André Ota González，and Ami R. Shah

赖红梅　彭辉　李洋　译　马依彤　审校

* 基础；** 高级；*** 罕见的、奇特的或具有研究性质的
$，额外花费＜ 100.00 美元；$$，额外花费＞ 100.00 美元
⧖，额外花时间＜ 10 min；⧖⧖，额外花时间＞ 10 min
♦，并发症风险低；♦♦，并发症风险高

挑战

正如一名心脏病学临床专家必须了解一种新型心血管药物的药理学特性或新型治疗器械的作用机制，介入心脏病学专家必须了解支架植入术的基本物理或生物工程原理，以便为特定病变选择最合适的支架并定位和释放。

易传送：走向柔顺性好，外径小

预装在输送球囊上未展开的支架应该能够轻易通过靶病变近段迂曲血管段，且不损伤内膜或引起痉挛。具有优秀轴向柔顺性的支架很容易沿导丝传送，这种平滑的传送被称为"高可跟踪性"。支架的两种特性，即轴向柔顺性高与小外径有助于在限定时间内以最少的操作将支架输送至靶病变部位（图 6.1）。如果支架长度与迂曲段长度相拟合，则支架可以很容易穿过血管成角段。如果支架长度高于迂曲段长度，只要能将支架塑弯或血管段钙化不重可以松弛，支架可以通过迂曲段。

完美的释放＝强大的径向支撑与顺应性

支架释放后，必须有足够的径向支撑抵抗来自血管中膜与前移斑块产生的弹性回缩力。在紧急情况下，支架必须有强大的径向支撑力封闭夹层入口、修补夹层皮瓣或抵抗来自于不断增大的壁间血肿对支架的持续压缩。在非紧急情况下，释放后的支架能够抵抗心肌桥的收缩压迫并维持自身结构。

此外，沿迂曲血管段释放的支架可以调整其外形适应迂曲血管段，不拉直血管并能够提供较大的理想血管腔。已释放支架的两种特征，即径向支撑力与顺应性，可以获得即刻完美的血管造影结果。在支架释放后，支架梁很好地嵌入动脉壁，并阻止血管壁收缩期收缩或舒张期舒张。因此，它们有效地固定了植入了支架的动脉段。由于内膜损伤是血栓形成的主要机制，植入支架可以预防血管内膜的持续损伤。支架梁完全贴壁可以保证药物洗脱支架（DES）释放药物，预防内膜增生与支架内再狭窄。

临床评价支架的实用性

支架的柔顺性

通常，如果支架不拥有刚性纵轴，则其具有柔顺性特征（图 6.2）。使用更强支撑力的设备推送支架（更硬的导丝，更稳定的导管）或者在血管轻度迂曲时，支架的柔顺性不是当前繁忙的心导管实验室所关注的主要问题。然而，大多数接受 PCI 的患者年龄较大，病变更复杂——更迂曲，严重钙化以及病变位于远段位置。因此，

图 6.1 （a）小外径和柔顺性的设计。通常，支架被设计成一系列相邻的冠或环，这些冠或环由水平的支架梁像手风琴一样折叠成"之"字形组成，由纵向支架梁或连接器相互连接。展开一半的 VSTENT 西罗莫司洗脱冠状动脉支架系统的照片，由 USM 医疗工厂 JSC 提供，越南，胡志明市：http://usm.com.vn。（b）水平和纵向支架梁柔顺性设计。由于支架由一系列相邻的冠或环组成，这些环的长度短且不连续。由细而短的纵向支架梁连接。以 VSTENT 支

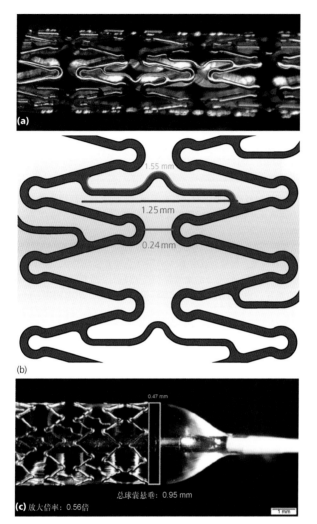

架为例，支架梁的厚度为 65 μm，每个环的长度为 1.30 mm，每个连接或纵向支架梁的长度为 1.25 mm（或 1.55 mm，如果包括中间迂曲）。这些短且不连续的支架梁沿着支架的长轴折叠，使其柔顺性最大化。目前，支架厚度为 65 μm（VSTENT）、91 μm（Endeavor stent）或 151 μm（生物可吸收支架的厚度）。VSTENT 西罗莫司洗脱冠状支架系统的半展开冠或环的照片，由 USM 医疗工厂 JSC 提供，越南，胡志明市：http://usm.com.vn。（c）球囊悬垂是指球囊从支架近端和远端延伸出的长度。这一点很重要，因为它等同于对支架邻近健康组织造成创伤和支架周围组织晚期再狭窄程度。球囊和支架之间需要有一个平滑的过渡，以便推送支架，支架需要很好地黏在球囊上且不发生脱落造成栓塞。未释放的 VSTENT 西罗莫司洗脱冠状动脉支架照片，由 USM 医疗工厂 JSC 提供，越南，胡志明市：http://usm.com.vn。

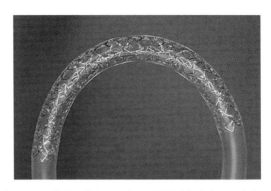

图 6.2 为了通过迂曲的血管段，具有柔顺性的支架自身可以弯曲。当支架弯曲时，中间单元环比两端单元环扩大程度更大。以 VSTENT 支架为例，该支架中间部分为开环设计，支架两端为闭环设计。这种混合的闭环和开环设计增加了支架两端的径向支撑，同时防止在推荐的扩张压力下输送球囊与支架两端之间存在直径差（狗骨头效应）。VSTENT 支架直径差很小，仅有 0.141 mm，从而减少了扩张后支架边缘的血管损伤。VSTENT 西罗莫司洗脱冠状动脉支架系统的照片。由 USM 医疗工厂 JSC 提供，越南，胡志明市：http://usm. com.vn。

在老年患者群体中，柔顺性依然是选择、推送和释放支架的主要关注因素。

什么是径向支撑？

目前现有的大多数支架都有充足的径向支撑力。然而，最重要的是支架梁分布均匀可靠。针对左主干病变、隐静脉桥（SVG）吻合口处病变或老年冠心病患者，病变富含纤维组织，具有显著的弹性回缩力，特别需要具有高径向支撑的支架，径向支撑对于可能受到外部压迫的颈动脉、股动脉、腘动脉或胫动脉支架植入术后的长期成功也是必需的。

支架强大的支架梁网络来支撑血管壁？

IVUS 显示，病变处植入支架可使动脉粥样硬化物质沿纵向和径向迁移。为了获得最佳的管腔直径，刚释放的支架必须提供强大的支架梁网络，以隔离动脉粥样硬化组织的弹性回缩力，并使斑块组织沿纵轴方向进行可控的迁移。支架必须做到防止斑块通过支架网眼脱垂以及斑块脱落导致远端栓塞。

支架是开环设计还是闭环设计?

一般情况下, 如果相邻的冠或环在内部每个拐点连接, 则该设计为闭环单元。如果部分拐点无连接杆, 则归类为开环单元 (图 6.3)。开环支架连接杆较少, 柔顺性更高。开环支架在动脉迂曲段顺应性更好, 中间单元比两端的单元扩得更大。

单元大小和单元设计: 哪一个更重要?

开环支架具有良好的柔顺性和顺应性。支架植入后支架凹面的开环单元直径较长 (如 1000 μm), 易发生斑块脱垂、碎屑栓塞和鱼鳞效应。以最大压力释放支架时发生鱼鳞效应, 即折叠的水平支架梁的锐角像鱼的鳞片一样突出并刺穿内膜或外膜。单元直径大对于干预分叉病变很重要, 最理想的结果是侧支开口处无支架梁覆盖。

在现实生活中, 开环设计和单元环表面积小的支架可以提供可接受的柔顺性和优秀的支撑力。其可以防止斑块脱垂、碎屑栓塞和鱼鳞现象。该设计类型支架最适合病变近段无严重迂曲的钙化病变。如果推送支架无阻力, 更适合使用闭环支架。如果病变迂曲, 开环支架提供的支撑力不够强大, 但顺应性较好。最近, 一种新设计的螺回旋支架, 表现出良好的柔顺性和抗扭结性, 在迂曲血管段单元大小均匀且无鱼鳞效应。

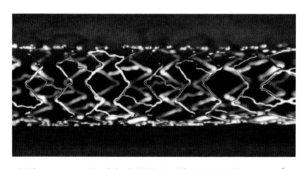

图 6.3 释放 VSTENT 后, 支架中部的开环单元环面积为 3.40 mm^2, 远端闭环单元环面积为 1.7 mm^2。这些工程特性非常重要, 因为支架梁在两端的强度更大, 以防止动脉壁的弹性回缩效应, 并使斑块沿血管纵轴进行可控移动。在分叉支架术中, 支架中部的表面积宽, 支架梁不会覆盖分支开口。这对于开放侧支非常重要。VSTENT 西罗莫司洗脱冠状动脉支架系统照片由 USM 医疗工厂 JSC 提供, 越南, 胡志明市: http://usm.com.vn。

支架易于操作吗?

如果介入器械提供的支撑力好且使用方便，植入支架时间通常不超过 30 min。每一步手术操作都应该在首次尝试时完成。除了强大的导管支撑外，输送的成功还取决于支架-球囊复合体的大小和柔顺性、靶病变部位近段血管段的顺应性以及病变部位是否充分扩张。具有柔顺性的小支架可以在软导丝上滑动，然而较硬的大支架需要使用更硬的导丝。较短的支架可以很容易地通过急弯处，而较长支架不行。在输送过程中，支架应该很好地固定在球囊上，从而避免意外栓塞的风险。如果输送失败，试图将未释放的支架撤回至导管时不应有阻力。支架应与导管的头端或远端在一条直线上。当支架撤回至导管时，支架近端与导管的头端不应形成锐角，以确保支架不从球囊上脱载。如果形成锐角，应整体撤出导管、支架和导丝。在所有情况下，支架的选择取决于术者的偏好、对不同设计支架的使用经验以及对不同血管结构特征进行严格评估，从而使 PCI 技术和临床效益最大化。

推送支架

策略规划

支架是一根长的不锈钢管，采用激光切割技术将其管壁切割成花边图案，决定了支架的柔顺性和径向支撑。推送支架取决于支架长度、硬度和动脉壁柔顺性之间的相互作用。短支架可以放于血管任何地方。由于短的钙化血管段管腔无法容纳长支架，长支架不能通过短的钙化血管段。长支架可以很容易地穿过无钙化的迂曲血管段。框 6.1 显示了支架穿过迂曲血管段的不同场景。

当无法向前推送支架时，必须评估指引导管的稳定性、导丝的硬度、血管迂曲与钙化程度以及支架的柔顺性和长度。

框 6.1　支架可以通过迂曲血管段的场景

1. 短支架，轻度迂曲

2. 长支架和可以调节的血管壁（扩张至支架推入）

3. 中长支架和调节性差的钙化血管；不能向前推送支架

指引导管 指引导管头端应与冠状动脉开口同轴，推送器械时导管不应从冠状动脉开口弹出。指引导管头端弹出冠状动脉开口，提示指引导管支撑力不强，应该深插导管加强支撑。导管深插、不从冠状动脉开口弹出，仍不能向前推送支架，提示改变支架形状不一定有帮助。为了使指引导管提供更稳定的支撑，需要指引导管在与其相对的主动脉壁上的接触面积更大。对于一个支撑力更强的指引导管，必须尺寸更大，或通过一个长鞘（70 cm）输送。

导丝 如果指引导管位置稳定，血管迂曲和钙化，那么加硬导丝（与第一根一样或更硬）可以充分补偿轻度的指引导管支撑力不足和不可调节的动脉近段。加硬导丝成功的机制是，使指引导管支撑力更强（导管内放置加硬导丝），拉直病变近段的血管段（这样支架可以更容易滑动）以及使在迂曲段的导丝从内侧曲线更靠近血管腔中心，从而减少导丝在迂曲段血管腔的偏移。如果指引导管支撑力不强（例如，JL 指引导管应用于于长 LM 患者 LCX 的 PCI 术），加硬导丝不能解决该问题。

病变血管 如果病变血管中重度钙化和迂曲，支架不能前送不是由于指引导管或导丝支撑力不强，可能原因是病变靶病变段僵硬、调节性差。LCX 近段被房室沟包裹，即使无钙化，LCX 近段调节性亦差。血管近段是否有病变阻碍了支架的前送？如果有，则需要扩张近段（后期支架植入）。在很多情况下，由于存在坚硬的偏心钙化斑块，来自钙化斑块和斑块粗糙表面的摩擦力太大，支架无法通过。加硬导丝的支撑力不够强，不足以将支架推送过病变。使用超滑亲水导丝有助于支架通过病变。使用旋磨术进行斑块修饰可以很容易地解决这个问题

支架 支架最重要的特征即柔顺性和支架表面的光滑度。在血管弯曲部位支架梁突出程度最小的支架通常表现最好。长支架容易卡在血管迂曲段，特别是支架弯曲时支架梁出现毛刺时。通过轻柔操作以及对支架施加轻柔的稳定力量来解锁。有时轻微回撤导丝亦可解锁。短支架更适合用于迂曲的血管[1]。

技巧和提示

** 测试血管通路 使用球囊预扩张病变后，准备推送支架。如果病变近段血管迂曲，需要考虑的问题是支架能否成功到达靶病变

部位。测试这种可能性的一种方法是推送负压抽瘪的球囊。如果球囊能够再次穿过迂曲血管段和病变，支架也有较大的机会（＞50%）穿过迂曲血管段。

** 平行导丝技术 平行导丝技术需要额外送入一根加硬导丝或 heavy-duty 导丝来拉直动脉。由于支架不能沿第一根导丝前送，推送第二根更硬的导丝穿过病变部位，随后像往常一样推送支架。一旦将支架放置在靶病变部位，就可以释放支架[2]。可在支架释放前或释放后取出平行导丝（拘禁导丝）。如果一根额外的导丝不起作用，试着沿亲水导丝推送支架。送入第三根导丝可能有用。

*** 近端球囊锚定技术 非靶血管中送入导丝和球囊。为保证指引导管稳定，以命名压扩张球囊（图 6.4）。

*** 远端平行球囊技术 多次尝试均失败后，将 OTW 球囊推送到靶病变处以远，扩张球囊固定导丝。回拉导丝保持导丝张力的同时推送支架，通常可以成功。在支架释放之前撤出球囊，否则球囊会被"拘禁"。框 6.2 中解释了该技术成功的机制[3]。该技术的缺点是：①需要使用额外的球囊；②球囊在血管远段扩张可导致内皮细胞剥脱，引起再狭窄；③球囊扩展处斑块破裂导致血栓形成和血管急性闭塞；④如果球囊不在支架释放前取出，球囊将被拘禁。

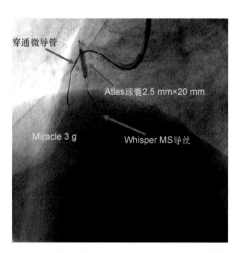

图 6.4 在对 RCA-CTO 病变进行 PCI 干预过程中，为了保持指引导管的稳定性，圆锥支送入一根导丝和小球囊，扩张小球囊，防止导管弹出冠状动脉开口。本图由美国俄克拉荷马大学 Dr Faisal Latif 提供。

框 6.2　远端平行球囊技术成功的机制

1. 拉紧导丝使指引导管深插
2. 第一根导丝被球囊压住后，拉动导丝，使其成为支架易于跟踪的刚性轨道
3. 拉直近段血管可减少（或增加）导丝偏移

　　*** 近端偏转球囊技术　将小球囊推送到病变附近，占据病变近端的偏心死腔空间；该球囊的强度足以引导第二个球囊 / 支架平稳地穿过病变。该技术也可以应用于其他情况，例如球囊导管不能送入支架内进行高压后扩张，以及在使用远端保护装置后，在手术结束时难以通过支架回收导管或抽吸导管。在一份病例报告中，由于轻度钙化斑块引起导丝偏移，即使在使用了第二根导丝后，支架远端仍被斑块卡住，阻止支架前送。将球囊缓慢扩张至 2 atm，使支架偏离斑块并前行到达靶病变位置。然而，该技术也具有局限性。需要一个大号指引导管，且血管腔应足够大，能够容纳两个球囊导管。操控多根导丝和球囊导管可以引起血管近段损伤[4]。

　　有许多方法可以用于克服支架输送困难，哪种方法最适合目前的情况？需要进行批判性的思考来做决定，这样才能按时完成手术，且不会浪费介入器械。框 6.3 和框 6.4 列出了最佳方法排名。

框 6.3　PCI 治疗前支架附近血管造影回顾

1. 回顾之前的血管造影，确定支架的位置和类型
2. 导丝头端塑成宽 J 形，轻轻推送导丝。头端可以自由移动
3. 导丝穿过支架有阻力表示导丝穿过支架梁或进入支架后方（有时亲水涂层导丝即使穿过支架梁，也没有触感阻力）
4. 使用两个正交投照体位评估入路，避免诊断导管或指引导管对开口支架造成损伤
5. 仅对主血管进行 IVUS，避免穿过支架梁深插 IVUS 导管

框 6.4　转换策略

当支架无法推送时的最佳策略

1. 不增加成本的最佳策略：确保指引导管位置稳定，如果可能，可以安全深插导管
2. 不增加成本的次佳策略：对支架导管施加恒定的正向推力同时将向后拉导丝，以减少支架导管管腔内的摩擦力并拉直支架导管，同时让患者深呼吸，以拉长和拉直动脉

3. $ ▨ **第三佳策略**：送入第二根更硬的导丝以拉直血管（平行导丝技术）。通过第二根硬导丝推送支架；有时，软导丝更容易推送支架
4. $$ ▨▨◆ 扩张近段或移除斑块以促进支架推送
5. $ ▨ 更换大号指引导管或头端折弯不同的导管，以获得更好的支撑和降低口部摩擦力

释放支架

越来越多的 PCI 手术在无外科支持的情况下完成。许多病变都是先进行战略性预扩张，随后植入标准尺寸的支架并以高压扩张释放。有些术者建议直接植入支架，无须进行球囊预扩张。

直接植入支架

对于无明显钙化和（或）成角的冠状动脉病变，直接植入支架是一种可行且安全的技术。狭窄程度不是进行直接植入支架手术的重要限制因素，特别是对于血栓起重要作用的不稳定型心绞痛。针对于 A 型病变，测量参考血管直径以精确确定支架尺寸并不困难。由低流量引起的慢性远段血管收缩病变中，血管造影显示的远段参考直径可能偏小。有时直接植入支架策略会适得其反，由于只有部分支架释放（由于纤维性或钙化病变或球囊破裂），存在支架脱载和回撤困难的风险；如果远段血管显影不清，可能导致支架植入部位不准确。因此，在血管成形术和植入支架之前，检查病变处以及病变近段是否存在需要进行旋磨术的严重钙化非常重要。仅依靠透视检查不足以检测到浅表钙化。一定要用适度的力量将支架推送到靶病变的理想位置。避免长时间或暴力操作使支架穿过病变，因为支架可能从球囊上脱载并导致远段栓塞。框 6.5 列出了直接植入支架成功的因素[5]。

框 6.5 其他可进行的先进技术

1. 如果主要由于近段血管迂曲导致支架不能前送，更换短支架
2. 选择柔顺性更好的不同类型支架
3. 弯曲支架，使其形态与动脉迂曲段一致
4. 平行球囊技术：将第二个球囊推送到支架释放区域，扩张球囊固定第一根导丝

预扩张球囊血管成形术

预扩张的目的不是获得完美的结果，而是便于定位支架。完美的血管成形术可能会消除病变的血管造影标志，不能确定支架释放位置以及是否已全面覆盖受损血管段。如果病变无严重钙化和纤维化且预扩张不充分，在释放支架时，球囊不能完全扩张，支架膨胀不全，成为将来发生亚急性血栓的病灶。

技巧和提示

** **在迂曲血管中植入支架**　在严重迂曲血管段释放支架后，血管壁在支架梁以外形成了许多内陷，没有被很好地拉伸。为了使沿迂曲血管自然弯曲释放的支架长度最大化，并确保支架与血管壁贴合良好，在患者深吸气时释放支架。吸气使心脏更加垂直并拉长了动脉，在这短暂的时间窗内释放支架。

** **锥形血管选择支架**　球囊成功扩张后，在放气前 5 s，注射少量对比剂来验证球囊与扩张病变近段的直径是否匹配。支架植入后，进行同样的操作验证支架与扩张近段直径是否匹配。如果对比剂在充盈的支架-球囊复合体的近段周围流动，需要用大号球囊对支架进行后扩张。如果支架扩张不充分，为避免远段过度扩张，将抽瘪的球囊拉回几毫米，然后使用更高的充盈压力再次扩张以获得更大的管腔直径。当无法使用 IVUS 时，这只是对球囊或支架合适尺寸的粗略评估。

先进和外来技术

无对比剂释放支架

在一个病例报告中，在 LIMA-LAD 端-侧吻合口以远的 LAD 中段进行支架植入，通过解剖标志（如肋骨、夹、侧支）来完成 LAD 病变的球囊血管成形术和支架植入术。原因是不能通过 LAD 推注对比剂，而通过 LIMA 的血流流速过快，对比剂显影不清。LIMA 严重迂曲，介入器械难以通过。在这种情况下，只能通过解剖标志来完成球囊扩张术和支架释放，而未行血管造影[6]。

当既往血管造影图像可用于参考时，可指导导丝的送入，无须使用对比剂。血管内成像设备可以提供完成血管重建术所需的所有必要的解剖信息。导丝进入靶病变附近分支可提供额外的解剖学指导。必须缓慢和耐心地操作冠状动脉导丝以避免不慎损伤血管内膜。然而，正如本病例所示，该手术方法所需时间较长，缺乏间歇性推注对比剂，增加了导管内血栓形成的风险。定期使用生理盐水冲洗指引导管联合使用抑制血栓形成的药物可以降低指引导管内血栓形成的风险。对于高度复杂的病变、口部病变、LM 病变、CTO 或其他需要经常观察病变的 PCI 操作，不建议采用无对比剂方法释放支架。

　　该方法会增加某些其他风险，包括无法识别与导丝相关的冠状动脉远段穿孔（IVUS 或其他血管内成像设备无法识别）。出于此原因，应谨慎使用具有侵略性头端特性的导丝。IVUS 对小夹层和冠状动脉内血栓的分辨率不高。虽然 OCT 拥有卓越的分辨率，但最佳的 OCT 成像需要使用对比剂[7]。

技巧和提示

　　*** 如何使高流量的 LIMA 显影　使用头端足够大的指引导管使 LIMI 血流停滞。推送指引导管时推注对比剂，随着对比剂向前移动，远段病变段显影。由于导管头端阻塞了 LIMA 的开口，使冠状动脉血流减慢到足以使远段血管显影。

　　*** 支架释放后球囊扩张　支架释放后，应选择短且具有非顺应性的后扩张高压球囊扩张支架。球囊应该足够短，可以完全放入支架内，并且不导致支架两端夹层。如果球囊比支架长，则球囊超过支架长度的部分应放于近端，如果在支架近端而非远端出现由于斑块破裂导致的夹层，有助于避免导丝重新穿过支架。远段通常比近段参考血管直径小，该方法亦有助于避免支架远端邻近节段过度扩张，此外，超出部分的球囊放于支架近端放置，可以减少支架远端球囊破裂后崁顿或栓系到支架远端，这将使取出球囊极其困难或不可能取出。

OCT 评价支架植入效果

　　IVUS 图像将支架贴壁不良定义为至少有一个支架梁与血管壁清晰分离，OCT 图像将支架贴壁不良定义为支架梁反射中心与血管壁之间的距离大于实际支架厚度 20 μm（OCT 分辨率极限）。支架边缘夹层定义为支架边缘段血管内膜撕裂（图 6.5）。皮瓣厚度 > 0.31 mm 的支架边缘夹层患者的无事件生存期明显低于皮瓣较薄或无夹层的患

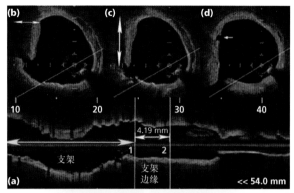

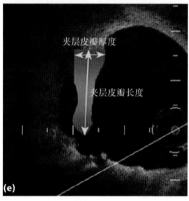

图 6.5 OCT 图像显示支架近端边缘夹层。(a) 纵向视图。长双箭头表示支架植入区域，短双箭头表示边缘夹层。第一行和第二行显示夹层的纵向长度（长 4.19 mm）。(b) 与纵向视图中第一行对应的图像。双箭头表示测量的夹层皮瓣最厚部分（厚 0.51 mm）。(c) 垂直双箭头表示测量的夹层瓣最大长度（1.65 mm）。(d) 与纵向视图第 2 行对应的图像。箭头所示的血管壁空腔表示支架边缘夹层的结束[9]。(e) 横截面图像上夹层皮瓣厚度和长度测量示意图。水平双箭头表示测量的夹层皮瓣最厚部分，垂直双箭头表示测量的夹层皮瓣长度。在最长皮瓣的横截面图像上进行测量。(a-d) 摘自 Kawamori H，Shite J，Shinke T，et al.[9]，获得 Journal of Invasive Cardiology 许可。

者（$P < 0.001$）[8]。

在 IVUS 和 OCT 图像中，*组织脱垂*定义为支架梁之间的组织突出，延伸到连接相邻支架梁的圆弧内。在 IVUS 图像中，*血栓*被定义为不规则低回声团块，常可移动并突出到血管腔内，有时与血管壁分离。在 OCT 图像上，*冠状动脉内血栓*被定义为越过支架梁间凸向血管腔的团块，团块后方有明显的衰减（图 6.6）[9]。

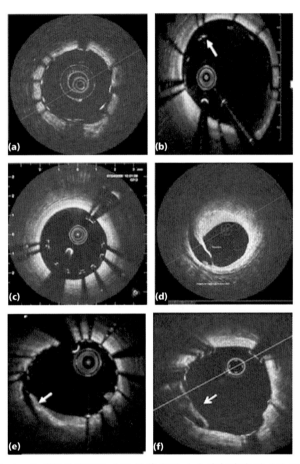

图 6.6 （a-c）支架贴壁不良；（d）边缘夹层；（e）支架内夹层；（f）组织脱垂。摘自 Ben-Dor I，Mahmoudi M，Pichard AD，Satler LF，Waksman R. Optical coherence tomography：a new imaging modality for plaque characterization and stent implantation. J Interv Cardiol 2011；24：184-9. 经 John Wiley & Sons 允许转载。

重新穿过支架区域

通常，在既往植入支架区域附近进行 PCI，使用任何介入器械［球囊、旋磨、切割球囊、IVUS、定向冠状动脉斑块切除术（DCA）、AngioJet™ 导管等[10]］都有使支架移位或拉出支架的风险。灾难链的第一步是导丝穿过支架梁。经导丝无法输送球囊、支架需考虑支架穿过支架梁的可能，必须认真对待。应将导丝头端塑形成宽的 J 形弯，重新推送导丝或重新放置导丝。避开既往支架植入区域。血管造影图像可能具有欺骗性和误导性。有时，导丝穿过支架梁时没有阻力[8]。

技巧和提示

在支架区域抖动 握住介入器械（支架、球囊、切割球囊、IVUS 导管等）轴杆，轻轻抖动并推送介入器械。轻轻向前推送或回撤介入器械时，原导丝亦会轻轻向前和向后跳动。由于导丝头端不能再向前推送，向前推送的力量转变为向上和向下的力量，从而使导丝沿着整个管腔向上向下跳动。这将使导丝在管腔位置更加居中，增加介入器械进入刚植入支架区域。如果血管腔小，导丝活动空间小或由于介入器械的单轨段（如 IVUS 导管）过短而无法传输抖动运动，导丝在血管腔内不能上下跳动，该技术无效（框 6.6）。

框 6.6 不利于采用抖动技术的因素

1. 支架膨胀不理想
2. 导丝活动空间小
3. 血管腔小
4. 球囊或 IVUS 导管的单轨段过短

** 引导导丝进入新的分支 为减少导丝偏移并使导丝在管腔中的位置更加居中，操控导丝转向不同方向或进入不同分支。借助该操作，使支架穿过原支架区域。

*** 其他先进技术 短支架比长支架更容易穿过血管原支架段。如果使用软导丝，支架未能穿过支架段。使用偏移较少的硬导丝可以引导支架-球囊复合体进入支架段中心腔。如果使用硬导丝，支架仍无法通过，更换一根软导丝可能会有帮助。如果球囊仍不能穿过支架，使用固定导丝球囊穿过支架的成功率较高。由于导丝与球囊之间不存在"台阶"，因此球囊尖端无凸起，无法被支架梁卡住。然而，不能使用高压扩张固定导丝球囊使支架完全膨胀[9]。新型设计的一种导丝，头端较硬，在纵轴上具有柔顺性（导丝摆动），沿导丝推送支架-球囊复合体时，导丝可以在支架-球囊复合体的头端上下摆动。由于支架梁内皮化以及支架梁之间间隙小，重新穿过既往植入支架时间较长的支架区域更加容易。

*** **第一个球囊使第二个球囊远离可疑病变** 在一个病例报告中，球囊无法送入支架内，此时将球囊放置在遇到阻力的病变处，以 2 atm 扩张球囊。继续推送第二个球囊，将其作为工作球囊。第一个球囊使第二个球囊偏离可疑病变，使第二个球囊成功进入支架段[11]。

** **使用头端弯曲的硬导丝重新穿过支架** 在血管远段进行血管成形术，处理远段边缘夹层，或在血管远段植入支架，通常需要球囊穿过支架进行高压后扩张。通常由于球囊肩部以偏心或非轴向的方式嵌入支架段，球囊不能穿过支架。为了便于球囊同轴进入已释放的支架内，塑形硬导丝，使导丝头端弯曲，硬导丝穿过支架腔进入血管远段，引导球囊尖端进入支架腔中心，从而便于球囊通过。

** **使用头端可调弯导丝重新穿过支架** Steer-It™ 可调弯导丝是一根直径为 0.014 英寸的导丝，由一根细丝组成，该细丝固定到其所在的海波管的末端。近段手柄的滑动组件使术者可以弯曲体内的导丝头端。离开导管后，头端的弯曲最小。在支架近端边缘，弯曲＞90°，推送导丝穿过支架。在穿过支架时形成的关节样结构可以防止导丝进入支架梁后方。随后，导丝头端弯曲呈袢通过远段迂曲血管[12]（框 6.7）。

框 6.7 转换策略

再次穿过支架的最佳策略

1. **不增加成本的最佳策略：** 该技术是轻柔地向前或向后抖动介入器械；由于这些动作有限，所以导丝会上下摆动（使导丝更加接近管腔中心），从而增加进入支架腔的机会
2. **不增加成本的次佳策略：** 为减少导丝偏移，增加导丝居中，操控导丝指向不同方向或进入不同分支或侧支，从而帮助介入器械穿过支架
3. **不增加成本的第三佳策略：** 调整指引导管位置，使指引导管支撑力更稳定或深插指引导管改变导丝进入方向，减少导丝偏移
4. **$\$$ 第四佳策略：** 送入第二根更硬的导丝，拉直血管

也可以尝试其他先进技术，但成功的可能性较低。

1. 将现有导丝更换为更硬的导丝
2. 使用短球囊或支架
3. 在推送球囊导管的同时旋转，使导管通过自身的旋转动能进入支架（比如旋转 JR 指引导管进入右冠状动脉口）
4. 将导丝头端塑形，使头端弯曲，为将导丝放于支架段入口的中心位置并减少导丝偏移，将头端弯曲的导丝放于待穿过支架开口附近

5. 使用一种新型设计的导丝，使其长头端沿血管纵轴上下摆动，从而使支架-球囊复合体进入管腔中央（摆动导丝）
6. 使用更柔顺的球囊或支架
7. 使用固定导丝球囊穿过支架
8. 使用固定导丝球囊跟踪平行导丝
9. 将支架安装在球囊上，球囊间断部分扩张
10. 在遇到阻力部位放置一个球囊，送入第二个球囊作为工作球囊。扩张第一个球囊，使第二个球囊偏离可疑病变
11. 只需要球囊进入支架段，以 1 ～ 2 atm 扩张球囊，球囊使导丝位于管腔中央，便于导丝与球囊穿过支架

重新植入支架

随着直接植入支架或球囊低压预扩张趋势的增加，很多时候，由于意想不到的严重钙化，支架膨胀不全。有些情况下，支架可能会被不慎穿过支架梁的球囊扩张挤压。此时，如何重新释放支架？

技巧和提示

** 如何穿过被挤压的支架 当推送导丝进入被挤压支架的主血管腔失败后（图 6.7a，b），下一步操作是从正交角度（与第一个角度相对 90°）进行拍摄，以确定被挤压支架开口的确切位置（图 6.7c）。推送中央标志球囊，只要看到标志位于病变中央，就可以确定导丝、球囊成功穿过支架（图 6.7d），重新扩张支架并取得成功（图 6.7e）。

球囊扩张不充分后释放支架

为了重新释放支架，术者通常会送入非顺应性高压球囊进行后扩张。即便如此，使用非常高的压力进行后扩张也无法使支架完全膨胀。血液介质中进行常规激光血管成形术会引起支架梁后方局部夹层。其理论是准分子激光照射血液导致蒸汽气泡形成并对血管壁产生机械性损伤，导致局部夹层。在常规的激光血管成形术中，需要在冠状动脉内灌注生理盐水，以置换血液，最大限度地减少激光照射血液以及由此产生的血管壁损伤。由于严重钙化导致支架膨胀不全，准分子激光照射会引起局部夹层，消蚀斑块，使支架充分扩张[13]。

在某些特殊情况下，可以对膨胀不全支架进行旋磨术。旋磨术

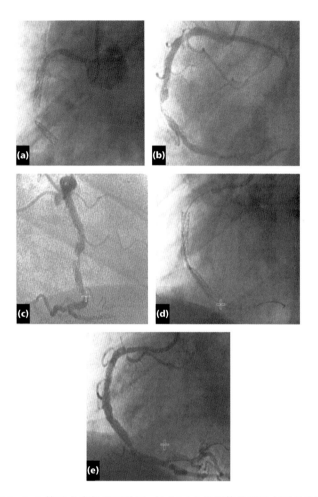

图 6.7 （a）第二个支架开口受压。（b）LAO 投照体位显示右冠状动脉。（c）导丝无法进入支架开口，在 RAO 位（反 90°）再次进行血管造影确认支架开口的确切位置，（d）中央标志球囊穿过支架。（e）成功扩张支架。本图由美国 St. Mary Medical Center 心导管室提供。

扩大支架管腔的具体机制有哪些？旋磨术后，血管造影显示线性夹层，旋磨效果良好。IVUS 显示旋磨术通过消蚀部分支架梁来改善支架膨胀。主要担忧是磨头卡在支架中，需要外科手术取出[14]（框 6.8）。

框 6.8　转换策略

扩张不充分后重新释放支架的最佳策略

1. **不增加成本的最佳策略**：使用同一球囊并施加最大扩张压力以确保近端完全扩张。使用最大扩张压力充盈球囊，使近端尽可能完全膨胀，以便于重新送入一个新球囊。在未充分膨胀的支架内重新送入新球囊并不容易

2. **$🔲 不增加成本的次佳策略**：将当前球囊更换为耐高压非顺应性球囊

3. **$$🔲🔲♦♦ 激光血管成形术**在血液介质中引起支架梁后方局部血管夹层，重新球囊扩张以便于重新释放支架

4. **$$🔲🔲♦♦♦ 旋磨术**（适用于有经验的术者）

面对的挑战

支架植入后进行旋磨术　穿过支架梁进入径向（或多或少垂直）走行的 SB 对新植入支架进行旋磨已被证明是安全的。对于支架内再狭窄病变，由于支架有增生内膜的"保护"，进行旋磨是相对安全的（图 6.8）。

优势与局限性　对新植入支架进行旋磨存在以下担忧。第一，与进入支架拘禁的 SB 相比，需要切割掉更多的金属来解除膨胀不全支架的周向限制。第二，支架的空间方向与磨头旋转方向有关，有导致磨头嵌顿和支架旋转风险。第三，虽然目前已知旋磨动脉粥样硬化斑块所产生微粒的大小，但对旋转支架所产生的金属碎片大小知之甚少。在一个体外模型中，对被支架拘禁的 SB 进行旋磨，由于支架类型不同，支架碎片大小为 1.7 mm 到 17 mm 不等。旋磨动脉粥样硬化斑块产生的碎屑大部分直径＜ 5 μm，而部分金属碎屑直径较大（10 ～ 30 μm），可能无法通过远端循环清除。旋磨支架需要严格遵守标准的旋磨技术，包括高速旋磨、缓慢减速、每次旋磨时间短、轻柔推进旋磨头、使用血小板糖蛋白Ⅱb/Ⅲa 抑制剂与 Rotaglide®。

在旋磨金属支架时，旋磨头停止不前时，不能用力推送。应更换为边缘锋利的新磨头进行更有效的旋磨，不需调整磨头大小、旋转速度或其他技术参数[15]。

技巧和提示

***支架内血栓形成重新释放支架**　支架膨胀不全或部分膨胀发

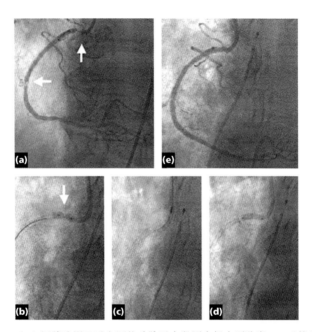

图 6.8 （a）冠脉造影显示右冠状动脉近中段原支架内再狭窄 95%（箭头）。（b）预扩张后植入支架，支架释放后显示支架膨胀不全。非顺应性球囊扩张后也未使支架完全膨胀（箭头所示）。（c）对新植入支架进行旋磨。（d）对支架及其下方坚硬病变进行成功旋磨后，球囊充分扩张成为可能。（e）最终血管造影显示结果良好，无支架内残余狭窄[10]。本图经 Wiley 允许转载。

生意外栓塞时，首先确保导丝位于血管腔内，重新送入相同尺寸的球囊并充盈球囊（特别是近段，使后续送入新球囊变得容易）。支架内送入非顺应性球囊有困难。如果成功送入，则高压扩张支架并延长扩张时间。然而，推送新球囊进入部分膨胀支架非常困难，需要较长的时间、耐心、技巧以及运气。如果球囊不能成功送入支架内，就必须取出支架。

在推送球囊时要轻柔，由于支架位于病变处（并非总是粘在病变上），如果罪犯血管呈锥形，如 SVG 吻合口，支架很容易移位。大的、带翼的、回抱不良的球囊更易带出支架。

球囊破裂的处理 球囊破裂经常发生。植入支架后，特别是使用旧球囊时，会发生球囊破裂。IVUS 证实不规则锯齿状钙化病变可以穿过支架梁进入管腔，导致球囊反复穿孔和破裂。在一个案例报告中，使用两枚由聚对苯二甲酸乙二醇酯（PET）制成的球囊均

发生破裂，但第三个尼龙材质的球囊在高压扩张后未被刺穿。如果早期发现严重钙化，使用旋磨术会有帮助。然而，一旦病变植入支架，由于支架紧邻钙化斑块，旋磨并不是一个理想的选择（即使可以做到）[17]。

*** 球囊破裂后植入支架 当球囊在支架释放过程中破裂，撤回部分充盈的球囊可能会将支架拉至近端。为了成功释放支架，一些经验丰富的资深术者建议：①将破裂球囊固定在原位；②使用 20 ml 充满对比剂的注射器；③快速注射 2～3 ml 对比剂充盈球囊，以便释放支架。Keelan 等能够使用自动高压注射器部分释放支架。将对比剂 1∶1 稀释，以 20 ml/s 的速率注射超过 0.25 s，压力限定为 200～400 psi，他们发现在达到最大压力前可以注入 1 ml 对比剂混合物。使用受损球囊可以充分展开支架，并取出球囊[18]。很多时候，是由于一个微小的针孔样破口导致球囊破裂，所以快速注射对比剂混合物可以充分扩张球囊，并部分释放支架；然而，注射对比剂混合物可导致动脉壁喷射伤，并可能导致穿孔。

PCI 机器人

该机器人系统由一个介入座舱和一个安装在导管床轨上的机械臂组成[18]。这个机械臂包含一个驱动器，驱动器上装有一个一次性使用的无菌盒，指引导管进入冠状动脉开口后，无菌盒与指引导管连接。该系统允许术者远程操控导丝，推送和回收快速交换球囊与支架。

所有 PCI 均采用市售冠状动脉导丝、球囊和支架，并按照标准方案使用抗凝和抗血小板治疗（图 6.9）[18]。除了同时进行 LAD 和对角支植入支架外，其余手术操作均由机器人完成。由于目前的机器人平台一次只能推送和回撤一个支架 / 球囊，分叉处植入支架的操作由人工完成。

在血流动力学支持下，受限于机器人平台的技术，除了最后对 LM 远段分叉进行球囊对吻扩张外，其余手术操作过程均由机器人完成。值得注意的是，如果制订了单支架植入策略或顺序植入支架方案，真分叉病变亦可由机器人进行有效的治疗，由于驱动器有两个导丝入口，先后将主支和 SB 导丝放于机器人驱动器中，并推送相应的球囊或支架。由于机器人驱动器和无菌盒不能同时容纳两个球囊或支架，因此目前的机器操作平台不能进行支架对吻、球囊对吻。

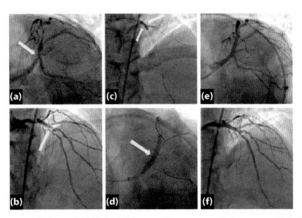

图 6.9　机器人为 43 岁男性患者进行 LM 和 LAD PCI 治疗。LM 远段狭窄（a，箭头）、LAD 在对角支分叉处次全闭塞（b，箭头）。LAD 中段植入支架后，第二对角支开口夹层，采用分叉支架技术治疗（c，箭头）。机器人在第一对角支和 LCX 送入导丝后，LAD 近段至 LM 远段病变处植入一枚 3.5 mm×20 mm 的 Promus 支架（d，箭头）。蜘蛛位（e）和头位（f）显示最终血管造影结果。

对于这类病变，在球囊充盈前，推送第二个球囊或支架时才需要部分人工操作[18]。

覆膜支架

目前市场上有两种聚四氟乙烯（PTFE）覆膜支架：Jostent 冠状动脉支架，长度 9 ～ 26 mm，最大直径 5.0 mm；Symbiot 支架，长度 20 ～ 45 mm，最大直径 5.0 mm。Jostent 支架采用"三明治"技术制成，在两个由 316L 钢制成的 Jostent Flex 支架之间放置一层 50 μm 厚的可扩张 PTFE 膜。Symbiot 支架是一种自膨胀镍钛合金支架，包裹在一层薄的多孔扩张 PTFE 膜内。Jostent GraftMaster® 可以经 6 Fr（内径 0.068 英寸）导管输送，而 Symbiot 支架需要 8 Fr（内径 0.086 英寸）导管输送[19]。

技巧和提示

** 手法塑形覆膜支架　如果需要手法塑形覆膜支架，应在支架中央而不是两端进行手法塑形，以确保球囊材料不被损坏。带翼球囊扩张后比不扩张能够更好地固定支架位置，因此在装载支架前先充盈球囊[20]。

*** **在释放支架前如何检查手法折叠球囊的完整性** 为避免将支架装载在破裂的球囊上，在推送前进行三次检查以确保球囊的完整性。以手法塑形支架为例，当支架位于指引导管头端，在进入冠状动脉之前再次检查球囊–支架复合体。如有必要，仍有时间取回[21]。

病例报告

使用覆膜支架封闭冠状动脉瘤

封闭冠状动脉瘤的常规方法是从非动脉瘤段的远段到近段植入覆膜支架全程覆盖动脉瘤。

在该病例中，定量冠状动脉造影测量需要支架覆盖的长度约32.6 mm。此外，通过 RCA 近段的急弯推送一个长 PTFE 覆膜支架可能有困难。因此，串联短支架是合理的选择。首先在 RCA 近段放置支架可以拉直迂曲段，使远段植入支架更容易。因此，我们尝试从近段到远段植入支架。(2.5 mm ~ 5.0 mm)×26 mm Jostent 支架被装载并手法塑形在一个 4.0 mm×30 mm 的 Maverick™ 球囊导管上。Jostent 支架放于 RCA 的近段封闭动脉瘤入口的近段部分。该动脉瘤部分与冠状动脉腔隔离。为了使第二个支架更容易通过，4.5 mm×20 mm 旁路快速球囊导管放于 RCA 近段的 Jostent 覆膜支架内，以 14 atm 后扩张。中段植入 3.5 mm×19 mm 预装 Jostent 支架，与近段 Jostent 支架部分重叠，并以 18 atm 释放。使用 4.5 mm×20 mm 旁路快速球囊导管以 12 atm 扩张两个 Jostent 支架之间重叠处[22]。

参考文献

1. Simons AJ, Caputo RP, Gaimbartolomei A. Successful placement of a stent in a previously treated un-stentable vessel segment, made possible by the ACS Hi-Torque Wiggle Wire: a case report. *J Invasive Cardiol* 2004;**16**:28.

2. Saucedo JF, Muller DW, Moscucci M. Facilitated advancement of the PS stent delivery system with the use of an adjacent 0.01 stiff wire. *Cathet Cardiovasc Diagn* 1996;**39**:106–10.

3. Lowell BH. Push-pull angioplasty: ACE balloon-facilitated stent passage technique. *Catheter Cardiovasc Interv* 1999;**48**:93–5.

4. Li SSL, Cheng CW. Coronary angioplasty on an impassable calcified stenosis using a buddy balloon technique. *Catheter Cardiovasc Interv* 2004;**62**:35–7.

5. Cheralier B, Royer T, Guyon P, et al. Predictive factors of direct stenting failure in a single center of 1500 patients. *J Am Coll Cardiol* 2000;**2**:89A.

6. Medscape. Percutaneous Coronary Intervention (PCI) Technique. https://emedicine.medscape.com/article/161446-technique (accessed 12/19/2019).

7. Vidi VD, Barseghian A, Garratt KN. Multivessel percutaneous coronary intervention without contrast agents. *Catheter Cardiovasc Interv* 2016;**88**:E222–6.
8. Bouki KP, Sakkali E, Toutouzas K, et al. Impact of coronary artery stent edge dissections on long-term clinical outcome in patients with acute coronary syndrome: An optical coherence tomography study. *Catheter Cardiovasc Interv* 2015;**86**:237–46.
9. Kawamori H, Shite J, Shinke T, et al. The ability of optical coherence tomography to monitor percutaneous coronary intervention: detailed comparison with intravascular ultrasound. *J Invasive Cardiol* 2010; **22**:541–5.
10. Grantham J, Tiede D, Holmes D. Technical considerations when intervening with coronary devices in the vicinity of previously deployed stents. *CatheterCardiovasc Interv* 2001;**52**:214–17.
11. Abernethy W, Choo JK, Oesterle S, et al. Balloon deflection technique: a method to facilitate entry of balloon catheter into a deployed stent. *Catheter Cardiovasc Interv* 2000;**51**:312–19.
12. Chen J. The steerable guidewire: a simple method to recross deployed stents. *J Invasive Cardiol* 2006;**18**:575.
13. Sunew J, Chandwaney R, Stein D, et al. Excimer Laser facilitated PCI of a non-dilatable coronary stent. *Catheter Cardiovasc Interv* 2001;**53**:513–17.
14. Hadjimiltiades S, Tsikaderis D, Louridas G. Rotational ablation of an unexpandable sirolimus-eluting stent. *J Invasive Cardiol* 2005;**17**: 116–17.
15. Ho, PC, Weatherby TM, Dunlap M. Burr erosion in rotational ablation of metallic coronary stent: an electron microscopic study. *J Interv Cardiol* 2010;**23**:233–9.
16. Zellner C, Sweeney JP, Ko E, et al. Use of balloon ultrasound in evaluating repeated balloon rupture during coronary stenting. *Cathet Cardiovasc Diagn* 1997;**40**:52–4.
17. Keelan ET, Nunez BD, Berger P, et al. Management of balloon rupture during rigid stent deployment. *Cathet Cardiovasc Diagn* 1995; **35**:211–15.
18. Mahmud E, Dominguez A, Bahadorani J. First-in-human robotic percutaneous coronary intervention for unprotected left main stenosis. *Catheter Cardiovasc Interv* 2016;**88**:565–70.
19. Lemmert ME, van Bommel RJ, Diletti R, et al. Characteristics and management of coronary artery perforations: a single-center 11-year experience and practical overview. *J Am Heart Assoc* 2017;**6**:e007049.
20. Antonnellis J. How to avoid having a stent mounted on a ruptured balloon in a coronary artery. Letter to the editor. *Cathet Cardiovasc Diagn* 1996;**38**:102–3.
21. Sattler L, Pichard A, Kent K. Guidelines for repeat PCI in patients with previously deployed stents. *Cathet Cardiovasc Interv* 2001;**52**:218–19.
22. Rogers JH, Chang D, Lasala JM. Percutaneous repair of coronary artery bypass graft-related pseudoaneurysms using covered JOSTENTs. *J Invasive Cardiol* 2003;**15**:533–5.

第7章
生物可吸收血管支架

Michael Nguyen，Julia Isbister，Imran Sheikh，Tan Huay Cheem，
Azeem Latib，and Nigel Jepson

赖红梅　李洋　赵强　译　杨毅宁　审校

---

* 基础；** 高级；*** 罕见的、奇特的或具有研究性质的

$，额外花费 < 100.00 美元；$$，额外花费 > 100.00 美元

Ⓩ，额外花费时间 < 10 min；ⓏⓏ，额外花费时间 > 10 min

♠，并发症风险低；♠♠，并发症风险高

操作方法

　　在植入生物可吸收支架（BVS）时，介入心脏病专家需要正确识别合适的患者和病变亚群。在学习的初级阶段，简单的、局限性病变，如不伴有严重钙化或累及主要 SB 的 A/B1 型病变，是使用 BVS 的理想病变。在完成 20 个病例之后，术者对 BVS 的输送性和扩张性能有了充分的理解。随着中级水平的术者获得更多的经验和信心，可以尝试更复杂的病变（分叉、弥漫性长病变和 CTO）。即便如此，术者需要避免在迂曲、严重钙化病变使用 BVS 是非常重要的。直接使用冠状动脉腔内成像技术，如 IVUS 或 OCT，将有助于术者了解 BVS 的大小和扩张能力。框 7.1 列出了优化植入 BVS 的重要指导策略[1]。

框 7.1　优化 BVS 植入策略步骤

1. 仔细选择病变和 BVS

- 了解 BVS 的特殊性能
- 释放 BVS 前使用冠脉腔内影像学设备

2. 充分预处理病变

- 使用非顺应性球囊预扩张（参考直径 1∶1）
- 联合使用刻痕球囊或旋磨等器械

3. 释放支架

- 缓慢释放并延长时间（每 5 s 2 atm，大于 30 s）
- 避免使用输送球囊进行高压力扩张

4. 高压后扩张
- 使用 1∶1 非顺应性球囊高压扩张（超过 20 atm）
- 后扩张球囊最大尺寸＝支架直径＋ 0.5 mm

5. 术后评估
- 使用血管内影像学设备仔细观察，避免膨胀不全和贴壁不良
- 重复步骤 4、5

面对的挑战

支架梁厚　与现代药物洗脱支架（DES）相比，BVS 支架更厚（BVS *vs.* Xience Xpedition；157 μm *vs.* 89 μm）。同样，BVS 的支架梁也更宽，以 3.0 mm 的 BVS 举例，环与连接杆的宽度分别为 191 μm/ 140 μm，而 Xience Xpedition DES 支架梁宽度仅 89 μm。宽支架梁显著增加血管壁覆盖率（如血管直径 3.0 mm，3 mm 的 BVS 血管覆盖率为 27%，而 Xience DES 覆盖率仅为 13%），如果相同大小的支架植入到更细的血管中，血管壁覆盖率会进一步增加。又厚又宽的支架梁亦增加血管腔内支架梁体积，会成为血栓形成发源地。由于支架梁相对较大，BVS 外径较大（3.0 mm BVS 外径 1.43 mm，3.0 mm Xience 外径 1.14 mm），因此输送性能降低[1]。血管迂曲和钙化病变常见于老年患者和慢性肾病患者，将 BVS 输送到病变部位具有挑战性。

固定的扩张能力　与金属支架相比，BVS 的扩张能力相对固定。推荐的最大非顺应性后扩张球囊尺寸为支架尺寸加 0.5 mm。目前最大的 BVS 尺寸为 3.5 mm，其相应的最大后扩张球囊直径为 4 mm。这也是不推荐 BVS 用于直径＞ 4.0 mm 血管的原因。过度扩张 BVS 可导致支架断裂，而支架尺寸过小导致贴壁不良，是支架血栓形成的强危险因素。此外，由于最小 BVS 直径为 2.5 mm，不推荐 BVS 用于直径＜ 2.5 mm 的血管[1]。

直径差异大的锥形长病变　由于支架扩张能力固定，血管壁覆盖面积大，血管腔内支架梁体积大，心内科介入医生决定对直径差异较大（＞ 0.5 mm）的锥形长病变植入 BVS 之前应慎重考虑。理由如下：如果相对于近段血管支架尺寸过小，BVS 会发生贴壁不良，很难在支架释放后矫正贴壁不良且有支架断裂风险。相反，如果相对于远段血管，BVS 尺寸过大，支架远端血管损伤发生风险高。由于血管相对较小，选择 BVS 较大时，支架梁增加了血管壁的覆

盖，侵占血管管腔的支架梁体积较高[1]。两者均增加血栓形成和 SB 闭塞。

开口病变 由于 BVS 径向支撑力不强，因此不建议应用于富含纤维组织的主动脉-开口处病变。目前尚不清楚 BVS 支架梁伸入主动脉的结局[1]。

抗血小板药物耐受性低 目前尚未完全阐明抗血小板药物耐受性低的具体机制，支架梁粗大的 BVS 需要更强效和更长时间的抗血小板药物治疗。因此，对于出血风险高、拟行择期手术和（或）对药物依从性差的患者，避免使用 BVS[1]。

血管准备

预处理病变的目的不仅是改善介入器械的输送，还要确保支架的对称性扩张和最佳扩张。由于定量冠状动脉造影经常低估冠状动脉的大小，IVUS 是一种更好的腔内影像设备，可以准确地测量血管的大小，且应用广泛。强烈推荐冠状动脉内推注硝酸甘油，以防远段血管存在慢性痉挛从而导致选择 BVS 过小。基于近段血管最大直径，使用非顺应性球囊进行预扩张（D_{max}），因其可提供更一致的病变预处理[2]。对于复杂病变以及钙化病变，可能需要使用刻痕球囊、旋磨术或旋切术来达到充分的病变预处理。进行细致的病变预处理是成功输送和释放 BVS 以及确保 BVS 对称性扩张和最佳扩张的基石。

穿过病变

由于支架梁较厚（157 μm），因此输送 BVS 比金属支架更具有挑战性。平行导丝，加硬导丝和子母导管都可以用来辅助支架输送。释放支架期间的最佳扩张是保证支架植入成功的一个因素。球囊扩张压力为命名压，不超过 10 atm，持续至少 30 s，之后进行常规后扩张[1]。

技巧和提示

*轻柔操作 BVS 即使已进行了充分的病变预处理，BVS 通

过病变仍困难。避免暴力推送 BVS，因有支架脱载和（或）支架损坏的风险。除继续进行病变预处理外，还可以使用支撑性更强的导丝、平行导丝技术或球囊锚定技术。使用子母导管可能是更佳选择。所有尺寸的 BVS（2.5 mm，3.0 mm，3.5 mm）均可以通过 7 Fr 的子导管（如 7F GuideLiner® 导管）输送®。2.5 mm 或 3.0 mm 的 BVS 可通过带有 5 Fr Heartrail™ 或 6 Fr GuideLiner 子导管的 6 Fr 指引导管系统输送。需在体外将 BVS 预装到延伸导管中。如果不预装，BVS 很难通过指引导管内 GuideLine 子导管的入口。3.5 mm 的 BVS 与 6 Fr 的子导管不兼容。如果仍存在输送困难，使用金属支架替代 BVS[1]。

定位

　　BVS 两端有两个透视可见的铂标志物。近端标志距离支架近端 0.7 ～ 1.4 mm（视支架及扩张力大小而定）（表 7.1）[1]，远端标志距离支架远端 0.3 mm。输送球囊的近端和远端都位于球囊标志处。了解支架末端与标志之间的准确关系非常重要，特别是当连续植入多个 BVS 时。考虑到 BVS 支架梁厚，建议尽量减少支架之间的重叠，特别是在较小的血管内。重叠部位与新生内膜延迟覆盖和血栓形成风险增加有关。最近提出了一种标志到标志的支架释放策略。

表 7.1　支架两端（球囊标志）与铂标志物之间的距离（mm）

	支架扩张直径	支架两端与铂标志物的距离（mm）	
		近端	远端
BVS 2.5/3.0 mm	卷曲	1.1	0.3
	2.5 mm	0.9	0.3
	3.0 mm	0.9	0.3
	3.5 mm	0.7	0.3
BVS 3.5 mm	卷曲	1.4	0.3
	3.5 mm	1.1	0.3
	4.0 mm	1	0.3

后扩张优化支架

　　强烈建议常规使用非顺应高压球囊进行后扩张。使用比所选 BVS 稍大（0.25 mm）的后扩张球囊可以充分扩张支架。非顺应性球囊应扩张至最大压力 15 ～ 20 atm，但扩张后尺寸必须保持在支架尺寸＋ 0.5 mm 以内。

技巧和提示

　　最大扩张压力 考虑到目前输送球囊和支架具有较高的顺应性，建议缓慢增加扩张压力（2 atm/s）至 8 ～ 10 atm，然后延时扩张（＞ 30 s），以获得更充分的扩张。为防止球囊过度扩张和伸长导致血管损伤，即使支架膨胀不全，术者也不能使用输送球囊进行高压扩张，这一点非常重要[1]。推荐后扩张球囊扩张持续时间为 30 s。根据病变的复杂性，扩张时间可以达到 60 s，小于 15 s 也是可行的。

　　血管腔内影像 BVS 后扩张后使用血管腔内影像设备非常重要。因其可以显示膨胀不全、病变覆盖不全和贴壁不良。支架膨胀不全和病变覆盖不全是支架内再狭窄的主要原因，也是导致贴壁不良和支架内血栓形成的主要机制。在复杂病变亚群中，主要指膨胀不全和贴壁不良，即使高压扩张后血管造影结果可接受，通常需要进行腔内影像学检查指导进一步治疗策略[1]。

　　IVUS 和 OCT 之间的区别 使用 IVUS 或 OCT 主要取决于几个因素。与 IVUS 相比，OCT 分辨率更高，但组织穿透率低。此外，需要注入对比剂来获得 OCT 图像，这会增加对比剂的使用总量和操作时间。因此，在确定血管直径时，特别是在大血管或血流受限的远段血管，IVUS 更有帮助。在很多情况下，IVUS 被广泛和重复使用，甚至是合并慢性肾病时。虽然 IVUS 也能检测到贴壁不良、膨胀不全和夹层（图 7.1），但 OCT 影像更清晰。此外，IVU 难以检测到支架断裂。因此，当术者想仔细观察 BVS 支架梁时，OCT 用处更大。尽管目前尚不清楚 OCT 检测到 IVUS 无法检测到的结果是否有临床获益[1]。

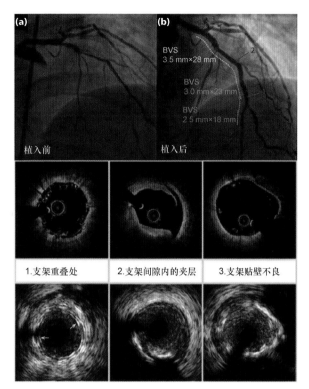

图 7.1　接受 IVUS 和 OCT 图像采集的一个典型病例。(a) 基线血管造影显示 LAD 近段至远段弥漫性病变；(b) 连续植入 3 个 BVS 后的血管造影图像。下图：IVUS 和 OCT 图像 1 ～ 3。每张图显示：①重叠部位（箭头表示重叠的支架梁）；②在两个支架之间的最小间隙中有一个小夹层（箭头）；③支架近段贴壁不良（箭头表示部分支架梁贴壁不良）[1]。本图经 Wiley 允许转载。

迷人的挑战

BVS 的缺点和成本效益

　　植入 BVS 需要花费较大的精力，对植入效果要求高。为降低损伤风险并获得与 DES 一样较好的结局，植入 BVS 会增加操作与透视时间、对比剂用量与介入器械数量以及成本。具有更薄支架梁和更高径向支撑力的下一代 BVS 可能会解决当前 BVS 的一些局限性[1]。

长病变

理论上，长病变（特别是需要植入多个支架时）使用 BVS 比使用金属支架具有更大优势。避免长病变使用全金属支架，特别是 LAD 病变弥漫时。考虑到患者未来几年可能接受 CABG 手术，必须保证吻合口无金属，此时避免使用金属支架是一种有利选择。

考虑到 BVS 和金属支架存在支架结构与尺寸差异，因此需要仔细检查支架重叠释放部位和支架释放顺序（近端到远端或反之）。治疗长病变时，使用血管腔内影像学工具非常重要。血管腔内影像学工具可以准确判断血管大小以及近段与远段病变之间是否存在直径差异较大的锥形病变，是决定植入单支架还是双支架（当存在明显的尺寸不匹配时首选）的重要因素。当存在明显的尺寸不匹配时，选择两种不同型号的非顺应性球囊，小尺寸球囊处理远段病变，大尺寸球囊处理近段病变。

技巧和提示

标志到标志策略　当需要植入至少两个支架时，为减少支架重叠，标志到标志植入技术已被广泛采用。该技术通过将近端支架远端球囊标志紧邻于远端支架近端标志实现。推荐在直径稍小的血管中使用该技术。植入 BVS 时，先植入远端支架，对支架进行后扩张优化支架膨胀。处理开口病变，需要精确定位支架时亦可选择先近端植入支架再植入远端支架的顺序。无论采用何种支架植入顺序，建议在第二个支架植入前扩张第一个支架，以便第二个支架通过第一个支架并避免破坏支架梁。（图 7.2）[1]。

血栓性病变

在血栓性病变，特别是 ST 段抬高型心肌梗死（STEMI），使用 BVS 在理论上占有优势。通常，STEMI 患者更年轻（有利于长期恢复血管舒缩和血管重塑），常合并单支血管病变。血栓性病变钙化轻，因此，容易输送支架并且支架释放后贴壁良好。BVS 支架梁对血管壁覆盖面积大亦可减少远段栓塞（雪鞋效应）[3]。

在 STEMI 病变中，准确判断血管大小非常重要。选择支架尺寸时考虑到急性心肌梗死常发生靶血管和靶病变部位痉挛，就可以减少支架贴壁不良和膨胀不全的发生。抽吸冠状动脉内血栓和动脉

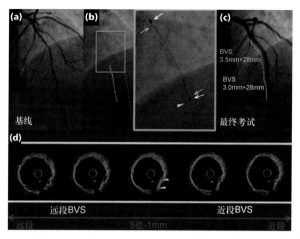

图 7.2 标志到标志植入多个 BVS。（a）基线血管造影显示 LAD 中段弥漫性病变。（b）远段病变处植入 BVS 后，近段病变处植入第二个 BVS，定位。箭头指远段 BVS 铂标志物，实线箭头指与支架边缘相对应的球囊标志，虚线箭头指近段 BVS 铂标志物。将近段支架球囊标记放置于远段支架铂标志物之前。（c）最终血管造影显示两个 BVS 植入后效果良好。（d）OCT 显示两个 BVS 之间边界区的最终腔内影像（1 mm 节段包含 5 张）。中图显示近段与远段 BVS 支架梁无重叠，表明采用标志到标志技术成功植入支架。上箭头表示近段 BVS 支架的支架梁，下箭头表示远段 BVS 支架的支架梁[1]。本图经Wiley 允许转载。

内使用硝酸甘油有助于判断血管大小。血管腔内成像工具（OCT/IVUS）可用于确定血栓负荷和血管大小。

技巧和提示

　　后扩张时不要做什么　由于存在无复流风险，不建议过度后扩张。不建议 STEMI 采取直接植入支架技术，除非术者能自信地判断病变的大小以及清晰可见病变近端和远端边缘，且病变为局灶性不伴有明显钙化或迂曲。主要担忧是由于错误判断血管大小或低估病变处钙化或纤维化程度导致支架膨胀不全。需要评估的另一项内容是发生晚期获得性贴壁不良的风险，晚期获得性贴壁不良会导致支架梁覆盖不全和极晚期支架内血栓形成。血栓性病变使用 BVS 可能带来的其他问题有炎症、痉挛、闭塞和难以观察参考血管直径，均影响对血管大小的判断。重要的一点是，使用金属 DES 面对同样的问题。心源性休克患者不建议使用 BVS，因为判断血管大小所花费的时间可能会危及患者的治疗。

钙化病变

钙化病变使用 BVS 具有挑战性。钙化病变存在血管内膜生理功能受损，因此植入 BVS 后血管舒缩获益不明显。然而，如果支架贴壁良好且膨胀完全，可以实现长期获益，特别是当病变较长时。在钙化长病变中使用金属支架增加支架内再狭窄和支架内血栓形成风险。

对于轻度至中度钙化的病变，建议使用 BVS。严重钙化病变需要旋磨、旋切、准分子激光消融术或刻痕球囊修饰斑块，均应谨慎处理。对于该病变亚群，应进行细致的病变预处理，以帮助准确判定血管的大小，避免输送器械失败或支架膨胀不全。可能需要使用非顺应性球囊进行高压扩张（超过 20 atm），以达到球囊与动脉比值 1∶1，无残余狭窄。病变预处理后使用血管腔内影像工具（OCT/IVUS）评估钙化程度（局灶偏心或餐巾环征），可以指导术者决定是否对该病变亚群使用 BVS。腔内影像学工具也可用于支架释放后评价支架充分膨胀和贴壁。

分叉病变

在分支病变中使用 BVS 可以避免对 SB 的长期拘禁。然而，关于技术选择和长期预后的问题，特别是采取双支架策略时，对于大多数术者都具有挑战性。

策略规划

单支架策略，即细致的病变预处理和支架近端优化的必要时支架策略，是绝大多数病例的治疗策略。由于 BVS 支架梁较厚（157 μm），支架外形厚，输送能力降低以及支架内血栓形成风险高，因此，在一些特定的病例中，可以考虑在血管腔内影像学工具指导下采用双支架策略。从技术角度讲，导丝很难穿过既往释放的具有较厚支架梁的支架。此外，双支架技术通常需要进行最终球囊对吻（FKB），以优化支架释放和贴壁，并获得充分的隆突覆盖。FKB 会对聚合物支架施加过度的机械应力，最终破坏其完整性，并影响长期临床结局。所有这些考虑表明，在 SB 病变植入 BVS，必要时 T 支架策略是首选。

单支架策略

在单支架策略（必要时支架植入策略）中，仅主血管（MV）植入 BVS。主要策略是对病变进行细致的预处理，使用与预计植入 BVS 尺寸相同的非顺应性球囊进行预扩张，以高压扩张病变，单支架策略流程图见图 7.3。

分叉病变选择 BVS 的大小时，需要特别注意分叉病变处近端 D_{max}。为确保分叉近端 BVS 充分贴壁，BVS 尺寸可以安全扩张到近端 D_{max} 估计值。最佳策略是根据近端和远端 D_{max} 的大小对 BVS 进行低压释放和近端优化（POT）。当分叉病变近端和远端不匹配时，可以采用远端 D_{max} 来确定支架尺寸，使用比支架大 0.5 mm 的非顺应性球囊进行 POT。

降低分叉病变处近段贴壁不良可以降低分叉病变处支架内血栓形成风险。此外，由于 BVS 支架梁较宽，导丝进入 SB 以及进行球囊扩张较困难。POT 后，BVS 在 SB 开口处呈斜形，有利于导丝和球囊进入 SB（图 7.4）。

球囊扩张 SB 和扩张的顺序

如果 SB 受影响，应尝试导丝通过 BVS 支架梁重新进入 SB。应

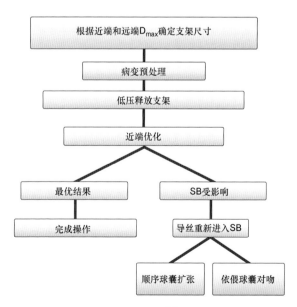

图 7.3　必要时支架植入策略流程图[3]。本图经 Wiley 允许转载。

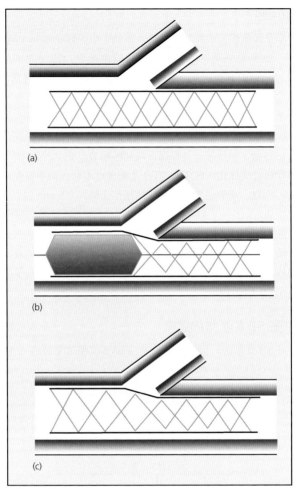

图 7.4 近端优化技术（POT）。（a）在近端和远端 D_{max} 的基础上低压释放 BVS，确保远端支架贴壁良好，并降低远端夹层风险。（b）使用非顺应性球囊扩张近端。（c）POT 后的最终结果，SB 开口 BVS 呈斜形，有利于导丝、球囊穿过支架网眼进入 SB [3]。本图经 Wiley 允许转载。

在 POT 后进行该操作，以最大限度地减少导丝进入贴壁不良的支架梁后方。之前报道过导丝穿过 BVS 支架梁，对 SB 开口进行球囊扩张的可行性。

面对的挑战

当心支架断裂 在一个分叉模型中，Diletti 等[4] 在 MV 植入 3.0 mm 和 3.5 mm 的 BVS，导丝通过 BVS 支架梁重新进入 SB 后，分别使用 2.0 mm、2.5 mm 和 3.0 mm 球囊以 14 atm 扩张 SB 开口。在实验中，2.0 mm 球囊扩张未造成支架断裂，2.5 mm 与 3.0 mm 球囊扩张导致支架断裂发生率分别为 13% 与 19%。在该病例报告中，MV 植入 3.0 mm 支架，使用 3.0 mm 非顺应性球囊以 10 atm 扩张 SB 开口，支架断裂风险小。采用相同的策略，使用更高的压力扩张 SB 开口增加支架断裂风险[4]。此外，与金属支架相似，球囊扩张 SB 开口与 MV 支架变形、SB 开口对侧壁 BVS 贴壁不良以及与 SB 开口后远端 MV 支架内再狭窄相关。

因此，建议在对 SB 开口进行球囊扩张后，对 MV 进行第二次后扩张（顺序扩张）。

球囊对吻

进行球囊对吻扩张时，两个球囊重叠处所产生的张力可能导致 BVS 环断裂并有延伸至整个支架段，最终导致支架断裂（支架"解拉链"）。

技巧和提示

依偎球囊扩张 另一种策略是采用 mini- 球囊对吻后扩张（mini-KBPD）方法，也被称为"依偎球囊扩张"[4]。该技术通过同时扩张两个球囊完成分叉的最终优化，SB 球囊在 MV 突出较小。在依偎球囊扩张实践操作中，将 SB 球囊近端标记物放置于 SB 开口近端 MV 中。先扩张 SB 球囊。该技术在安全地扩张 SB 开口同时，对 MV 支架变形影响最小。值得注意的是，当扩张压力＞ 5 atm 时，BVS 断裂风险呈指数增长。

总之，尽量避免真正的球囊对吻扩张。首选策略是 POT 联合顺序球囊扩张，建议使用血管内成像工具确认扩张后最终结果。

当 SB 需要紧急植入支架时 金属支架和 BVS 都可以用于紧急补救技术，如采用诸如 T 支架或 T 支架联合少量突入主支的（TAP）技术。与现代金属 DES 相比，BVS 外形更大，会影响导丝、球囊穿过 BVS 支架梁进入 SB，对 SB 开口进行强制性扩张会增加 MV-BVS

损伤风险。为避免 SB-BVS 支架梁过度突入 MV，选择精确的支架尺寸以及 BVS 在 SB 精确定位至关重要。有趣的是，SB 植入 BVS 采用 TAP 技术具有独特的优势，即 BVS 完全覆盖 SB 开口，随着时间的推移，突入的支架梁完全消失。在一例采用逆向 T 支架或 TAP 技术对 SB 进行紧急补救植入支架的病例中，BVS 完全覆盖分叉病变具有挑战性。从技术水平上，最终的解决方案是使用金属 DES。

双支架技术

一些分叉病变可能需要采用双支架技术。适用于金属支架的操作原则同样适用于 BVS，但有一些重要的注意事项。

裙裤技术（culotte 技术）

简而言之，SB 先植入支架，随后导丝穿支架网眼进入 MV 后，进行球囊扩张。随后，第二个支架通过第一个支架网眼进入 MV 并扩张释放。导丝进入 MV 穿支架网眼重新进入 SB，进行球囊对吻扩张最终完成手术。Culotte 技术中 MV 近段有双层支架覆盖，理论上可以完全覆盖隆突。当 MV 与 SB 尺寸不匹配程度较小时，首选 culotte 技术。

从纯粹的技术层面来讲，BVS 外形相对较厚，会不同程度影响支架植入，因此，术中需要强支撑的指引导管、支撑力强的导丝、积极预处理病变以及对支架进行初始扩张。此外，尽管采用了"迷你"culotte 技术策略，但 MV 近端血管被双层由聚合物材料制成的较厚支架梁覆盖，会延迟支架内皮化并增加支架内血栓形成风险。

最后，采用 culotte 技术植入金属支架，推荐球囊对吻扩张。对吻扩张会进一步扩张支架网眼、增加支架变形以及机械拉伸 BVS 并导致支架断裂。

考虑到上述因素，同时缺乏可靠的临床数据支撑，不建议分叉病变采用 culotte 技术植入 BVS，只应在非常必要和极其谨慎的情况下植入 BVS（图 7.5）。

挤压技术（Crush 技术）

对分叉病变采用挤压技术植入金属支架已有大量评价，并对不同操作程序进行了改良，如双挤压、"迷你"挤压和双对吻挤压技术。其共同点是首先植入 SB 支架，支架近端突入 MV，MV 球囊对 SB 支架突入 MV 部分进行挤压，使其变形。随后，MV 植入支架。此后，导丝需要穿过两个 BVS 支架网眼进入 SB，完成球囊对吻扩张

（图 7.6）。即使植入金属支架，为最大限度减少 MV 内多层支架重叠厚度，首选"迷你"挤压技术，其次经典挤压技术。台架试验对挤压聚合物材料制成的 BVS 支架梁进行了初步探讨，证明了该技术可行性[4]。

采用挤压技术，MV 近端血管壁一侧覆盖三层支架梁，每层厚 157 μm，易导致贴壁不良、膨胀不全、内皮化不全并增加血栓形成风险。由于 SB 支架变形，会出现隆突与两支架间贴壁不良区域[5]。

总之，使用"迷你"挤压技术可以减少聚合物材料在血管壁上的挤压量，比经典挤压技术更可取。即便如此，植入 BVS 时不推荐挤压技术作为一线治疗方法。

T 支架技术

T 支架技术为近 90° 的分叉病变提供了很好的治疗方案。该技术可以精确释放 SB 支架同时保证支架完全覆盖 SB 开口。为了获得这样的结果，使用支架边缘不透射线标记作为参考。以依维莫司涂层 BVS 为例，3.5 mm 的 BVS 近端聚合物环卷曲时，突出近端铂标志

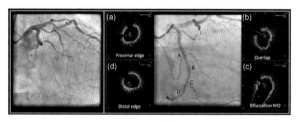

图 7.5　CTO 病变采用挤压技术植入 BVS[3]。（a）IVUS 显示近端 BVS 贴壁良好。（b）IVUS 显示两个 BVS 的重叠部位。（c）IVUS 显示位于 LCX 和 OM 分叉处的 BVS。（d）IVUS 显示第二个 BVS 远端。本图经 Wiley 允许转载。

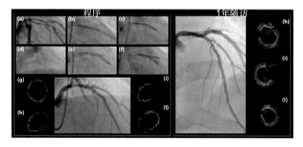

图 7.6　采用挤压技术植入 BVS[3]。（a-f）标准挤压 LAD 和对角支。（g-l）IVUS 显示 MV 近端（g，h）、分叉水平（i）与 MV 远端（l），支架贴壁良好。1 年后，MV 近端（h）、分叉段（i）与 MV 远端（l）均无支架内再狭窄和金属钢梁。本图经 Wiley 允许转载。

物 1.4 mm，释放时突出铂标志物 1 mm。

实用方法是将近端标志对齐隆突，这将确保支架在 MV 中有足够的突出以确保完全覆盖 SB 开口，并避免支架梁过度突出于 MV。否则将该技术转化为"迷你"挤压技术。采用 POT 优化最终结果。建议使用血管内成像工具确认手术结果（图 7.7）。

V 支架技术

V 支架技术指同时输送两个支架并同时植入两个支架。一个支架推送至 SB，另一个推送至 MV，形成一个新的近端隆突。V 支架植入技术特别适用于 Medina 分型为 0、1、1 的分叉病变，并且适用于冠状动脉血管树中靠近端的分叉病变（即 LAD 与 LCX）。考虑到两个支架形成了新的隆突，角度小于 90° 的分叉病变首选该技术。当新隆突向近端延伸 ≥ 5 m 时，这项技术被称为"同时对吻支架"。如果 Medina 分型 0、1、1 分叉病变使用该技术，支架梁不会拘禁任一分支通道，从而不需导丝重新穿支架梁。建议使用血管内成像工具确认手术结果（图 7.8）。

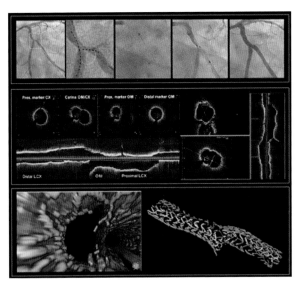

图 7.7 角度理想的分叉病变使用 T 支架[3]。（L）CX =（左）回旋支；OM = 钝缘支；Prox = 近端。本图经 Wiley 允许转载。

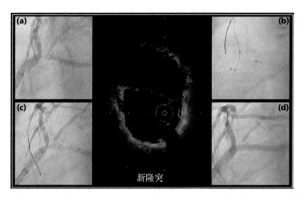

图 7.8　使用 V 支架技术治疗 LM 分叉病变。(a) LM 远段病变，(b) 预扩张，(c) 同时对吻植入支架，(d) 最终结果。(中图) OCT 成像显示由聚合物新形成的隆突[3]。本图经 Wiley 允许转载。

左主干

目前可用的 BVS 尺寸有限。最大直径为 3.5 mm，使用的最大后扩张球囊直径为 4.0 mm。因此，极大程度地限制了 BVS 应用于 LM 病变。次外，可能会使用 ≥ 2.5 mm 的球囊扩张 SB（如，朝向 LCX），可导致支架断裂。双支架策略（如 TAP 技术）导致 LM 远段有多层厚支架梁，理论上增加支架内血栓形成风险。

重点

分叉病变中使用 BVS

分叉病变通常采用单支架策略。当近段血管有病变时，使用近段血管作为参考血管，血管尺寸显得非常重要。分叉病变最担忧的问题是支架断裂，特别是使用高压扩张 SB 或进行球囊对吻扩张时。强烈建议在分叉病变中使用血管腔内影像学工具来确定血管大小和斑块分布。一般来说，如果使用双支架技术，则使用 TAP 或 T 支架技术，该技术使用非顺应性球囊顺序扩张 MV 和 SB 或依偎球囊扩张（也称为"迷你"球囊对吻扩张），最后在 MV 中使用 POT。也可以选择药物洗脱球囊治疗 SB 病变。由于有支架断裂风险，尽量减少球囊对吻扩张的次数。

LM 病变不累及 LCX 开口，更适合植入 BVS。需要使用血管腔内影像学工具对血管大小、MV 和 SB 的斑块负荷、斑块分布进行准确评估。新型支架的引入，如 novolimus 洗脱冠状动脉支架，扩张安全范围更大，支架梁更薄；或可以提高 LM 病变使用率并成为治疗 LM 病变选择的新一代 BVS。

慢性完全闭塞（CTO）

从技术角度来看，大多数 CTO 病变为长病变，因此，BVS 的优点是长病变区域不被金属覆盖，从而减少不良结局，如支架内血栓形成和再狭窄，并为未来可能进行的外科手术保留远段血管。已有研究探索 BVS 在内膜下夹层和再进入技术中的应用，尚需要评估长期结局。长病变植入 BVS，血管的舒缩张力可以得到改善[5]。

并发症

SB 夹层

治疗分叉病变时，MV 植入单支架后常见并发症是 SB 受损。随后对 SB 进行球囊扩张可能引起 SB 夹层，并需要紧急植入支架（采用 T 支架或 TAP 技术）。由于 SB 开口前有较厚的支架梁，植入 BVS 似乎与更多的小 SB（≤ 0.5 mm）闭塞和随之而来的心肌酶升高有关。BVS 支架梁较厚会影响另一个 BVS 进入 SB。在这种情况下，可以考虑杂交支架植入，即在 SB 中植入金属支架。

支架断裂

尽管聚合物支架梁在支架植入晚期出现结构不连续是支架程序化的结果，是生物支架吸收过程的一部分，但在植入过程中，超出 BVS 安全范围的过度扩张可以导致支架断裂。因此，应使用不大于支架直径 0.5 mm 的球囊对 BVS 进行后扩张。使用 1.5 mm 或 2.0 mm 球囊可以安全扩张 SB 开口。使用 2.5 mm 和 3.0 mm 的球囊高压扩张 SB 增加支架损坏的风险。球囊对吻扩张技术可导致支架损伤（图 7.9）。

球囊顺序扩张和依偎球囊扩张技术可能更适合 BVS。支架断裂会减少对血管壁的局部支撑，腔内漂浮的支架梁会引起血流紊乱并导致血栓形成。

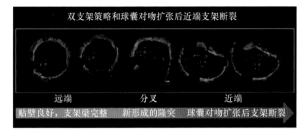

图 7.9　球囊对吻扩张后支架断裂[3]。本图经 Wiley 允许转载。

> **重点**
>
> 　　复杂病变植入 BVS 和（或）金属支架，均需要更多的专业知识。需要对病变进行仔细的评估和预处理以改善支架输送和释放。在复杂病变中使用 BVS 有好处。对于术者，从简单病变积累的经验用于帮助更好地理解该技术的功能性非常重要。总体来说，应用从简单病变学到的理念（细致的病变预处理、准确判断血管大小、充分的支架扩张）是治疗更复杂病变的基石。细致的技术是确保最佳手术结局的必要条件。

参考文献

1. Tanaka A, Jabbour RJ, Latib A, Colombo A. Bioresorbable vascular scaffolds: From patient selection to optimal scaffold implantation; tips and tricks to minimize device failure. *Catheter Cardiovasc Interv* 2016;**88**:10–20.
2. Onuma Y, Serruys PW, Ormiston JA, et al. Three-year results of clinical follow-up after a bioresorbable everolimus-eluting scaffold in patients with de novo coronary artery disease: the ABSORB trial. *EuroIntervention* 2010;**6**:447–53.
3. Kajiya T, Liang M, Sharma RK, et al. Everolimus-eluting bioresorbable vascular scaffold (BVS) implantation in patients with ST-segment elevation myocardial infarction (STEMI). *EuroIntervention* 2013;**9**:501–4.
4. Diletti R, Tchetche D, Barbato E, et al. Bioresorbable scaffolds for treatment of coronary bifurcation lesions: Critical appraisal and future perspectives. *Catheter Cardiovasc Interv* 2016;**88**:397–406.
5. Tanaka A, Ruparelia N, Kawamoto H, et al. Positive vessel remodeling and appearance of pulsatile wall motion at long-term follow-up after bioresorbable scaffold implantation in a chronic total occlusion. *JACC Cardiovasc Interv* 2015;**8**:1635–7.

第 8 章
桡动脉入路

Jack Chen，Sandeep Nathan，Kwan S. Lee，Nguyen Thuong Nghia，Xian Kai Li，and Thach N. Nguyen

赖红梅　彭辉　赵强　译　李国庆　审校

* 基础；** 高级；*** 罕见的、奇特的或具有研究性质的

$，额外花费 < 100.00 美元；$$，额外花费 > 100.00 美元

⧖，额外花时间 < 10 min；⧖⧖，额外花时间 > 10 min

♦，并发症风险低；♦♦，并发症风险高

挑战

在过去的十年中，随着新型器械的出现以及对高危患者实施更复杂的介入干预，现代介入心脏病学的范畴发生了巨大的变化，经股动脉入路（TFA）具有相对频繁的入路部位出血（根据定义）和罕见但潜在的严重并发症，如腹膜后血肿（RPH）、动静脉瘘（AVF）和假性动脉瘤（PA）。入路并发症的影响可能包括病残率、病死率增加，需要手术和输血，导致住院时间延长、花费增加以及生活质量恶化[1]。最近出现的闭合装置已经支持更快的止血和下床，但这些装置似乎与手动按压有相似的总体并发症发生率[2]。更高的安全性、更低的成本和更早恢复到以前的活动水平，不仅从患者的角度来看是有利的，从医疗保健经济和效率的角度来看也是有利的。经桡动脉入路（TRA）获得了极好的手术成功率，几乎消除了入路部位并发症，允许快速下床，甚至保证了门诊患者 PCI 手术当天出院的安全性[3]。这是由于桡动脉位置较浅，掌侧支广泛，没有邻近的静脉或神经，因此易于安全止血，且无缺血性后遗症或周围结构损伤。

患者选择

经桡动脉冠状动脉造影和介入治疗（TRI）的患者选择是通过检查脉搏和 Barbeau 试验来完成的，Barbeau 试验可以证实侧支循环通畅。Barbeau 试验是容积描记术和脉搏血氧仪的结合，用于评估侧支循环。对于经同一桡动脉进行第二次手术的患者，应进行反向 Barbeau 试验（称为反向 Allen 试验，当排除容积脉搏波形评估时，有利于手掌充血、变红的简单视觉评估），以评估桡动脉是否通畅。在这种试验中，术者释放桡动脉而不是尺动脉的压力。这可以检测到无症状的桡动脉近段闭塞，因此排除应用该入路部位进行重复手术[4]。

禁忌证

罕见的禁忌证包括严重的双侧雷诺现象和无桡动脉脉搏。此外，除极少数情况外，在有同侧动静脉透析瘘的情况下，应避免 TRI。

动脉通路

实际操作

桡动脉穿刺　与股动脉入路相似，桡动脉穿刺设备和患者准备简单。手沿身体放置，手掌向上倾斜。0.5 ml 1% 利多卡因局部皮肤麻醉后，用 21 ～ 19 G 静脉插管或裸针穿刺。最佳穿刺部位及相关解剖结构如图 8.1 所示。使用血管导管 ™/ 静脉（IV）套管的穿刺技术和使用反穿刺（"穿透再穿透"或"双壁"）的针角穿刺技术如图 8.2 所示。当血液在中心腔出现时（图 8.2a），静脉插管向前推进几毫米，以便刺穿动脉，然后取出针头。随后轻轻回撤套管（图 8.2b），直到出现持续性血液回流，沿套管送入 0.018 ～ 0.021 英寸的导丝（图 8.2c）。对于新的 TRI 操作者来说，穿透再穿透进入的技术是更可取的，因为它确保了在去除穿刺针后 IV 套管在桡动脉内的同轴对齐，最大限度地减少了导丝通过微穿刺针的斜面指向血管壁的机会。对于有经验的操作人员，**仅**进行前壁穿刺技术可以避免多次失败和反复尝试。尽管如此，与大多数技术一样，操作人员最熟悉的技术可能才是最佳选择。

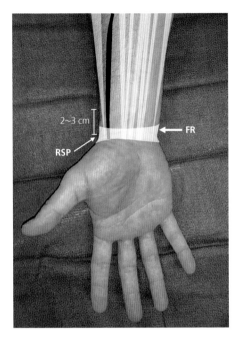

图 8.1 常规（近段）桡动脉入路的最佳穿刺部位。桡动脉（黑色显示）应在前臂掌侧（掌侧），桡骨茎突（RSP）近段 2 ～ 3 cm 处穿刺，注意避免穿刺屈肌支持带（FR，腕横韧带）或损伤前臂韧带［从内侧到外侧的相关肌腱：尺侧腕屈肌，指浅屈肌肌腱（2），掌长肌腱，拇长屈肌肌腱，桡侧腕屈肌肌腱，桡臂肌腱］，将其叠加显示在这张图像上，以说明目的。过度近段（高）穿刺有穿刺肱桡肌止点的风险，从而导致无法止血。图片由美国伊利诺伊州芝加哥大学医院心导管实验室提供。

技巧和提示

　　** 缺失的动脉在哪里？　在桡动脉"萎缩"的情况下（桡动脉是手掌弓的末梢分支），血管入路位置改变。少见情况下，桡动脉不在正常的位置，在手腕外侧（非常罕见：2/1000）。因此，不要忘记在手腕外侧检查桡动脉的搏动。

鉴别差异

　　右或左桡动脉入路　右或左桡动脉入路的选择或多或少与操作者的喜好有关。左桡动脉入路（LRA）需要不同的工作台设置和操作准备。右桡动脉入路（RRA）需要标准设备，对护士很友好，对

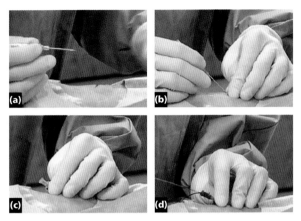

图 8.2　使用 Angiocath/IV 穿刺针利用反穿刺技术穿刺桡动脉并植入鞘管。（a）预处理后的前臂在手腕处轻微伸展，利多卡因在最佳穿刺部位浸润麻醉后，选择穿刺针进入皮肤的最佳角度。（b）进针角度在 30°～60°，与陡峭的进针角度相比，较浅的进针角度可以使倾斜的针头尖端在血管腔内行走的距离更长，更容易推进鞘管。（c）一旦发现穿刺针末端中心腔有血液回流，推送 Angiocath/IV 套管针穿透动脉后壁，将血管固定到位，完全取出穿刺针，慢慢撤出穿刺套管。（d）一旦发现搏动性血液回流，将导管送入桡动脉并向前推送。如果推送导丝时遇到阻力，可能需要于透视引导下推送导丝。图片由美国伊利诺伊州芝加哥大学医院心导管实验室提供。

操作人员也很友好，因为与 LRA 不同，它不需要操作人员俯身在患者身上来操作导管、导丝和设备。然而，LRA 似乎更适合身材苗条、桡动脉细并容易痉挛的女性，尤其是锁骨下动脉或头臂干迂曲时。当右桡动脉 Allen 试验呈阴性或需要对左内乳动脉进行造影时，LRA 是入路的选择之一。右桡动脉入路的透视时间稍长（5.8 min±4.4 min *vs.* 5.3 min±4.2 min，SD 均值 = 0.157，*P* < 0.001），造影剂使用较多（84 ml±35 ml *vs.* 82 ml±34 ml，SD 均值 = 0.082，*P* = 0.003）。两种桡动脉入路的入路并发症和卒中发生率相似。

技巧和提示

　　*** 当首选左桡动脉入路时　身材矮小的患者以及腹部严重肥胖的患者，升主动脉往往纵向受压，从左桡动脉插管通常更容易。对膈下病变进行评估和治疗时最好选择左桡动脉，因为其可以额外提供 10 cm 的长度。左锁骨下动脉和左椎动脉介入也可以直接从左桡动脉入路进行。最后，由于左桡动脉入路操作导管和放置导管更接近于股动脉入路，操作人员，特别是那些刚开始学习的操作人员，可能会发现使用更为熟悉的用于股动脉入路的 Judkins 导管更容易[4]。

桡动脉鞘管

最常用的 5 Fr 鞘管用于诊断性血管造影，6 Fr 鞘管用于介入干预，但有时 4 Fr 鞘管用于桡动脉细小的冠状动脉造影，7 Fr 鞘管用于复杂介入。较短的鞘管似乎更可取，亲水涂层可以减少 70% 的插入和移除摩擦[5]。锥形鞘不需要切开皮肤。鞘管插入血管后，通过侧管注射 3 mg 维拉帕米和 3000 ～ 5000 单位的肝素。操作者可使用单药制剂或解痉"鸡尾酒"疗法。维拉帕米 3 mg 被证明是相当安全有效的。既往的桡动脉置管并没有降低对桡动脉硝酸甘油和维拉帕米的反应性。尽管动脉管腔直径有所减小，通过鞘管套交换器械可以减少痉挛。一些操作人员建议在导管进入中央循环后再使用肝素，以避免出现极为罕见的桡动脉穿孔，而机体已处于抗凝状态。

高级术者的操作

右桡动脉闭塞时的穿刺 手腕以标准方式准备并铺巾，局麻后，在右桡动脉极远段，掌弓处扪及低容量侧支血流脉冲处使用 20 G-Teflon™ 套管，采用穿透技术进行穿刺，当逐渐退出套管针时，在套管针的中心可以观察到非搏动性的动脉血液滴注。将一根 0.021 英寸的导丝（这是 GlideSheath 套件的一部分）或一根 0.018 英寸的微穿刺导丝推送入套管中。轻柔操作导丝，在透视镜引导下穿过桡动脉的无脉部分，以便沿着桡动脉假定路径行进，尽管推进导丝无痛感几乎完全由触觉引导。如果前送导丝引起疼痛，应回撤导丝并重新调整方向。既往的桡动脉造影非常有帮助，可以作为一个路标。沿导丝做轻柔的扭转运动推进长 Angiocath 套管或微穿刺套管。将导丝从微导管中取出后，应出现搏动性血流。将 0.021 英寸的导丝重新送入微导管，并小心地推进超滑 Radiofocus 鞘管。

推送导丝是纯粹基于触觉的。轻柔地向前推送和缓慢地扭矩运动是应用于推送导丝的技术。即使是轻微的疼痛，也要留意观察，因为通过假腔也会出现疼痛。推送导丝无痛，初始阻力小或无阻力是进入血管真腔的标志[6]。

敏捷思维

优势和局限性

???

　　该技术的局限性包括初始操作的盲目性，因此有导丝进入内膜下并导致穿孔的风险。仔细观察即使是推送导丝引起的轻微疼痛，将有助于避免这种并发症。另一个潜在的风险是血栓栓塞的可能性。在确定有自由的向后方出血后，谨慎抽吸和前向注射将有助于预防这种并发症[6]。

高级术者的操作

　　桡动脉闭塞患者近段桡动脉入路　既往接受了经右桡动脉入路 TRA 进行 PCI，此次患者需要再次进行血管造影，反向 Barbeau 试验呈阳性，提示有 RA 闭塞。由于掌弓侧支，可触及 RA 远段脉搏。然而，在 RA 近段的较高部位可以隐约触及 RA。超声证实在先前的鞘管放置部位桡动脉闭塞，桡动脉在前臂的更近段通畅。在无菌准备和标准方法铺单后，在超声指导下在 RA 前次穿刺处近段 7 ~ 8 cm 处使用 20 G-Teflon 套管针穿刺。穿刺针进入血管腔后，穿刺针近段透明腔内发现"闪"过血。采用反穿刺技术，将针穿过后壁。然后将移除穿刺针，将 0.021 英寸的导丝送入 Teflon 套管中心腔，并逐渐回撤整个系统。当出现血液回流时，推进导丝，具有触感。无阻力推进导丝是可行的，并移除 Teflon 套管。沿导丝推送 6 Fr 鞘管。取下扩张器后，打开旋塞，观察血流自由搏动。此时，用生理盐水冲洗鞘膜，同时静脉注射由血管舒张剂和肝素组成的"鸡尾酒"混合物[7]（图 8.3）。

　　优势和局限性　刚刚描述的"近段入路"技术非常适合"局灶性"RA 闭塞，该技术不会干扰血栓，因此具有安全性优势。它也可以应用于那些首次穿刺位置较远、残端不容易进入的患者。该技术的潜在缺点是无法再通 RA 的闭塞部分，因此排除了 RA 未来通畅的可能性，以及鞘管由 RA 的近段位置进入，这可能使随后的止血困难，因为 RA 穿过周围肌腹导致压迫压力不足，止血效果不佳。采用最佳的人工按压方式，随后连续观察几个小时，应该可以减少显著血肿发生的可能性。

　　过去描述的"远段入路"技术在上述任何一组患者中都是可行的，尽管它涉及开通 RA 血栓形成段，因此，会增加与血栓移位和

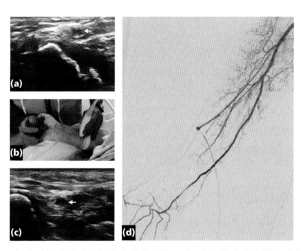

图 8.3　超声引导下桡动脉闭塞患者桡动脉入路。(a) 桡动脉脉搏缺失和反向 Barbeau 试验阳性引起了对先前 TRA PCI 术后桡动脉闭塞的关注。超声证实在常规穿刺部位桡动脉闭塞（箭头），但在前臂更近端桡动脉通畅（b，c）。(d) 超声引导下在前臂中部进行穿刺，放置 6 Fr 桡骨鞘。图片经 Wiley 允许转载。

迁移相关的并发症风险。该技术也有移除闭塞血管"塞子"的好处，增加了随后 RA 通畅的可能性。这项新技术应该加入到经桡动脉入路操作者的设备中，允许重新进入闭塞的 RA。"近段入路"或"远段入路"技术的选择取决于解剖属性和术者的偏好[7]。

止血

可以简单地用一卷纱布和几条弹性绷带（图 8.4）或专用设备来实现止血。后几种气动装置是透明的，允许视觉控制和充气量化，确保选择性分级压迫桡动脉而不阻断血液回流（图 8.5）。止血通常需要 2 ～ 3 h，尽管目前正在研发快速的桡动脉止血方案。

导丝

通常使用标准的 0.025 英寸或 0.035 英寸（150 ～ 180 cm）的 J 形导丝来引导导管。0.025 英寸的金属导丝可用于桡动脉插管，而 0.035 英寸的 J 形导丝的优点是避免进入前臂和手臂上的大多数侧支，提供了更好的支撑。导丝推送至肩周附近需透视，以确保导丝正确进入升主动脉，而不进入侧支（颈动脉、椎动脉、内乳动脉等）。

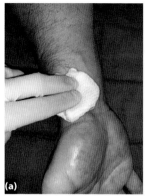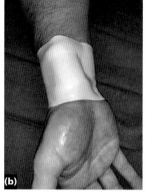

图 8.4　用压缩敷料进行桡动脉止血。（a）可以在取出鞘后用纱布在穿刺部位进行手动压迫进行初步止血。（b）随后，可根据机构偏好／流程使用压力敷料，使用纱布卷和医用胶带或弹性黏合剂敷料。这种方法只利用常用的材料，价格低廉，但由于压缩力会因所用材料和应用技术的不同而有很大差异，因此可能很难适应标准化的流程。图片由美国伊利诺伊州芝加哥大学医院心导管实验室提供。

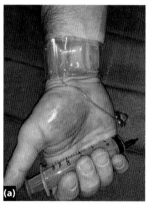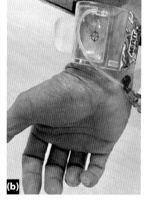

图 8.5　使用气动压缩装置进行桡动脉止血。桡动脉穿刺部位的止血通常是通过手动（通常是气动）压缩装置来实现的，该装置允许实现分级压缩力，并能够保持止血的效果，在任何时候都能看到穿刺部位，并且易于建立机构流程。（a）Terumo TR 波段和（b）Merit Medical Sync 波段。图片由美国伊利诺伊州芝加哥芝加哥大学医院心导管实验室提供。

常见的阻力原因有：①先天性解剖变异，如桡动脉"环"、桡动脉的起源过早或桡动脉副动脉；②腋动脉、锁骨下动脉或无名动脉迂曲（特别是老年高血压患者）；③动脉痉挛。为了避免导丝进入重要的侧支血管，应使用透视技术观察。如果 J 形导丝遇到阻力，第二种选择是可使用可操纵的 0.035 英寸导丝（例如 Glidewire 或 Wholey™ 导丝）。在透视下推送这些金属导丝，需要时可施加扭矩，以避免损伤小侧支血管。如果导丝不能顺利通过，可能需要对上肢动脉进行血管造影（图 8.6）。

技巧和提示

** 外侧压迫桡动脉　对于常规方法不能将导丝推送入肱动脉的患者，应通过动脉鞘侧臂手动注射非离子造影剂进行桡动脉造影。当导丝持续进入侧支或桡动脉弯曲时，由第二个术者的一个手指对桡动脉的罪犯血管部位进行外部施压（图 8.7）。如仍不成功，下一步应尝试使用另一根成角亲水导丝。若成角亲水导丝未进入肱动脉，应将入路转换为肱动脉或股动脉[8]。

导管

无论血管入路是右桡动脉还是左桡动脉，大多数的术者仍然使用 Judkins 导管进行冠状动脉造影，这可能是由于大多数术者最初接

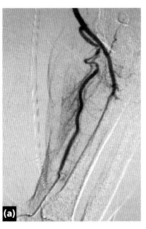
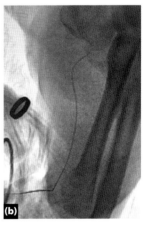

图 8.6　前臂推送导丝困难，需要血管造影引导。在超声引导下进行左桡动脉远段穿刺（"鼻烟盒"，ldTRA），但 21G 和 18G 头端弹簧导丝都无法进入肘前窝。沿 18 G 微穿刺导丝桡动脉插入 3 Fr 微穿刺鞘，进行血管造影。如图（a）所示的血管造影，显示桡动脉痉挛和严重弯曲。（b）将微穿刺鞘更换为 5 Fr 薄壁鞘管，使用 0.035 英寸的 Wholey 导丝通过迂曲处，完成鞘管植入。

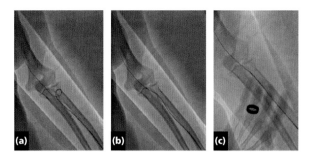

图 8.7　穿越部分拴系桡动脉环的挑战。获得左桡动脉入路。常规桡尺血管造影发现桡动脉环复发分支。最初尝试使用 0.035 英寸的 Wholey 导丝，该导丝未能通过桡动脉环。将一根 0.035 英寸的软的、成角导丝装入 4 Fr 直的、锥形的 Glidecath 套管中，并送入桡动脉。需要在动脉祥所在前臂外部施压以防止 Glidewire 头端进入侧支，导丝成功穿过动脉环（a）并部分拉直（b）。当尝试将冠状动脉导管通过桡动脉祥时遇到阻力，通过桡动脉外部操作（在阻力点内侧轻轻牵引血管），阻力再次得到缓解，造影导管顺利通过血管祥（c）。

受过经股动脉入路进行冠状动脉造影的培训，并且使用 Judkins 导管很顺手。在左桡动脉入路中，Spaulding 系列导管于左冠状动脉插管的成功率很高，但 10% 的患者需要使用第二根导管进行右冠状动脉插管[9]。通常选择的是比经股动脉造影小 0.5 mm 的 Judkins 左侧（JL）造影导管成功完成左冠状动脉（LCA）插管。在一些头臂干或锁骨下动脉迂曲同时 LCA 开口向上的病例中，可以选择较小的 Judkins 导管，如 JL 3.0，解决插管的问题。

单根导管

使用单根诊断导管可减少更换导管频率，从而降低血管痉挛和更换导管导致的胆固醇碎片栓塞的发生率。少使用一个导管也提高了成本效益。几种类型的"多功能"导管，如 Kimny，Barbeau 或 Amplatz 左（AL）可以对左、右冠状动脉获得极高的成功率[4]（图 8.8 和表 8.1）。

技巧和提示

操作单根导管　在使用非多功能导管时，一项有用的技巧是先接触 RCA。首先轻微地回撤 0.035 英寸导丝，使其头端刚好在第二弯曲（或第三弯曲，如果是 Kimny 导管）的远端。这一操作使第二弯曲变直，从而外形上近似于 Judkins 右（JR）。右冠状动脉造影完

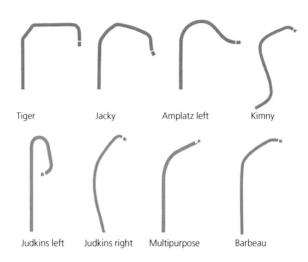

Tiger　　Jacky　　Amplatz left　　Kimny

Judkins left　　Judkins right　　Multipurpose　　Barbeau

图 8.8　常用 TRA 导管形态图。图中显示的是经桡动脉造影和介入治疗中使用的几种典型导管形态。有些导管，如 Tiger、Jacky、Amplatz、Kimny、Multipurpose 和 Barbeau，被设计为通用导管，而其他导管，如 Judkins，被设计用于特定的冠状动脉。值得注意的是，这些基本曲线的变化现在由多个制造商提供。

表 8.1　经桡动脉诊断和（或）介入治疗的导管形状

诊断导管（通用）	诊断导管（LCA，RCA）	指引导管（通用）	指引导管（LCA）	指引导管（RCA）
Kimny	JL 3.5，JR 4.0	Kimny	Ikary 左	Kary 右
Tiger	—	MAC 30/30	LARA	MRESS
Jacky	—	Barbeau	MRADIAL	RRAD
Sones	—	PAPA	Easy radial 左	Easy radial 右
MAC 30/30-	—	—	—	

成后，逆时针方向轻轻拔出导管，以接触左冠状动脉（LCA）。此外，多次操作有时可能导致导管在主动脉根部"卷曲"。在这种情况下，小心推送 0.035 英寸直头导丝到导管第二弯曲远端几毫米处，以拉直导管。必须注意，决不能将直头导丝头端推送到导管头端之外。

推送导管

如果推送导丝或导管困难，操作者应意识到以下几种可能性：

桡动脉痉挛、桡动脉细小、动脉襻、高位开口（有时高至腋动脉起源点）、动脉残端、狭窄（桡动脉、肱动脉、锁骨下动脉狭窄）或导丝进入侧支。

技巧和提示

　　*** 如何克服环襻、动脉残端、高位开口的问题　襻相对频繁，可以位于前臂、上臂和头臂动脉。它们代表了不同的先天性和后天的解剖状况，大多数可以通过经验克服[10]。真正困难的是桡动脉，有时高位开口（腋动脉、肱动脉）或曾接受尺桡吻合术。罕见的极端襻通常伴有残余襻，对操作者构成了真正的挑战，并进一步增加了穿孔的风险。如果操作中遇到血管襻，可通过鞘管或导管进行血管造影。在血管造影控制下，轻轻推送 0.025 英寸 J 形导丝或推送 0.014 英寸应用于经皮冠状动脉介入治疗（PCI）的亲水导丝。使用 4 Fr 相对直的导管［如多用途（MP）或 Glide 导管］（图 8.9）通常会解决上述问题。

　　** 当遇到主动脉–锁骨下动脉迂曲时该怎么办？不要惊慌。使用小妙招：请患者深呼吸　若导丝仅进入降主动脉，则推送导管至降主动脉。回撤导丝，然后缓慢回撤导管，逆时针旋转导管送入升主动脉。锁骨下动脉、无名动脉的严重迂曲和无名动脉的远端起源导致向前推送导丝或导管至升主动脉的过程中推送力下降和摩擦力增加。使用可操纵的软导丝，如 Wholey 导丝或亲水导丝，可有助于导管通过迂曲段。如果最初的尝试失败，使用血管成形术导丝联合深

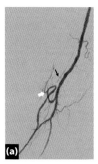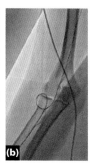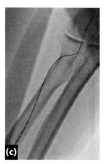

图 8.9　穿过桡动脉襻。（a）桡尺血管造影示桡动脉襻（白色箭头）伴小的复发桡动脉分支（黑色箭头）。（b）用一根柔软的、成角导丝很容易通过襻。（c）用 5 Fr 多用途导管部分拉直襻。在此之后，交换 260 cm 的 J 形导丝，完全拉直襻，使用 Judkins 导管完成造影。

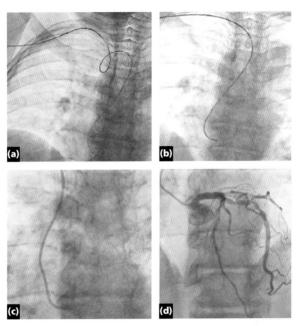

图 8.10 锁骨下动脉迂曲合并主动脉−头臂交界处成角。（a）使用 0.035 英寸的 Wholey 导丝穿过锁骨下袢。（b）推进指引导管后，对整个系统进行牵引，使袢变直。（c）患者深吸气时，逆时针方向操作 JL 3.5 Fr 导管。（d）将导管置于 LMCA 口内。

呼吸通常可以解决这个问题（图 8.10）。

    ** 如何克服迂曲的动脉　对于锁骨下动脉 / 无名动脉迂曲的病例，扭转导管的同时在导管中留一根 0.035 英寸的导丝是有益的。从主动脉下方低位起源的 RCA 通常会造成问题，因为导管容易进入圆锥动脉。这时也可以通过在导管中送入 0.035 英寸的导丝拉直导管并将导管送入 RCA。当导管用于动力注射左心室造影时，建议使用较低压力（≤ 350 lb/in²），因为单侧孔的存在不会显著降低通过远端的流动力，从而可能导致左心室的严重创伤[4]。

由于解剖变异造成的限制

    头臂干的起源和分布有许多差异，包括双颈动脉干和罕见的食管后右锁骨下动脉（软动脉），这导致了导管从右桡动脉入路推进的问题。其他限制包括狭窄、发育不全、桡骨环和异常起源。动脉畸形是一种先天性异常，其右锁骨下动脉起源于弓或弓交界处下方的降主动脉。很多时候，右锁骨下动脉位于左锁骨下动脉的外侧（图 8.11）。

技巧和提示

*** 动脉畸形 怀疑动脉畸形时，用摄像头以 30° ～ 45° LAO 角度进行主动脉弓注射，有助于确定主动脉弓和大血管的解剖（图 8.11）。在真正的畸形动脉病例中，0.035 英寸的导丝将始终从右桡动脉入路进入降主动脉。一项有用的技术是将 JL 导管或 Cobra C1 导管推进至主动脉弓远端。然后将导丝撤回导管内，深吸气并推进导丝，逆时针方向施加导管扭矩。这一手法经常会实现进入主动脉根部。

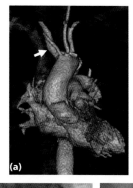

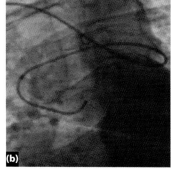
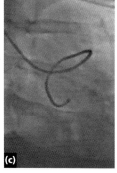

图 8.11 动脉畸形（食管后右侧锁骨下异常动脉）。（a）主动脉 CTA 的三维表面显示异常的右锁骨下动脉（箭头），它从主动脉分支，远端到左锁骨下动脉。从右侧桡动脉入路植入一根 0.035 英寸的 Wholey 导丝。接下来，将一根 Cobra C1 导管通过导丝推进到近段降主动脉，顺时针旋转，然后向后拉，直到它对准横主动脉弓。（b）将一根 0.035 英寸的有角度的软导丝推进至主动脉根部，将一根 JL 3.5 Fr 导管推进至导丝上方。RAO 视图（c）显示了异常血管的走行。

学习曲线

与股动脉入路相比，桡动脉入路的局限性是学习曲线更长，手术成功率更低。在学习曲线的开始阶段，选择合适的患者是很重要的：最好从大的、容易穿刺的动脉和简单的病例开始，然后逐渐发展到在通道和介入复杂性方面比较困难的病例。预测桡动脉入路（TRA）失败的因素是女性患者、低体重指数（BMI）、高龄和术者缺乏经验。在学习曲线的开始（前 500 ～ 1000 个经桡动脉手术），排除搏动微弱、低 BMI 和复杂介入（如急诊血管成形术、分叉和冠状动脉慢性完全闭塞病变的 PCI）的患者似乎是合理的。在固有学习阶段后，TRA 失败率很低（约 1%），失败的主要原因是解剖学上的困难[11]。

可替代穿刺部位

尺动脉入路

尺动脉是一个可接受的替代入路，与股动脉和桡动脉入路相比，其成功率要低得多。平均成功率从有意向治疗的患者中的 38%，到高度筛选的病例中的 100%。较低的成功率可能原因为：①尺动脉位置较深，有时位于尺侧腕屈肌肌腱附近或下方；②缺乏良好的骨基（因此可能发生血肿）；③邻近尺神经，穿刺时非常疼痛[12]。为了避免手部缺血，如果最初的桡动脉介入尝试可能损害桡动脉灌注，则应该避开这个部位。

指引导管

在选择 TRI 指引导管时，操作者要考虑目标病变特征、病变位置、近段是否有弯曲、升主动脉大小、冠状动脉开口位置、来自主动脉弓头臂主干的远段起源、锁骨下头臂弯曲等因素。大量的指引操作可能会引起痉挛，特别是焦虑的患者或桡动脉小或解剖困难的患者。绝大多数冠状动脉介入治疗是通过 6 Fr 指引导管进行的，但在许多患者中，如果有必要，可以使用 5 Fr 或 7 Fr 和 8 Fr 指引导管[13]。适当的指引导管的选择在 TRI 中比在 TFA 中更为重要。与经股动脉介入治疗（TFI）相比，其形状的选择和操作有些不同。

左冠状动脉指引导管

当在主动脉垂直且大小正常的患者中使用 JL 4 时，所得到的辅助支撑比经股动脉使用的相同指引导管的辅助支撑低 1.6 倍。在右侧 TRA 时，与对侧主动脉壁的接触点进一步向上移动到左冠状动脉开口上方，这导致备用力量减少。这就是为什么有经验的操作人员使用 JL 3.5，因为它提供了更好的支持。对于非复杂病变或左主干（LM）狭窄，良好的支撑不是关键因素（图 8.12），JL 是合适的指引导管[14]。

当目标动脉是左回旋支动脉（LCX）时，为了更好地同轴排列，增加 0.5 的尺寸是首选。如果认为有必要进行主动支撑，可以使用 5 Fr 短尖 JL 实现左前降支（LAD）的深度"坐位"。该操作应在球囊或支架轴上完成，并辅以深吸气和明显无明显左主干或左前降支开口疾病[14]。

额外的辅助指引导管提供比 JL 更大的支持，因为其接触面积更大，并且与对面的主动脉壁几乎成直角。额外辅助指引导管的一个固有缺点是，在出现短的 LM 时，倾向于对 LAD 或 LCX 进行深插管。在复杂 LAD 或 LCX 血管成形术和长 LM、宽分叉角或近段极端弯曲的病例中，EBU 指引导管往往成为首选[14]。

技巧和提示

** 当左冠状动脉插管困难时　左 Amplatz（AL）1.5 或 2.0 适用

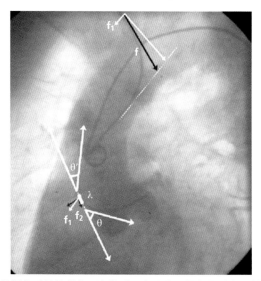

图 8.12　根据指引导管的位置和性质，支承力和推力的受力机制。图片由 Yuji Ikari 博士提供。

于 LCX 的复杂病变，并提供更大的被动支持。由于 AL 头端向下指向，操作者在将球囊或导管从入口拔出时，应注意防止深插管引起剥离[14]。

    ** 于主动脉扩张和展开的患者中进行 LCA 插管** 对于主动脉扩张和展开的患者 LCA 口插管并获得最佳的备用支持可能相当困难。对于无名动脉远端起源的病例，指引导管更多地从左侧进入 LCA，这妨碍了操作。深吸气，操作时将导丝送入导管中，或选择头臂弯曲的导管可能有助于操作。

右冠状动脉指引导管

    对于非复杂或右冠状动脉口病变的首选指引导管是大小与 TFI 相似的右 Judkins（JR）。在主动脉扩张的情况下，由于缺少与对面主动脉壁的接触面积，导致支撑不良。5 Fr JR 和 MP 适用于"深坐"或所谓的"amplatz-ing"导管。的确，AL 导管可以获得最佳支撑，但操作人员应非常小心，以免造成创伤性 AL 头端的剥离。在克服了学习曲线后，操作者对通过右 TRA 进行介入的大部分股动脉曲线非常有信心。

TRI 所需桡动脉直径

    反对 TRA 的一个常见论点是复杂冠状动脉介入治疗的技术和设备的不兼容。日本男性平均桡动脉直径为 3.10 mm±0.60 mm，女性平均桡动脉直径为 2.80 mm±0.60 mm。桡动脉直径的累积相对频率显示，5 Fr 鞘可用于 93% 的患者，85% 男性和 72% 女性使用 6 Fr，71% 男性和 40% 女性使用 7 Fr，45% 男性和 24% 女性使用 8 Fr[13]（图 8.13）。

    由于目前大多数冠状动脉介入治疗都是通过 6 Fr 导管进行的，很明显，桡动脉路径没有实质性的限制。这同样适用于许多设备，如血管内超声（IVUS）、一定范围的旋磨（ROTA）磨头、切割球囊和专用血栓切除术导管。当有疑问时，操作者可以通过血管造影或超声造影确定桡动脉直径。如果 TRA 与预设的技术或设备不兼容，显然必须改变为 TFA。

技巧和提示

    ** 推进导丝穿越弯曲的锁骨下动脉时** 操作人员必须非常谨慎，

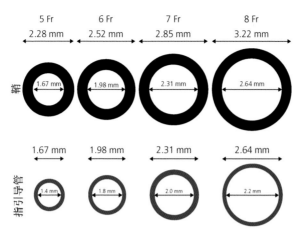

图 8.13　鞘和指引导管内外径差。

因为靠近颈动脉和椎动脉，有损伤的风险。使用一根或两根 PCI 导丝，仔细操作克服大部分弯曲。有时可以使用两条诊断导丝。主要目的是使导管到达主动脉弓。另一种方法是，将 110 cm 或 125 cm 长的诊断导管插入指引导管（子母技术），然后将导管组件小心地推进至主动脉。一旦导管头端进入主动脉，逆时针旋转导管，同时推进导丝。一个非常有用的建议是让患者深呼吸，然后把头转向左边。如果这些操作没有帮助，有时可以将一个小的（4 Fr 或 5 Fr）诊断导管推进至升主动脉或降主动脉，联合导管可以通过一根超硬的 260 cm Amplatz 导丝推进。这些动作在左右桡动脉入路中同样有效。若术者选择左桡动脉入路，一旦导管进入降主动脉，进入升主动脉的特殊技巧是在 JL 指引导管内拉动导丝，然后将弯曲导管的第二曲线引导至升主动脉。当达到目标后，引入导丝使导管变直并与冠状动脉接触。插入一根非常长的鞘也有助于穿过非常弯曲的锁骨下动脉[15]。

警告

　　超硬的导丝只能在导管或指引导管位于主动脉内时使用。不要用特别硬的钢丝穿过曲折的锁骨下动脉，因为它会导致剥离锁骨下动脉。

冠状动脉插管

左冠状动脉

在前后（AP）视图中，导管朝向左冠状窦（LCS）方向推进至主动脉根部，导管头端朝向屏幕左侧。此过程中很重要的一点是：导管头端切勿深插入窦中。缓慢而轻柔地顺时针旋转导管头端 $40° \sim 50°$，通常会将导管插入 LCA。如果上述操作后导管未到达 LCA，则逆时针旋转导管头端并稍微撤回，直到导管头端最终弹入 LCA 开口。该操作旨在降低导管张力，从而将成功率提高到 90% 以上。若第二次操作也失败，则从较高的窦位置顺时针旋转并稍微撤回导管，通常能够成功将导管插入左冠状窦。

技巧和提示

** 控制 Tiger 导管　对于升主动脉小且头端向下的患者，必须将 Tiger 导管向下推入 LCS，然后向上弯曲，同时逆时针方向旋转至 LCA 开口。当升主动脉扩张时，导管必须朝向 LCA 开口方向旋转，导丝头端位于 Tiger 导管的第一弯曲和第二弯曲之间。这通常可以防止导管向上弹入扩张的主动脉。如果导管插入 LCA 失败，应使用具有不同曲度的导管（JL，AL）来替代 Tiger 导管。如果仍然不成功，配套的 Jacky 导管（其具有"Amplatz 样"尖端）可能会提供有用的替代方案。

右冠状动脉

LCA 造影后，将导管从 LCA 口拔出，在左前斜位（LAO）视图上逆时针旋转，使导管的第一弯曲及第二弯曲形成的垂直段在屏幕上消失。这时，轻轻一推，导管头端就会进入无冠状窦（NCS）。在轻微撤回和顺时针旋转后，导管头端进入右冠状窦（RCS），并插入 RCA 开口，其方式与 JR 和 AL 技术相似。

技巧和提示

** 如果 Tiger 导管进入圆锥支该如何操作？　如果导管反复地进入圆锥支（CB），可重复轻微和更离散地顺时针旋转，同时轻微回撤导管。此操作可防止超选择性插入 CB。另一种方法是，送入导丝将导管头端曲线拉直，从而使得 Tiger 导管曲线类似于 JR 导管曲线，和（或）从右冠窦较高的位置接近 RCA 开口。有时，也可通过让患者深吸气的方法解决导管超选择性问题。如果上述方法都未能成功，则应使用 JR 导管代替 Tiger 导管。

  ** 左右冠状动脉 Q 曲线指引导管的操作 Q 指引导管大小都是 6 Fr（Q3.5 和 Q4 曲线，Mach 1™ 类型）。导丝引导指引导管通过手臂动脉进入主动脉根部。进入冠状动脉开口水平时，导丝被回撤到导管，此时操作导管到位。对于 LCA，这通常需要导丝回撤至指引导管内数厘米，且指引导管在逆时针旋转的同时向前推进，以使指引导管到达左冠状动脉开口。对于 RCA，导丝被推送并停留在 RCS 中，位于 LAO 视图中的前方。然后沿导丝轻轻推送指引导管，直到它也到达 RCA 窦的水平。然后慢慢回撤导丝，向前推进并同时顺时针轻轻旋转指引导管，直到指引导管到达冠状动脉开口，或因其靠近血管开口可获得合适的成像。如果 RCA 的近段部分看起来具有合适的走行并从主动脉根部发出，则将导丝轻轻地进一步回撤，以使 Q 指引导管采用其预成形的形状进行操作[16]。

鉴别差异

  Mach1 Q 指引导管是一种很好的默认用于 LCA PCI 的设备，在可操作性、支撑力以及对冠状动脉开口和左主干无损伤的情况下进行冠状动脉深插的能力之间具有较好的平衡。该指引导管远端曲线相对柔软、易变形，减少了血管口创伤和夹层的风险。对于 RCA，Q 指引导管形状似乎有些过度弯曲。然而，Mach1Q 指引导管很好地适用于经桡动脉 RCA，特别是当动脉起始端平坦或上翘时。即使指引导管不适合从主动脉根部发出的 RCA，在指引导管内保留 0.035 英寸的导丝（在包含连接的压力线和对比线的封闭回路内），将 Q 指引导管充分拉直指向 RCA，以寻找最合适的指引导管形态。大多数其他品牌的指引导管要么太硬，无法做出同时适合左右冠状动脉的形态，要么形态过于适合左冠状动脉或右冠状动脉。Q 指引导管可用于左冠状动脉和右冠状动脉成像和治疗罪犯血管。通常使用第二根指引导管的概率很低，主要是因为 RCA 开口较低或异常开口。

  还有其他形状的指引导管可能会方便进入左右冠状动脉；All Right 和 Kimny 导管就是很好的例子。也可以使用 AL 指引导管进入双侧冠状动脉。术者有时发现这种方法是可以接受的，但之前发现 Amplatz 1 的远端曲线稍短，无法与左侧冠状动脉同轴。Amplatz 2 为左侧冠状动脉提供了良好的支撑力，但在钩挂右冠状动脉时因过于激进而具有风险。

EBU 导管的形状和远端弯曲刚性的特殊组合使其在接触右冠状动脉时存在风险（即使在原位有一根导丝的情况下，EBU 导管头端仍然过于上翘）[16]。多功能的左 Ikari 指引导管可为大多数左冠状动脉和右冠状动脉解剖学提供良好支撑力。再次强调，导管深插时应小心谨慎。

静脉和动脉桥血管

左内乳动脉（LIMA）和右内乳动脉（RIMA）血管造影均可采用 Tiger、JR 或同侧桡动脉内乳导管进行。大多数隐静脉移植（SVG）可以通过右桡动脉入路，并使用 Tiger、JR 或 JL 导管轻松插管。通常在导管中插入一根导丝是有帮助的。对于右侧的桥血管，可以将导丝送入，或对于开口较低的左侧桥血管（对角支桥血管），可以将导丝拉至第二曲线，而对于高开口的回旋支桥血管，可以将导丝一直回拉。当 Judkins 导管未能成功到位时，最好的选择可能是 AL 导管。

技巧和提示

*** 右桡动脉入路 LIMA 桥血管导管到位（1） 从右桡动脉将 JR 4 和一根导丝推进左锁骨下动脉、左臂动脉和左桡动脉。对导丝进行外部压缩。该操作也可将 JR 4 换成 LIMA 导管，并将其推进至锁骨下动脉，进行选择性 LIMA 血管造影[15]。

*** 右桡动脉入路 LIMA 桥血管导管到位（2） 从右桡动脉将一根导丝插入左锁骨下动脉、左臂动脉和左桡动脉，让患者弯曲手臂，将 Simmons I 导管或 Tiger 导管送入锁骨下动脉。

*** 0.035 英寸导丝对导管到位桥血管有帮助 在大多数指引导管操作困难或无法到位时，0.035 英寸导丝可以用于提高导管扭矩，以及矫正导管曲线。当通过 Tuohy Borst 适配器插入时，可以注射足够的造影剂进行测试成像，以避免导丝重复进入。

不使用桡动脉鞘的 PCI

使用 7 Fr 指引导管通过桡动脉可能具有挑战性，因为患者局部疼痛和不适的发生率较高，而且导管和（或）导丝的移动存在明显阻力。将大腔导管插入桡动脉时最大限度地减少创伤是这种方法成功的关键。订制的具有亲水涂层和长锥形中央扩张器的指引导管系统可用于导丝、扩张鞘及指引导管的无缝过渡，以利于指引导管无创伤进入桡动脉。然而，这些设备价格昂贵，且不能广泛推广。

技巧和提示

伪锥形技术 为了更容易插入指引导管，可通过以下五种技术为指引导管创建"伪锥形"：

1. 通过 6 Fr 导管插入 5 Fr×125 cm Shuttle Select 诊断导管。把一根 0.035 英寸标准 J 形头端 Emerald™ 诊断导丝穿过皮肤插入桡动脉。

2. 通过一根 0.035 英寸导丝将长（125 cm）5 Fr 多用途 Infiniti® 诊断导管插入并通过 6 Fr 指引导管。

3. 在 0.035 英寸导丝上插入"5 进 6"GuideLiner® 导管。

4. 将扩张鞘从 4 Fr 110 cm 鞘插入 5 Fr Launcher® 指引导管。

5. 将部分膨胀的冠状动脉球囊插入指引导管的头端，并送入 0.014 英寸的交换硬介入导丝[17]（图 8.14 和图 8.15）。

专用设备

无鞘 Eaucath 指引导管系统

该系统在 PCI 期间不需要使用鞘管。该系统在 6.5 Fr（内径 0.070 英寸），7.5 Fr（内径 0.081 英寸）和 8.5 Fr（内径 0.090 英寸）型号鞘管中均可使用。无鞘的 Eaucath 6.5 Fr 的外径（2.16 mm）与普通的 4 Fr 鞘管（2.0 mm）相同，7.5 Fr 的外径（2.49 mm）小于 6 Fr 鞘管（2.62 mm）（图 8.16）。整个导管的亲水性涂层增强了导管在弯曲血管中的可跟踪性，降低导管操作时发生动脉痉挛的风险。导管插入包括使用标准 5 Fr 或 6 Fr 鞘的初始桡动脉置管，用于插入标准 J 形头 150 cm×0.035 英寸直径的交换导丝。没有常规使用有解痉效果的鸡尾酒来减少桡动脉痉挛，如果在鞘管插入后出现动脉痉挛，则直接于动脉内注射硝酸盐或维拉帕米。然后撤除鞘管，导管（及其扩张鞘）通过交换导丝进入桡动脉（图 8.17）。一旦导管到达近段升主动脉，拔出中央扩张鞘和导丝，将导管推进，实现导管到位冠状动脉。由于中央扩张鞘的硬度，需要特别注意不要将中央扩张鞘推进到主动脉瓣附近。

冠状动脉到位后，无鞘指引导管用透明黏膜固定在前臂桡动脉入口点，以避免手术过程中滑移。如果在操作过程中需要更换导管，需要用 150 cm×0.035 英寸 J 形头导丝更换[18]。

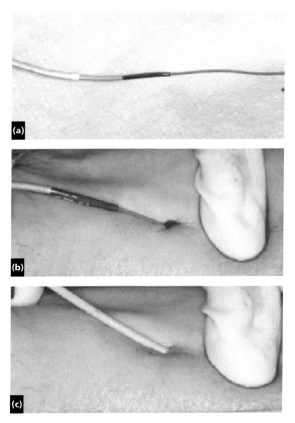

图 8.14 使用伸缩式选择诊断导管在桡动脉无鞘插入的标准导管逐渐变细。通过 6 Fr 导管插入 5 Fr×125 cm 选择诊断导管（a），通过 0.035 英寸标准 J 形头端 Emerald 诊断导管（b）穿过皮肤插入桡动脉，允许无鞘插入 6 Fr 导管（c）。摘自 Michael and Brilakis.Catheter Cardiovasc Interv 2011；78：864-5，经 Wiley 许可。

技巧和提示

　　虚拟无鞘指引导管系统　　目标是使用标准有效的设备来为标准的指引导管塑造一个内部扩张鞘，并准备一个改进的子母系统，通过消除"剃刀效应"来帮助防止桡动脉损伤、穿孔、血肿和局部疼痛。该方案使用 7 Fr 引导鞘，微创进入桡动脉管腔内以创建一个虚拟无鞘指引导管系统，以最大限度地减少桡动脉和导管鞘之间的不匹配，有助于减少桡动脉痉挛和桡动脉闭塞（图 8.18）。

　　不同制造商，如 Medtronics（Launcher），Boston Scientific（Mach I），Terumo（Heartrail II）和 Cordis（VISTA BRITE TIP）®，所生产的 7 Fr

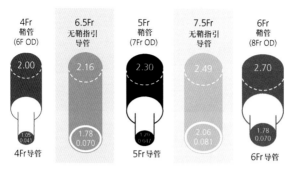

图 8.15　鞘管与指引导管的比较。7 Fr 指引导管的外径与 5 Fr 鞘管的外径相似，但允许更大的内径。摘自 Cheaito R，Benamer H，Hovasse T，et al. Feasibility and safety of transradial coronary interventions using a 6.5-F sheathless guiding catheter in patients with small radial arteries. Cathet Cardiovasc Interv 2015；86：51-8，经 Wiley 许可。

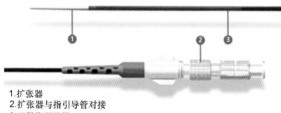

1.扩张器
2.扩张器与指引导管对接
3.无鞘指引导管

图 8.16　ASAHI 无鞘 Eaucath 指引导管。摘自 Cheaito R，Benamer H，Hovasse T，et al. Feasibility and safety of transradial coronary interventions using a 6.5-F sheathless guiding catheter in patients with small radial arteries. Cathet Cardiovasc Interv 2015；86：51-8，经 Wiley 许可。

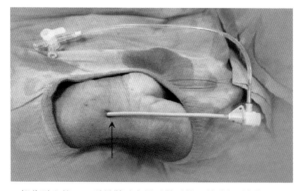

图 8.17　部分引入的 7 Fr 引导鞘（虚拟无鞘系统，箭头）。摘自 Patel T，Shah S，Pancholy S. "Combo" technique for the use of 7F guide catheter system during transradial approach. Cathet Cardiovasc Interv 2015；86：1033-40，经 Wiley 许可。

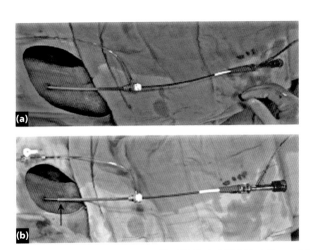

图 **8.18** 虚拟无鞘技术演示。（a）7 Fr 指引导管通过部分插入的 7 Fr 导引鞘导入。（b）当 LCA 被 7 Fr EBU 3.5 导管插管后，将导引鞘套在指引导管上，使其完全无鞘（箭头）。摘自 Patel T，Shah S，Pancholy S. "Combo" technique for the use of 7F guide catheter system during transradial approach. Cathet Cardiovasc Interv 2015；86：1033-40，经 Wiley 许可。

指引导管外径（ODS）分别为 2.39 mm、2.40 mm、2.37 mm 和 2.3 mm。此外，6.5 Fr 和 7.5 Fr 无鞘 Eaucath 指引导管的外径分别为 2.16 mm 和 2.49 mm。由此可见，不同品牌的指引导管外径没有显著差异，不应该存在任何兼容性问题。当存在插入困难时，RotaGlide™ 或 ViperSlide™ 润滑油溶液有时可能会帮助无亲水涂层的大口径导管通过。一旦指引导管插入罪犯血管腔内，就可以将导管鞘套在导管杆上，将其转换为完全无鞘系统（图 8.19）。这是该技术的一个可选步骤，因为当发生导管旁严重渗血时，可以重新将导管鞘沿导管送入以达到止血目的。而小的导管渗漏可以通过轻微的压缩或柔和的手动施压来控制。"组合"技术是一种独特的虚拟无鞘和改进的子母技术的组合，在经桡动脉进行冠状动脉和外周介入治疗时，可方便地无痛插入 7 Fr 指引导管（图 8.19 和图 8.20）。

　　球囊辅助追踪（BAT）技术　球囊辅助追踪（BAT）技术用于在不损害血管系统的情况下提高经桡动脉途径诊断和 PCI 的成功率。BAT 技术已被用于提高桡动脉解剖复杂的经桡动脉途径的治疗成功率，包括非常小的桡动脉（直径＜ 1.5 mm）、明显的桡动脉弯曲、复杂的桡动脉环、严重和顽固的桡动脉痉挛，以及锁骨下动脉弯曲。它涉及经皮腔内冠状动脉成形术（PTCA）导丝和 PTCA 球囊导管的

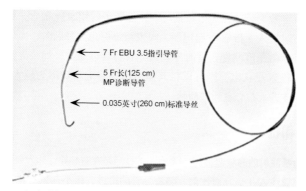

图 8.19　经改进的子母组装系统的体外演示。摘自 Patel T，Shah S，Pancholy S．"Combo" technique for the use of 7F guide catheter system during transradial approach. Cathet Cardiovasc Interv2015；86：1033-40，经 Wiley 许可。

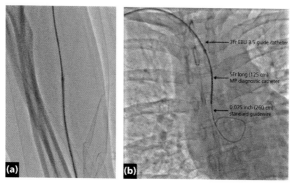

图 8.20　（a）通过 0.035 英寸（260 cm）标准导丝导入的 7 Fr EBU 3.5 指引导管和 5 Fr 长（125 cm）MP 导管。（b）升主动脉内的成套部件。

使用。然而，"组合"技术涉及使用额外的 5 Fr 长（125 cm）的诊断导管。"组合"技术应仅限于使用 7 Fr 指引导管系统进行常规桡动脉管腔和血管解剖相对简单的血管。这两种技术都能有效消除"剃刀效应"对手臂和胸部血管内膜的影响，并有助于减少损伤和局部疼痛。"组合"技术可能对减少导致血肿和桡动脉闭塞的桡动脉穿孔有影响。

其他程序

右心导管插入术

　　少数接受冠状动脉造影的患者需要行右心导管插入术。为了符合患者手术后可立即活动的理念，右心导管插入术可以从肘部静脉轻松安全地进行。在大多数情况下，静脉可使用 5 Fr 鞘管。这允许在需要时植入 5 Fr 临时起搏器。当入路部位为头静脉时，由于与锁骨下静脉的角度问题，有时导丝或导管将难以通过。如果导丝或导管反复进入冠状窦，则可以将其撤出体外并重新塑形为较大弯曲，以便能够进入右心室和肺动脉。

技巧和提示

动脉注射的静脉造影 一个有用的技巧是在右心导管插入前通过鞘管的侧管注入几毫升对比剂。随着导管的推进，该小剂量对比剂形成一个移动的"静脉造影"路线图，以描绘静脉解剖，并使指引导管顺利推进。在大多数情况下，前臂入路提供了有利的角度，促进导管通过右心室流出道进入肺动脉，因此该入路通常比股动脉入路更容易[19]。

分叉技术

桡动脉入路与大多数分叉技术和新一代球囊和支架兼容，但三支血管 PCI 除外，在某些情况下采用标准挤压技术、对吻支架技术，以及当桡动脉不能容纳大于 6 Fr 指引导管时的一些专用设备。

慢性完全闭塞

良好的指引导管支撑力，是 PCI 成功的关键点之一，大多数股动脉入路者都可获得较好的支撑力。其他专门用于慢性完全闭塞（CTO）PCI 的技术，如使用微导管、锚定球囊、双导丝或三导丝以及深插导管，都可以通过桡动脉途径轻松应用。如有需要，可通过左侧桡动脉或同侧股动脉进行对侧造影。

并发症

TRI 的并发症与股动脉入路的不同，没有危及生命的并发症，不需要外科血管手术或输血。大多数桡动脉入路并发症是可以预防的。

痉挛

桡动脉痉挛是经桡动脉心导管术中最常见的问题。其会造成患者不适，降低手术成功率。痉挛的危险因素与患者和术者相关，包括焦虑、年龄、女性、不合适的鞘管与血管管腔比值、血管弯曲、血肿、反复穿刺等。在学习曲线的开始阶段，这种情况更为常见。

技巧和提示

* 如何避免桡动脉痉挛　给患者足够的镇静。保持心导管插入术实验室安静。乐观的态度也会有所帮助。使用合适尺寸的鞘管，最好是亲水性鞘管。当遇到阻力时，用荧光透视法观察。给大剂量的血管扩张药。

* 如何解除桡动脉痉挛　将血压计袖带置于上臂，充气至高于收缩压 40mmHg，阻塞肱动脉血流（图 8.21）。袖带应保持充气 5 min，然后迅速松开。通过放置在同侧示指上的传感器的血流信号判断血流恢复时，对鞘管进行轻微牵引。

桡动脉闭塞

桡动脉闭塞的发生率为 3% ～ 5%，通常是无症状的。50% 的桡动脉闭塞随着时间的推移会自动再通。桡动脉闭塞的预测因素包括插管时间长、鞘管与动脉管腔直径比值大、肝素用量、长鞘、压迫时间延长[20]。

技巧和提示

** 止血方法　在桡动脉通路上施加绷带压力后，缓慢释放压力，直至看到少量血液流出。这是允许桡动脉顺向流动的理想压力，同时足够强大以密封桡动脉通道。

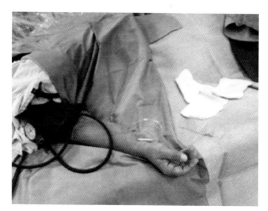

图 8.21　将血压计袖带置于上臂中部，并充气至高于收缩压 40 mmHg。摘自 Pancholy SB，Karuparthi PR，Gulati R. A novel nonpharmacologic technique to remove entrapped radial sheath. Cathet Cardiovasc Interv 2015；85：E35-8，经 Wiley 许可。

出血、医源性桡动脉穿孔

股动脉病变最常见的原因之一是桡动脉医源性穿孔或夹层，通常可采用近端加压绷带保守治疗。如果未被发现，穿孔可能导致严重的前臂血肿。

技巧和提示

** 发生穿孔时如何继续手术　在穿孔处插入一个长鞘管或 4 Fr MP 长（130 cm 或 150 cm）导管，并在其上插入 5 Fr 或 6 Fr 导管。该操作减少了摩擦，6 Fr 导管暂时密封了夹层 / 穿孔平面。当伴有痉挛时，这一点尤为重要。该操作类似于在 CTO PCI 过程中用于增加支撑力的子母导管技术。它可以用于桡动脉穿孔的情况下，当想要继续完成手术或没有其他可用的入路时。穿孔通常是由导丝引起的。在桡动脉的相邻节段中经常出现痉挛，通常不可能用 6 Fr 的指引导管穿过它。如果导丝仍在原地，操作者可以插入 4 Fr 长的 MP 导管（130 cm 或 150 cm）。然后，在将"整体"引入 6 Fr 鞘管之前，预先安装在 4 Fr MP 导管上的 6 Fr 导管，在 4 Fr MP 导管上引导，从而降低进一步血管损伤的风险。

如果导丝已从近端穿孔处拔出，术者可以使用非亲水 PCI 导丝，并在其上插入 MP 导管等。一旦指引导管位于靠近目标血管的开口的左侧或冠状窦，即可取出 4 Fr MP 导管，行 PCI（图 8.22）[21]。

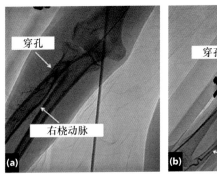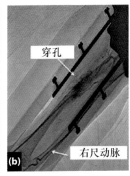

图 8.22　（a）一例医源性桡动脉穿孔合并冠状动脉介入治疗。右桡动脉距原点数毫米处出现穿孔和剧烈痉挛；穿孔最有可能是由导丝和（或）诊断导管的头端引起的，并有可能因抗血栓治疗而加重外渗。（b）自发封闭穿孔。手术完成后，穿孔自动闭合。右桡动脉中间的白线是 0.014 英寸 PTCA 导丝的显影。摘自 Mansour MS，Mehar A，Al Sekaiti R. J Interv Cardiol 2011；24：401，经 Wiley 许可。

策略规划

　　医源性桡动脉穿孔是一种罕见但又很严重的经桡动脉入路 PCI 时发生的并发症。这可能会引起急性手部缺血及后遗症的潜在风险。必须立即识别这种并发症并迅速采取行动，包括中和肝素，用导线穿过穿孔段，以及放置诊断或指引导管跨过出血源。当上述措施不能止血时，血压计袖带的外部压迫可能有助于封闭穿孔。尽管有许多文献报道，可通过这种简单的策略来处理该并发症，但并不是每个病例都可以进行保守治疗。如果这些措施失败，跨过穿孔段的球囊长时间充气可能有助于抑制出血；非血流限制性夹层可不进行进一步干预。如果所有其他措施都不能止血，冠状动脉聚四氟乙烯（PTFE）覆盖的支架是解决骨筋膜室综合征等潜在可怕并发症的有效解决方案（图 8.23）。

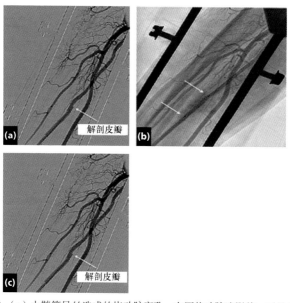

图 8.23　（a）由鞘管导丝造成的桡动脉穿孔。在冠状动脉造影前，可见右桡动脉穿孔（箭头）。用 0.032 英寸的亲水 Terumo 导丝精细地穿过穿孔段，然后完成冠状动脉造影。（b）桡动脉穿孔段处的常规球囊。两个箭头指向 3.0/15 mm 常规半顺应性球囊，以 6 atm 扩张两次，然后以 8 atm 扩张球囊。（c）血流未受限制的夹层使得原本计划的单纯球囊扩张术复杂化。最终右桡动脉造影证实为密封性穿孔，但并发的非血流限制性夹层，无须进一步干预。摘自 Mansour MS，Mehar A，Al-Sekaiti R. J Interv Cardiol 2011；24：401，经 Wiley 许可。

远端血肿

这与穿刺部位远处的出血有关。大多数远端血肿是由导丝穿孔小侧支引起的，特别是同时使用糖蛋白（GP）Ⅱb/Ⅲa拮抗剂。在前臂上使用袖套或弹性绷带可以有效地处理。在可行的情况下，降低血压或用鱼精蛋白逆转肝素是可行的。

假性动脉瘤的处理

假性动脉瘤一般都很小，通常可以通过施加局部压力进行保守治疗。TRBand® 最初作为一种压迫设备，用于经桡动脉手术后辅助桡动脉止血。该设备有一个透明的板，安置在 PA 上，并通过魔术贴带固定。当空气被注入侧端口时，充气筒注射器可以精确调整压力，以使压缩球囊扩张，覆盖在 PA 上[22]。

张力性血肿

这种罕见的并发症可能需要手术引流数天。**掌侧骨筋膜室综合征**是一种非常罕见的并发症，可能需要外科筋膜切开术。**进入部位感染/过敏**表现为延迟性皮肤反应（导尿后 2～3 周），由无菌炎症引起。这与经桡动脉插管和使用特定品牌的亲水鞘管有关。

桡动脉入路造成的腹膜后出血

桡动脉入路行 PCI 术后，有患者主诉左腿无力，大腿和小腿内侧麻木，在没有支撑的情况下无法行走。检查证实左侧膝关节反射消失伴髋关节屈曲无力，符合股神经病变。注意到其血红蛋白降至 10.3 g/dl，但血流动力学保持稳定。腹部 CT 扫描显示腹膜后出血[23]。

技巧和提示

*** 桡动脉内冠状动脉导管打结复原　在试图插管 RCA 开口时，由于导管过度顺时针旋转而导致其打结。锁骨下动脉明显的弯曲可能导致阻力增加以及 1∶1 扭矩损失，从而导致导管过度旋转，并在桡动脉区域形成打结。第一个选择是将 0.035 英寸的标准导丝穿过结；然而，如果打结太紧，这种方法可能不会成功。如果用力过大，导管和桡动脉常常有穿孔的风险。第二种选择是将导管固定在结远端的一段中；从外面简单地逆时针旋转就足以解开这个结。第三个选择是通过在肘区对肱动脉施加手动压力固定导管的远端，同时在近端逆时针旋转。如果肘区脂肪导致导管远端段固定不到位，该技术将难以成功。第四种选择是在手臂使用血压计袖带，并将袖带压力提高到 200 mmHg，从而固定导管的远端。采用这种手法，解开扭曲导管的概率更高[24]。

冠状动脉导管在中央循环中打结复原　有时，过度操作也会导致导管的头端处于中央循环时出现打结。如果上一段的概述中的保守策略不成功，抓捕头端可能是有用的。第二个进入部位是对侧桡 / 尺或股动脉。采用诱捕器捕获并固定导管头端。如前所述，可以使用用 0.035 英寸的导丝反方向扭矩解开结。

前臂骨筋膜室综合征

急性骨筋膜室综合征被描述为在不可扩张空间内组织压力增加（通常可达 9 mmHg）的临床情况。前臂包含三个相互联通的间隔：掌侧、背侧和桡侧。前臂内的压力升高阻碍了正常的毛细血管流动和淋巴引流。在恶性循环中，它会导致进行性的组织水肿和间质压力增加，从而急剧地演变成不可逆的肌肉和神经结构损伤。在前臂内，最容易发生缺血性损伤的肌肉是掌侧深筋膜区和桡骨、尺骨和骨间膜区（指深屈肌和拇长屈肌）的肌肉[25]。

前臂骨筋膜室综合征（CSF）的诊断是基于症状的。首先出现急性疼痛和肿胀，伴有远端敏感性紊乱和远端苍白，桡动脉和尺动脉脉搏保留。传统教授的"5P"（疼痛、面色苍白、肌肉伸展疼痛、感觉异常和无脉）只是一种记住骨筋膜室综合征存在的方法，但应在所有 5P 症状出现之前做出诊断。如果没有压力的缓解，情况会急剧发展为肌肉收缩丧失，典型的手部位置（后掌侧露、腕关节屈曲、掌指关节伸展和指间屈曲）感觉迟钝，最终肉眼脉搏丧失。长期来看，骨筋膜室综合征产生的前臂肌肉和神经缺血可导致一系列残疾，从前三根手指轻微挛缩并轻度丧失敏感性到完全挛缩和整个手和手腕残疾（Volkmann's 挛缩）[25]。

技巧和提示

*** 如何预防前臂骨筋膜室综合征　首先，术前应尽可能客观检查手部侧支动脉通畅，以确保远端血流通畅，避免在术中及术后手部缺血[25]。

其次，在手术过程中，需要对桡动脉扭曲和解剖变异进行良好的处理。使用亲水导丝克服弯曲应谨慎进行，在导丝推进困难的情况下应进行桡动脉造影。在手术结束时，如果撤离鞘管后出现严重的痉挛，应给予抗痉挛治疗，并在痉挛减弱后进行撤离。止血装置应直接放置于穿刺点，并应定期复查，直至止血完成[25]。

第三，适当应用抗凝药物和 GP IIb/IIIa 拮抗剂，以适应体表面积（BSA）和肌酐清除率，是避免任何出血并发症的根本[25]。

第四，在术后期间，即使在几天后，也要认真对待患者关于经皮手术中有关手臂任何部位疼痛或肿胀的主诉，并采取适当的措施，以避免出血和前臂腔室压力快速升高。护理人员设计了一种具体的方案，并迅速启动以预防此并发症。

治疗方法是用低于收缩压 15 mmHg 的血压袖带充气，并进行远端血氧测定，以确保远端血流量正常。治疗时使用筋膜切开术或药用水蛭。

抓捕肱动脉内指引导管 不幸的是，标准的 100 cm 长度 7 Fr JR 4 指引导管只能向前推进，使其远端末端最大限度地位于右上肱动脉，在一名高大受试者的前臂中，该导管与打结的 XB 指引导管仍有一定距离（图 8.24a-d）。在预测使用圈套器从 TFA 中抓取打结的指引导管远端所需的步骤中，我们导管室中仅有的此类设备是 Atrieve™ 血管抓捕器。专有的 100 cm 长的抓捕器输送导管太短，无法将封闭的抓捕环放置在弯曲的指引导管附近，以实现捕获，尽管其包括的 120 cm 长的抓捕器肯定会超出经股动脉放置的导管，并且很可能通过桡动脉的入口，因为它从肱动脉分支出去（图 8.24e）。事实上，考虑到 100 cm 7 Fr JR 4 指引导管的远端位置，100 cm 长度的抓捕器传递导管只会将抓捕环带到右上臂动脉位置，因此不可能安全运送打开的抓捕环进入较小的桡动脉分支。

辐射安全

辐射暴露的增加是放射科医师，特别是新手的主要关注点。虽然会出现较长的操作时间，特别是在学习曲线的开始阶段，但可以采取措施来减少暴露。辐射散射发生在患者身上。因此，尽量缩短图像增强器与患者的距离，并最大化放射源−患者距离以及术者−放射源距离。最后容易实现的是在三通管和指引导管之间增加一根 2 英尺长的延长管，从而使术者站在患者足部水平位置。以达到尽可能防护的目的。铅帽越来越受欢迎，否则术者的大脑没有受到保护。

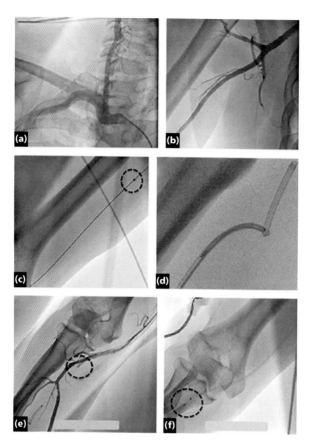

图 8.24 （a）右无名及锁骨下动脉造影。（b）右腋动脉及肱动脉造影。（c）经股动脉 100 cm、7 Fr JR 4 指引导管（虚线圈）远端最大到达距离。（d）右桡动脉 6 Fr XB 指引导管打结，不能通过 0.035 英寸的超滑导丝。（e）通过部分前进的 7 Fr 指引导管进行肱动脉造影，显示桡动脉入口（虚线圈），由于进一步远端存在弯曲的 6 Frh XB 指引导管而没有反流。（f）7 Fr GuideLiner 导管靠近打结的 6 Fr XB 指引导管的远端。摘自 Korabathina R，Levine JC，Coppola JT. Innovative use of a guideliner catheter to assist in snare retrieval of an entrapped kinked guide catheter during transradial coronary intervention. Catheter Cardiovasc Interv 2016；88：1094-7，经 Wiley 许可。

在患者膝盖上放置额外的无菌辐射防护垫，以及防护屏，也可能是有益的。

　　一般来说，使用最小的场地、透视帧率和所需的放大倍数。记住首字母缩略词 ALARA（达到尽可能低的程度）。尽可能使用"透视保存"，而不是"电影"，因为前者使用更少的辐射。光源位于图像增强器的对面，因此，LAO 头侧的术者曝光量最高，而 RAO 足侧的术者曝光量最低。一种新颖的天花板铅服悬挂系统，具有含铅玻璃头罩，提供从头到脚的防护。通过消除在术者身上的铅重量，该系统能够提供超过 1 英寸铅屏蔽，并具有良好的人体工程学和矫形效果[26]。

框 8.1 列出了建议的措施。

框 8.1 关于减少对患者和术者 / 工作人员的辐射暴露的注意事项

1. 患者是辐射散射的来源
2. 使用尽可能低的放大倍数
3. 使用尽可能低的透视帧率（例如 7.5 fps，而不是 15 fps）和电影帧率
4. "锥入"或准直，以最小化散射
5. 在摄像机附近放置一个可移动的防护罩
6. 使用台下裙板护罩
7. 最小化摄像机-患者的距离（增加辐射源和患者之间的距离，50 ～ 60 cm 可使患者的剂量率降低 35%）
8. 最小化摄像机-图像增强器的距离
9. 最大化摄像机-术者的距离
10. 最小化 LAO 头部视图
11. 最大化 RAO 足部视图（用于所有导丝 / 导管交换）
12. 导丝到达胸部前不要使用透视，除非手臂部位遇到阻力
13. 在手术过程中，使用不同的摄像机角度（用于保护患者）
14. 记住，当使用角度视图时，辐射来自操作台（图像增强器）下方，与摄像机（图像增强器）相反的位置
15. 脉冲透视
16. 在非肥胖患者中，在记录球囊充气和非临界成像中，尝试使用"透视保存"；它只使用了 20% ～ 25% 的电影辐射
17. 股动脉入路中，臂板增加了操作者离放射源的距离
18. 通过在三通管中增加延伸管来增加术者-放射源的距离（请记住平方反比定律：暴露量与距离平方成反比）
19. 在 2500 mGy 和 5000 mGy 时通知术者

参考文献

1. Attubato MJ, Feit F, Bittle JA, et al. Major hemorrhage is an independent predictor of 1 year mortality following percutaneous coronary intervention: An analysis from REPLACE. *Am J Cardiol* 2004;**94**(6 suppl 1):39E.

2. Nikolsky E, Mehran R, Halkin A, et al. Vascular complications associated with arteriotomy closure devices in patients undergoing percutaneous coronary procedures: a meta-analysis. *J Am Coll Cardiol* 2004;**44**:1200–9.

3. Agostoni P, Biondi-Zoccai GG, de Benedictis ML, et al. Radial versus femoral approach for percutaneous coronary diagnostic and interventional procedures; Systematic overview and meta-analysis of randomized trials. *J Am Coll Cardiol* 2004;**44**:349–56.

4. Shah RM, Patel D, Abbate A, et al. Comparison of transradial coronary procedures via right radial versus left radial artery approach: A meta-analysis. *Catheter Cardiovasc Interv* 2016;**88**:1027–33.

5. Kiemeneij F, Fraser D, Slagboom T, et al. Hydrophilic coating aids radial sheath withdrawal and reduces patient discomfort following transradial coronary intervention: a randomized doubleblind comparison of coated and uncoated sheaths. *Catheter Cardiovasc Interv* 2003;**59**:161–4.

6. Pancholy SB. Transradial access in an occluded radial artery: A new technique. *J Invas Cardiol* 2007;**19**:541–4.

7. Patel T, Shah S, Sanghavi K, Pancholy S. Reaccessing an occluded radial artery: a "proximal entry" technique. *J Interv Cardiol* 2011;**24**:378–81.

8. Kurisu S, Mitsuba N, Kato Y, et al. External side-compression of radial artery: A simple technique for successful advancement of guidewires through the radial approach. *J Interv Cardiol* 2011;**24**:397–400.

9. Spaulding C, Lefevre T, Funck F, et al. Left radial approach for coronary angiography: results of a prospective study. *Catheter Cardiovasc Diagn* 1996;**39**:365–70.

10. Louvard Y, Lefevre T. Loops and transradial approach in coronary diagnosis and intervention. *Catheter Cardiovasc Interv* 2000;**51**:250–3.

11. Louvard Y, Lefevre T, Morice MC. Radial approach: What about the learning curve? *Cathet Cardiovasc Diagn* 1997;**42**:467–9.

12. Vassilev D, Smilkova D, Gil R. Ulnar artery as access site for cardiac catheterization: anatomical considerations. *J Interv Cardiol* 2008;**21**:56–60.

13. Saito S, Ikei H, Hosokawa G, Tanaka S. Influence of the ratio between radial artery inner diameter and sheath outer diameter on radial artery flow after transradial coronary intervention. *Catheter Cardiovasc Interv* 1999;**46**:173–8.

14. Ikari Y, Nagaoka M, Kim JY, et al. The physics of guiding catheters for the left coronary artery in transfemoral and transradial interventions. *J Invasive Cardiol* 2005;**17**:636–4.

15. Garcia-Touchard A, Fernandez-diaz J, Francisco DOJ, Goicolea-Ruigomez J. Intraarterial guidewire external compression: A simple technique for successful LIMA angiography through the right radial approach. *J Interv Cardiol* 2008;**21**:175–7.

16. Roberts EB, Wood A. Use of a single Q guide catheter for complete assessment and treatment of both coronary arteries via radial access during acute ST elevation myocardial infarction: A review of 40 consecutive cases. *J Interv Cardiol* 2011;**24**:389–96.

17. Bell MR, Rihal CS, Gulati R. Minimally invasive transradial intervention using sheathless standard guiding catheters. *Catheter Cardiovasc Interv* 2011;**78**:866–71.

18. Sciahbasi A, Mancone M, Cortese B. Transradial percutaneous coronary interventions using sheathless guiding catheters: A multicenter registry. *J Interv Cardiol* 2011;**24**:407–12.

19. Dugas CM, Schussler JM, Yoon AD. An Easier Way to Obtain Access for Right Heart Catheterization during Transradial Left Heart Catheterization. http://www.scai.org/Coronary/Hack.aspx?cid=b665c224-c032-4aa8-ade2-7aa9c2c74c7b

20. Stella PR, Odekerken D, Kiemeneij F, et al. Incidence and outcome of radial artery occlusion following transradial coronary angioplasty. *Cathet Cardiovasc Diagn* 1997;**40**:156–8.
21. Patel T, Shah S, Sanghavi K, et al. Management of radial and brachial artery perforations during transradial procedures – a practical approach. *J Invasive Cardiol* 2009;**21**:544–7.
22. Liou M, Tung F, Kanei Y, et al. Treatment of radial artery pseudoaneurysm using a novel compression device. *J Invasive Cardiol* 2010;**22**:293–5.
23. Raja Y, Lo TS, Townend JN. Don't rule out retroperitoneal bleeding just because the angiogram was done from the radial artery. *J Invasive Cardiol* 2010;**21**:E3–4.
24. Patel T, Shah S, Pancholy S. A Simple approach for the reduction of knotted coronary catheter in the radial artery during the transradial approach. *J Invasive Cardiol* 2011;**23**:E126–7.
25. Tizon-Marcos H, Barbeau GR. Incidence of compartment syndrome of the arm in a large series of transradial approach for coronary procedures. *J Interv Cardiol* 2008;**21**:380–4.
26. Kuipers G, Delewi R, Velders XL, et al. Radiation exposure during percutaneous coronary interventions and coronary angiograms performed by the radial compared with the femoral route. *JACC Cardiol Interv* 2012;**5**:752–7.

第 9 章
经桡动脉介入治疗

Yuji Ikari

郭自同　李洋　仇雅靖　译　李国庆　审校

挑战

　　冠状动脉血运重建术优先采用较小侵入策略，以减少血管通路并发症。在桡动脉入路（TRI）中，使用 5 Fr 指引导管在技术上仍很困难；为了取得操作成功，必须有设备新设计和发明新技术等进展。尽管存在技术困难，因为潜在的低并发症发生率，Slender 经皮冠状动脉介入治疗（PCI）仍是一种有吸引力的方法。本章讨论了 Slender TRI 的最新技术。

---

* 基础；** 高级；*** 罕见的、奇特的或具有研究性质的

$, 额外花费＜100.00 美元；$$, 额外花费＞100.00 美元

🌡, 额外花时间＜10 min；🌡🌡, 额外花时间＞10 min

🩸, 并发症风险低；🩸🩸, 并发症风险高

5 Fr 指引导管的优点和局限性

5 Fr 指引导管有两个主要的局限性。第一是支撑力相对于较大尺寸的指引导管而言较弱。第二是大型设备如 > 1.5 mm 旋磨器、一些血管内超声设备或抽吸导管无法通过 5 Fr 指引导管。

另一方面，5 Fr 指引导管的最大优点是安全。通过致密病灶需要支撑力，尺寸大的指引导管可以提供更大的支撑力；然而，支撑力也会在冠状动脉开口处造成损伤。在这种前提下，建议在可行的情况下使用 5 Fr 指引导管。支撑力有益于术者，但对患者有害；5 Fr 指引导管有益于患者。

左冠状动脉支撑力学

为了安全高效地进行 PCI，术者应该了解支撑力学。当术者将设备推进到一个致密病灶时，需要术者发力（F）通过该设备。当包括指引导管和导丝装置在内的整个 PCI 系统在力的作用下稳定时，该装置可以通过病变部位；当系统不稳定时，设备不能通过。PCI 系统的支撑力被认为是对抗该力保持稳定的最大力。产生支撑力的主要角色是指引导管。

首先，稳定指引导管的首要因素是指引导管与主动脉对壁之间的夹角 θ。力（F）受指引导管与主动脉对面壁接触的点的影响。当力垂直段（Fcos θ）足够大时，指引导管头端失去与冠状动脉开口的接合，向上弯曲[1]。

第二个重要的因素是摩擦力（λ）与接触面积成的比例。该假设被证明符合如下公式（图 9.1）：

$$F_{max} = k(\cos θ' + λ)/\cos θ$$

式中 k = 指引导管尺寸决定的常数，θ' = 指引导管与主动脉上夹角，θ = 指引导管与主动脉下夹角，λ = 摩擦力。

角度的重要性（θ）

这一公式解释了许多常见的观测结果，特别是可以用角度 θ 解释以下三种观测结果[1]。

1. 经股动脉介入治疗（TFI）中，左 Judkins（JL）的支撑力大于 TRI。如图 9.2 所示，即使采用相同的 JL 指引导管，TFI 中的角度 θ 仍大于 TRI 中的角度 θ。这解释了为什么 JL 指引导管的支撑力在 TFI 中更大。

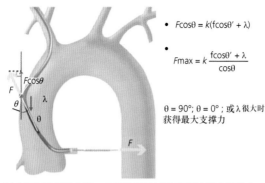

- $F\cos\theta = k(f\cos\theta' + \lambda)$

- $F_{max} = k\dfrac{f\cos\theta' + \lambda}{\cos\theta}$

$\theta = 90°; \theta = 0°;$ 或 λ 很大时
获得最大支撑力

图 9.1　左冠状动脉支撑力学。F 是设备通过致密病灶所必需的力。θ 是指引导管与对侧主动脉壁的夹角，θ' 是指引导管与主动脉的另一个夹角。$F\cos\theta$ 是使指引导管向上移动的 F 的垂直矢量。如果 $F\cos\theta$ 足够大，指引导管就会失去作用。因此，当角度 θ 为 90° 时，支撑力最大。摘自 Ikari et al.[1]，经 Journal of Invasive Cardiology 许可。

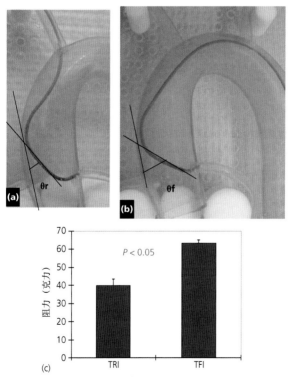

图 9.2　左 Judkins（JL）指引导管在 TFI（b）中比在 TRI（a）中可以产生更大的支撑力。尽管使用同样的指引导管，指引导管与主动脉的夹角在 TFI（θf）大于 TRI（θr）。这就是为什么 TFI 中使用 JL（c）的支撑力更大。摘自 Ikari et al.[1]，经 Journal of Invasive Cardiology 许可。

2. 在 TRI 中，JL 3.5 的支撑力大于 JL 4。许多术者从经验中知道这一点，但没有人解释原因。基于此假设，JL 3.5 的角度 θ 大于 JL 4 的角度 θ（图 9.3）。

3. 当指引导管深入时，支撑力更大。基于此假设，深入时的角度 θ 大于 JL 指引导管的常规位置（图 9.4）。

指引导管与对侧主动脉壁之间的摩擦力

摩擦力和指引导管与对侧主动脉壁的接触面积有关。如果指引导管与对侧主动脉壁之间存在摩擦力，也会增加支撑力。为了验证这一想法，我们制作了几种形状的改良指引导管，如接触面长度为 15 mm、25 mm 和 35 mm 的导管（图 9.5）。体外试验表明，接触面长度越长，支撑力越大。

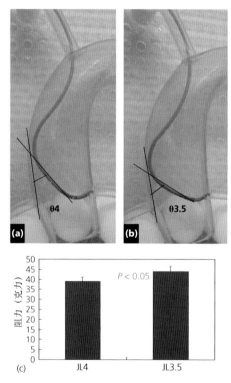

图 9.3 JL 3.5 在 TRI 中可以比 JL 4 产生更大的支撑力。JL 4（a）和 JL 3.5（b）应用于右 TRI。JL 3.5 的角度更大。JL 3.5 的支撑力大于 JL 4（c）。摘自 Ikari et al.[1]，经 Journal of Invasive Cardiology 许可。

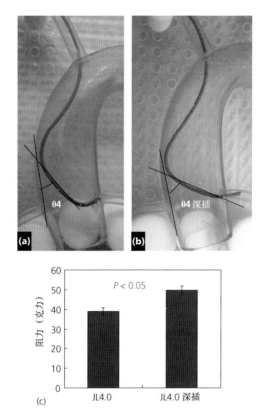

图 9.4 深插增加了 JL 的支撑力。众所周知，深插会增加支撑力。这可以用指引导管和主动脉之间的角度增大来解释。摘自 Ikari et al.[1]，经 Journal of Invasive Cardiology 许可。

指引导管尺寸

这些体外实验表明，指引导管尺寸是影响支撑力的一个重要因素。使用相同的入路部位和相同形状的指引导管，支撑力的大小确实因尺寸而异。8 Fr 指引导管总是比 7 Fr 指引导管有更大的支撑力，7 Fr 指引导管比 6 Fr 指引导管有更大的支撑力。因此，指引导管越小，支撑力越弱。换言之，如果你想使用一个小直径指引导管，则该指引导管必须具有良好的形状和卓越的强度，由大 θ 角和接触面积给力。

Ikari 左指引导管对冠状动脉的支撑力学

为了在 TRI 时获得更大的支撑力，从力学角度考虑，哪种指引

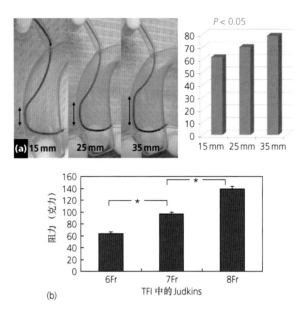

图 9.5 改良后的 Ikari L 型指引导管，测试支撑力的摩擦力。我们制作了不同形状的指引导管来测试摩擦力。指引导管接触长度越长，支撑力越强。摩擦力是支撑力的另一个因素。摘自 Ikari et al.[1]，经 Journal of Invasive Cardiology 许可。

导管形状比较理想？一种是 Ikari L（IL）型设计。IL 在三个方面不同于 JL（图 9.6）。

第一，最后直线位置的长度较短（Ikari 35 mm，Judkins 40 mm）。这使得指引导管和对侧壁之间的夹角变大。

第二，下一个直线位置比 JL 导轨的长度长（25 mm）。这使得主动脉上的接触面积变大，摩擦力增加。具有这两种改良的指引导管称为 Ikari F 型指引导管。

第三，在头臂角处增加一条曲线。这与支撑力无关，但使指引导管更容易控制，使指引导管位置稳定。包含这三种改良的指引导管称为 IL 类型。根据力学原理，IL 指引导管是对 JL 指引导管进行三处改良后得到的具有良好支撑力的指引导管。如图 9.7 所示，TRI 中 IL 指引导管的角度大于 TFI 中的 JL 指引导管或 TRI 中的 JL 指引导管。此外，IL 指引导管在主动脉上的接触面积比 Judkins 指引导管大。因此，TRI 中 IL 指引导管的支撑力大于 TFI 中 JL 指引导管的支撑力。其操作技术与 JL 指引导管相同。如果术者熟悉 JL 指引导管，

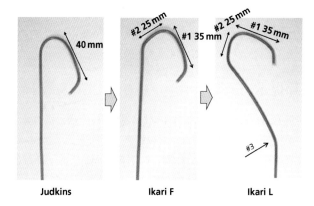

图 9.6　Ikari L（IL）指引导管与 Judkins L（JL）指引导管形状对比。IL 和 JL 指引导管有三个不同点：①最后直线位置的长度较短（Ikari 35 mm，Judkins 40 mm）。这使得指引导管和对侧壁之间的夹角变大。②第二直段位置比 JL 更长（25 mm）。这使得主动脉上的接触面积变大，摩擦力增加。经过这两点改良的指引导管被称为 Ikari F 型（中间）。③增加了头臂角（右）。这与支撑力无关，但使指引导管更容易控制，指引导管位置稳定。

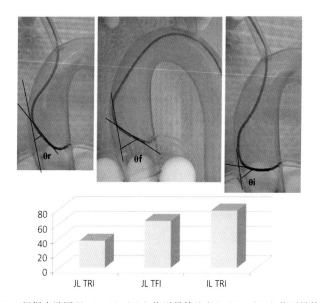

图 9.7　根据力学原理，Ikari L（IL）指引导管比 Judkins（JL）指引导管有更大的支撑力。IL 与主动脉对壁的夹角更大，接触更长。IL 在 TRI 中比 JL 产生更大的支撑力，即使在 TFI 中也是如此。

则可以很容易地操作 IL 指引导管。IL 3.5 指引导管是亚洲人的标准尺寸。如果患者的主动脉增大，建议使用 IL 4.0 指引导管。这些患者年龄较大（＞ 75 岁），有高血压或主动脉瓣反流。

技巧和提示

使用 Ikari 指引导管　如升主动脉较短造成困难，指引导管头端会离主动脉瓣太近。有两种方法可以解决这个问题。

1. 将指引导管推向主动脉瓣。然后像 Sones 技术一样弯曲指引导管，将头端插入左侧主开口。

2. 将 IL 指引导管保持在高位。拉动指引导管，同时逆时针轻微旋转，以进入左冠状动脉（LCA）。

有些人可能会担心 LCA 的 IL 指引导管的安全性。在本院，几乎 90% 的病例是使用 IL 指引导管完成的且未发生左主干（LM）夹层。Youssef 等报道了 621 例连续病例使用 IL 指引导管而无 LM 夹层[2]。该指引导管从未深入到 LM，但即使没有深入，它仍然可产生强大的支撑力。这就是它非常安全的原因。相反，Voda/EBU/XB 型指引导管随着介入设备推进自动进入 LM。

IR 指引导管的支撑力学[3]

右冠状动脉（RCA）介入的支撑力学与 LCA 不同，因为 RCA 指引导管的接触面积因介入方式的不同而不同。在 TFI 和左 TRI 中，JR 指引导管的主要接触部位为主动脉弓（图 9.8）；然而，右 TRI 的主要接触部位是头臂动脉。主要接触部位的差异是决定支撑力的一个因素。因此，与 TFI 相比，JR 指引导管在 TRI 中具有较弱的支撑力。使用左 Amplatz（AL）型指引导管，不同的主要接触位点与 JR 导管相似（图 9.9）。然而，AL 指引导管可以在推进设备造成指引导管撤离时在主动脉对侧壁支撑自己。由于推动装置而后退，产生比 JR 指引导管更大的支撑力。右 Ikari（IR）指引导管是一种为 RCA 改良的 AL 指引导管，力学与 AL 相同（图 9.10）。因此，IR 的支撑力与 AL 相似。IR 的益处是：①比 AL 更容易进入，②更容易控制指引导管头端。当拉动 IR 指引导管时，它会根据术者的动作出来，而 AL 指引导管则会发生相反的运动。最近，IL 指引导管因其强大的支撑力而被用于 RCA（图 9.11）。IL 指引导管在 RCA 的主要接触部位是 TFI 中的主动脉弓和 TRI 中的头臂动脉。对于 JR 和 AL 指引导管

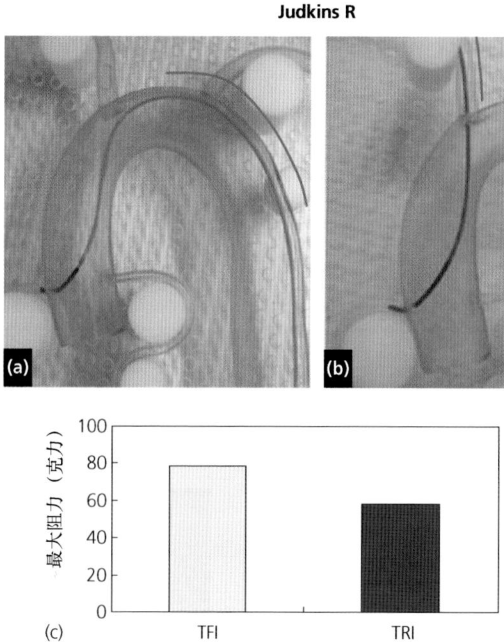

Judkins R

图 9.8　在 TRI 中，Judkins R（JR）指引导管较弱。在 TFI 中，JR 的主要接触部位是主动脉弓，而在右 TRI 中主要接触部位是头臂动脉。主要接触部位的差异是决定支撑力的一个因素。摘自 Ikari et al.[3]，经 Journal of Invasive Cardiology 许可。

也是如此。然而，Ikari 指引导管在一个强有力的位置支撑升主动脉对侧，这可以很容易地通过简单的推动来实现。这与其他指引导管完全不同。因此，从体外试验来看，IL 指引导管是 RCA 最佳的指引导管（图 9.12）。

5 Fr 指引导管的弱支撑力

指引导管的支撑力随指引导管尺寸的减小而减小。因此，与较大的指引导管相比，5 Fr 指引导管的弱支撑力是一个明显局限性。在使用 5 Fr 指引导管的 TRI 中，应使用最佳形状的指引导管和最大内腔指引导管。指引导管的选择应该毫不妥协。作者建议 LCA 和 RCA 均使用 IL 指引导管。为了达到最大的支撑力，你应该知道 IL 指引导管的强力位置。这是一个简单的指引导管推动操作，指引导管与主动脉的夹角变为 90° 以示支撑力大。特别是对于 5 Fr 指引导管，为了

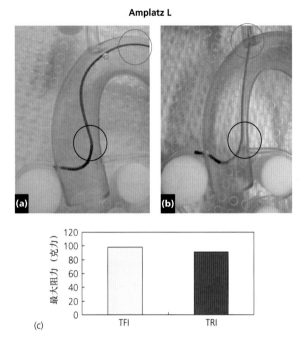

图 9.9　左 Amplatz（AL）在 TRI 中较弱，但优于右 Judkins（JR）。在 AL 型指引导管的不同的主要接触位点与 JR 指引导管相似。然而，AL 指引导管在指引导管由于推动设备而后退时，可以附着在主动脉对侧壁上，产生比 JR 指引导管更大的支撑力。摘自 Ikari et al.[3]，经 Journal of Invasive Cardiology 许可。

获得指引导管的最大支撑力，强力位置至关重要（图 9.13）。患者的选择也很重要。目前，在严重钙化病变的 PCI 治疗中，应避免使用 5 Fr 指引导管。

5 Fr 指引导管内对吻球囊技术

以前不可能使用 5 Fr 指引导管来实施对吻球囊技术（KBT）。后来使用了 0.010 英寸的导丝兼容系统，使其成为可能。IKATEN 注册研究表明 0.010 英寸系统在现实世界 PCI 中常规使用的安全性和可行性，临床成功率为 99%[4]。此外，使用宽管腔 5 Fr 指引导管和使用小轴球囊 0.014 英寸系统已经成为可能。日本小直径俱乐部（Slender Club Japan）在 5 Fr 指引导管中使用 3.5 mm 球囊和 0.014 英寸系统的 3.0 mm 球囊进行 KBT。

Ikari R

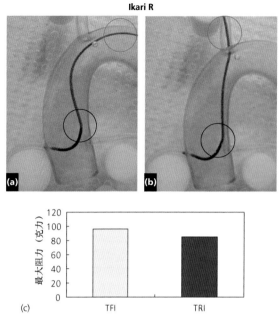

图 9.10 右 Ikari（IR）指引导管的支撑力学与左 Amplatz（AL）指引导管相似。IR 指引导管是右冠状动脉用的 AL 改良指引导管。IR 指引导管的力学与 AL 指引导管相同。因此，IR 指引导管的支撑力与 AL 指引导管相似。摘自 Ikari et al.[3]，经 Journal of Invasive Cardiology 许可。

Ikari L

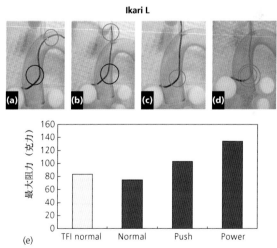

图 9.11 右冠状动脉（RCA）用左 Ikari（IL）指引导管。与 JR 或 AL 指引导管一样，RCA 用 IL 指引导管的主要接触部位是 TFI 中的主动脉弓和 TRI 中的头臂动脉。然而，它在强力位置附着在升主动脉的对侧壁。摘自 Ikari et al.[3]，经 Journal of Invasive Cardiology 许可。

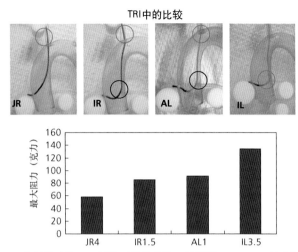

图 9.12　右冠状动脉 TRI 用指引导管比较。根据图 9.8～9.11 所示的力学，左 Amplatz 和右 Ikari 指引导管比右 Judkins 指引导管支撑力更强。左 Ikari 指引导管是强力位置的最佳导管。摘自 Ikari et al.[3]，经 Journal of Invasive Cardiology 许可。

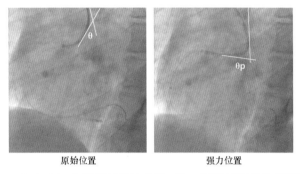

图 9.13　左 Ikari（IL）指引导管强力位置。当 IL 指引导管沿导丝或气囊轴推入时，指引导管形状发生变化。角度 θp 大于初始位置的 θ，这就是所谓的强力位置。

5 Fr 指引导管血管内超声导管（IVUS）

目前，有几种类型的 IVUS 系统可以插入 5 Fr 指引导管（如 OptiCross™、Eagle Eye IVUS 导管和 ViewIT IVUS 导管）。对于更大尺寸的 IVUS 系统，有可能使用 0.010 英寸的导丝通过。

5 Fr 指引导管远端保护

需要用 6 Fr 或更大的指引导管来容纳抽吸导管。远端保护闭塞球囊（PercuSurge）在支架植入后需要抽吸，因此，它需要 6 Fr 或以上尺寸的指引导管。然而，5 Fr 指引导管足够小，可以深深插入冠状动脉，它可以用作抽吸导管[5]，因此，可以在 5 Fr 指引导管中使用 PercuSurge，使用指引导管本身作为抽吸导管；也可以使用过滤装置，因为 5 Fr 指引导管可作为抽吸导管的替代品。

应用 5 Fr 指引导管处理冠状动脉慢性完全闭塞（CTO）

使球囊或微导管通过 CTO 需要强大支撑力。然而，在一些 J-CTO 评分较低的简单 CTO（如无钙化、短病变和直病变）中，这些病变可以通过 5 Fr 指引导管进行治疗。一些术者对应用 5 Fr 指引导管进行逆向入路感兴趣，因为像 Corsair® 这样的微导管可安装在 5 Fr 指引导管上。使用 5 Fr 指引导管进行 CTO 病变的介入治疗时有许多局限性，例如无法使用平行导丝技术。

Masutani 等建议使用 0.010 英寸的系统治疗 CTO[6]。随后引入 PIKACHU 注册研究以显示 0.010 英寸系统对 CTO 的疗效[7]。然而，G-FORCE 研究不建议常规使用小远端尖导丝，如 0.010 英寸导丝或锥形导丝[8]。然而，对于 J-CTO 评分为 0 的简单病变，这些类型的导丝有显著的更高的成功率。

使用 5 Fr 指引导管逆向入路 CTO

日本小直径俱乐部最近报道了使用 5 Fr 指引导管进行逆向入路的病例。由于 CTO 设备的最新进展，这在某些情况下已经成为可能（图 9.14）。

使用 5 Fr 指引导管（虚拟 3 Fr）的无鞘系统

如果使用 5 Fr 指引导管而不使用鞘，其外径尺寸等于 3 Fr 鞘。这被称为"虚拟 3 Fr 法"[9-10]。皮肤和动脉创口的大小与使用 3 Fr 鞘时相同，但内径等于 5 Fr 指引导管。有人担心无鞘系统，因为尽管鞘的尺寸减小，在桡动脉上的直接运动应力可能会导致更多的损伤。一项前瞻性注册研究（V3 研究）表明，虚拟 3 Fr 法具有非常低的桡动脉痉挛和桡动脉闭塞率[11]。此外，主要不良事件非常罕见。另一方面，如需更换指引导管，则会有入路血肿这一局限性。

最小量对比剂（MINICON）技术

5 Fr 指引导管的益处之一是与较大的指引导管相比，对比剂剂量

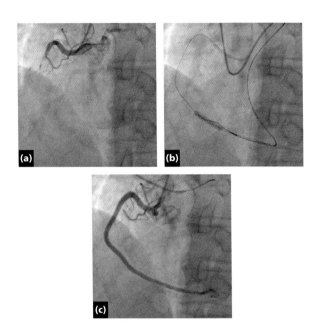

图 9.14　使用 5 Fr 指引导管双桡动脉逆向入路。（a）右冠状动脉近端冠状动脉慢性完全闭塞病例。（b）使用两个 5 Fr 指引导管。反转控制正逆向径路（CART）技术。（c）最终血管造影。

减小。在严重慢性肾病的情况下，我们需要使对比剂的量最小。这是一种 IVUS 辅助 PCI 技术。PCI 的每一步仅通过 IVUS 检查结果进行验证，除初始和最后注射外，无须任何血管造影。由于 PCI 血管造影只在开始和结束时各进行一次，因此对比剂剂量通常很低（低至 10 ml）[12]。该技术对对比剂诱导的肾病的预防效果良好。

参考文献

1. Ikari Y, Nagaoka M, Kim JY, et al. The physics of guiding catheters for the left coronary artery in transfemoral and transradial interventions. *J Invasive Cardiol* 2005;**17**:636–41.
2. Youssef AA, Hsieh YK, Cheng CI, We CJ. A single transradial guiding catheter for right and left coronary angiography and intervention. *Eurointervention* 2007;**3**:475–81.
3. Ikari Y, Masuda N, Matsukage T, et al. Backup force of guiding catheters for the right coronary artery in transfemoral and transradial interventions. *J Invasive Cardiol* 2009;**21**:570–4.
4. Matsukage T, Yoshimachi F, Masutani M, et al. A new 0.010-inch guidewire and compatible balloon catheter system: the IKATEN registry. *Catheter Cardiovasc Interv* 2009;**73**:605–10.

5. Yoshimachi F, Ikari Y, Matsukage T, et al. A novel method of PercuSurge distal protection in a five French guiding catheter without an Export aspiration catheter. *J Invasive Cardiol* 2008;**20**:168–72.

6. Masutani M, Yoshimachi F, Matsukage T, et al. Use of slender catheters for transradial angiography and interventions. *Indian Heart J* 2008; **60**:A22–6.

7. Matsukage T, Masutani M, Yoshimachi F, et al. A prospective multi-center registry of 0.010-inch guidewire and compatible system for chronic total occlusion: the PIKACHU registry. *Catheter Cardiovasc Interv* 2010;**75**:1006–12.

8. Ikari Y, Awata M, Mitsudo K, et al. Efficient distal tip size of primary guidewire for antegrade percutaneous coronary intervention in chronic total occlusion: The G-FORCE study. *Int J Cardiol* 2017;**227**:94–9.

9. Matsukage T, Yoshimachi F, Masutani M, et al. Virtual 3 Fr PCI system for complex percutaneous coronary intervention. *Eurointervention* 2009;**5**:515–7.

10. Takeshita S, Saito S. Transradial coronary intervention using a novel 5-Fr sheathless guiding catheter. *Catheter Cardiovasc Interv* 2009; **74**:862–5.

11. Yoshimachi F, Takagawa Y, Terai H, et al. A prospective multicenter study using a virtual 3 fr percutaneous coronary intervention system: The V3 Registry. *J Invasive Cardiol* 2017;**29**:16–23.

12. Ali ZA, Karimi Galougahi K, Nazif T, et al. Imaging- and physiology-guided percutaneous coronary intervention without contrast administration in advanced renal failure: a feasibility, safety, and outcome study. *Eur Heart J* 2016;**37**:3090–5.

第 10 章
左主干经皮冠状动脉介入治疗

Michael S. Lee，Richard Shlofmitz，and Duk-Woo Park

郭自同　闫磊　王永涛　译　杨毅宁　审校

* 基础；** 高级；*** 罕见的、奇特的或具有研究性质的

$, 额外花费＜ 100.00 美元；$$, 额外花费＞ 100.00 美元

⧖, 额外花时间＜ 10 min；⧖⧖, 额外花时间＞ 10 min

♦, 并发症风险低；♦♦, 并发症风险高

挑战

在接受冠状动脉造影的患者中，约 4% ~ 7% 的患者可观察到严重（狭窄 > 50%）冠状动脉左主干（LMCA）病变[1]。随着支架技术和辅助药物治疗的进步，在选定的无保护 LMCA（ULMCA）病变患者中，经皮冠状动脉介入治疗（PCI）已成为一种可行、安全、有效的替代冠状动脉旁路移植术（CABG）的方法。在过去的 15 年里，药物洗脱支架（DES）一直是首选的支架类型，因为其再狭窄率较低，且较少需要重复行血运重建术[2]。在世界各地的许多国家，ULMCA 经皮冠状动脉介入治疗结合 DES 在许多不同的患者群体中常规进行。左心室（LV）功能保留的患者，以及 SYNTAX 评分低（< 23）的患者，通常可作为 ULMCA 接受选择性 PCI[3]。成功 PCI 的有利解剖结构包括开口和中段病变。对于因严重左心室收缩功能障碍、严重慢性阻塞性肺疾病和严重脑血管疾病等严重合并症或预期寿命有限或根据偏好而不适合手术的患者，ULMCA PCI 也是 CABG 的一种可行替代方案。不适用 ULMCA PCI 的患者是那些解剖结构复杂（即 SYNTAX 评分 > 32）的人群[4]。

策略规划

由于冠状动脉造影读图者的不确定性，有时通过冠状动脉造影识别严重 ULMCA 是充满挑战的，特别是当 LMCA 长度较短或存在钙化、重叠血管掩盖狭窄程度、马赫效应以及对 LMCA 开口病变的可视化不足时。因此，在目前 PCI 实践中，辅助检查如血管内超声（IVUS）和血流储备分数（FFR）在严重 ULMCA 疾病诊断中具有重要意义。

血管内超声（IVUS）

IVUS 可用于量化最小管腔面积（MLA）和参考血管直径（RVD）、冠状动脉钙化的存在以及 PCI 术后的优化。与单纯血管造影指导相比，IVUS 指导具有生存优势。严重 ULMCA 病变的 MLA 截断值取决于 RVD。IVUS 测得的 MLA = 4.8 mm^2，已被建议作为一个更具体的截断值，FFR = 0.8[6]。对于 ULMCA 开口和中段病变，MLA ≤ 4.5 mm^2 等同于 ULMCA 开口局限性狭窄和中段病变患者 FFR ≤ 0.80[7]。

光学相干断层成像（OCT）

与 IVUS 相比，OCT 具有更高的分辨率，但深度穿透能力较差。严重冠状动脉钙化限制了 OCT 确定 RVD 的能力。OCT 对 ULMCA 疾病的评估价值有限，特别是对开口病变的评估不足。

血流储备分数（FFR）

临界病变的功能学可以通过 FFR 测量来确定。测量 FFR 时应将导丝置于非狭窄的远段血管中，因为导丝远端如果有狭窄病变，FFR 测量值可能不准确。根据左前降支（LAD）和左回旋支（LCX）动脉分叉的解剖和尺寸选择不同的技术，列于框 10.1。

框 10.1 根据解剖学选择技术

1. T 支架技术，改良 T 支架技术，或 TAP（有小突起的 T 型支架）技术，当 LCX 角度接近直角（75°～90°）时可能是首选
2. 当 LCX 角度较小时，可以采用 culotte 技术或"迷你"挤压（或双对吻挤压）技术
3. Culotte 支架技术最适合 LAD/LCX 直径相匹配的 Y 型分叉
4. 当 LAD 和 LCX 直径不匹配时，采用"迷你"挤压或双对吻挤压技术是最合适的
5. V 支架技术可用于 Medina 0，1，1 分型或真正 LM 病变
6. 通常会避免同步对吻支架（SKS）技术，因为会产生新的金属隆凸，并且既往报道并发症发生率较高。然而，这种方法可能适合于伴有严重分叉病变及短左主干的不稳定患者
7. 所有双支架技术都应在最后进行球囊对吻

支架植入技术

LMCA 供应的存活心肌面积较大，优化 PCI 预后（包括验证支架扩张和支架的放置）至关重要。ULMCA PCI 应在选定的患者中进行，并由有经验的术者在冠状动脉手术体量较大的中心进行。ULMCA PCI 的支架植入策略一般由病变部位决定。开口和中段病变相对不复杂，而远段分叉病变更具挑战性，且与再狭窄发生率较高相关[3]。大多数 LMCA 的 RVD 为 4 mm。有两种选择，一种是植入直径为 3.5 mm 的支架，然后使用直径为 4 mm 的非顺应性球囊扩张；另一种是植入直径为 4 mm 的支架。支架植入后常规行 IVUS 以优化植入效果[6]。

开口和中段病变

LMCA 开口和中段病变的 PCI 通常不复杂，且具有良好的短期和长期预后。预扩张有助于确定病变完全扩张的能力和血管尺寸，尤其是在非常严重的狭窄或有钙化病变存在的情况下。短的 ULMCA 可能需要支架跨过 LCX 并将支架延伸至 LAD。应避免使用短支架（< 10mm），因为在指引导管操作和后扩张期间，存在支架从 LM 开口脱出的潜在风险。对于几乎所有的开口或中段病变，通常使用经桡动脉入路的 6 Fr 指引导管就足够了。

技巧和提示

** LM 开口支架植入 理想的血管造影投影通常是 LAO 头位或 AP 投照体位（图 10.1a）。支架应放置在下边界的近端和上边界的远端。将支架定位在上边界附近可能会阻止指引导管重新进入 LMCA。将支架定位于 LMCA 下边界的远端可能会导致对开口的覆盖不足。应使用 IVUS 以确保充分覆盖开口。在支架植入之前，指引导管应该脱离以防止支架植入在指引导管内。支架放置后，常使用非顺应性球囊后扩张并使支架近端部分张开（图 10.1b）。由于 LMCA 不透明，通常不推荐使用带侧孔的指引导管，除非在 PCI 过程中有压力衰减。

** LM 中段支架植入 在头位投影中可以出现 LMCA 长度的缩短。足位投影，特别是 RAO 和 AP，提供了最佳的可视效果。由于远端分叉的起源经常被很好地观察到，LAO 足位投影对确定远端着陆区非常有用。

远端分叉病变

LMCA 狭窄患者常累及远端分叉（70%）。远端分叉疾病的存在

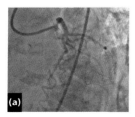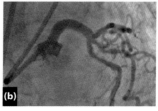

图 10.1 （a）LAO 头位投影冠状动脉造影显示左主干开口严重狭窄。（b）动脉粥样硬化斑块切除，并将 5 mm 裸金属支架植入左主干动脉开口后的最终血管造影。

增加了 PCI 的复杂性，与开口或中段病变的 PCI 相比，有较高的再狭窄率。虽然远端分叉病变的治疗还没有标准方法，但在可能的情况下，暂时采用单支架策略优于双支架策略。在决定使用单支架还是双支架时，需要考虑几个因素：Medina 分型、斑块分布、LMCA 的口径、分叉角度、侧支病变程度、钙化和迂曲，以及患者的临床表现和血流动力学。一般来说，如果严重病变的 LCX 开口的 RVD ≥ 2.5 mm，病变长度＞ 10mm，明显直径狭窄＞ 70%，且受损心肌面积较大，则采用双支架策略。对于复杂弥漫性 LCX 疾病的患者，建议采用前置双支架治疗。然而，需要指出的是，与其他所有的分叉性病变一样，单支架策略（临时支架）似乎比常规的双支架策略有更好的长期疗效[8]。

跨 LCX 开口支架（交叉技术）

在可能的情况下，跨过 LCX 开口，从 LM 到 LAD 的单支架是治疗远端分叉疾病的首选技术，特别是当 LCX RVD 很小（＜ 2.5 mm）或如果 LCX 开口没有明显病变时。与双支架相比，该技术不复杂，且靶病变血运重建率较低。如果支架植入后 LCX 开口受损，可以尝试临时血管成形术。考虑到功能性显著变窄（即 FFR ＜ 0.80）仅发生在 30% 的分叉病变患者行 Crossover 技术植入支架后，出现 LCX 开口狭窄，FFR 测量也是评估分叉病变植入支架后 LCX 出现狭窄是否影响患者功能的良好选择。如果球囊扩张血管成形术的结果不理想，如出现夹层或残留狭窄＞ 50% 或 FFR ≤ 0.80，LCX 可能需要植入支架。6 Fr 指引导管在所有情况下都是足够的。如果没有球囊扩张血管成形术的计划，术者可以自行决定是否将第二根导丝送入 LCX。可以对小但有病变的 LCX 开口进行预扩张。在 RAO 或 AP 足位投影中，LM 支架被展开并跨过 LCX 开口。通常，选择 3.5 mm 直径的支架以接近 LAD 近段的 RVD，选择 4 mm 直径的非顺应性球囊对左主干支架进行后扩张（图 10.2）。

各种足位视图可以确定 LCX 的开口是否受损。FFR 测量可以确定在 LCX 开口是否存在血流限制性病变。如果 LCX 开口病变，可以行对吻球囊血管成形术。如果球囊血管成形术的效果不理想，且 LCX 的 RVD ≥ 2.5 mm，则应行 LCX 的临时支架植入。

T 支架技术

如果 LCX 与 LAD 的夹角 ＞ 70°，T 支架是一种选择。然而，这种技术与较高的再狭窄率相关。使用 6 Fr 指引导管，将导丝放置在

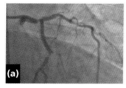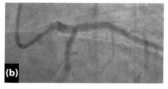

图 10.2　(a)冠状动脉造影显示右前斜(RAO)足位投影左主干远端分叉严重狭窄。左回旋支动脉开口无明显病变。(b)将 3.5 mm×12 mm 支架跨过左回旋支开口植入至左前降支后,进行最终血管造影。应用 4 mm 非顺应性球囊对左主干支架进行后扩张。

LAD 和 LCX 中。在 LCX 中放置一个支架,在 LM-LAD 中放置一个球囊。首先植入 LCX 支架,同时近端支架边缘完全覆盖其起源,而不过分突入左主干。移除导丝和支架球囊后,扩张 LM-LAD 中预先定位的球囊以挤压左主干中突出的支架支柱。在取出 LM-LAD 球囊后,跨过 LCX 在 LM-LAD 内植入支架。一根导丝被重新推进到 LCX,用于最终的对吻球囊血管成形术(FKBA)。

临时 T 支架技术

也称为 TAP 技术,这是 T 支架技术的一种替代方法,如果 LAD 与 LCX 的夹角 ≥ 70°,应考虑使用。如果交叉技术破坏了 LCX 的开口,导致不理想的结果,也可以使用 TAP 技术。在 LM 预扩张后,植入 LM-LAD 支架(图 10.3)。如果 LCX 的开口受损,则将一根导丝插入 LCX,然后对 LCX 进行球囊血管成形术,以扩大 LCX 开口的支架支柱。然后,在 LCX 中放置支架,近端边缘向 LM 中突出,以完全覆盖 LCX 的开口,同时在 LM-LAD 中放置球囊。在放置 LCX 支架后,扩张主血管内预先放置的 LM-LAD 球囊。最后行对吻球囊血管成形术。

挤压技术

当 LAD 与 LCX 开口有明显狭窄,LCX 的 RVD ≥ 2.5 mm,LAD 与 LCX 夹角 < 70° 时,应考虑挤压技术。挤压技术需要至少一个 7 Fr 指引导管,以同时容纳两个支架传输系统和一个用于支撑的指引导管,如 EBU 或 CLS(图 10.4)。LCX 支架植入且近端部分突出到 LM 中。LAD 支架的近端部分与 LCX 支架重叠。首先放置 LM-LCX 支架,然后取出 LCX 导丝。随后扩张 LM-LAD 支架,挤压 LM-LCX 支架的近端部分。将一根导丝重新伸入 LCX,行 FKBA 以降低主要

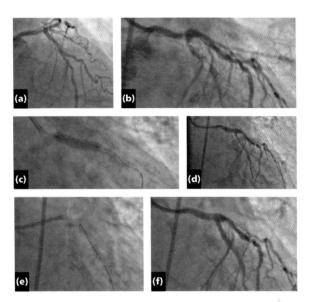

图 10.3 （a）临时 T 支架植入。冠状动脉造影在前后位（AP）头位投影显示左主干（LM）远端重度狭窄。（b）右前斜（RAO）足位投影冠状动脉造影显示 LM 远端分叉严重病变，并累及左回旋支（LCX）开口。（c）在左前降支（LAD）的 LMCA 内放置 4.0 mm×18 mm 依维莫司洗脱支架。（d）LMCA 支架植入 LAD 后冠状动脉造影。（e）LCX 临时支架植入。（f）最终血管造影显示 LM 远端分叉处的血管造影结果良好。

心脏不良事件（MACE）发生率。如果挤压技术是逐步进行的，可以使用 6 Fr 指引导管，无须使用更大的指引导管。在这种挤压技术改良版中，当支架植入 LM-LCX 后，将球囊送入 LM-LAD，而不是支架。扩张 LM-LCX 支架后，用 LM-LAD 球囊将 LM-LCX 支架挤压到贴壁之前，将 LCX 支架内的导丝取出，便于放置 LM-LAD 支架。在 LM-LAD 支架植入后，为了行 FKBA，重新推进一根导丝至 LCX 中。

重回侧支的不同策略

　　用工作导丝穿过支架网眼重回 LCX 可能是存在困难的，可考虑使用一些亲水性较好的特殊导丝，如 Whisper® 导丝（或 Pilot50® 导丝，或锥形头导丝，如 Fielder XT® 导丝）。如果难以将球囊推进穿过支架网眼，可能需要一个较小直径的球囊（1.2 mm）进行预处理。Glider™ 具有可扭转的轴和独特的塑性头端，以增强转向能力，以及 4 mm 球囊长度选择，可以比传统球囊更容易在分叉处穿过支架网眼。

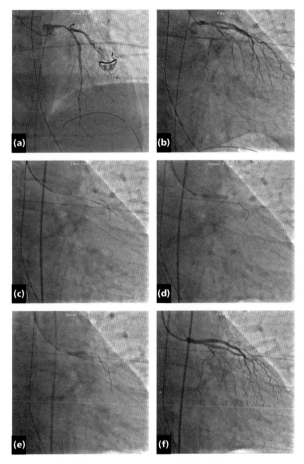

图 10.4 （a）冠状动脉造影显示 ULCMA 远端分叉处重度狭窄。（b）冠状动脉造影术在 RAO 足位投影显示由 LCX 供应的大片区域。（c）当球囊在 LM-LAD 中，支架在 LCX-LM 中时，采用逐步挤压技术。（d）LM-LAD 支架展开，挤压 LM-LCX 支架。（e）行最终对吻球囊扩张。（f）最终血管造影显示结果良好。

"迷你"挤压技术

　　这种技术与传统的挤压技术基本相同，但不同之处在于，LM-LCX 支架仅向 LM 突出 1 ～ 2 mm，以尽量减少 LM 中的三层支架叠加长度（图 10.5）。

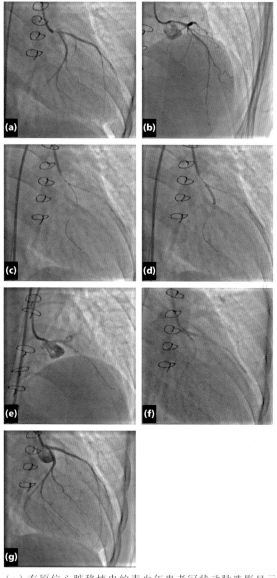

图 10.5 （a）有原位心脏移植史的青少年患者冠状动脉造影显示严重的 LMCA 开口和远端分叉狭窄。LCX 的开口至少有中度狭窄。（b）AP 头位投影显示严重的开口狭窄。（c）在 RAO 足位位置，LM-LCX 支架突出进入 LM，而 LM-LAD 支架释放，以"挤压"LM-LCX 支架。（d）释放 LM-LCX 支架。（e）展开 LM-LCX 支架并撤出导丝后，在 AP 头位投影中将 LM-LAD 支架放置在 LM 的开口处。支架近端在 LMCA 的下缘，但远端在 LMCA 的上缘。指引导管在 LMCA 的开口处脱离，以保证充分的视野。（f）完成最终的对吻球囊血管成形术。（g）最终的血管造影显示结果良好。

双对吻挤压技术（DK 挤压技术）

　　这种 DK 挤压技术通过多增加一次对吻球囊扩张，以达到使导丝更容易穿过支架网眼的目的。边支支架在主血管中突出 1 ～ 2 mm；一旦支架释放，支架球囊和导丝都被撤出。主血管内的球囊用于挤压侧支支架。导丝重新进入侧支，行初次对吻球囊扩张。然后释放主血管支架，并且导丝穿网眼重回侧支。行最终对吻球囊扩张。一项随机研究比较了 Culotte 和 DK 挤压在 UPLMCA PCI 中的应用，结果显示 DK 挤压组 12 个月 MACE 显著减少，主要原因是靶血管血运重建率显著减少，因此证明了该技术在 LM 介入中的优越性。

同步对吻支架（V 支架植入技术）

　　目前，这项技术很少应用于 LMCA 远端病变患者。当 LM 直径较大，能够适应支架同步释放时，以及 LAD 和 LCX 开口有重度狭窄病变，且与 LM 相比，LAD、LCX 管腔相对较小时，可以考虑采用该技术（图 10.6）。这种技术需要一个 7 Fr 或更大的指引导管。在预扩张 LCX 和 LAD 的开口后，两个支架的近端部分在 LM 中并排排列。支

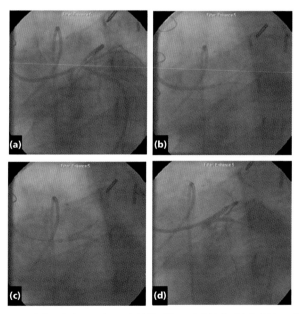

图 10.6　远端分叉病变。一名 23 岁男性原位心脏移植术后每年例行冠状动脉造影，发现 ULMCA 远端分叉有重度狭窄病变。（b）两个支架彼此并排排列。（c）两个支架同步扩张。（d）最终血管造影结果良好。

架释放可以在两个支架球囊内压力相等的情况下同步进行，也可以依次进行，最后同步扩张，形成双管腔和金属隆突。随访冠状动脉造影显示 LMCA 腔内由内膜增生构成新的隆突；其临床意义尚待确定。如果 LM 发生支架内再狭窄，再次 PCI 可能有困难，因为导丝分别进入 LM 的两个支架内是具有挑战性的。LM 支架内再狭窄治疗的一种选择是将新隆突"挤压"入管壁，从而将双桶状管腔转化为单个管腔。

Culotte 支架技术

当 LAD 与 LCX 开口有明显病变，LCX 直径 ≥ 2.5 mm，LAD 与 LCX 夹角较小（＜ 70°）时，可采用该技术。这种技术需要一个 7 Fr 或更大的指引导管。在预扩张 LAD 和 LCX 的开口后，一个支架被放置在 LAD 中并释放，此支架跨过 LCX 的开口，近端部分放置在 LM 中。一根导丝被重新推送至 LCX 中，在 LCX 的开口处球囊扩张以打开支架网眼，促进支架推送到 LCX。第二个支架被推进到 LCX 中，其近端部分位于 LM 中，与第一个支架重叠，并释放。为了行 FKBA 以重塑隆突，LAD 导丝被移除并通过支架网眼重新推送至 LAD。如果 LCX 的 RVD 较大，且成角较大，则可将 LAD 先植入支架的顺序颠倒，首先于 LCX 植入支架，以方便支架穿过进入 LAD。

门诊随访

2005 年 ACC/AHA/SCAI 指南支持 ULMCA PCI 术后 2 ～ 6 个月的常规冠状动脉造影随访（Ⅱa 级推荐）[10]。2009 年的指南更新不再推荐该疗法，因为该策略缺乏临床获益，且有与血管影像相关的潜在风险，以及急性支架血栓形成的不可预测性[11]。门诊应密切随访患者，询问是否存在缺血性症状及双联抗血小板治疗依从性。如果患者报告有缺血性症状，应考虑行冠状动脉造影。

ULMCA PCI 的特殊情况

ULMCA 栓塞造成的急性心肌梗死

ULMCA 的急性血栓闭塞常导致心源性猝死、心源性休克、心电不稳定和（或）大面积心肌梗死（图 10.7）。虽然没有随机对照试验评估首选的血运重建策略，但 ULMCA PCI 似乎是一个合理的选择，特别是如果 PCI 比 CABG 能更快地获得冠状动脉灌注[12]。此外，

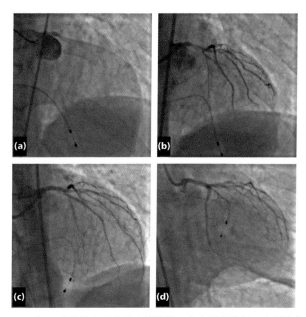

图 10.7　一位 63 岁男性患者出现心搏骤停、自主循环恢复、心源性休克和 aVR 导联 ST 段抬高。(a)冠状动脉造影显示 ULMCA 血栓性闭塞。(b)在 ULMCA 中推送一根导丝，导致 TIMI Ⅰ级血流。(c)AP 头位投影的冠状动脉造影显示，在 ULCMA 植入 4.0 mm×15 mm 依维莫司洗脱支架后，血管造影结果良好。(d)最终的 RAO 足位投影血管造影显示结果良好，且不影响 ULMCA 远端分叉。

ULMCA PCI 的致命弱点，即支架内再狭窄和靶血管血运重建，其紧迫性和危害性低于 ULMCA 急性血栓闭塞等极端情况。ACCF/AHA/SCAI 指南对急性血栓闭塞的紧急 ULMCA PCI 推荐类别为Ⅱa 级，证据级别 C，特别是如果冠状动脉灌注受到损害，PCI 可以更快地进行，进行完全血运重建术[13]。立即再灌注可以恢复血流动力学和心电学稳定性，同时最大限度地减小梗死面积。一项多中心、国际注册研究中，共纳入 62 例接受 ULMCA PCI 的心肌梗死患者，血管造影成功率为 100%，院内死亡率为 8%，随访（586±431）天时死亡率为 19%[14]。

血流动力学支持设备

接受 ULMCA PCI 的严重左心室功能障碍患者是高危人群（图 10.8）。在 PROTECT Ⅱ试验中，452 名有症状的复杂三支病变或

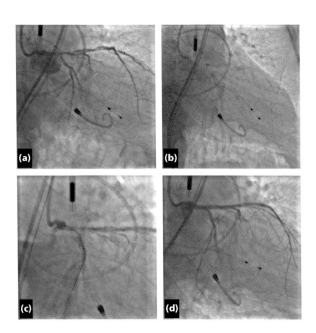

图 10.8 （a）85 岁男性，严重左心室功能不全（射血分数 15%），4 期慢性肾病，严重限制性肺病，右冠状动脉闭塞，冠状动脉造影显示 ULMCA 远端分叉重度狭窄。在复杂的冠状动脉介入治疗期间，植入 Impella 左心室辅助装置以增加血流动力学稳定性。（b）支架植入前进行旋磨术以修饰严重钙化斑块。（c）在 ULMCA 远端分叉处采用"迷你"挤压技术。（d）最后的血管造影结果良好。

ULMCA 疾病患者被随机分为 Impella 2.5® 治疗组（$n = 226$）或主动脉内球囊反搏（IABP）治疗组（$n = 226$）[15]。虽然 Impella 2.5 治疗组和 IABP 治疗组 30 天主要不良事件的主要终点相似（34.3% vs. 42.2%，$P = 0.227$），但 Impella 2.5 治疗组患者 90 天 MACE 有下降趋势（40.6% vs. 49.3%，$P = 0.06$）。机械循环支持适用于伴有严重左心室功能障碍的高危患者，特别是复杂情况下的 PCI[16]。

严重钙化 ULMCA 的斑块修饰

严重钙化的冠状动脉病变由于无法完全扩张支架而增加了 PCI 的复杂性（图 10.9）[17]。重度冠状动脉钙化患者行 PCI 治疗后的死亡率、心肌梗死率、靶血管血运重建率和支架内血栓形成率较高[18]。在严重钙化病变行 PCI 前，利用旋磨术或斑块旋切术对 ULMCA 进行斑块修饰是一种安全有效的治疗策略[19-20]。这种预处

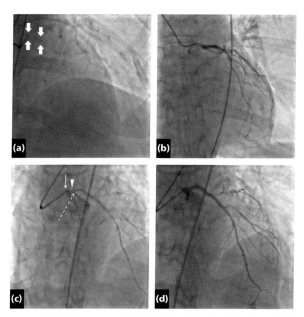

图 10.9　（a）透视显示 ULMCA 严重冠状动脉钙化（箭头）。（b）冠状动脉造影显示 ULMCA 开口重度狭窄。（c）在头位投影放置支架。支架的近端标记（三角箭头）在 ULMCA 上缘（实线箭头）的远端，但在 ULMCA 下缘（虚线箭头）的近端。（d）最后的血管造影显示结果良好。

理可能是特别重要的，因为 ULMCA 供应大面积心肌。如果不能适当地修饰严重钙化的 ULMCA 斑块，可能导致支架膨胀不够理想，从而增加患者发生缺血性并发症的风险。

ULMCA PCI 术后再狭窄

　　ULMCA 远端分叉病变行 PCI 的患者再狭窄发生率远高于开口或中段病变。再狭窄最常见的部位是 LCX 开口。ULMCA PCI 术后支架内再狭窄治疗的最佳血运重建策略尚不明确，但由于其微创性和良好的早期和晚期结局[21]（图 10.10），PCI 是一个可行的选择。在 FAILS 研究中，718 例接受 ULMCA PCI 的患者中有 70 例（9.7%）出现再狭窄。其中，59 例（84.3%）采用 PCI［其中 34 例（48.6%）采用 DES，22 例（31.4%）采用标准或切割球囊，2 例（2.9%）采用旋磨术，1 例（1.4%）采用裸金属支架］。在 27.2±15.4 个月的随访中，累计 18 例（25.7%）患者发生 MACE，4 例（5.7%）患者死亡，2 例（2.9%）患者发生心肌梗死，15 例（21.4%）患者接受靶病变血

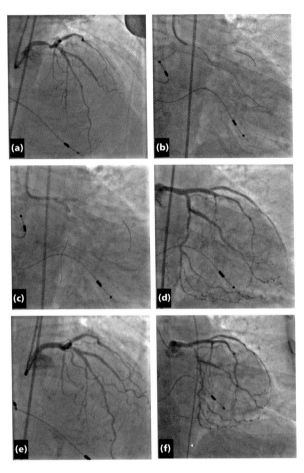

图 10.10　65 岁女性，ULMCA 远端重度狭窄病变。LCX 开口也有严重狭窄。（b）采用分步挤压技术。将 3.25 mm×15 mm 依维莫司洗脱支架放置在 LM-LCX 中，并将球囊放置在 LAD-LM 中；（c）最后的对吻球囊血管成形术分别在 LM-LCX 和 LM-LAD 中放置 3.25 mm×15 mm 的非顺应性球囊和 3.5 mm×15 mm 的非顺应性球囊。（d）最后的 RAO 足位投影血管造影显示结果良好。（e）AP 头位投影最后的血管造影显示结果良好。（f）ULMCA PCI 术后 7 个月因胸痛行冠状动脉造影。LCX 开口重度支架内再狭窄。（g）将另一个 3.25 mm×15 mm 的依维莫司洗脱支架植入 LCX 开口后，行对吻球囊血管成形术。（h）再行 DES 植入后的最后一次血管造影。（i）患者胸痛复发。冠状动脉造影显示在 LCX 有严重的支架内再狭窄复发。（j）患者接受了心脏外科手术咨询。然而，她拒绝 CABG，并希望接受再次 PCI。对 LCX 支架内再狭窄进行激光斑块切除术，采用 3.5 mm 非顺应性球囊进行球囊血管成形术。（k）最终的血管造影图像显示 LCX 的支架内再狭窄已经减少。

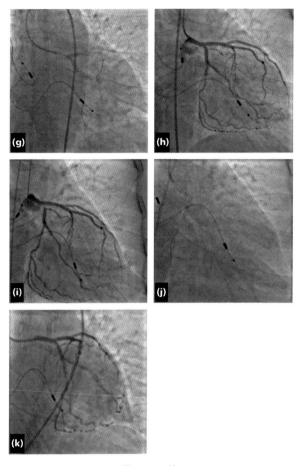

图 10.10　续

运重建术。内科保守治疗、经皮介入和外科治疗的患者 MACE 发生率分别为 50%、25.4% 和 14.3%[21]。

> **重点**
>
> 　　在选定的患者中，无保护的 LM 病变可以通过 PCI 植入 DES 成功治疗，特别是那些 SYNTAX 评分低或中等的患者。PCI 是特定患者的首选治疗，特别是那些由于血栓闭塞、孤立性 ULMCA 或伴随单支血管病变、开口或中段病变的急性心肌梗死患者，以及那些接受选择性 PCI 的患者。

参考文献

1. Ragosta M, Dee S, Sarembock IJ, et al. Prevalence of unfavorable angiographic characteristics for percutaneous intervention in patients with unprotected left main coronary artery disease. *Catheter Cardiovasc Interv* 2006;**68**:357–62.

2. Fihn SD, Blankenship JC, Alexander KP, et al. 2014 ACC/AHA/AATS/PCNA/SCAI/STS focused update of the guideline for the diagnosis and management of patients with stable ischemic heart disease: a report of the American College of Cardiology/American Heart Association Task Force on Practice Guidelines, and the American Association for Thoracic Surgery, Preventive Cardiovascular Nurses Association, Society for Cardiovascular Angiography and Interventions, and Society of Thoracic Surgeons. *Circulation* 2014;**130**:1749–67.

3. Stone GW, Sabik JF, Serruys PW, et al.; EXCEL Trial Investigators. Everolimus-eluting stents or bypass surgery for left main coronary artery disease. *N Engl J Med* 2016;**375**:2223–35.

4. Mohr FW, Morice MC, Kappetein AP, et al. Coronary artery bypass graft surgery versus percutaneous coronary intervention in patients with three-vessel disease and left main coronary disease: 5-year follow-up of the randomized, clinical SYNTAX trial. *Lancet* 2013;**381**:629–38.

5. Park SJ, Kim YH, Park DW, et al. Impact of intravascular ultrasound guidance on long-term mortality in stenting for unprotected left main coronary artery stenosis. *Circ Cardiovasc Interv* 2009;**2**:167–77.

6. Kang SJ, Lee JY, Ahn JM, et al. Intravascular ultrasound-derived predictors for fractional flow reserve in intermediate left main disease. *JACC Cardiovasc Interv* 2011;**4**:1168–74.

7. Park SJ, Ahn JM, Kang SJ, et al. Intravascular ultrasound-derived minimal lumen area criteria for functionally significant left main coronary artery stenosis. *JACC Cardiovasc Interv* 2014;**7**:868–74.

8. Song YB, Hahn JY, Yang JH, et al. Differential prognostic impact of treatment strategy among patients with left main versus non-left main bifurcation lesions undergoing percutaneous coronary intervention: results from the COBIS (Coronary Bifurcation Stenting) Registry II. *JACC Cardiovasc Interv* 2014;**7**:255–63.

9. Chen SL, Xu B, Han YL, et al. Comparison of double kissing crush versus Culotte stenting for unprotected distal left main bifurcation lesions: results from a multicenter, randomized, prospective DKCRUSH-III study. *J Am Coll Cardiol* 2013;**61**:1482–8.

10. Smith SC, Feldman TE, Hirshfeld JW, et al. ACC/AHA/SCAI 2005 guideline update for percutaneous coronary intervention: a report of the American College of Cardiology/American Heart Association task force on practice guidelines (ACC/AHA/SCAI writing committee to update the 2001 guidelines for percutaneous coronary intervention). *Circulation* 2006;**113**:e166–286.

11. Kushner FG, Hand M, Smith SC Jr, et al. 2009 focused updates: ACC/AHA guidelines for the management of patients with ST-elevation myocardial infarction (updating the 2004 guideline and 2007 focused update) and ACC/AHA/SCAI guidelines on percutaneous coronary intervention (updating the 2005 guideline and 2007 focused update) a report of the American College of Cardiology Foundation/American Heart Association task force on practice guidelines. *J Am Coll Cardiol* 2009;**54**:2205–41.

12. Lee MS, Bokhoor P, Park SJ, et al. Unprotected left main coronary disease and ST-segment elevation myocardial infarction: a contemporary review and argument for percutaneous coronary intervention. *JACC Cardiovasc Interv* 2010;**3**:791–5.

13. Levine GN, Bates ER, Blankenship JC, et al. 2011 ACCF/AHA/SCAI guideline for percutaneous coronary intervention: a report of the American College of Cardiology Foundation/American Heart Association task force on practice guidelines and the Society for Cardiovascular Angiography and Interventions. *Circulation* 2011;**124**:e574–651.

14. Lee MS, Sillano D, Latib A, et al. Multicenter international registry of unprotected left main coronary artery percutaneous coronary intervention with drug-eluting stents in patients with myocardial infarction. *Catheter Cardiovasc Interv* 2009;**73**:15–21.

15. O'Neill WW, Kleiman NS, Moses J, et al. A prospective, randomized clinical trial of hemodynamic support with Impella 2.5 versus intra-aortic balloon pump in patients undergoing high-risk percutaneous coronary intervention: the PROTECT II study. *Circulation* 2012;**126**:1717–27.

16. Rihal CS, Naidu SS, Givertz MM, et al; Society for Cardiovascular Angiography and Interventions (SCAI), Heart Failure Society of America (HFSA), Society of Thoracic Surgeons (STS), American Heart Association (AHA), and American College of Cardiology (ACC). 2015 SCAI/ACC/HFSA/STS Clinical Expert Consensus Statement on the Use of Percutaneous Mechanical Circulatory Support Devices in Cardiovascular Care: Endorsed by the American Heart Association, the Cardiological Society of India, and Sociedad Latino Americana de Cardiología Intervencionista; Affirmation of Value by the Canadian Association of Interventional Cardiology-Association Canadienne de Cardiologie d'intervention. *J Am Coll Cardiol* 2015;**65**:e7–26.

17. Lee MS, Shah N. The impact and pathophysiologic consequences of coronary artery calcium deposition in percutaneous coronary interventions. *J Invasive Cardiol* 2016;**28**:160–7.

18. Lee MS, Yang T, La Sala J, Cox D. Impact of coronary artery calcification in percutaneous coronary intervention with paclitaxel-eluting stents: two-year clinical outcomes of paclitaxel-eluting stents in patients from the ARRIVE program. *Catheter Cardiovasc Interv* 2016;**88**:891–7.

19. Lee MS, Shlofmitz E, Kaplan B, Shlofmitz R. Percutaneous coronary intervention in severely calcified unprotected left main coronary artery disease: initial experience with orbital atherectomy. *J Invasive Cardiol* 2016;**28**:147–50.

20. Lee MS, Shlofmitz E, Shlofmitz R, et al. Outcomes after orbital atherectomy of severely calcified left main lesions: analysis of the ORBIT II Study. *J Invasive Cardiol* 2016;**28**:364–9.

21. Sheiban I, Sillano D, Biondi-Zoccai G, et al. Incidence and management of restenosis after treatment of unprotected left main disease with drug-eluting stents 70 restenotic cases from a cohort of 718 patients: FAILS (Failure in Left Main Study). *J Am Coll Cardiol* 2009;**54**:1131–6.

第 11 章
慢性完全闭塞

Minh N. Vo，Sundeep Mishra，Mohamad Lazkani，Shishir Murarka，and Ashish Pershad

郭自同　仇雅靖　李洋　译　彭辉　审校

---

* 基础；** 高级；*** 罕见的、奇特的或具有研究性质的

$，额外花费＜ 100.00 美元；$$，额外花费＞ 100.00 美元

⌛，额外花时间＜ 10 min；⌛⌛，额外花时间＞ 10 min

🌢 并发症风险低；🌢🌢，并发症风险高

挑战

慢性完全闭塞（CTO）定义为持续时间大于 3 个月或存在桥侧支的完全闭塞[1]。具有良好侧支供应的慢性闭塞动脉具有 90% 狭窄的功能意义[2]。

CTO 术者必备技能

在对 CTO 进行经皮冠状动脉介入治疗（PCI）之前，术者必须熟悉复杂的非 CTO PCI 的方方面面。这包括所有形式的动脉粥样硬化切除术、直接血管内成像、心包穿刺术等[3]。术者必须对 CTO PCI 的合适病例选择和适应证有良好的理论理解，并能够计算血管造影风险评分以确定手术复杂性等。除了基本的基础知识，进一步的高级培训需要现场参加培训课程、区域研讨会，以及现场考试。随着经验和熟练程度在学习曲线上的提高，术者可以逐步提高病例的复杂性。

术前评估

调查既往史

时间大于 1 年的 CTO 中，主要病理特征是直径为 $100 \sim 200\,\mu\mathrm{m}$ 的新生血管通道形成。这些新生血管通道常常与外膜血管相连接，而近期 CTO（闭塞时间 < 1 年）中，其通道主要经再通通道与远端官腔相连[4]。判断闭塞病变时间对术者选择合适的导丝至关重要。在与患者面对面交流时，心肌梗死病史有助于确定 CTO 的起始时间。清晨心绞痛或低强度活动量开始出现的心绞痛，被进一步的运动缓解，都对 CTO 病变具有一定的提示意义。正是因为缺血刺激（运动）触发心肌启动（或打开）了侧支血管，进一步的运动才能够缓解心绞痛。如果可能的话，回顾以前的血管造影也有助于确定 CTO 的起始时间[4]。

侦查"地形"

一帧一帧从不同的角度仔细观察血管造影是非常必要的，对这一点如何强调都不为过。目的是在 CTO 病变处寻找任何浅凹，发现任何潜在可能的再通渠道或 CTO 内的既有腔。钙化病变通常可以显示管壁的形态和走行，所以对于严重钙化的冠状动脉注射造影剂前可以采集几个"空白图像"，以更好的描记钙化[4]。

每次心搏时，闭塞的近端和远端部分不在同一条线，提示 CTO 内存在迂曲[4]。

清晰的远端血管图像对估计 CTO 病变的长度至关重要。如果 CTO 闭塞段被错误地估计过长，术者可能会将远端穿刺点位置设得太远，且没有意识到一个长的假腔已经形成[4]。

对主要侧支循环及其供应和受供血管的识别和观察同样非常重要，以便在需要球囊锚定技术时，提供支撑力的球囊导管不会阻断侧支循环的前向血流。一个陷阱是存在从圆锥支到左前降支（LAD）的侧支，而圆锥支可能起始自右冠状动脉开口，而当造影导管头端进入右冠状动脉开口过深时，可越过圆锥支，这样冠状动脉造影时就不能显示侧支循环。

技巧和提示

** **对侧造影** 对侧造影有助于明确导丝要前进的方向。但是，如果造影导管和指引导管之间存在互相干扰，那么其中一个应通过桡动脉入路[4]。

***如何减少对比剂用量**　为了减少对比剂的用量，对侧造影可选择超选择性造影的方法，即在侧支中使用微导管进行造影[4]。同样，可以通过微导管进行正向造影，以观察远端血管。

***如何减少辐射暴露**　CTO 术者必须在每秒 7.5 帧和 20 cm 视野下舒适地工作。这样可以将对患者的辐射剂量和对术者和工作人员的散射剂量降至最低。诸如 " 透视储存 " 和 " 捕获 " 等技术进一步减少了辐射暴露[5]。

多层计算机断层成像

多层计算机断层成像（MSCT）作为一种成像方式，可以勾勒出血管造影时肉眼看不到的、完全闭塞的动脉血管形态。MSCT 可能提供的信息包括：①显示闭塞的动脉和侧支血管；②闭塞段内血管的长度和直径；③ CTO 病变的形态。在美国，术前 CT 血管造影术有时可用于明确冠状动脉开口位置。

策略规划

哪种策略？

对诊断性血管造影术的详细检查使术者能够对 CTO 病变和相关冠状动脉的解剖结构获得实质性的工作理解。这种充分的理解使术者可以根据复杂 CTO PCI 的混合算法制订一个手术策略。主要有四个策略：

1. 正向导丝升级

2. 正向内膜下重回真腔

3. 逆向导丝升级

4. 逆向内膜下重回真腔

首先，根据 CTO 病变和受累的冠状动脉的解剖特征选择主要手术策略。然后，根据第一或第二种策略的成功、失败或复杂性，映射、准备和执行后续的二级和三级策略[6]。

当 CTO 的近端帽明确，病变长度较短，远端着陆区位于血管的正常节段，而不是在分叉处时，**正向导丝升级（AWE）**策略最经常（或首先）开始使用。混合算法中提出的长度截断值为 20 mm，但随着新一代导丝的出现，直行段较长的病变也可以使用金属导丝升级技术成功穿过。

正向内膜下重回真腔（ADR）是第二种策略，如果 AWE 未能穿过病变，它将成为欧美术者的默认策略。

在近端帽不明确和可用介入治疗的情况下，逆向 PCI［逆向导丝升级（RWE），或逆向内膜下重回真腔（RDR）］成为首选策略[7]。

抗血栓和抗凝剂

CTO 病变围术期抗凝策略与非 CTO 病变是相似的，但由于发生穿孔时的处理与抗栓治疗之间存在矛盾，因此应当尽量避免应用直接抗凝血酶（DTI）和糖蛋白 II b III a 受体拮抗剂（GPI）。普通肝素（UFH）在血管成形术前应当减少初始剂量，使激活凝固时间（ACT）维持在 200 s 左右，在导丝成功通过病变后、球囊扩张前，应追加肝素使 ACT 维持在 250 s 以上，每 30 min 监测一次 ACT[3]。然而，在逆向入路中，考虑到抗凝不充分时供体动脉血栓形成的风险，必须保持 ACT > 300 s。

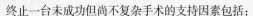

敏锐思维

何时终止手术

终止一台未成功但尚不复杂手术的支持因素包括：

1. 达到辐射暴露的上限（例如透视时间达到 60 min）

2. 对比剂消耗量是肾小球滤过率（GFR）的 6 倍，肾功能正常的非糖尿病患者通常为 600 ml；在易患对比剂肾病的患者中，对比剂使用剂量要少得多

3. 术中产生一个大的假腔，特别是当有外膜染色时

4. 侧支循环丢失，导致远端血管的可视化能力丧失

5. 患者或术者过度疲劳

CTO 开通失败后的第二次尝试（通常在 6 ~ 8 周后进行，使血管得以愈合）可以在 50% 以上的患者中取得成功，特别是当术者了解了失败的原因，并制订了可行的替代策略时。

血管通路

股动脉通路可用于 CTO 介入，使用 7 Fr 或 8 Fr 指引导管提供被动支持；但某些对指引导管主动支持技术操作娴熟的术者可能会考

虑经桡动脉入路送入 6 Fr 或 7 Fr 指引导管。如果需要对侧造影，可将 4 Fr 或 5 Fr 导管送入对侧股动脉或桡动脉[4]。

指引导管

指引导管的选择非常重要，因为如果没有足够的支持，可能无法推动导丝或球囊穿过 CTO 病变。获得强大支撑力的要点包括：

1. 大尺寸指引导管（越大越好）

2. 较大的对侧主动脉壁接触面积

3. 来自主动脉根部的支撑

4. 升主动脉与指引导管主体远端之间存在较大的（垂直的）夹角（第一弯曲和第二弯曲之间）。

需要 7 Fr 或 8 Fr 尺寸的指引导管来容纳双腔微导管（跷跷板技术）、血管内超声（IVUS）导管（8 Fr 更安全）、锚定技术和重回真腔导管。在发生穿孔时，较大的指引导管提供了多种可能性，在必要时可以更为容易地送入覆膜支架，穿孔是 CTO PCI 手术必须预见的并发症。

CTO 病变选择指引导管的另一个重要因素是要有柔软头端，当指引导管需要深插入 RCA 或左回旋支（LCX）或 LAD 以增加支撑时，就需要软头端。通常，对于 LCX 或 LAD 病变，选择左 Amplatz（AL）或左超强支撑（EBU）设计指引导管；对于 RCA 手术，选择 AL 或右 EBU 设计指引导管。在复杂 CTO 的 PCI 中，通常不选用左 Judkins 指引导管，因为它不能深入（并且安全地）推进到左主干（LM）中。RCA 指引导管可以有侧孔（如果需要），以保证在指引导管深插时，窦房结支和圆锥支有血流灌注。侵入性指引导管操作或无意的深插导管（使用 Amplatz 指引导管很少发生）可能会使 RCA 开口夹层（通常需要支架），在撤出导丝之前应该预判是否发生这一并发症。

快速操作

血压骤降和心动过速

注意： 当 EBU 或 Amplatz 指引导管处于"强力位置"时，可能会发生指引导管所致的主动脉瓣关闭不全（因为第二弯曲进入心室，导致主动脉瓣无法完全闭合，从而引起急性主动脉瓣关闭不全）。突然出现休克或心动过速是这种并发症的提示信号，通常可以通过调整指引导管迅速解决。

策略规划

指引导管的选择与摒弃

在 CTO 的 PCI 期间，如果向前推送导丝或器械时指引导管一直向后退，说明该指引导管支撑力不足，此时术者需稳住指引导管。首先应该重新定位，将指引导管放在关键位置（主动位置）上，或深插。如果可行，效果非常好。如果不可行，应该更换为一个较大的或不同形状的指引导管，从而可以从主动脉获得更好的支撑力（被动支撑），或更好的同轴过渡（指引导管的头端和开口段之间没有夹角，创伤小）。

如果指引导管的形状和位置都已是最佳，则应仔细审查目标血管的近段（尤其是 LCX），如果近段有存在迂曲，下一步应该送入第二根较硬的导丝。然而，如果指引导管未能从对面的主动脉壁获得较大支撑力，且目标血管近段存在迂曲或钙化，那么增加导丝之后可能仍无法前送器械。正因如此，如果 RCA 近段或 LM 没有病变，必要时可以应用软头指引导管深插入 RCA 或 LM 以获得更好的支撑力（子母技术）[4]。

技巧和提示

* 血管造影图像的误导　RCA 内指引导管不稳定的原因之一可能是 RCA 起源出现良性变异（在右窦非常靠前的位置），因此在矢状面上看其从主动脉发出的角度非常大，但在后前位（AP）上看却是正常的（见图 2.6）。

** 导丝锚定技术稳定指引导管　增加第二根硬导丝，并将其推进到 CTO 病变近端的侧支（SB）。这种支撑力度低于球囊锚定技术，但导丝为指引导管提供了更好的同轴性，特别是当使用强支撑力导丝时[8]。

** 指引导管携球囊深插技术　在试图用（第一根）导丝穿过 CTO 时，近端钙化纤维帽有时很难穿透。在这种情况下，如果 CTO 附近的腔内有一些空间，可以在那里放置一个 OTW 球囊并将其扩张。OTW 球囊为操纵导丝头端提供了更好支撑力（图 11.1）。指引导管可以通过轻轻推进而深入，同时拉回扩张的球囊系统。OTW 球囊的大小必须与 CTO 近段的直径相匹配（通常为 1.25 ～ 1.5 mm 直径）。注意不要在 CTO 病变近端形成假腔[8]。

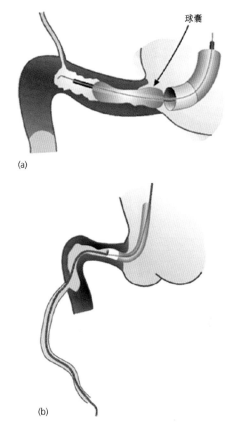

图 11.1　（a）当硬导丝未能穿透近端纤维帽时，在近端闭塞处扩张 OTW 球囊作为支撑导管，以便操纵导丝。扩张的球囊给导丝头端穿刺近端帽提供额外的支撑力。（b）将导丝锚定在近端分支中也能提供更好的支撑力。

　　*** 球囊锚定技术稳定指引导管　将一个小球囊推进到位于 CTO 近端的 SB 上，然后将球囊扩张。扩张球囊起到稳定指引导管的作用，并提供额外的支撑力。然而，为了防止 SB 损伤，在导丝定位和确定球囊尺寸时必须仔细注意。在这种技术中，可能需要一个大腔（8 Fr）的指引导管来容纳两个球囊[8]（图 11.2）。

　　*** 在另一个较小的指引导管协助下稳定指引导管　可以将一个较小且直的指引导管送入较大的指引导管内以增强支撑力。下面的例子中使用的是 120 cm 长的 5 Fr Heartrail™ 指引导管，以及 100 cm 长的 6 Fr 指引导管。5 Fr Heartrail™ 指引导管头端长 13 cm，非常软，可

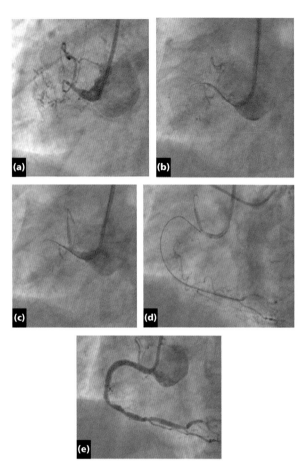

图 11.2 锚定技术的病例示例。(a)RCA 近端完全闭塞伴侧支循环。(b)使用 Judkins 导管以防止 RCA 开口损伤。然而，由于 CTO 中存在硬斑块，导致导丝推送过程中指引导管的支撑力不稳定。因此，导丝不能如意向前推进。(c)在圆锥支中送入 2.5 mm 的球囊，并用低压扩张以稳定指引导管。(d)使用这种锚定球囊，改善了导丝控制，成功解决了闭塞问题。(e)支架植入后最终的血管造影结果。

以在损伤很小的情况下轻松通过迂曲冠状动脉。5 Fr Heartrail 指引导管的内径为 0.059 英寸；它可以容纳正常大小的球囊或直径＜ 4 mm 的支架输送系统。外面的 6 Fr 指引导管的内径必须大于 0.071 英寸，以容纳 5 Fr Heartrail 指引导管。而 Launcher®，Heartrail™ 和 Radiguide 指引导管也同时具有较大的内腔直径。

最佳策略

子母导管技术

首先，从 6 Fr 指引导管中撤出球囊或支架，同时撤出 Y 形连接阀。接下来，沿导丝向 6 Fr 指引导管内送入 5 Fr 指引导管。此时，5 Fr 指引导管不应突出 6 Fr 指引导管的头端。最后，将 Y 形连接阀连接到 5 Fr 指引导管上，并重新开始 PCI。在 5 Fr 指引导管进入靶病变之前，先将一球囊导管推送至近靶病变处使球囊导管保持一定的张力，缓慢推送 5 Fr 指引导管，以避免其头端损伤冠状动脉[9]。

在这项技术中，需要仔细注意，因为可能因损伤血管导致夹层或空气栓塞，通常发生在较小的导管插管时或通过较大指引导管进行血管造影期间[10]。目前，有两种类型的小导管可供选择：GuideLiner® 和 GuideZilla™。

***用一根长鞘包裹指引导管**　当指引导管不稳定时，长鞘可以使指引导管加强并增加它的支撑力，这取决于鞘推进到与指引导管头端的距离。鞘离冠状动脉开口越近，指引导管提供的支撑力越大。

首先，前送鞘管，使其头端位于主动脉弓，然后前送介入器械。如果仍然无法将介入器械推送到预定位置，则继续前送鞘管，使其更靠近指引导管的头端。当鞘前行超过指引导管时，它将指引导管的第二和第三弯曲拉直，导致指引导管头端向前移动。因此，弯曲相对简单的指引导管可能更安全，更适合这项技术。为了避免冠状动脉开口损伤和冠状动脉近段夹层，在推进鞘的过程中，不要将指引导管固定在某位置，建议对指引导管轻轻反向回撤，这样它的头端就不会向前移动。在此操作过程中，术者应持续通过透视观察指引导管头端，并应确保指引导管在两个相互垂直视图中同轴对齐。只有在将鞘从冠状动脉开口移开时，才能把指引导管从冠状动脉开口脱离，一般是先固定指引导管，将鞘管移动至降主动脉后，才能移动指引导管。只要把鞘回撤，指引导管将由于其曲线重构而脱离冠脉开口[11]。

在上述所有选项中，我们根据有效性、人性化特点和成本效益，对增强指引导管支撑力的最佳策略排列如下。见框 11.1。

框 11.1 转换策略

增强指引导管支撑力的最佳策略

1. **不增加成本的最佳策略：**将指引导管置于最佳位置或深插指引导管
2. **$ 次佳策略：**送入第二根较硬导丝
3. **$$ 第三佳策略：**更换支撑力更强的指引导管
4. **$ 球囊锚定技术**
5. **$$ 在现有指引导管内送入一个小且直的指引导管**
6. **$$ 移除指引导管，使用子母指引导管系统**
7. **$$ 撤出器械，将短鞘管换为长鞘管**

*** **两个冠状动脉用一个指引导管** 局麻后，从左桡动脉插入 5 Fr 鞘管。静脉注射 6000 IU 肝素。首先使用 Heartrail Ⅱ SL 4.0 指引导管进入 LCA。把一根 Runthrough® 导丝和 Michibiki 微导管送至 LAD 远端。当 Michibiki 微导管深深植入 LAD 时，将指引导管小心地顺时针方向旋转，并将指引导管头端送至 RCA 开口。为了稳定指引导管，将一根 Runthrough 导丝作为虚拟导丝插入 RCA 中。然后在 RCA 中照常行 PCI，并经 Michibiki 微导管在 LAD 行对侧造影（图 11.3）。

这一技巧成功的关键是选择内径尽可能大的微导管；使用虚拟导丝来稳定指引导管；并选择一个具有高灵活性反屈的指引导管行双重冠脉进入[12]。

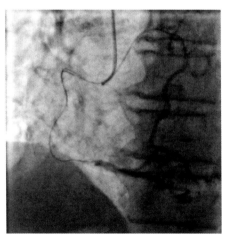

图 11.3 一个指引导管可视化两根冠状动脉。在 RCA 中发现 CTO 病变。经送至 LAD 的微导管行对侧造影显示侧支。[12] 经 Wiley 许可转载。

导丝

挑战

如果在血管造影上有锥形闭塞，逐渐变细的残端便是尝试穿越 CTO 的起点。它通常包含小的再通通道（直径 ≥ 200 μm），这是潜在的导丝穿越路线。然而，如果残端呈偏心性，那么导丝穿入内膜下和造成血管穿孔的风险就会增高。当有广泛的侧支循环（呈海蛇头样）时，导丝通过的概率很低。这是因为冠状动脉侧支包含了非常脆弱的、扩张的滋养血管，很容易造成穿孔。钝性（非锥形）闭塞开通难度较大，特别是当 CTO 起始段附近出现分支开口时。斑块通常会在分支起源的对侧形成，这一概念可以帮助术者识别血管真腔的走行。然而，由于难以穿透近端纤维帽，导丝往往会反复进入 SB[4]。

为了穿越 CTO 到达远端真腔，导丝必须克服的挑战包括：①穿透近端纤维帽；②穿越整个 CTO；③穿透远端纤维帽；④重新进入远端真腔。

穿透近端纤维帽

策略规划

穿透近端纤维帽有三种不同的策略：钻孔，穿刺、滑动。**钻孔策略**意味着根据病变的复杂性，所用导丝的硬度应逐渐增加，主要依靠视觉以及导丝头端的触觉反馈来进行评估。**穿刺策略**意味着在一个点上直接使用压力，以便在控制或限制导丝旋转的情况下穿过远端真腔。**滑动策略**是将亲水涂层导丝滑动到远端。每种方法都有优缺点；总体来说，这三种方法都适用于较短、局限、直段的非钙化闭塞病变。对于复杂类型的 CTO 病变（例如钙化病变、长病变和严重迂曲病变），选择通用型钢丝，后续更换为同一类型、硬度递增的导丝，要优于更换为不同类型的导丝。

鉴别差异：CTO 导丝

导丝的设计、操作和构造方式可以实现滑动、钻孔或穿刺的功能。

滑动导丝　滑动导丝通常被设计成可发现和滑入微通道。最好的代表是 Fielder 导丝，它以适用于新近发生的 CTO 而著名。这类导丝是软头的（头端负荷 1 g），高度光滑（亲水和聚合物涂层），与普通 PCI 导丝，如 BMW 导丝、Runthrough 导丝等相比，具有更多的横向支撑（图 11.4）。中等的 Fielder XT 在头端有一个复合线圈，使它更灵活和可扭控。Fielder 导丝（普通型、FC 或 XT）的唯一局限性是扭控力有限。其原因是聚合物护套阻碍了扭控力从近端"工作区"向前端头端的传递。新一代的 Fielder 导丝很好地解决了这一问题[13]。

钻孔导丝 钻孔导丝的特点是具有特殊的复合线圈结构，允许增加扭控传控。其原型是 Fielder XT-R/A 和 Sion® 导丝。

Fielder XT-A 导丝具有更大的头端硬度（1.0 gf），带有锥形头端（010 英寸）和带有亲水涂层的聚合物保护套（17 cm）。然而，它的独特之处在于其头端采用了复合丝芯，允许 1∶1 的扭矩传送，最终提高了穿透性能和操作性，这在最近的无残端 CTO 中非常有用。这种导丝的唯一局限性是其较长的不透明部分（160 mm），需要在支架植入前将该导丝更换为日常使用的导丝。若非如此，其可视性和支架定位可能是次优的（图 11.5）[13]。

Gaia 导丝有一个特殊的复合（双）芯构造，中心芯线由 6 根丙酮线包裹，外围有一个弹簧圈。这些导丝较薄（0.010 ~ 0.014 英寸），带有亲水涂层，中等头端硬度（1.5 ~ 4.5 gf），和一个带有微芯的特殊双芯，预成型 1 mm 头端，用于穿透纤维帽和硬斑块（图 11.6）[13]。

设计说明 一般来说，聚合物（塑料）保护套导丝摩擦力最小，因此有助于穿过长闭塞。然而，由于它们的弹簧线圈深埋在内部，

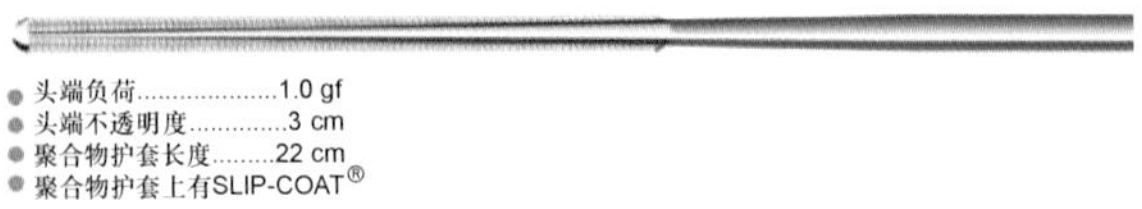

- 头端负荷..................1.0 gf
- 头端不透明度............3 cm
- 聚合物护套长度........22 cm
- 聚合物护套上有SLIP-COAT®

图 11.4 Fielder 导丝。

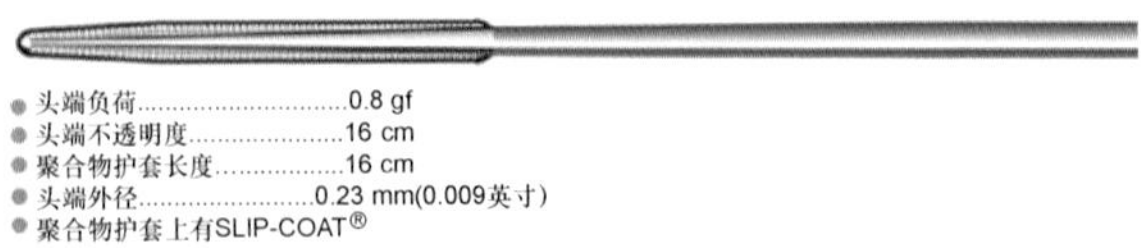

- 头端负荷......................0.8 gf
- 头端不透明度..................16 cm
- 聚合物护套长度..............16 cm
- 头端外径....................0.23 mm(0.009英寸)
- 聚合物护套上有SLIP-COAT®

图 11.5 Fielder XT 导丝。

被保护套覆盖，导丝通过中心铁芯的外部旋转不容易与头端连接，这导致扭力积聚（扭矩延迟）和一个被称为“鞭状运动”现象的突然释放[13]。

此外，由于塑料保护套甚至亲水涂层起到了绝缘体的作用，头端的触觉信息不能准确地传递到手上。在无涂层导丝中，这种从头端到头端的双向传输效果更好，消除了鞭状运动效应，并能实现更渐进但精确的头端旋转。在 Gaia 导丝中，这个问题在很大程度上得以克服，方法是将经典的线形芯体用另一个线形芯体包裹起来，用扭曲的导丝（液体线圈）在头端交汇成形。这种设计防止了扭矩在头端积聚和随后的鞭状运动，从而增加了扭控力。此外，这种线卷在头端的集成可以实现精细、耐用的头端塑性。Gaia 导丝系列头端硬度不断增加（Gaia 一代 1.7 g，Gaia 二代 3.5 g，Gaia 三代 4.5 g），导丝头端厚度也不断增加（Gaia 一代 010，Gaia 二代 011 和 Gaia 三代 012）[13]。

穿刺导丝　用于穿刺策略的典型导丝是用于直线解剖的头端中或高硬度的 Conquest 导丝或用于迂曲解剖的 Miracle Bros 导丝[13]。这种较硬的、旋转受限（可达 90°）的锥形导丝，可用于强行通过强韧组织（纤维帽或钙化）。Miracle 系列的头端硬度从 3 gf，4.5 gf，6 gf，到 12 gf 不等，具有非锥形，疏水涂层的头端和高横向支撑力特点，因此对迂曲病变非常有用（图 11.7）[13]。

Conquest 系列的头端硬度与 Miracle 系列相似，但头端逐渐变细至 0.010 英寸，并具有很高的横向支撑。因此，Conquest 导丝只能用于直线病变，否则可能有较高的穿孔风险。Conquest 导丝的一个特殊特点是线圈部分有一个特殊的亲水涂层，以增强润滑和更容易操

SLIP-COAT® 覆盖: 40 cm
不透明弹簧圈: 15 cm
0.36 mm (0.014")
PTFE 覆盖
不锈钢芯

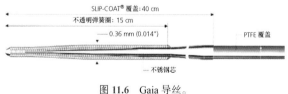

图 11.6　Gaia 导丝。

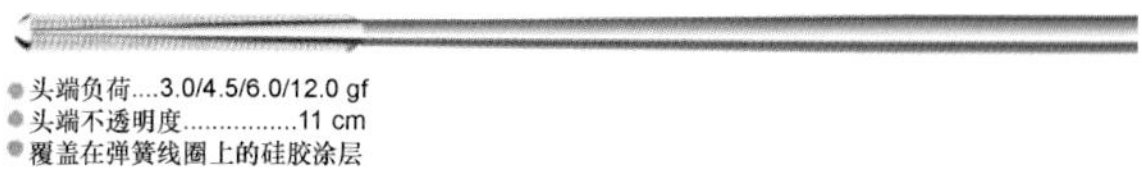

头端负荷....3.0/4.5/6.0/12.0 gf
头端不透明度................11 cm
覆盖在弹簧线圈上的硅胶涂层

图 11.7　Miracle Bros 系列。

作导丝，但最远端位置无涂层，以允许从头端的传输触觉。另一个重要的区别是它有一个非常长的不透明远端段（200 mm）。

Gaia 系列导丝的特点是一个特殊构造的复合线圈，允许增加扭矩传递和更好的操控力。具体而言，Gaia 导丝系列有一个特殊构造的双芯：一个中心芯线，由六根丙酮线包裹，外围有一个弹簧圈。它们有亲水涂层与中等的头端负荷（1.5 ~ 4.5 g）和一个特殊的微芯，预成型 1 mm 的头端穿透纤维帽和硬组织。这些特性防止扭力在头端的积累和随后的鞭状运动，从而增加操控力。此外，这种线圈在头端的集成可以实现精细、耐用的头端塑性。Gaia 导丝有更大的头端负荷不断增加（Gaia 一代 1.7 g，Gaia 二代 3.5 g，Gaia 三代 4.5 g），导丝头端厚度也不断增加（Gaia 一代 0.010 英寸，Gaia 二代 0.011 英寸和 Gaia 三代 0.012 英寸）[13-14]。导丝的力学特性见表 11.1[3]。

技巧和提示

** 搜寻入口　在锥形入口中，导丝会自动前行进入合适的入口。相反，在突兀类型的闭塞端，有必要寻找小的凹陷，这是进入点的标志。这时，必须小心地操控导丝，用导丝头端捕获指向凹陷的小孔。当术者用导丝头端触觉反馈有凹陷时，应保持导丝头端位置，然后旋转头端 180°，将头端插入 CTO 内部[15]。

最佳操作

如何钻孔

　　导丝头端塑性长度应为 1.0 mm，角度小于 45°，为了提高导丝的可操控性，最好设计第二个平缓弯曲。左手来回旋转导丝，右手旋转 90° ~ 180°，有时可以是一整圈（必须使导丝恢复扭转前状态来释放储存的能量），同时配合轻柔的推、敲动作。

如何滑动

　　当进入微通道、次全闭塞、支架内闭塞和有角度的部分病变时，滑动是最好的手法（轻轻旋转，柔和的头端曲线，非常轻柔地推送）。

如何穿刺

　　在尝试穿刺时，旋转移动较小（45° ~ 90°），导丝是中等硬度（Gaia 一代、Gaia 二代、Gaia 三代或更新的导丝）；术者设想的导丝头端位置的方位对于成功至关重要。

表 11.1 CTO 导丝特性[9]

导丝	轴和头端直径（英寸）	头端硬度（g）	其他特性[a]	推荐适应证[b]
High Torque Internediate	0.014	2 ~ 3	1	
High Torque Standard	0.014	4	a	2，3
Cross-It 100	轴 0.014 头端 0.010	2	b	1，4，10
Cross-It 200	轴 0.014	3	b	2，3，10，11，12，13
Cross-It 300	头端 0.010	4		
Cross-It 400	轴 0.014 头端 0.010	6	b	5，8
Whisper	0.014	1	c，d	1，4，6，7，9，10，13
Pilot 50	0.014	2	c	1，4，6，7，9，10，13
Pilot 150 和 200	0.014	4 和 6	e	3，10，11，12，13
Choice PT 和 P2	0.014	2	d，e，f	1，4，6，7，9，10，13
PT Graphix 和 Graphix P2	0.014	3 ~ 4	d，e，f	3，10，11，12，13
Magnum 0.014	轴 0.014 头端 0.7 mm	2	g	1，13
Miracle Brothers	0.014	3，4，5，6 和 12	h，i	1（3 g），2，11（4.5 ~ 6 g）和 2，5，8（12 g）；14（全部）
Confianza 和 Confianza Pro （Conquest 和 Conquest Pro）	轴 0.014 头端 0.009	9 和 12	b，i，j，k 2，5，8，10	
Shinobi	0.014	2	c，f，1	9，10，11，13
Shinobi Plus	0.014	4	c，f，1	2，3，9，10
Crosswire EX（铂）Guidewire GT（金）	0.016	2	e，m	1，9，10

[a] a，警告：在长而硬的闭塞中可能出现导丝卡顿；b，锥形头端；c，润滑头端和非润滑轴；d，头端难以塑形；e，润滑头端和轴；f，头端塑性记忆较差；g，橄榄状球状头端；h，良好的触感反馈；i，闭塞和长迂曲病变内良好的扭转力；j，pro 除了在头端远端 1 mm 外具有亲水涂层；k，pro 可以极小阻力通过长闭塞病变；1，提示：内膜下通道常见；m，45° 和 70° 角。[b] 1，近期闭塞；2，慢性闭塞 > 12 个月；3，慢性支架内闭塞；4，功能性闭塞；5，长而硬的闭塞；6，次全闭塞；7，急性闭塞；8，穿刺纤维帽；9，解剖扭曲；10，冠状动脉内微通道；11，慢性闭塞 < 12 个月；12，桥血管闭塞；13，近期支架内闭塞；14，因扭转力良好适用于并行导丝技术。

正向导丝升级技术

策略规划

AWE 的第一步是在微导管的支撑下将工作导丝推进到纤维帽近端。有几种微导管可在大多数情况下交替使用。首选的导丝通常是聚合物保护套、锥形头端、低阻力的导丝，如 Fielder XT。如果遇到阻力并且无明确的方向时，可升级至 Gaia 系列，然后是穿刺导丝，如 Confianza Pro 12 导丝。

技巧和提示

** 如何使头端更强或更硬 当导丝头端偏离了假腔，且头端不能进入闭塞段近端的预定方向时，可以将导丝更换为较硬的导丝或将微导管推进到头端附近。需要更硬、扭控力更强的导丝（Miracle 系列是一个不错的选择），弹簧头端导丝比锥形头端导丝更好（即 Miracle 12 g ＞ Confianza Pro-），特别是在迂曲和（或）钙化的部分（图 11.8）。如果导丝头端定位在闭塞中心处时，指引导管脱离冠状

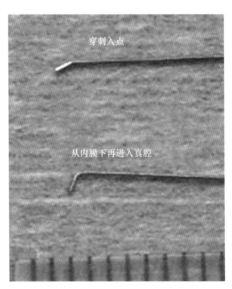

穿刺入点

从内膜下再进入真腔

图 11.8 锥形头端导丝（Conquest Pro™ 或 Cross-It™）的典型头端形状。为了穿刺入点，其 1.5 ～ 2.0 mm 头端弯曲成约 15°～ 30°曲线（上图）。为了从内膜下再进入真腔，需要近 90°的弯曲（下图）。

动脉口，则需更换指引导管以求更强的支撑力或使用微导管[14]。使用微导管（或 OTW 系统的球囊扩张作为同轴锚定球囊，如 OTW 系统在纤维帽近端的小球囊扩张）是较好的方法，因为该问题主要被认为与导丝的支撑力有关。

　　**IVUS 引导导丝直接进入　如果管腔大到足以推进 IVUS 导管，IVUS 引导导丝技术是检测 CTO 病变入口的有效策略（图 11.9）。首先，IVUS 导管提前送至 CTO 病变的近端，并探查周围情况。根据初始 IVUS 图像，可尝试将 IVUS 导管的头端指向 CTO 病变起始处管腔的中心区域。这便是导丝穿越的最合适且恰当的位置。IVUS 头端的这一位置必须经冠状动脉造影图像准确识别，以便于定位导丝头端。之后术者通过小心操作导丝在入口处寻找浅凹。

　　IVUS 探查也有助于评估入口处斑块的组织构成及其一致性（硬或软等），并确认第一根导丝的进入点，以及其是在何处、如何进入（无益的）内膜下空间[11]。

　　** 侧支 IVUS 引导　有时，如果在 CTO 近端起始处附件存在侧支，可将 IVUS 置于该侧支内以探查主支内的 CTO 病变。一旦导丝进入假腔，还可将 IVUS 导管前送至假腔以探查 CTO 近端并寻找一个有利的入口位置（图 11.10）。

专用设备进入 CTO 近端纤维帽

　　Twin-Pass® 或 Crusade 导管是一种应用于特殊的纤维帽近端处于分叉处的独特导管。这只允许 CTO 导丝以适当的角度进入近端纤维帽，尤其是在分叉角度较窄的情况下[16]。另一种具有独特应用价值的导管是 Crossboss™ CTOs 支架内再狭窄导管。它的 1 mm 的钝头头端可以防止它进入支架钢梁的后面。"快速旋转"技术有助于通过 CTO 的支架内部分并将导管快速推进至纤维帽远端[17]。

敏捷思维
改变策略

　　对于美国和欧洲术者来说，在 AWE 策略中，如果导丝进入一个内膜下位置，切换到 ADR 策略优于尝试平行导丝或使用更硬的导丝替换。

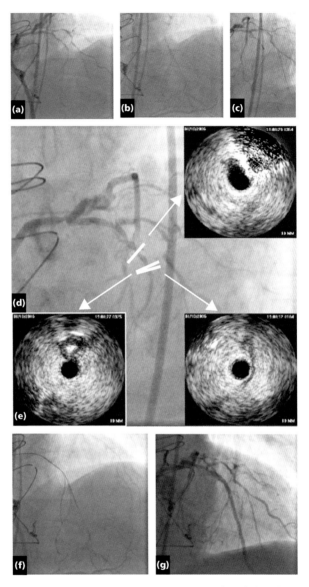

图 11.9　IVUS 引导通过主支的病例。（a，b）LAD 中段完全闭塞，尽管进行了对侧造影，仍然很难确定 CTO 病变的入口。（c）将 IVUS 导管送至间隔支。（d，e）IVUS 图像轻松确定 CTO 病变入口。（f）这一确认对于使用硬导丝穿刺致密的近端纤维帽也很重要。（g）支架植入后的最终血管造影结果。

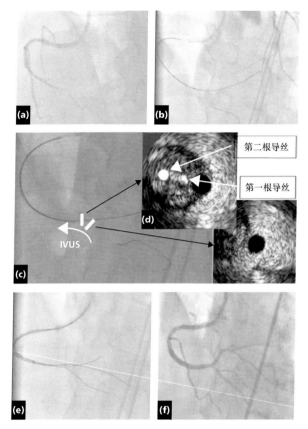

图 **11.10**　通过侧支 IVUS 引导的病例。(a)第一次尝试开通 RCA 远端 CTO 失败。(b)在第二次尝试中，第一根导丝(中等硬度)进入了假腔。(c)近端小侧支内的 IVUS 图像清楚显示第一根导丝进入 RCA 远端的位置过于靠近分支。(d)导丝轻松进入内膜下。第二根导丝进入点的正确位置应是闭塞真腔的中心，也就是远离分支所在的方向。因此，第二根导丝在血管造影图像上的走行被有意从 CTO 入口改为远离分支的方向。(e)第二根导丝很轻松进入远端小侧支。(f)支架植入后最终的血管造影结果。

正向内膜下重回真腔

策略规划

正向内膜下重回真腔(ADR)是北美术者最喜欢的 CTO PCI 方法。该策略是通过内膜下间隙跨过闭塞段，随后远端再次进入真腔。ADR 技术包括内膜下寻径重回真腔（STAR）及其变体，限制性正向内膜下寻径（LAST），以及使用 Crossbow 和 Stingray™ 导管等专用的远端重回真腔设备。这些技术可以快速、有效、安全地穿过内膜下的长闭塞节段，而不是使用不同的正向导线升级技术进行繁琐的内膜下寻径。ADR 技术适用于：① CTO 长度 > 20 mm；②近端纤维帽轮廓清晰；③远端着陆区位于血管的正常节段，而不是在分叉处。

一旦进入内膜下，远端再进入真腔需要先进的 CTO PCI 再进入技术，但这并不总是成功的。如果导线和（或）微导管离开血管结构，则存在穿孔的风险[17]。

敏捷思维

成功的关键

成功的**第一个关键**是在进入内膜下时精确控制导线和微导管，以防止脱出。这种精确的控制在技术上可能具有挑战性。在微导管推进之前，了解导丝的位置至关重要，只能通过经验获得。成功的**第二个关键**是不要扩大 CTO 近端的夹层平面。近端压缩性血肿的形成可能会影响远端的可视化。

成功的**第三个关键**是限制转向导丝的尺寸，一旦夹层形成，就不要再推注对比剂。**第四点，也是最重要的一点**，Stingray 球囊在准备好后必须具有较好的可视化，以使其在血管中的定位清晰，真腔路径明确[14]。总体来说，ADR 技术需要熟悉内膜下各种器械的进入及管理，并了解这些器械的特性。

注意事项

ADR 技术的局限性

进入纤维帽近端附近的内膜下间隙可能很困难，特别是在无病变的近端血管、大口径的血管和（或）钙化动脉中。ADR 技术不能在闭塞血管附近存在显著分支的情况下使用，因为内膜下进入和随后的支架植入术可导致侧支突然关闭。

敏捷思维

如果第一次尝试失败，则启动默认策略

　　如果 ADR 初始策略的导丝尝试失败，还有许多其他技术，如"scratch-and-go"方法，"移动"或球囊辅助内膜下导丝进入（BASE 技术）等。将在下面详细讨论这些技术。

策略规划

移动纤维帽

　　在这种技术中，对于"无法穿透"的 CTO 或纤维帽近端钝头 CTO，可使用一根硬的导丝及微导管进入不明确或无法穿透的纤维帽附近的内膜下间隙。这可以通过两种办法实现：①直接使用"scratch-and-go"方法；②使用稍大的球囊进行血管成形术以形成夹层，从而促进导丝向内膜下的进入。这种方法被称为球囊辅助内膜下导丝进入（BASE 技术）[17]。

技巧和提示

　　*** "scratch-and-go" 技术　在"scratch-and-go"技术中，使用高穿透性头端导丝，如具有长而陡峭弯曲的 Confianza Pro 12，将 1 ~ 2 mm 的导丝刺入内膜下，这在有斑块负荷的近段血管最容易实现。然后将一根锥形微导管（如 Corsair）穿过这根导丝进入内膜下间隙。这一操作需要精确控制导丝和微导管，以防止从内膜下脱出。一旦将微导管固定在内膜下空间，将硬导丝换成软聚合物鞘导丝，如 Fielder XT，然后小心地进一步推进到内膜下，通常采用 knuckle 技术（图 11.11）。

　　*** 球囊辅助内膜下进入　在 BASE 技术中，在血管近端使用比血管直径大的球囊扩张以形成局限性夹层，以促进随后的导丝进入内膜下，然后使用微导管和 knuckle 导丝技术（图 11.12）。本质上，"真"的纤维帽在近端被"移动"，进入内膜下的空间被视为新的"帽"。一旦进入内膜下空间，使用 ADR 技术，如限制性正向内膜下寻径技术（LAST）[14] 和专用的夹层再进入装置[8]，可以安全地穿过钝头或无法穿透的纤维帽和 CTO 段。

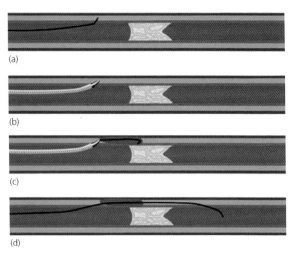

(a)

(b)

(c)

(d)

图 11.11 "scratch-and-go"方法实现"移动纤维帽"技术。(a)使用高硬度导丝（如 Confianza Pro 12）在闭塞段近端穿刺至内膜下。(b)然后将微导管通过导丝推进到内膜下空间。(c) knuckle 导丝在内膜下进一步向远端内膜下空间推进。(d)夹层再入技术，以使导丝到达远端真腔位置，为后续支架植入做准备。

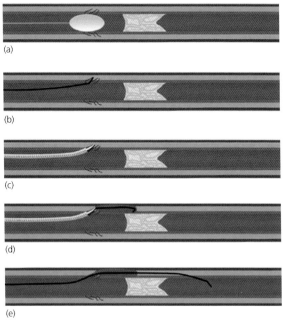

(a)

(b)

(c)

(d)

(e)

图 11.12 "球囊辅助内膜下进入"方法实现"移动纤维帽"技术。(a)在血管近端使用比血管直径大的球囊扩张以形成局限性夹层。(b)夹层有利于导丝进入闭塞段近端的内膜下。(c)然后将微导管通过导丝推进到内膜下空间。(d) knuckle 技术用于将夹层进一步延伸至远端。(e)夹层再入技术用于确保远端真腔支架植入。

跨越 CTO 的长度

策略规划

内膜入路

一旦导丝穿过近端纤维帽，它会由术者左手慢慢推进而右手可以来回 180°旋转导丝。导丝尖端 1 mm被塑性，以作为一个研磨工具，试图穿越病变。如果导丝前进受阻，应该回撤之后重新定位、旋转，而不是强行通过病变。对导丝施加持续的前向压力比对闭塞段进行猛烈的敲击（锤击）更为有效，后者并不能传送附带力量[16]。当导丝以全角旋转前进时，导丝头端将会损失较大面积，这可能导致经指引导管注入对比剂时，会造成更大面积的夹层。如果旋转的角度被限制到更加有利的方向，那么造成夹层的概率会非常小。

技巧和提示

** 追踪疏松组织　如果能够控制导丝头端及其走向，使其不会穿透坚硬的动脉粥样硬化斑块，那么将中等硬度的导丝头端 2 ～ 5 mm塑性为 45°～ 90°，小心操作就可以使其进入疏松组织。然而，由于每个病变组织硬度不同，尚不清楚应选择哪种头端硬度的导丝来进行这种疏松组织追踪。通常，疏松组织追踪是用 1.0 g 头端强度的亲水性导丝进行的。在疏松组织追踪中，导丝的操控和移动与急性心肌梗死中相似，仅通过导丝头端多次旋转，即可轻松平稳地推进导丝。

策略规划

导丝升级

如果中等硬度导丝不能穿透疏松和致密纤维组织中间的边界，此时，可以前送一个 OTW 支持系统，并将导丝更换为硬的、锥形头端导丝（Cross-It 300 或 400 或Conquest）。与传统导丝相比，锥形头端的硬导丝穿透致密结缔组织、进入远端真腔的可能性更大[16]。

敏捷思维

路标在哪里？

钙化病变或闭塞的支架可以作为判断血管走行的路标[4]。如果闭塞远端呈锥形指向病变内、真腔内积聚硬斑块，将大大增加导丝穿透远端纤维帽的难度。通过对侧造影还可以提示另一个重要的信息，即侧支是在 CTO 之外的何处进入的：在其远段或中段。推论是，如果在血管远段存在斑块或狭窄，则侧支会在 CTO 病变的中间段进入血管[4]。

技巧和提示

** **什么时候可以在 CTO 中使用亲水导丝？** 当观察到一个微小孔道，并具有相对直的、通向远端管腔的冠状动脉内微孔道时，倾于选择软头的亲水涂层导丝，如 Whisper®（创伤最小的亲水涂层导丝）。在这种情况下必须小心，避免造成假腔[3]。Confianza（Conquest）Pro™ 是一种 0.014 英寸的混合型导丝，其锥形头端细至0.009 英寸，除尖端外均有亲水涂层，从而减少了导丝通过病变时的摩擦，并在理论上保留了远端的触觉反馈。综合考虑其硬度、亲水涂层和锥形头端，这一导丝（可提供 9 g 和 12 g 两种类型）应该为有经验的术者留作备选[3]。

** **导丝在哪里？** PCI 术者应将注意力专注于以下几点：

1. 入口处浅凹的感觉是成功的关键，尤其是无残端的 CTO，但浅凹并不能保证一定能找到斑块。

2. 将 CTO 体部的导丝回拉时，有**强烈的阻力感**，就好像指引导管被拉入。在这种情况下，导丝头端有可能已经进入内膜下。导丝头端在旋转和对抗前行中的自由运动是导丝处于血管外膜下位置的标志（导丝绕着血管腔旋转，使头端曲线延长）。

3. 没有抵抗的感觉。导丝头端移动自如：这很可能意味着导丝尖端在真腔内或血管外。

** **如何避免进入内膜下？** 当试图穿过迂曲段时，避免将导丝定位在弯曲的内侧面。这是因为最初的病变通常开始于弯曲节段的内缘。如果导丝在直线段进入了内膜下，那么 CTO 内部有硬斑块，使导丝偏转。如果已经形成了假腔，那么可将导丝回撤至假腔近端入口，并重新寻找一条新通道[4]。

　　** **平行导丝技术（跷跷板技术）**　平行导丝技术的概念如下。这是一个 RCA CTO 病例中的平行导丝技术方案。第一根导丝在进入远端真腔之前滑进心包侧的内膜下空间。在这种情况下，如果再次操作导丝，内膜下空间很容易被扩大，可能会挤压远端真腔。为了防止内膜下空间进一步扩张，必须将第一根导丝保留在原地，以作为第二根导丝的参照。第二根导丝应该比第一根更硬。第二根导丝应在第一根导丝标记下小心地向真腔远端推进。最后，应从这个位置穿刺远端纤维帽。

　　当导丝头端进入小侧支的内膜下空间或血管外时，将第二根导丝推送，而将第一根导丝留在原位（平行导丝法）。第一根导丝有两个作用：①阻塞了不正确的通道；②在导丝操作时，标记到真腔的通道。

　　有了这个标志，术者可以更容易地将导丝头端引导到真腔方向。在平行导丝技术中，如果术者打算仅使用一根微导管，则应将微导管撤回，并将微导管同第二根导丝一起重新送入靶血管。如果术者同时使用两个微导管，操作就会变得更简单。如果第二根导丝难以进入真腔，可以交换两根导丝的作用（图 11.13）。在平行导丝技术中使用两根微导管称为"跷跷板技术"。术者可以在任何时候移动这两根导丝中的任何一根。

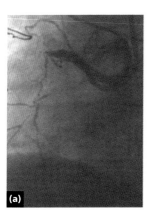 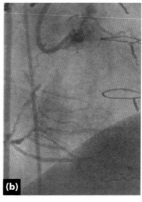

图 11.13　（a，b）采用跷跷板技术介入前，在 LAO 和 RAO 视图中显示的 RCA 近端有桥侧支的 CTO 病变。（c，d）平行导丝技术的跷跷板技术。（c）LAO 视图和（d）RAO 视图显示导丝偏离真腔，在（c）稍向右，在（d）稍向左。将第一根导丝留在原处作为标志，第二根导丝被推送并引导入真腔。（e-f）在（e）LAO 视图中，（f）RAO 视图中，第二根导丝分别在第一根导丝的左侧和右侧。（g）LAO 视图和（h）RAO 视图显示支架植入后血管造影。

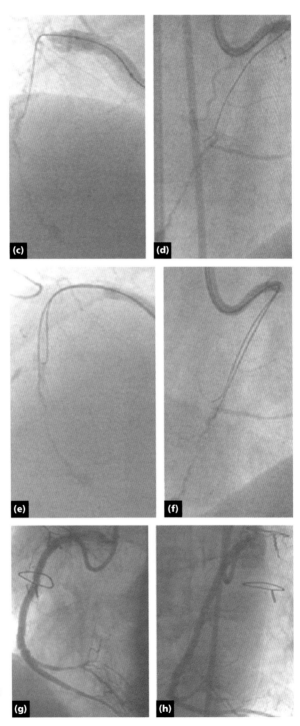

图 11.13 续

该技术的第二个益处是将液体（血液）引入缺血闭塞部位，触发亲水（湿滑）机制，从而防止亲水导丝相互粘连。如果术者经桡动脉入路，那么可以使用两个 Finecross® 微导管行跷跷板技术（可与 6 Fr 大腔指引导管兼容）（图 11.14）。

　　** 改良的显微造影　该技术涉及通过微导管或 OTW 球囊注射小剂量对比剂（＜1 ml）。微导管是首选，因其导管头端有不透射线的标志物（与目前大多数可用的 OTW 球囊不透射线位于中间相反）和其较小的外形。显微造影技术使用小体积对比剂温和地注射（图 11.15a）[18]。

　　技术原理　说明最小量的对比剂和减少的注入力原理与沿涉及

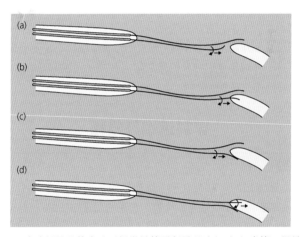

图 11.14　跷跷板导丝技术（两根微导管平行导丝法）。（a）当第一根导丝未能穿过远端真腔时，留下第一根导丝作为标志，使用第二根微导管将第二根导丝推送到闭塞部位。（b）第二根导丝成功插入真腔。（c）或者，第二根导丝不能进入真腔。（d）使用两个微导管有助于交换两根导丝的作用。第一根导丝现在成功地插入了真腔。

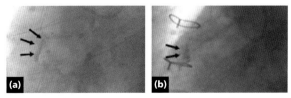

图 11.15　显微造影技术。（a）经 OTW 球囊头端显微注射后出现的管状夹层外观（箭头表示血管构筑中的位置）。（b）风暴云影像（箭头，表示显微注射后头端在小侧支中的位置）[18]。经 Wiley 允许转载。

血管纵轴前行方向产生的液压力有关。如果液压力应用选择性注射少量对比剂来通过固体闭塞，对比剂将遵循阻力最小的路径，如闭塞内的疏松组织段。如果对比剂剂量或注射压力增加，高阻力的闭塞内区域（纤维钙化斑块）的存在将会将液压沿桡动脉转移到内膜下空间，那里通常比腔内阻塞材料更柔软。事实上，过度用力可能会导致对比剂外溢[19]。

显微注射的目的是通过注射黏性液体（在本例中为对比剂）软化闭塞段的疏松组织，从而改变斑块的顺应性。该技术可促使 CTO 通过专用的冠状动脉导丝或能够进入内膜下，从而促发一条专用再进入通路。

该方法的另一个应用是确定导丝 / 微导管远端头端的确切位置及其与靶血管的关系。在内膜下注射形成管状夹层（图 11.15a），可以指出主血管中的位置，并为进一步的导丝操作提供路线图。另一方面，风暴云外观（图 11.15b）则表明导管头端位于一个小侧支中。因此，这一外观将导引导丝的重新定向和导丝在主血管中的正确位置，允许操作的安全继续[20]。

穿刺远端纤维帽

策略规划

在闭塞段的最后几毫米，将微导管推送至靠近导丝头端，将锥形头硬导丝交换为头端扭曲很小的导丝。通过仔细分析两个不同的垂直视图和对侧造影，精确穿越到远端真腔是可行的。导丝穿过病变后，出于安全性考虑，将超出前送微导管（超出远端闭塞端）的导丝更换为较软的导丝。

陈旧闭塞（> 3 年）通常在末端形成锥形，形成一个凸形结构，使得穿越远端纤维帽成为难题。一个凸出的远端纤维帽的最佳穿透点是在中心，尽管新创建的近端通道通常是向外侧引导的。在弯曲的血管中，尝试穿过远端纤维帽的最佳点通常是在心肌壁侧，因为原始病变从那里开始。这些病变需要平行导丝技术使导丝穿过远端帽。

导丝交叉后，出于安全考虑，最好将先进微导管（远端真腔内）上的导丝改为软导丝。有时，常规的微导管不能进入闭塞的深度，在这种情况下，它需要更换为 Tornus™ 导管（2.1 Fr 或 2.6 Fr）。

技巧和提示

** 穿透远端纤维帽的导丝选择 当试图穿刺 CTO 远端纤维帽而不造成假腔时，弹簧型导丝的良好触感尤为重要。值得注意的是，随着导丝头端变得更硬，扭矩响应增加，但传递给术者的头端阻力却减少，使其更容易进入假腔。因此，通常首先使用低硬度的导丝（如 Miracle Brothers，3 g），如果穿刺遇到了阻力，则逐步升级到更硬、支撑力更强的导丝[3]（图 11.8）。

** 穿透远端纤维帽 当导丝到达 CTO 的出口时，应轻柔、小心地操作导丝，使其能够顺利穿过病变。控制导丝的头端很重要，它可以靶向性指向远端真腔。在大多数情况下，一旦导丝头端进入远端真腔，其阻力会突然减少，但确认导丝头端是否在冠状动脉管腔内仍是非常重要的。造影显示导丝头端在没有任何阻力的情况下可以前送至血管远端，便可以完成这一确认[21]。

重返远端真腔

策略规划

　　一旦导丝进入闭塞段，手术成功很大程度上受导丝的出口的影响，所以在造成手术停顿（即大的夹层或穿孔）前，注意几个提示不利信息的陷阱是非常有用的。导丝脱轨或偏离远端目标管腔是在出口点普遍存在的现象，这意味着导丝的疲惫、头端硬度较弱或从更近端的部位造成了内膜下通道。

　　当导丝进入真腔后，若远端真腔的近端部分未能显现，同样意味着导丝进入了内膜下通道，影响了真腔。由于这一现象表明在出口点导丝至少在血管内，因此平行导丝技术通常可以解决这个问题。

　　当导丝成功进入分支，并确认在该分支内可自由移动，却不能进入其他任何分支时，很可能是导丝进入了内膜下并重新在分支开口之外的部位重新进入真腔内，因此应当自更为近端的部位进行并行导丝技术或 IVUS 引导下导丝技术，都会对驱使导丝重新进入真腔有很大的帮助[22]。

重新进入远端真腔后

一旦一根硬导丝（无涂层或亲水导丝）穿过闭塞并进入远端血管，病变被 OTW 球囊扩张导管穿过，应立即更换软头无涂层导丝进入远端，以降低远端导丝穿孔或夹层的风险[3]。

技巧和提示

*** **导丝从真腔到真腔并尽量减少内膜下走行的重要性** 一旦导丝到达远端真腔，即使是在内膜下节段植入支架，也可以减少手术时间，缩短射线照射时间，减少对比剂用量。当内膜下导丝以外的远端血管床提供的血管床超过一定体积时，内膜下支架植入将导致 TIMI 3 级血流的恢复。并且使用药物洗脱支架（DES）的长期通畅率也很好。

*** **头端塑性** 当从假腔重返真腔时，较大的头端曲线较好，有助于定位真腔。然而，有大曲线的导丝会使现有的假腔变大，因此应当根据需求使用头端最小的导丝。穿越 CTO 时，锥形曲线最合适，但术者在使用它穿越斑块之前，必须确认它能够做到真正的同轴[16]。

> **注意事项**
> **真腔塌陷**
> 一旦在纤维帽附近的任何地方造成假腔，由于假腔的扩张（环抱）及其围绕动脉形成圆形夹层，真腔很容易就会塌陷。

技巧和提示

****IVUS 引导导丝再进入** IVUS 可以通过识别侧支的存在（仅存在于真腔）、内膜和中膜（环绕真腔，而假腔没有）来区分假腔和真腔。同样，当导丝从假腔重新进入真腔时，IVUS 也可以确认[23]。内膜下空间的扩大往往导致远端真腔的塌陷，对侧造影是无法观察或证实这一问题的。然而，IVUS 图像可以清楚地显示横截面的信息，这对指导第二根导丝进入真腔是非常有用的。硬导丝（Confianza 或 Miraclebros 12）应当用作穿越真腔的第二根导丝。图 11.9 展示了假腔中 IVUS 引导导丝技术。此技术有时需要内膜下空间进行球囊扩张以递送 IVUS 导管；然而，一旦发现内膜下空间已经**穿孔**，就不应该再采用这样的技术。在 IVUS 引导下，需要一个 8 Fr 指引导管来行平行导丝技术。导丝成功穿越病变后，必须进行多个支架植入以完全覆盖扩大的内膜下空间（图 11.9）。

　　*** 如何确认导丝在远端真腔　一旦导丝进入远端管腔，其头端应能自如移动，能顺利缩回或推进。如果对导丝的腔内位置有疑问，对侧动脉的血管造影可以帮助通过侧支看到远端段。如果不能自由旋转，不能顺利推进或收缩，导丝可能位于内膜下或管腔外的小侧支中。

使用再进入专用设备

　　形成内膜下通道后，可以通过几种类型的导丝或导管再进入真腔，如亲水导丝和锥形头端导丝，使用 Twin-Pass® 导管、Venture™ 导管或 Stingray CTO 再进入系统。

专用设备

Stingray **系统**

　　这是一个专门的再进入设备，包括一个可以低压（2 ～ 4 个大气压）扩张后沿血管壁自行定向的扁平球囊，与一根头端为 0.003 英寸的硬导丝，该导丝经造影导管和球囊的两个端口中之一送入，并朝向远端血管真腔[24]。

专用设备

Venture **导管**

　　Venture 导管具有一个 8 mm 的不透射线、可扭转的远端头端，弯曲半径为 2.5 mm。通过外部手柄的拇指轮顺时针旋转，头端可以偏转到 90°。随着整个导管的旋转，所有平面都可能到达。它与 6 Fr 指引导管及 0.014 英寸导丝兼容。可用于快速交换，兼容 OTW 导管。OTW Venture 导管可用于导丝交换以及药物递送[25]。

技巧和提示

　　**Venture 导管导丝的操作　Venture 导管的坚硬主体可增强冠

状动脉导丝的穿刺能力（特别是使用硬头端或锥形头端的冠状动脉导丝，如 Confianza Pro12 导丝）并增加冠状动脉穿孔的风险。应小心谨慎地确认导丝的腔内远端位置（例如通过对侧注射），以避免无意中扩大导丝穿孔的区域。当远端头端塑性为急弯时，Venture 导管可能无法再插入硬导丝。

球囊血管成形术

一旦导丝穿过远端真腔，将 OTW 球囊穿过 CTO 并将导丝取出。球囊在真腔内的位置可以通过对侧血管造影来确定。作为最后的手段，通过 OTW 导管的管腔小心地向远端注射少量对比剂，因为这将显示导管的腔内位置或加重内膜下夹层，后者会导致手术结束。当穿越闭塞，并使用 OTW 球囊扩张后，CTO 的真实内径才可以显现，然后用合适尺寸的器械行血管成形术和支架植入。应该注意到，CTO再通后，远端血管的慢性低流量痉挛是常见的，因此为了不低估真实的参考血管直径，经常需要大剂量和反复的冠状动脉内硝酸甘油或其他血管扩张剂。

技巧和提示

** 当球囊不能通过 CTO 时 由于存在广泛的纤维钙化斑块，使用球囊穿过 CTO 可能是困难的，甚至是不可能的，特别是当指引导管支撑不够理想时。对这种困难情况可考虑的方法包括：

1. 深插指引导管

2. 将第二根导丝引入闭塞近端的分支，以增加指引导管的支撑力

3. 在与第一根导丝相邻的真腔内引入一根导丝作为双导丝或增加通道的内径（之后移除第二根导丝）

4. 使用更大、更有支撑力的指引导管

5. 在主支或侧支中进行球囊扩张以稳定指引导管

6. 使用斑块减容装置

虽然大多数研究还没有证实对 CTO 减容对减少再狭窄的作用，但准分子激光或高速旋磨术，或使用 Tornus 导管可能使球囊通过或扩张其他不可扩张的 CTO。从简单到复杂、从人性化到高劳动强度、从低成本到高成本，穿过 CTO 病变的战术决策采用不同技术，我们将其选择顺序列在框 11.2 中。

框 11.2 转换策略

球囊穿越 CTO 的最佳策略

1. **不增加成本的最佳策略**：深插指引导管
2. **$ 次佳策略**：沿第一根导丝送入第二根导丝，以使动脉变直，或扩大管腔使球囊通过
3. **$ 第三佳策略**：向侧支送入第二根导丝，锚定指引导管
4. **$$ 第四佳策略**：在近段扩张 OTW 球囊以锚定并深插指引导管
5. **$$$ 第五佳策略**：更换支撑力更强的指引导管
6. **$$ ♠♠ 斑块旋磨术**

专用设备

Tornus 导管

Tornus 导管由三部分组成：具有表面涂层的主引导杆、聚合物套管和连接件。聚合物套管防止血液泄漏。主引导杆是一个右手放置（顺时针）的无芯不锈钢线圈。8 根不锈钢导丝绞在线圈里。外径为 0.70 mm（2.1 Fr）。内径为 0.46 mm，适用于 0.014 英寸的导丝。因为线圈是由 8 根不锈钢导丝绞合而成，从头端长度为 150 mm，是锥形的，Tornus 导管提供了理想的灵活性和操控力。它可以沿导丝逆时针旋转轻易穿过严重狭窄，因为轴是顺时针绞合的。头端的直径为 0.62 mm（1.9 Fr），由不锈钢-铂合金制成，这给它提供了硬度和不透射线部位。如果操作时导管头端无法前行穿过病变，有时需要旋转以释放导管，以避免引导杆断裂[21]。

逆向途径

挑战

当前向不能通过 TO 时，逆向入路是一个合理的选择。然而，这是一种复杂的干预措施，只有使用专门的器械以及具备多种多样的选择的情况下才能成功，而这些器械都不是复杂非闭塞性病变时常用的器械。决定逆向途径成功与否的一个主要因素是是否具备 Corsair 扩张微导管，它可以很容易地通过较小的侧支通道，定义为 1 级侧支。使用该导管无需进行侧支扩张，便于导线交换，并在逆向导丝穿越时提供了一个稳定的支撑[16]。

策略规划

逆行成功的第一个关键是仔细研究造影图像，选择最佳侧支。侧支的走行（曲折或较直）比其尺寸（包括远端部分）更为重要。一旦选择了一个侧支，应当在微导管支撑下尝试使用亲水软导丝通过侧支通道，以减少导线扭结。该技术的基本导丝要求是，导线应该更长，具有最低的头端硬度和非常低的摩擦（亲水性／聚合物护套涂层）。同时，导丝应改进扭矩传输，使其能够通过间接通道（复合／双核技术）。

这种用途的经典导丝是 Sion blus，其头端硬度为 0.5 g。它有一个双核头端，提供精确的扭矩响应和灵活性，也有助于头端形状的保持。Fielder XT-R 是该用途的替代导丝；它有极低的摩擦（因为它是聚合物和亲水涂层），但仍然有一个较低的头端硬度（0.6 g），同时具有更好的灵活性（与常规的导丝系列相比），因为头端有一个由复合导丝技术组成的锥形芯。

Sion black 导丝是另一个具有类似功能的导丝，与 Sion 系列其他导丝一样具有优异特性–优秀的扭控力和较低的头端硬度（0.8 g，略高于 Sion blue）。但除此之外，它具有聚合物夹套，因此具有非常低的摩擦力，实现两全其美的效果[13]。在到达 CTO 的远端时，逆行导丝通常被交换为一个更硬的钢丝进入 CTO 病变。一旦远端帽被刺穿，最后一步是连接正向和逆向通道[13]。

逆向导丝升级

逆向 PCI 是近端纤维帽钝头和具有介入可用的侧支血管的首选方法。然而，由于手术的难度高、步骤多，强烈建议最初的几个病例在一位经验丰富的 CTO 逆向 PCI 术者的监督下完成。

策略规划

退化桥血管为掌握逆向 PCI 所需的步骤提供了理想的解剖基础[23]。间隔侧支是最常用的通道，而心外膜侧支的难度最高[24]。

对逆向技术有良好的理解对成功至关重要。这包括 90 cm 的导管，150 cm 的微导管，330 cm 的体外化导丝，以及用于从无名动脉或主动脉捕获逆向导丝的圈套器。

专用的逆向导丝用于通过侧支。Sion，Samurai RC 以及 Fielder FC 导丝，是美国最常用的导丝。间隔侧支可以通过不可见的间隔通道发生。另一方面，心外膜侧支在交叉前应仔细检查。

侧支通道选择

有三种可能的侧支通道：有搭桥手术史患者的旁路移植、心外膜侧支和间隔通道。

旁路移植术

由于存在远端栓塞或病变复发的风险，即使在 DES 时代，严重退变的大隐静脉桥血管也很难有效治疗。非病变的桥血管可用于逆向入路。

乳内动脉移植术

基本上，乳内动脉（IMA）桥血管不应作为逆向入路使用，因为在行导丝过程中拉伸或损坏的桥血管会导致缺血性事件（如开口痉挛或夹层）高风险。通常 IMA 进入原为冠状动脉时在吻合部位呈锐角，这使导丝操作复杂化。这些锐角可以通过插入另一根支撑导丝来减少。

心外膜侧支

通常心外膜通道有螺旋状结构。然而，如果血管的大小足够大，可以使一个球囊或微导管通过它，就可以使用心外膜通道。

当该通道是受体动脉的主要侧支来源时，可能会发生远端缺血并导致 PCI 手术中止。在通道中进行导丝操作时，会有导丝穿孔的风险，但通常可以通过简单的近端球囊扩张来控制。即使导丝成功通过后，也不应扩张心外膜通道，因为这可能导致血管破裂和心脏压塞。

导丝选择

在无严重钙化和在直的短 CTO 中，逆向导丝穿越最可能成功[24]。Gaia 导丝系列，特别是 Gaia 2 和 Gaia 3，是执行逆向导丝升级的选择，因其精细的头端控制[25]。在某些情况下，逆向导丝穿越可能优于夹层再进入。一个例子是当 CTO 合并无保护的左主干病变。反向 CART 技术存在损伤左主干的风险，除非在指引导管延伸导管的辅助下进行。

RGL3 导丝消除了对其他导丝的需求，如用于体外化的 Viper 或旋磨术导丝。RGL3 是体外化的首选导丝。不像先前的导丝，使用这条导丝无须润滑，因为它本身具有抗扭结特性。

逆向技术的 ACT 必须始终保持在 > 300 s，因为供体血管血栓将造成灾难性后果。

当导管穿过室间隔穿孔时，大多数患者会有一些胸痛，因此需要有丰富经验的工作人员给予足够的清醒下镇静和镇痛。

导丝通过室间隔通道

通过微导管进行选择性造影有助于确认通道的持续性。一些通道显示出棘手的内部结构，看起来很难通过，然而亲水的锥形软导丝，如 Fielder XT，通常在这些类型的通道中可以顺利通过。有时，不可见的通道也可以通过仔细、小心的导丝操作，慢慢尝试着通过。如果导丝造成通道穿孔，这通常会形成一个通向心室的小瘘，通常不需要处理。导丝成功通过后，必须使用小球囊（ ~ 1.5 mm）低压（ ~ 3 atm）扩张整个通道，以方便球囊或微导管通过通道前行。如无扩张，则在导管输送过程中存在损伤血管的风险，可能导致室间隔血肿。当这种情况发生时，患者会感到严重的胸痛，如果治疗不充分，可能发展为致命事件，如室间隔通道栓塞或与形成通向心室的瘘管。

技巧和提示

*** **导丝操作**　导丝成功通过间隔支的关键是要**非常轻柔**地操作逆向软导丝（第一根），交通导管和硬的导丝（第二根），通过交通导管交换送入，以从远端穿越 CTO，避免损伤侧支。

Corsair 微导管有一个柔软的锥形头端和亲水性滑轴，可以减少对侧支通道的损伤。由于该导管的穿越能力得到提升，可以不必用小球囊扩张间隔通道，这可能会减少上述并发症的发生。微导管可很容易地穿过间隔支。

专用设备

Cosair 微导管　　　　　　　　　　　　　　　　　E

这是一个 OTW 混合导管，具有微导管和支撑导管的特点（图 11.16）。轴由八根细导丝和两个较大的导丝缠绕而成。这种螺旋结构可以将双向旋转传递到远端，以穿越较小、弯曲的侧支通道。工作轴长度为 150 cm，远端 60 cm 部分涂有亲水聚合物以提供润滑性。导管的编织部分覆盖聚酰胺弹性体，轴的内腔（不包括连接器部分）衬有含氟聚合物层，可进行头端注射并便于导丝移动。头端包括钨粉和一个标志，增强了导管的能见度。最大外径为 0.93 mm（2.8 Fr），内径为 0.45 mm，适用于 0.014 英寸的导丝[26]。

　　间隔支穿孔和血肿可能是间隔支扩张的并发症。然而，使用 Corsair 微导管并不强制进行通道扩张，因而降低了通道损伤的风险。避免通道扩张提供了心外膜通道的使用，这在前 Corsair 时代是不常见的。由于 Corsair 微导管消除了通道扩张的需要，因此在逆向技术中更常选择心外膜通道作为侧支通道进行追踪。

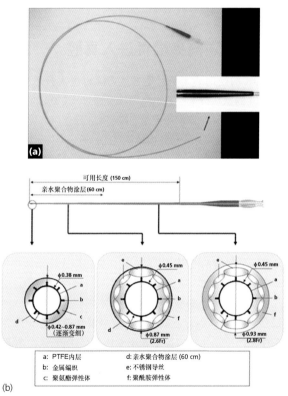

图 11.16　（a）Cosair 导管；嵌入，导管头端。这种独特的 OTW 混合型导管具有微导管和支撑导管的特点。（b）Cosair 导管的结构。轴由 8 根细导丝和 2 个较大的导丝缠绕而成。这种独特的螺旋结构可以将旋转传递到轴的远端。PTFE ＝聚四氟乙烯。

技巧和提示

*** 当微导管卡死时 当微导管在 CTO 内部卡死，且不跟随 CTO 导丝前行时，甚至当导丝成功通过病变，但微导管仍不能沿导丝前行时，有以下几种选择：

1. 更换微导管。

2. 将一个指引导管延伸导管放置在侧支起始处，再尝试通过微导管。

3. 如果逆向导丝已通过病变，用球囊把逆向导丝锚定在正向指引导管内，可增强支撑力，并允许把微导管拉入正向指引导管内。

4. 在正向指引导管内将正向微导管推进至主动脉弓顶部，再将逆向导丝推进到正向微导管中，可以解决这一问题。逆向微导管经 CTO 前行，可将手术过程转化为正向[27]。

逆向夹层再进入真腔

高达 60% 的逆向 PCI 手术是通过夹层再进入技术完成的[28]，这是逆向 PCI 的默认技术。基本概念涉及通过从 CTO 的正向扩张球囊，将 CTO 体内的两个空间用导丝连接起来。导丝可都位于内膜下空间或内膜斑块内，也可一个位于内膜下空间，另一个位于内膜斑块内。

> **挑战**
>
> RDR 失败的最常见原因是用于连通这些空间的球囊太小。内膜下的空间可以扩张，通常需要更大的球囊来连通。正向导丝上的 IVUS 可以帮助排除在使用较大的球囊扩张后无法连通的原因[29]。指引导管延伸导管的使用也可以在正向夹层形成后通过支撑打开空间来提供很大帮助。激光斑块切除术可以消融正向途径中的组织，并有助于用较小的球囊完成再进入。可用于长 CTO 逆向穿越的最佳导管是 Corsair 导管。Corsair 导管功能良好，但容易疲劳，在存在严重钙化的情况下表现不佳[21]。Turnpike® 螺旋导管是 Corsair 导管的替代导管。Caravel 和 Turnpike LP 是微导管，由于其较小的外径，在心外膜侧支中具有重要作用。在特殊情况下，同侧侧支，例如 LAD 或 OM 3 至 OM 2 用于逆行 CTO PCI。这使得使用一个指引导管容易产生混淆，两个独立的"乒乓球"指引导管可以帮助缓解这个问题[30]。

连接正向和逆向通道

> **策略规划**
>
> 以穿越的不同类型划分为四大策略：首先，确定哪根导丝穿过 CTO，正向导丝或逆向导丝；第二，确定导丝穿越中是否使用了球囊。在不使用球囊的情况下正向导丝穿越 CTO 病变进行的是导丝对吻技术。在不使用球囊的情况下逆向导丝穿越 CTO 病变进行的是逆向导丝技术。在使用球囊的情况下，正向导丝穿越 CTO 病变进行的是 CART 技术。最后，在使用球囊的情况下，逆向导丝穿越 CTO 病变进行的是逆向 CART 技术[15]（图 11.17）。

逆向导丝穿越

当一根导丝逆向穿过整个闭塞段时，称为"逆向导丝穿越"。逆向导丝深入主动脉或正向指引导管后，逆向小球囊在闭塞处轻松前

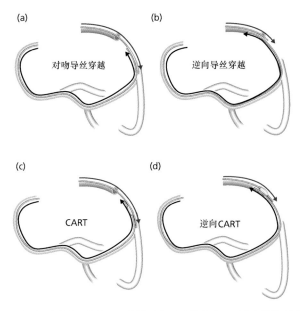

图 11.17 （a）对吻导丝穿越。正向导丝穿过远端真腔，而逆向导丝留在远端真腔。（b）逆向导丝穿越。逆向导丝过近端真腔。（c）CART。正向导丝穿过远端真腔，CTO 病变行逆向球囊技术。（d）逆向 CART。逆向导丝过近端真腔，CTO 病变行正向球囊技术[13]。经 Elsevier 许可转载。

行和扩张，以便后续手术以正向方式完成。这是所有逆向导丝技术中最简单的一种，在所有采用逆向技术的病例中可达到 20% 左右。

最佳操作

CART 技术

CART 技术首先通过逆向导丝用球囊扩张 CTO 病变，然后将正向导丝前行至逆向球囊扩张的空间[30]。首先，导丝以正向方式前行，试图穿过 CTO。当导丝头端感觉到阻力或导丝运动减小时，可认为导丝进入内膜下空间。然后把导丝留在这个位置。第二根导丝在球囊或微导管的支撑下逆向前行通过侧支。第二根导丝位于 CTO 远端，试图以逆向方式从远端真腔穿刺 CTO 的内膜下空间。在一个小球囊（1.5 ～ 2.0 mm）经逆向导丝推进至内膜下后，球囊在内膜下扩张，扩大血管假腔空间至 CTO 近端纤维帽。为了保持内膜下空间的开放状态，放气的球囊应该保留在原位。因此，由正向导丝和逆向球囊制造出两个位于 CTO 病变内膜下的假腔。然后，操控正向导丝穿入逆向球囊所形成的假腔空间内，最终进入远端血管真腔。然后，可经正向导丝进行球囊扩张及支架植入术[30]。

敏捷思维

优点和局限性

CART 技术的主要优点是使内膜跟踪通过 CTO 病变的长度最小化。因此，该技术与 STAR 技术完全不同[25]，并且在植入 DES 后有望获得更好的长期结果。

其限制在于，为了执行标准的 CART 技术，逆向球囊必须在闭塞内推进；这并不总是可能的，特别是在复杂的 CTO 病变中。

第二个问题是，当 CTO 位于左冠状动脉系统近端时，内膜下空间有延伸到 CTO 近端真腔的风险，这可能会导致灾难性的事件（例如左主干夹层）。

逆向 CART 技术

逆向 CART 技术需要首先通过正向导丝用球囊扩张 CTO 病变，然后将逆向导丝推进到用正向球囊扩张的空间[31]。

一根导丝逆向插入 CTO 的远端帽，另一根导丝正向进入 CTO

的近端帽。逆向导丝从内膜下进入 CTO 病变。通过正向球囊的前进和扩张，内膜下通道扩大，以形成斑块夹层和病变修改。然后逆向导丝前行穿过夹层并与位于真腔近端的正向导丝连接。接下来，通过指引导管将逆向导丝体外化，用于后续的正向血管成形术[31]。

敏捷思维

优点和局限性

采用反向 CART 技术穿越 CTO 病变时，可能会面临两个困难。第一，如果正向球囊位于内膜内或球囊过小，则不会造成内膜下夹层，因此球囊扩张可能不会形成内膜下夹层。此外，正常血管造影不能提供关于正向导丝的位置（即正向球囊位置）和制造内膜下空间的最佳球囊大小的信息。因此，无法自动连接正向和逆向途径。在这种情况下，为了成功通过 CTO，必须有意地操控逆向导丝刺入正向途径。这一过程往往是困难的，与传统的正向途径类似。

即使经正向球囊扩张成功制造了连接正向和逆向途径的通道，有时还会发生连接内膜下通道的塌陷。此外，正向球囊扩张造成盲目的内膜撕裂也有双向延展的风险。在那种情况下，导丝很容易进入由正向球囊或导丝本身制造的近端内膜下空间，而不是进入连接通道，使得逆向导丝难以穿越。

解决问题

IVUS 引导再进入

这些困难可以通过使用 IVUS 来克服。沿正向导丝送入小球囊（通常 2.0 mm）预扩张后使用 IVUS，可以评估与血管大小相匹配的最佳正向球囊尺寸。这种评估方法根据真实 CTO 血管尺寸和斑块组成及分布情况以获得内膜中断情况。根据 IVUS 指导选择最合适的球囊后，冠脉穿孔的风险可以忽略不计。在存在钙化斑块的情况下，可以使用较小尺寸的球囊来降低穿孔风险。更重要的是，在正向球囊扩张后，IVUS 可以检查出内膜中断及连接通道的形成。如果 IVUS 检查显示连接通道缩小了，则应使用更大的球囊进行重新扩张。IVUS 还可以直接显示逆向导丝在内膜下的位置，逆向导丝可在 IVUS 直视下进入近端血管真腔[31]。

技巧和提示

　　***IVUS 引导再进入　IVUS 可直接观察球囊扩张后的连接通道，如果反复观察到血管回缩，可在血管回缩位置使用 0.014 英寸圈套器线（Soutenir）以保持连接通道畅通，最大限度地减少血管损伤。

　　*** 引导导丝重回真腔　需要强调的是，在 IVUS 引导的逆向 CART 中，软聚合物涂层导丝可用于穿通内膜下通道，因为在 IVUS 检查连接通道的创建后，不需要硬头 CTO 导丝。这也避免了血管穿孔或高压球囊扩张引起的夹层等并发症。另一个重要的预防措施是在正向开通闭塞后避免注射对比剂，以防止螺旋夹层。在逆向导丝穿过近端真腔前，IVUS 引导对于复杂的逆向入路都至关重要[32]。

导丝交汇技术

　　虽然正向导丝可以进入 CTO 并到达逆向导丝处[33]，但在真腔中连接它们并不容易。导丝对吻技术中对正向和逆向导丝都进行操控，以便近端和远端真腔可以彼此连接。然而实际上，将正向导丝和逆向导丝对齐是非常困难的，尤其是在闭塞的真腔中，因为在闭塞段有许多夹层病变。

最佳操作

Knuckle **导丝技术（KWT）**

　　通过使逆向导丝的尖端完全向后弯曲（形成"弯曲"）并将其推进到闭塞段，通常会造成一个逆向的内膜下空间，逆向通过闭塞段，然后操控正向导丝进入该内膜下空间，在逆向导丝的路标引导下，到达远端血管真腔。在此过程中，可以使用亲水性软导丝来形成逆行"弯曲"结构。然而，操作过程中必须仔细注意导丝尖端的位置，以免造成意外的血管穿孔，尤其是在弯曲的闭塞种。在复杂的 CTO 病变中，正向 KWT 可以与逆向 KWT 联合使用，称为双向 KWT 技术；然而，正如 STAR 技术中所见，存在正向开通空间延伸到闭塞血管外的风险[28]。KWT 有两大局限性：一是纵向夹层空间无法控制；二是夹层的横截面面积可能不够宽，无法引导正向导丝。

技巧和提示

　　*** 导丝捕获技术　当导丝在逆向入路中成功通过闭塞段后，正向导丝可以被逆向球囊拘禁在远端管腔中，从而为通过球囊或支架提供支撑力。另一方面，在成功的逆向导丝交汇技术或逆向 CART 技术中，当导丝成功推进到指引导管内时，可以将逆向导丝拘禁在近端管腔或导管内，以便逆向球囊可以推进到闭塞段。

最佳操作

双球囊扩张技术

　　该技术中采用同时的球囊扩张使得内膜下扩张贯通，进而使导丝成功穿过闭塞段。同时沿正向和逆向导丝送入球囊至病变内膜下，并同时扩张球囊，使得双向内膜下空间贯通。这使得逆向导丝能够轻松地通过这一间隙。有一些技巧可以改进这项技术。

技巧和提示

　　*** 逆向球囊扩张技术　当送入逆向导丝前，轻微回撤逆向球囊有利于导丝的送入，因为有时逆向球囊的尖端正好抵住了内膜的壁，而这种轻微回撤可以使导丝更容易通过。扩张逆向球囊同样也有帮助，因为这样可以开放内膜下空间以便导丝通过。

　　在这一过程中，重要的是不要使用太大的球囊，因为两个大球囊同时联合扩张可能导致血管破裂。理论上，该技术也可以与管腔扩张导管结合使用，将正向球囊固定至与管腔扩张导管尖端重叠的位置，然后扩张球囊，在球囊放气后拉回管腔扩张导管以穿过导丝[34]。

　　逆向导丝捕获技术　在此选项中，逆行导丝被正向圈套器捕获[35]。

　　交汇技术　该技术描述了一种将微导管在指引导管中对齐的方法，在此之后将逆向导丝回撤，最后将正向导丝送入到逆行的微导管中。在这项技术中，导丝被有意地拉回到冠状动脉中以进行交汇技术[35]。

　　** 操作逆向导丝进入正向微导管　进入正向微导管头端的关键是将正向微导管的头端保持在指引导管的弯曲部分。在导管弯曲段，微导管头端位于指引导管的外曲线上，易于进入[35]。

逆向导丝体外化

策略规划

　　导丝用于体外化的基本条件是足够长及够薄，并且同时具有足够的横向支撑。RG3 和 R350 就是符合这些条件的导丝[13]。

　　逆向导丝的体外化必须格外的小心。这些操作可能会导致逆向指引导管的深插，需要避免这种操作以防止开口损伤。透视屏幕上的工作区域应始终包括指引导管的头端。此外，当较硬的逆向导丝被推入到侧支通道中时，应始终在微导管或 Corsair 导管上进行。否则，它会切穿脆弱的侧支血管壁并可能造成严重损坏。同样，在手术结束时，当拉回逆向导丝时，微导管必须保护侧支通道，直到软的导丝头端回到侧支通道中。在回撤导丝时，可能会感到由处于侧支通道中的导丝的较硬部分所造成的较大阻力。如果发生这种情况，必须尝试与心搏同步的缓慢回撤。成功去除逆向系统后，需要通过逆向导管进行仔细的血管造影，以垂直视图显示侧支循环的完整性，并检查是否有微小的外渗[36]。

技巧和提示

　　** 逆向导丝体外化的步骤如下：

1. 将逆向导丝送入正向指引导管。

2. 利用球囊扩张将逆向导丝固定在正向指引导管内，将逆行微导管或 OTW 球囊送入到正向指引导管中。

3. 将较短的逆向导丝更换为较长（300 cm）的导丝。

4. 较长的逆向导丝头端穿过正向指引导管的止血阀，建立正常通道。

5. 从已建立正向通道的较长逆向导丝的头端，将所选 PCI 器械（如球囊、支架）送入 CTO 病变[15]。

新的颠覆性技术

主动脉口 RCA CTO 的 E-CART 技术

　　E-CART 必须采用逆向方法。当导丝穿过真腔不成功时，需要使用硬的锥形导丝在 RCA 开口处或附近刺入主动脉才能成功。这描述了一种通过冠脉导丝传递电能的新颖技术，仅在坚硬的锥形导丝无法穿过时促进导丝穿过闭塞进入主动脉[37]。

基线血管造影后，将一根逆向导丝在内膜下推进至 RCA 开口。用多根坚硬的锥形导丝直接刺入主动脉的尝试失败。撤出 Confianza Pro 12 导丝的远端 3 mm 头端，并将导丝对准 RCA 开口。将猪尾导管放置在主动脉中 RCA 开口闭塞部位作为解剖标志；获得左前斜位和右前斜位投影以确保正确对齐（图 11.18a，b）。使用钳子将导丝的近端连接到单极外科电笔上（图 11.18c），并将接地垫放置在患者身上。导丝在切割模式下以 50 W 的功率进行通电，持续 1 s，立即进入主动脉管腔（图 11.18d）。然后使用标准 CTO 技术进行 RCA 的体外化和开口处支架植入。

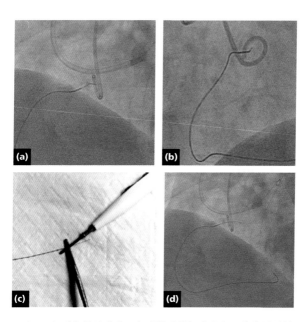

图 **11.18** （a，b）逆向导丝瞄准。主动脉造影标志定义：将猪尾导管置于右冠状动脉主动脉口闭塞部位。（a）LAO 40°投影和（b）RAO 30°作为逆向导丝的靶标，以确保通电的逆向 Confianza Pro 12 导丝的准确指向。（c）对导丝通电。使用钳子将导丝的近端连接到单极外科电笔上。（d）用通电导丝进入主动脉。导丝的远端交叉头端以 50 W 的切割模式通电，持续 1 s，立即畅通无阻地进入主动脉腔[36]。（d）经 Elsevier 许可转载。

并发症

间隔穿孔

大多数间隔支侧支穿孔是良性的，只需放弃该侧支并尝试另一个侧支即可。通道扩张器比球囊更安全，很少引起侧支夹层或穿孔，特别是在血管床过多和弯曲的侧支中。大多数侧支损伤的患者不需要任何进一步治疗。在某些情况下，可能需要进行弹簧圈栓塞。CTO逆向再通的大规模数据显示，在有经验的术者中，间隔支夹层或穿孔等并发症的发生率较低[38]。

技巧和提示

预防间隔穿孔 即使使用专为逆向技术设计的新型微导管，也可能导致间隔支破裂，从而导致心脏压塞。为了终止破裂的间隔支出血，可能需要从侧支循环的起源动脉和受体动脉进行闭塞。因此，为了确保不存在动脉损伤和（或）破裂，从间隔侧支动脉取出微导管后，需在 RCA 和 LCA 进行血管造影，这在临床上很重要。在进行血管造影时，应保持从 RCA 向 LAD 侧或从 LAD 向 RCA 侧的侧支穿越的导丝位置。如果导丝保持不动，可以很容易且快速地进行闭塞。如果在推送中转导管时，间隔支内导丝过度扭结，则需要撤回导丝，因为很可能会造成间隔支穿孔[39-43]。

间隔动脉破裂的处理

如果出现从间隔支向右心室或左心室的小穿孔，则可能只需要仔细观察即可。然而，如果对比剂从心外膜动脉溢出，则需要对穿孔进行远端闭塞。最简单的方法是用皮下脂肪组织闭塞远端穿孔。

缺血

另一个潜在的并发症是引入通道扩张器后流入侧支通道的血流受阻。这很少会导致远端闭塞血管血供减少和心肌缺血。因此，应当尽量避免选择曲折的主要侧支作为远端 CTO 病变的切入点。然而，还需要进一步的大规模研究来确定安全问题。仔细注意供体血管中指引导管的压力波形（供体血管中指引导管不应使用带侧孔的指引导管）可以最大限度地减少夹层风险；如果确实发生夹层，立即置入支架对于稳定患者情况非常重要。应调整普通肝素的剂量以保持活化凝血时间大于 350 s，以降低导管和血管血栓形成的风险。

> **关键点**
>
> 所有因素的充分考虑以及执行 CTO PCI 所需的所有技能的获取需要长期的投入、持续培训和经验。它可能不适用于处于学习曲线不同阶段的所有术者。此外，制订计划需要机构支持、同行支持以及对工作人员进行教育，让他们了解执行这些复杂而困难的手术对患者的益处。

参考文献

1. Stone GW, Kandzari DE, Mehran R, et al. Percutaneous recanalization of chronically occluded coronary arteries: a consensus document: part I. *Circulation* 2005;**112**:2364–72.

2. Flameng W, Schwarz F, Hehrlein FW. Intraoperative evaluation of the functional significance of coronary collateral vessels in patients with coronary artery disease. *Am J Cardiol* 1978;**42**:187–92.

3. Stone GW, Reifart NJ, Moussa I, et al. Percutaneous Recanalization of Chronically Occluded Coronary Arteries. A Consensus Document: Part II. *Circulation* 2005;**112**:2530–7.

4. Katoh O. Basic wire-handling strategies for chronic total occlusions. In: King S, Yeung A (eds), *Interventional Cardiology*. New York: McGraw Hill, 2007: 367–83.

5. Suzuki S, Furui S, Isshiki T, et al. Methods to reduce patients' maximum skin dose during percutaneous coronary intervention for chronic total occlusion. *Catheter Cardiovasc Interv* 2008;**71**:792–8.

6. Brilakis ES, Grantham JA, Rinfret S, et al. A percutaneous treatment algorithm for crossing coronary chronic total occlusions. *JACC Cardiovasc Interv* 2012;**5**:367–79.

7. Rathore S, Katoh O, Matsuo H, et al. Retrograde percutaneous recanalization of chronic total occlusion of the coronary arteries: procedural outcomes and predictors of success in contemporary practice. *Catheter Cardiovasc Interv* 2009;**2**:124–32.

8. Hirokami M, Saito S, Muto H. Anchoring technique to improve guiding catheter support in coronary angioplasty of chronic total occlusions. *Catheter Cardiovasc Interv* 2006;**67**:366–71.

9. Takahashi S, Saito S, Tanaka S, et al. New method to increase a backup support of a 6 French guiding coronary catheter. *Catheter Cardiovasc Interv* 2004;**63**:452–6.

10. Mishra S, Bahl VK. Curriculum in cath lab: coronary hardware – part I the choice of guiding catheter. *Indian Heart J* 2009;**61**:80–8.

11. Stys AT, Lawson W, Brown D. Extreme coronary guide catheter support: Report of two cases of a novel telescopic guide catheter system. *Catheter Cardiovasc Interv* 2006;**67**:908–11.

12. Yoshimachi F, Torii S, Naito T. A novel percutaneous coronary intervention technique for chronic total occlusion: Contralateral angiography with a single guiding catheter. *Catheter Cardiovasc Interv* 2016;**87**:E229–32.

13. Mishra S. Language of CTO interventions – Focus on hardware. *Indian Heart J* 2016;**68**:450–63.

14. Mishra S. Unraveling the mystique of CTO Interventions: Tips and techniques of using hardware to achieve success. *Indian Heart J* 2017;**69**:266–76.

15. Sumitsuji S, Inoue K, Ochiai M, et al. Fundamental wire technique and current standard strategy of percutaneous intervention for chronic total occlusion with histopathological insights. *JACC Cardiovasc Interv* 2011;**4**:941–51.

16. Saito S, Tanaka S, Hiroe Y, et al. Angioplasty for chronic total occlusion by using tapered-tip guidewires. *Catheter Cardiovasc Interv* 2003;**59**:305–11.

17. Vo MN, Karmpaliotis D, Brilakis ES. "Move the cap" technique for ambiguous or impenetrable proximal cap of coronary total occlusion. *Catheter Cardiovasc Interv* 2016;**87**:742–8.

18. Carlino M, Ruparelia N, Thomas G, et al. Modified contrast microinjection technique to facilitate chronic total occlusion recanalization. *Catheter Cardiovasc Interv* 2016;**87**:1036–41.

19. Smith EJ, Di Mario C, Spratt JC, et al. Subintimal TRAnscatheter Withdrawal (STRAW) of hematomas compressing the distal true lumen: a novel technique to facilitate distal reentry during recanalization of chronic total occlusion (CTO). *J Invasive Cardiol* 2015;**27**:E1–4.

20. Carlino M, Latib A, Godino C, et al. CTO recanalization by intraocclusion injection of contrast: the microchannel technique. *Catheter Cardiovasc Interv* 2008;**71**:20–6.

21. Tsuchikane E, Katoh O, Shimogami M, et al. First clinical experience of a novel penetration catheter for patients with severe coronary artery stenosis. *Catheter Cardiovasc Interv* 2005;**65**:368–73.

22. Ito S, Suzuki T, Ito T, et al. Novel technique using intravascular ultrasound-guided guidewire cross in coronary intervention for uncrossable chronic total occlusions. *Circ J* 2004;**68**:1088–92.

23. Matsubara T, Murata A, Kanyama H, Ogino A. IVUS-guided wiring technique: promising approach for the chronic total occlusion. *Catheter Cardiovasc Interv* 2004;**61**:381–6.

24. Casserly IP, Rogers RK. Use of Stingray re-entry system in treatment of complex tibial artery occlusive disease. *Catheter Cardiovasc Interv* 2010;**76**:584–8.

25 Badhey N, Lombardi WL, Thompson CA, et al. Use of the venture wire control catheter for subintimal coronary dissection and reentry in chronic total occlusions. *J Invasive Cardiol* 2010;**22**:445–8.

26. Tsuchikane E, Katoh O, Kimura M, et al. The first clinical experience with a novel catheter for collateral channel tracking in retrograde approach for chronic coronary total occlusions. *JACC Cardiol Interv* 2010;**3**:165–171.

27. Iturbe JM, Abdel-Karim A-RR, Raja VN, et al. Use of the venture wire control catheter for the treatment of coronary artery chronic total occlusions. *Catheter Cardiovasc Interv* 2010;**76**:936–41.

28. Colombo A, Mikhail GW, Michev I, et al. Treating chronic total occlusions using subintimal tracking and reentry: the STAR technique. *Catheter Cardiovasc Interv* s 2005;**64**:407–11; discussion 412.

29. Garibaldi S, Godino C, Carlino M, et al. [Treatment of chronic total coronary occlusions by the subintimal tracking and reentry modified technique. The contrast-guided STAR technique]. *G Ital Cardiol (Rome)* 2010;**11**:584–9.

30. Surmely JF, Tsuchikane E, Katoh O, et al. New concept for CTO recanalization using controlled antegrade and retrograde subintimal tracking: the CART technique. *J Invasive Cardiol* 2006;**18**:334–8.

31. Dash D. Retrograde coronary chronic total occlusion intervention. *Curr Cardiol Rev* 2015;**11**:291–8.

32 Rathore S, Katoh O, Tuschikane E, et al. A novel modification of the retrograde approach for the recanalization of chronic total occlusion of the coronary arteries: intravascular ultrasound-guided reverse controlled antegrade and retrograde tracking. *JACC Cardiovasc Interv* 2010;**3**:155–64.

33. Niccoli G, Ochiai M, Mazzari MA. A complex case of right coronary artery chronic total occlusion treated by a successful multi-step Japanese approach. *J Invasive Cardiol* 2006;**18**:E230–3.

34. Wu EB, Chan WW, Yu CM. The confluent balloon technique – two cases illustrating a novel method to achieve rapid wire crossing of chronic total occlusion during retrograde approach percutaneous coronary intervention. *J Invasive Cardiol* 2009;**21**:539–42.

35. Muramatsu T, Tsukahara R, Ito Y. "Rendezvous in coronary" technique with the retrograde approach for chronic total occlusion. *J Invasive Cardiol* 2010;**22**:E179–82.

36. Funatsu A, Kobayashi T, Nakamura S. Use of the kissing microcatheter technique to exchange a retrograde wire for an antegrade wire in the retrograde approach to intervention in chronic total occlusion. *J Invasive Cardiol* 2010;**22**:E74–7.

37. Nicholson W, Harvey J, Dhawan R. E-CART (ElectroCautery-Assisted Re-enTry) of an aorto-ostial right coronary artery chronic total occlusion: First-in-man. *JACC Cardiovasc Interv* 2016;**9**:2356–8.

38. Danek BA, Brilakis ES. How to prevent and treat complications of the retrograde approach to chronic total occlusion percutaneous coronary intervention. *Catheter Cardiovasc Interv* 2016;**88**:15–17.

39. Okamura A, Yamane M, Muto M, et al. Complications during retrograde approach for chronic coronary total occlusion: Sub-analysis of Japanese multicenter registry. *Catheter Cardiovasc Interv* 2016;**88**:7–14.

40. Patel VG, Brayton KM, Tamayo A, et al. Angiographic success and procedural complications in patients undergoing percutaneous coronary chronic total occlusion interventions: a weighted meta-analysis of 18,061 patients from 65 studies. *JACC Cardiovasc Interv* 2013;**6**:128–36.

41. El Sabbagh A, Patel VG, Jeroudi OM, et al. Angiographic success and procedural complications in patients undergoing retrograde percutaneous coronary chronic total occlusion interventions: a weighted meta-analysis of 3,482 patients from 26 studies. *Int J Cardiol* 2014;**174**:243–8.

42. Karatasakis A, Akhtar YN, Brilakis ES. Distal coronary perforation in patients with prior coronary artery bypass graft surgery: The importance of early treatment. *Cardiovasc Revasc Med* 2016;**17**:412–17.

43. Hashidomi H, Saito S. Dilation of the septal collateral artery and subsequent cardiac tamponade during retrograde percutaneous coronary intervention using a microcatheter for chronic total occlusion. *J Interv Cardiol* 2011;**24**:73–6.

第 12 章

开口病变

Szabolcs G. Szabo，Gautam Kumar，and Thach N. Nguyen

郭自同　闫磊　李洋　译　杨毅宁　审校

---

* 基础；** 高级；*** 罕见的、奇特的或具有研究性质的

$, 额外花费 < 100.00 美元；$$, 额外花费 > 100.00 美元

⏱, 额外花时间 < 10 min；⏱⏱, 额外花时间 > 10 min

🩸, 并发症风险低；🩸🩸, 并发症风险高

挑战

开口病变定义为冠状动脉开口 3 mm 以内的病变。这些病变具有独特的病理和形态学 / 血管造影特点，与非开口病变相比，开口病变的预后较差。开口病变往往具有较高的钙化和纤维组织含量，从而增加了弹性回缩趋势[1-2]。此外，在支架植入后，开口病变表现出更加显著的内膜增生。

经皮冠状动脉介入治疗（PCI）的开口病变可能充满多种挑战，例如：①指引导管不易到位，且支撑力差；②压力衰减导致冠状动脉缺血；③主动脉-冠状动脉夹层；④指引导管和相关器械术中移位的风险，可能需用到延长导管等器械；⑤血管开口覆盖不全或明显的支架突出进入主动脉，进而需要额外的支架或造成支架内再狭窄率增高；⑥由于血管尺寸不匹配或指引导管操作原因导致支架近端变形[3]（表 12.1）。

即使在药物洗脱支架（DES）时代，开口病变仍与较差的预后相关。这些病变的位置给术者带来了与生俱来的挑战。这些挑战来自于有限的血管造影影像、开口解剖学高度变异性、不稳定的指引导管支撑力、明显的心脏搏动，以及通常心肌处于缺血状态。在进行干预措施之前，必须排除经常出现的因指引导管引起的开口痉挛。

表 12.1 开口病变面临的挑战和解决方案

挑战	解决方案
1. 确定功能重要性（主动脉-开口病变）	• 确保指引导管离开冠状动脉口，因为压力衰减可能会人为地增加血流储备分数
2. 无法到达冠状动脉口（主动脉-开口病变）	• 延长指引导管 • 预先将导丝送至指引导管口，当指引导管到达开口时，导丝可以快速进入冠状动脉
3. 压力衰减（主动脉-开口病变）	• 使用较小的指引导管或带侧孔的指引导管（带侧孔的导管不应用于无保护的左主干）。通常对于左主干开口病变，JL 指引导管可能优于其他指引导管 • 当不输送器械时，使指引导管脱离冠状动脉口 • 当压力衰减时，不要推注对比剂（降低夹层的风险）
4. 支架植入困难	• 应用双手操作技巧：右手控制支架或球囊的前进和后退，左手控制指引导管 • 多角度造影精确定位，以保证支架在部署前处于最佳位置 • 送入第二根导丝，以标记主动脉根部的位置 • Szabo 技术（使用锚定导丝穿过支架近端第一网眼） • 设计利于在冠状动脉开口病变放置支架的装置，如 Ostial Pr 装置
5. 输送支架后无法使支架紧贴开口	• 尽量减少支架在主动脉内的悬空 • 后撤球囊，使球囊一半在支架内，一半在主动脉内，扩张球囊，使支架近端扩张成喇叭口状 • 主动脉开口处支架专用后扩张装置，如 FLASH Ostial 系统
6. 不理想的支架植入结果	• IVUS 检查提示支架膨胀不全、开口覆盖不全或其他异常 • 高压球囊或激光扩张膨胀不全的支架；支架植入前，对狭窄病变进行仔细的预处理（球囊扩张、旋磨术等）以防止支架膨胀不全 • 如果支架未覆盖冠状动脉开口，需额外再植入 1 个支架以覆盖开口
7. 供体血管损害（分支开口病变）	• 分支导丝 • 血流储备分数明确冠状动脉狭窄程度 • 球囊扩张后评估是否需要植入支架

敏捷思维

LAD 及 LCX 开口病变 PCI 策略

LAD 及 LCX 开口病变介入治疗仍面临诸多问题：

1. 球囊或支架可能会影响到非靶血管的开口和血流。

2. 如果造成急性闭塞，可能对心功能或生命造成危险。

3. LM 与 LAD 或 LCX 管腔直径存在差异。

4. LAD 或 LCX 近端夹层可逆行累及 LM。

5. 近端支架内再狭窄可能导致 LM 狭窄。

6. 正向或逆向栓塞导致另外一根血管栓塞（从 LAD 至 LCX 或反之，从 LAD 至 LM 或体循环栓塞等）

指引导管

首选的指引导管应该是可以与血管保持同轴提供稳定支撑力，并且不深插的指引导管。当术者将指引导管深插或脱离冠状动脉口时，支架等介入器械应该保持在一个稳定的状态。通常，Judkins 型指引导管（有些具有短头）或其他的一些具有额外支撑力的导管可用于左冠状动脉，而一般左冠状动脉尽量避免使用 Amplatz 型指引导管。对于一些高位开口的右冠状动脉及右冠状动脉静脉桥血管来说，多功能指引导管是比较合适的选择。

技巧和提示

* **指引导管的选择与定位** 由于病变距离开口很近，一般指引导管不应深插或与冠状动脉口紧密接触。通常 Judkins 型指引导管可以在不深插的情况下提供很好的同轴性及支撑力。带侧孔的指引导管也会提供帮助，但对比剂通过侧孔的流出会掩盖开口病变的确切位置和严重程度。只要指引导管的前端定位在冠状动脉开口处并保持同轴稳定，介入器械就可以进行推送、定位和检查。Ostial Pro® 系统可充分优化指引导管在冠状动脉开口的定位[4]。

** **指引导管的回撤** 当支架或球囊到位并精确定位后，指引导管需回撤至主动脉 1～2 cm，以保证支架或球囊不在指引导管中（图 12.1）。在指引导管回撤至主动脉的过程中，轻轻向前推送支架或球囊输送系统或以 1～2 atm 的压力轻轻扩张球囊，有助于避免支架或球囊的移位。在理想情况下，在预扩张时，球囊的正中间位置可以看到"腰"部，这是最佳的球囊定位位置（图12.1）。应多次进行造影以确保指引导管未与冠状动脉开口紧密接触以及球囊及支架有无移位。

** 指引导管再次到达冠状动脉口　当支架释放后，需进行后续冠状动脉造影、后扩张及其他装置的进一步检查，有时即使指引导管到位，也很难将介入器械通过指引导管送入冠状动脉内，因此，在支架释放后第一次造影前，通过支架输送球囊"轨道"引导，将指引导管向前送入，使指引导管与冠状动脉口紧密贴合是有帮助的（图12.1）。当支架释放后，支架球囊保持原位或轻轻向前推送一点。当对支架球囊施加牵引时，指引导管也会随到达冠状动脉口支架处，从而在不损伤支架的情况下实现精准对接。当要撤出球囊时，应首先对指引导管施加一个牵引力，以避免在回撤球囊过程中导致指引导管深插。当完成冠状动脉造影后，只要将导丝轻轻向前送入，就可将指引导管撤出。在整个手术过程中，应实时注意导丝头端位置，以避免冠状动脉穿孔的发生。在后扩张或行IVUS检查时，应注

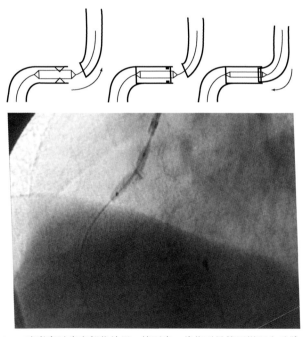

图12.1　球囊穿过病变部位放置。接下来，将指引导管回撤至主动脉，以暴露球囊。在充气和支架释放后，放气后的球囊可以用来稳定指引导管，为其提供"轨道"。

意操作，避免支架损坏、移位甚至脱出。

　　** 双指引导管技术　对于开口病变支架的定位一般比较困难，因为当支架准备释放时，指引导管撤出冠状动脉口后的冠状动脉造影通常不清晰。同时应用造影导管在指引导管回撤时进行造影，可为支架精确定位提供良好的冠状动脉造影影像。在 Lambros 等报告的病例中，在冠状动脉开口病变介入治疗中，使用另一根造影导管用于提供清晰的冠状动脉造影影像，该病例中，术者对前降支隐静脉桥血管的开口病变进行了介入治疗[5]。术者使用 8 Fr JR 指引导管提供稳定的支撑力，然而当指引导管定位于可完美暴露狭窄开口病变处时，头端正好在病变处，从而妨碍了支架的定位和释放。而当轻轻回撤指引导管时，造影显示不清晰，并且球囊的近端仍在指引导管内，因此支架释放过程中存在移位的风险。然后术者将一根 6 Fr 造影导管送至左冠状动脉口进行造影，为支架的精确定位提供了清晰的血管造影影像。

导丝

　　通常，中等硬度的导丝可以提供足够的支撑力，因为大部分导丝被送入血管的远端。一些导丝能够提供额外的支撑力，从而可以提供更好的稳定性，有助于开口病变的介入治疗。术者应避免使用亲水导丝，并在整个操作过程中实时观察导丝头端，以避免穿孔，因为在输送介入器械过程中保持导丝处于稳定位置不向前移动，往往是比较困难的。

病变预处理

　　尽管大多数公布的数据表明在非开口病变中直接植入支架是可行的，但由于开口病变需精确定位，因此术者应在植入支架前对开口病变进行小压力预扩张。如果不对开口病变进行预扩张，那么在支架植入过程中可能存在"西瓜籽"现象等问题。在植入支架前，识别出难以扩张的重度钙化病变至关重要。

技巧和提示

　　** 冠状动脉开口病变的"西瓜籽"现象　在冠状动脉开口病变的患者中，球囊扩张过程中有时会向近端或远端移位，因此，对于球囊应缓慢充气（1 atm），并且在球囊充气过程中对球囊导管施加轻轻回撤的力，以防止球囊向远端移位。即便如此操作，也有可能出现"西瓜籽"现象，使用平行导丝技术或切割球囊有助于解决此类情况，尤其是在支架内再狭窄（ISR）的病例中。

无法球囊扩张的病变

由于开口病变常伴有钙化及过硬的现象，在支架植入前需要进行充分的预扩张。如果球囊在高于 18 atm 的压力下仍没有完全扩张，则考虑使用切割球囊或旋磨术治疗。尽管不推荐常规使用切割球囊或旋磨术，尤其是在 DES 支架时代，但在特定病变的患者中，这些器械为开口病变的支架释放提供了很好的病变预处理。与所有其他复杂病变一样，IVUS 可以很好地明确开口病变的特征，并指导支架的释放。当遇到无法扩张的病变时，哪种处理是最佳选项？框 12.1 列出了开口病变预扩张的最佳策略排名。

> **框 12.1 转换策略**
>
> **开口病变预扩张的最佳策略**
>
> **1. 不增加出本的最佳策略：**将预扩张球囊扩张到最大气压
>
> 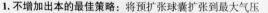 **2. $ 次佳策略：**送入第二根导丝，进行聚焦导丝血管成形术[7]
>
> 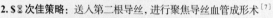 **3. $$ 第三佳策略：**切割球囊
>
> 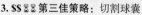 **4. $$$ 第四佳策略：**旋磨术、准分子激光斑块消蚀术等

技巧和提示

** 开口病变旋磨术 开口病变进行旋磨是一个挑战。这可能是由于支撑力不足及同轴性差造成的。旋磨术是较常用的介入治疗方法，对于经验丰富的术者来说，进行冠状动脉开口病变的旋磨具有一定的优势：由于 ViperWire Advance™ 比 RotaWire™Floppy 更硬，因此能够通过冠状动脉远端到冠状动脉狭窄处，并以逆向方式对开口病变进行旋磨，降低了导丝脱出进入主动脉及导丝意外断裂的风险[6]。

支架

支架定位

通常情况下，很难确定开口病变的近端。其中一个原因是指引

导管不能深插到冠状动脉开口或病变本身处。指引导管必须固定在冠状动脉开口外，因此在推注对比剂的过程中，一部分对比剂进入冠状动脉，另一部分对比剂将沿着冠状窦的弧线漩涡式流下，从而掩盖了开口病变的确切位置和严重程度。另外一个原因是，在定位的过程中，导丝穿过病变，因此造成通过狭窄部位的对比剂减少，这也影响了对开口病变部位及严重程度的评估。其他标志物如主动脉壁上的钙化斑点，也可帮助识别开口的进入点。送入第二根导丝可通过弯曲冠脉窦防止指引导管深插（图 12.2）。支架一旦释放，就很难评估支架未覆盖到的短环状开口部位是否存在缺失。一个小指引导管可以通过病变而不引起任何心室化压力的变化，并且冠状动脉造影无法发现任何异常，因为其开口部位被反流的对比剂遮盖。如果以非垂直投影的方式观察开口，这种情况会变得更糟糕。如果从倾斜位投影观察开口，则无法观察到病变，因为相邻的填充了对比剂的血管将与这一区域重合。在这种情况下，StentBoost™ 是有帮助的[7]。

技巧和提示

＊＊ 用第二根导丝定位支架　在支架植入过程中，尤其是 RCA 开口病变的支架植入过程，有时可以通过在冠状动脉口正下方的主动脉中放置第二根软头导丝，以帮助支架定位。这第二根导丝可使指引导管稳定在冠状动脉开口，并防止指引导管深插入冠状动脉。同时，这第二根导丝还标志了冠状动脉和主动脉的交界，是指导支架植入的重要标志（图 12.2）。

＊＊Pro® 支架定位系统　该指引导管头端的自膨胀触角有助于稳定位置，并为支架在主动脉-冠状动脉交界处的定位提供良好的视野。在最初报道的 30 例使用该系统的介入治疗中，这一简单装置都成功实现了支架的最佳定位[4]。

＊＊＊ 开口 ISR 病变的双导丝技术　在支架内再狭窄的病例中，采用开口支架策略具有一定的挑战。既往一项研究报道了使用一根导丝穿过突出的支架钢梁，以达到稳定指引导管的目的[8]。然后第二根导丝穿过狭窄病变处[8]，这种操作应该谨慎进行，因为可能导致支架撕脱或移位[9]。此外，由于缺乏新生内膜化或晚期支架贴壁不良，DES 支架可能在植入后数月内有移位的风险。

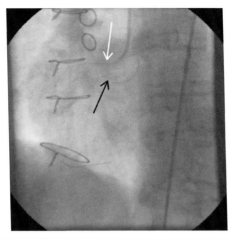

图 12.2　主动脉中的第二根导丝有助于勾勒出主动脉窦的轮廓，并将指引导管稳定在开口处（黑色箭头）。当通过最后一个支撑物回撤时，它也可将支架稳定在开口处（白色箭头）。

最佳操作

锚定导丝支架定位技术：Szabo 技术

　　这项技术通过锚定支架克服了血管造影及心肌运动相关的困难。第二根导丝通过支架近端的第一个网孔然后送入主动脉，第二根导丝将支架近端第一个钢梁锚定在主动脉与冠状动脉开口连接处（图 12.3）。在开口狭窄有侧支的情况下，这项技术可有助于将支架近端定位在 LAD 开口处[10-11]。在 LCX 植入支架时，锚定导丝将被送入 LAD 中。该技术已被描述为一种可行的技术，在多项大型研究中得到了较好的血管造影及临床结局[12-14]。该技术具有较长的学习曲线和严重的并发症，如支架移位等。最近的数据表明，即使是这种技术也不能提供"完美"的定位[15]。支架的变形和移位可以通过避免支架的部分膨胀，使用锚定导丝的最松软部分，在初始低压力释放支架后撤出导丝，然后进行高压力扩张来减少发生。其他问题包括支架移位、导丝缠绕以及无法将支架推进穿过病变等。

技巧和提示

　　*** 如果侧支导丝扭曲，如何优化侧支导丝　如果侧支导丝扭曲，将整个系统轻轻回撤，在不扭曲的情况下，重新进入支架系统（图 12.4）。

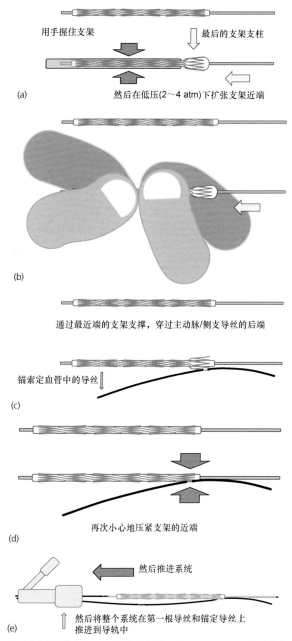

图 12.3 （a）用手握住支架。（b）然后在低压（2 ~ 4 atm）下扩张支架近段。（c）放气后，将侧支导丝通过支架最近端网孔，或如果侧支导丝的头端已经进入到侧支中，则反折侧支导丝。（d）再次小心地紧握支架的近端。（e）然后将整个系统包括主导丝和锚定导丝，向前推入指引导管。

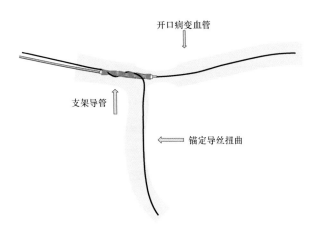

开口病变血管

支架导管

锚定导丝扭曲

图 12.4 当侧支导丝扭曲时，如何推进侧支导丝。

第二种选择是使用微导管将侧支导丝拉直。将微导管尽可能地送向远端，然后重新进入侧支导丝（图 12.5）。

　　*** 如何重新定位支架　如果支架不在最佳位置，需重新定位。将侧支导丝回撤至其软头部分，然后通过推送或回撤支架以重新定位，由于支架固定在侧支导丝的软头部位，支架可在不拉动侧支导丝的情况下进行移动（图 12.6）。

释放支架

　　一旦支架被放置在病变位置，轻轻回撤指引导管，同时对支架输送系统施加轻轻向前推送的力，以使得支架完全暴露在指引导管之外。如果球囊仍有部分处于指引导管内就对球囊进行加压将会导致球囊破裂。通常在这些操作过程中，使用一些主动脉壁内钙化作为标记是有帮助的。此时注射造影剂有助于勾勒出主动脉窦的轮廓。在操作时可以要求患者屏住呼吸。如果存在明显的呼吸运动，可以 1 ～ 3 atm 扩张球囊以提供更好的稳定性，并对支架位置进行最后的校正[16]。在这些操作过程中，以及在这些钙化病变中来回移动支架时，术者应非常小心，特别是在撤回指引导管时，因为在这个特定的时间和位置可能会发生支架脱载。建议支架的位置向主动脉突出 1 ～ 2 mm，以防止病变对支架边缘的反冲力。术者应避免使用非常短（< 12 mm）的支架，以提供足够的锚定力和远端病变覆盖范围。与血管呈 1 : 1 比例的支架应以 ≥ 12 atm 的压力释放，以确保良好的介入效果。通常在稍微回撤支架球囊的情况下进行第二次高压扩

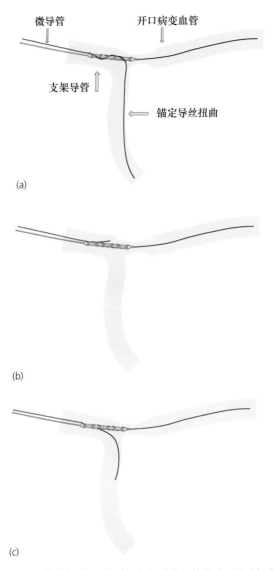

图 **12.5** 使用微导管将侧支导丝拉直。（a）将微导管推送至导丝扭曲位置。（b）将扭曲的导丝拉回至微导管头端。（c）轻轻重新推送导丝至靶分支。

张，使支架完全贴壁，同时避免了远端血管边缘损伤。应避免球囊过度回撤，因为这可能导致支架回缩移位至主动脉。常规使用更大的球囊进行后扩张，使支架近端扩张成喇叭形。尽管常规进行这些操作，但可能没有必要，这些操作存在导致主动脉夹层的潜在风险。

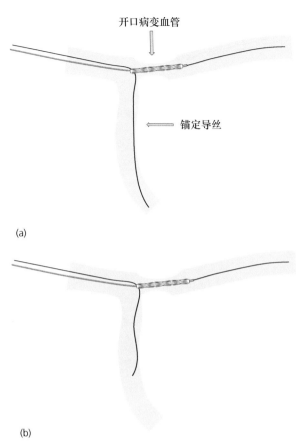

图 12.6 （a，b）为了使支架稍微向前移动，将侧支导丝向后拉至软头端。

专用设备

FLASH™ 开口系统

　　FLASH 开口系统旨在通过将近端支架张开抵靠住主动脉壁来优化主动脉开口冠状动脉支架的植入。该系统允许术者在主动脉根部悬置支架，使支架在更近的位置进行定位（图 12.7）。

　　FLASH 开口系统是一种双球囊血管成形术系统，包括一个较大的低压近端球囊和一个高压远端球囊。该系统有三个透视下可视化标志：①近端标志，其标志锚定球囊的近端，并且应该位于主动脉中；②中间标志，其标志在球囊的近端，放置在血管开口

E

处；③远端标志，其标志在球囊的远端。可用的远端球囊有 3.0 mm×8 mm、3.5 mm×8 mm 及 4.0 mm×8 mm，另外有一个 5.0 mm×12 mm 远端球囊可用于在 0.014 英寸的导丝上作为快速交换系统。近端锚定球囊可扩张至 14 mm。远端球囊用充气装置扩张，而近端球囊用 1 ml 注射器扩张（含 0.4 ml 生理盐水 / 对比剂混合物）。使用说明中指出，FLASH 开口系统禁用于无保护的 LM 病变和无明显狭窄的冠状动脉痉挛（图 12.8）。

支架植入后，支架悬空部分可以被这种装置展开，以改善支架在开口部位的贴壁，并有助于导管在冠状动脉开口的到位。当然，该装置不能防止冠状动脉口未被支架覆盖的风险，但通常可以植入较长的 DES，以获得足够的病变覆盖范围，因为支架的悬垂部分（约 1 mm）最终会被展开并贴壁。

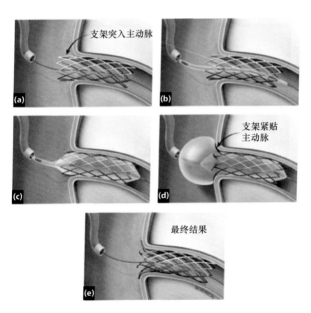

图 12.7　FLASH 开口系统双球囊血管成形术导管的作用机制示意图。（a）支架的近端距血管开口 1 mm。（b）FLASH 开口系统的近端标志位于主动脉外侧，中间标志位于开口处，远端标志位于支架内。（c）远端球囊在支架内用充气装置扩张，然后（d，e）近端球囊用 1 ml 注射器充气扩张，使支架紧贴主动脉[9]。经 Wiley 许可转载。

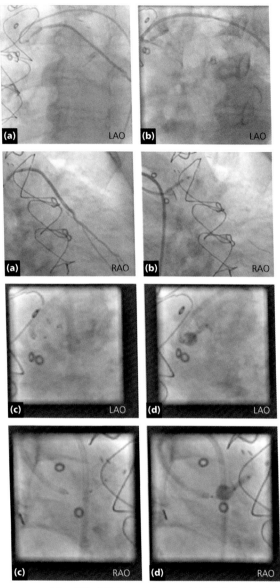

图 12.8　FLASH 开口系统球囊在 LAO 和 RAO 视图中的使用。患者为 67 岁男性，16 年前做过冠状动脉旁路移植术，现表现为不稳定型心绞痛。血管造影显示明显的 SVG-D1 开口病变（a）。置入 3.0 mm×18 mm DES 支架（b）。FLASH 开口系统设备放置在主动脉的近端标志处，中间标志定位在开口处，远端标志定位在支架内（c）。远端球囊在支架内用充气装置扩张（d），然后用 1 ml 注射器充气近端球囊，使支架支柱向主动脉扩展贴靠（d）。

分支开口支架植入

在不同的临床和解剖亚组中，对每个开口病变都进行支架植入是不可行的，也可能没有必要，特别是在较小的侧支血管中。在这些情况下，切割球囊血管成形术似乎是一个安全有效的选择[15]。

技巧和提示

* **对于侧支开口病变，我们可以找到合适的植入支架位置吗？** 只有当侧支与主支的夹角接近 90° 时，支架才能被完美地释放和展开。如果角度大于或小于 90°（不垂直），则支架近端可能突出到主支管腔或支架进入侧支太远，而未将侧支开口全部覆盖，在这种情况下，根据血管的解剖结构，术者必须考虑到各种各样的分叉病变支架技术。

** **支架回撤技术**　在侧支开口病变中，于主支送入小球囊并小压力扩张，然后将支架回撤至侧支开口，同时确保主支中的球囊受到轻微的挤压，该技术将减少开口病变的遗漏，并减少额外支架的植入[17]。

*** **侧支开口狭窄的切割球囊血管成形术**　当用普通球囊对开口病变扩张失败后，应非常谨慎地使用切割球囊。在 Hongo 和 Brent[18] 报道的一个病例中，使用普通球囊对侧支开口病变进行反复扩张，但出现了反复失败，然后术者使用了切割球囊，其近端完全位于血管内，球囊充气扩张良好。

专用设备

*** **专用于分叉病变 Tryton 支架**　　　　　　　　　　E

在分叉病变中，伴有侧支开口病变者是最复杂的。Tryton 支架可以在侧支释放，然后 DES 支架可以在主支释放，并在最后进行球囊对吻。对于分叉病变，这可能是一个很好的策略，因为在分叉病变中，病变在侧支通常不会延伸很长。然而，在这种情况下，支架内再狭窄率仍是不清楚的，因为 Tryton 支架是裸金属支架，即使在球囊对吻后，主支支架上的药物也可能因为支架变形等原因洗脱至侧支开口支架上。

先进和外来技术

由于开口处支架突出而无法使导管到达同轴位置时，通常会将导丝穿过支架网眼的一侧[19]。这在一开始可能很难发现，但在推送球囊和支架时将会造成显著的困难，并且在靠近开口的突出的支架钢梁水平上会遇到更大的阻力。之前已经描述了双导丝技术同于锚定指引导管。在这里，第一根导丝用于锚定指引导管，第二根导丝用于穿过支架真腔。这是一个挑战，因为回撤指引导管以留出送入第二根导丝的空间，将导致指引导管向上移动，并增加指引导管与支架真腔之间的角度，进而导致进一步的错位。该技术的改进使导丝更容易进入真正的支架管腔[19]。

指引导管缺乏同轴性，通常是由于突出开口的支架挡住了指引导管的位置。导丝通常会通过支架侧面的网眼，并且在某些投影中很难发现。通常只有在沿导丝送入球囊进入支架孔时才会被识别出来，因为在球囊进入支架孔时会遇到明显的阻力，同时支架会向后和向外运动（称为"踢出支架"）。将第一根导丝固定在适当的位置以固定指引导管，该项技术的关键步骤是使用一个放气的球囊（具有轻微的前向压力），以控制指引导管的回撤，从而在导管与突出的支架之间创造一个小小的间隙。随着导管的向前推进、牵引或旋转，这将允许控制指引导管的高度，并给相对突出的支架提供不同的导向角度。这种方法允许大量的控制，因为两个相反的力量应用：球囊推进允许指引导管分离，指引导管操作优化了水平和角度。另一根导丝，最好是具有柔软的头端和更具侵袭性的弯曲，塑成"环形"进入支架的真腔内。可能需要多位置造影来确定导丝的结合位置。然后，撤出球囊和第一根导丝，所有的操作在第二根导丝上进行，此时第二根导丝已穿过开口部位的支架到达血管真腔。这种方法在治疗外周和冠状动脉开口病变中也很有用[19]。术者应注意使用与支架网眼大小相匹配的球囊，以避免将一个小球囊穿过一个相对较大的网眼（较大的冠状动脉或周围支架），并在扩张时导致支架变形。此外，前向压力可能使支架变形或压缩，使得导管再次同轴更加困难。术者在将球囊推到之前放置的突出支架的侧支上时应谨慎操作，以避免支架钢梁变形，特别是在使用额外支撑的指引导管时（图 12.9）。

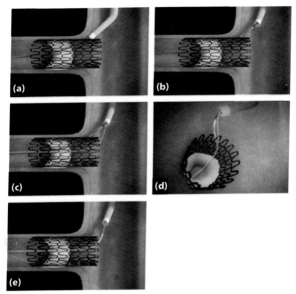

图 12.9 球囊辅助突出支架技术的三维示意图。(a)第一根导丝穿过支架网眼的一侧。(b)用放气的球囊将导管从支架上推回去。(c,d)然后将第二根导丝推送到支架真腔内。(e)从动脉取出第一根导丝和球囊后,将第二根导丝置于真腔内,以完成手术。

通过侧支进行开口 ISR 的 PCI

Burstein 等[20]的一份病例报告中,应用多个导管和导丝均无法通过突出的支架部分成功达到同轴,这表明支架在主动脉内发生了部分变形。导管同轴失败后,术者使用 6 Fr Amplatz 右冠导管放置在突出的支架的顶部,Whisper 导丝通过支架到达 RCA 远端。一个 1.5 mm×14 mm Maestro® 球囊扩张了支架网眼,然后使用 2.0 mm× 14 mm、2.5 mm×14 mm、3.0 mm×14 mm 和 3.5 mm×14 mm Maestro 球囊连续扩张至 18 atm。最后,通过扩张后的支架网眼成功推送 3.0 mm×16 mm DES,并在 16 atm 下释放,支架近端 1 ~ 2 mm 伸入主动脉,完全覆盖 RCA 开口。完全扩张的 Taxus™ 支架将之前放置的支架的主动脉段移至下方,并形成了一个新的进入冠脉的入口,并且最后得到良好的造影结果。

侧支狭窄冠状动脉内旋磨术

在一项关于侧支狭窄的报告中,在患者侧支中进行了旋磨术,该术通常在主支中通过旋磨导丝进行旋磨。在用旋磨去除斑块后,对所有病变进行了球囊血管成形术。通常情况下，主支的血管成形术也需要进行主支与侧支的球囊对吻，冠状动脉内旋磨术不适用于急性支架内狭窄的侧支病变。尽管手术成功率很高，但重复进行血运重建在很多研究中很常见。44.8% 的靶血管血运重建率无疑反映了治疗后侧支血管尺寸小、开口位置、既往血运重建率高等因素的不利影响[21]。

技巧和提示

*** **跨过支架结构进行旋磨** 当需要在支架禁锢的侧支血管中使用旋磨时，必须要保证已经穿支架网眼对侧支进行充分的扩张。这有利于增加旋磨头的通过性，减少旋磨头被狭窄部位卡住的可能性。另外一个需要担忧的问题是，旋磨过程中产生的金属颗粒可能导致远端栓塞。然而，目前还没有报道在侧支使用旋磨术进行血运重建，造成围术期心肌梗死的病例，表明通过支架对侧支进行旋磨是安全的。

*** **应用切割球囊在开口病变回收支架** 切割球囊是在非顺应性球囊上纵向镶嵌固定显微刀片，当扩张球囊时，刀片向外突出。当球囊撤去压力时，球囊则将刀片包裹。在这个撤去压力的过程中，有可能会产生一个由球囊和刀片形成的锐角形式的凹槽，这个凹槽可能会卡在支架上，从而妨碍了切割球囊的回撤。如果回撤切割球囊时使用较大的力量，它就可能拉动支架（或部分支架）。当切割球囊被拔出时，施加在球囊导管上的拉力将不会与血管轴平行，然后在刀片的近端刚性边缘和近端软球囊导管形成锚定点。由于 RCA 近端与主动脉壁形成了接近 90° 的弯曲，因此该支撑点很容易附着在近端支架上，特别是在 RCA 开口部位。为了防止这一问题的发生，应在撤去切割球囊压力后，轻轻向前推进切割球囊，然后再慢慢回撤切割球囊。其他可能出现的问题包括支架钢梁被刀片切割断裂、支架膨胀不充分引起的支架位置欠佳、可能导致嵌顿[18]。

参考文献

1. Stewart JT, Ward DE, Davies MJ, Pepper JR. Isolated coronary ostial stenosis: observations on the pathology. *Eur Heart J* 1987;**8**: 917–20.
2. Popma JJ, Dick RJ, Haudenschild CC, et al. Atherectomy of right coronary ostial stenoses: initial and long-term results, technical features and histologic findings. *Am J Cardiol* 1991;**67**:431–3.

3. Dishmon DA, Elhaddi A, Packard K, et al. High incidence of inaccurate stent placement in the treatment of coronary aorto-ostial disease. *J Invasive Cardiol* 2011;**23**:322–6.

4. Fischell TA, Saltiel FS, Foster MT, et al. Initial clinical experience using an ostial stent positioning system (Ostial Pro) for the accurate placement of stents in the treatment of coronary aorto-ostial lesions. *J Invasive Cardiol* 2009;**21**:53–9.

5. Lambros J, Fairshid A, Pitney MR. Simultaneous use of a diagnostic catheter to facilitate stent deployment in aorto-ostial stenosis: A case report. *Cathet Cardiovasc Diagn* 1997;**40**:210–11.

6. Lee MS, Shlofmitz E, Kong J, et al. Outcomes of patients with severely calcified aorto-ostial coronary lesions who underwent orbital atherectomy. *J Interv Cardiol* 2018;**31**:15–20.

7. Vuurmans T, Patterson MS, Laarman GJ. StentBoost used to guide management of a critical ostial right coronary artery lesion. *J Invasive Cardiol* 2009;**21**:19–21.

8. Chetcuti SJ, Moscucci M. Double-wire technique for access into a protruding aorto-ostial stent for treatment of in-stent restenosis. *Catheter Cardiovasc Interv* 2004;**62**:214–17.

9. Wang H, Kao H, Liau C, et al. Coronary stent strut avulsion in aorto-ostial ISR: Potential complication after CB angioplasty. *Catheter Cardiovasc Interv* 2002;**56**:215–19.

10. Nguyen-Trong P-KJ, Martinez Parachini JR, Resendes E, et al. Procedural outcomes with use of the flash ostial system in aorto-coronary ostial lesions. *Catheter Cardiovasc Interv* 2016;**88**:1067–74.

11. Kern MJ, Ouellette D, Frianeza T. A new technique to anchor stents for exact placement in ostial stenoses: The stent tail wire or Szabo technique. *Catheter Cardiovasc Interv* 2006;**68**:901–6.

12. Wong P. Two years experience of a simple technique of precise ostial coronary stenting. *Catheter Cardiovasc Interv* 2008;**72**:331–4.

13. Alame A, Brilakis ES. Best practices for treating coronary ostial lesions. *Catheter Cardiovasc Interv* 2016;**87**:241–2.

14. Gutierrez-Chico JL, Villanueva-Benito I, Villanueva-Montoto L, et al. Szabo technique versus conventional angiographic placement in bifurcations 010-001 of Medina and in aorto-ostial stenting. *EuroIntervention* 2010;**5**:801–8.

15. Vaquerizo B, Serra A, Ormiston J, et al. Bench top and clinical experience with the Szabo technique: New questions for a complex lesion. *Catheter Cardiovasc Interv* 2012;**79**:378–89.

16. Webster MW, Dixon SR, Ormiston JA, et al. Optimal stent positioning in coronary arteries: partial balloon inflation to overcome cardiac cycle-related motion of the stent/delivery system. *Catheter Cardiovasc Interv* 2000;**49**:102–4.

17. Kini AS, Moreno PR, Steinheimer AM, et al. Effectiveness of the stent pull-back technique for non-aorto ostial coronary narrowing. *Am J Cardiol* 2005;**96**:1123–8.

18. Hongo R, Brent B. Cutting balloon angioplasty through the stents struts of a "jailed" sidebranch ostial lesion. *J Invasive Cardiol* 2002;**14**:558–60.

19. Helmy TA, Sanchez CE, Bailey SR. Coronary and peripheral stenting in aorto-ostial protruding stents: The balloon assisted access to protruding stent technique. *Catheter Cardiovasc Interv* 2016;**87**:735–41.

20. Burstein J, Hong T, Cheema A. Side-strut stenting technique for the treatment of aorto-ostial in-stent restenosis and deformed stent struts. *J Invasive Cardiol* 2006;**18**:234–7.

21. Sperling R, Ho K, James D, et al. Treatment of stent-jailed side branch stenoses with rotational atherectomy. *J Invasive Cardiol* 2006;**18**:354–8.

第 13 章
急性 ST 段抬高型心肌梗死

Jonathan Soverow，Son Truong Pham，Thai Truong，Quan H. Nguyen，Thach N. Nguyen，Alan Fong，and C. Michael Gibson

郭自同　张蓉　姜昊言　译　彭辉　审校

---

* 基础；** 高级；*** 罕见的、奇特的或具有研究性质的
\$，额外花费＜ 100.00 美元；\$\$，额外花费＞ 100.00 美元
⌛，额外花时间＜ 10 min；⌛⌛，额外花时间＞ 10 min
🌢，并发症风险低；🌢🌢，并发症风险高

> **挑战**
>
> 　　急性 ST 段抬高型心肌梗死（STEMI）通常是由于心外膜主干冠状动脉急性闭塞，并且缺乏来自其他冠状动脉区域的足够的侧支血流引起的。迅速、完整和持续的梗死相关动脉（IRA）再通并恢复正常心肌灌注可减少梗死面积，保留左心室功能，降低死亡率。

急诊冠状动脉造影

　　首先，应根据 12 导联心电图（ECG）确定 IRA。然后，应该经桡动脉入路使用诊断性造影导管或可同时适合左、右冠脉的指引导管（如 Tiger、Kimny 或左 Amplatz），对假设的非梗死相关血管进行多体位造影，以评估冠脉病变严重程度及非梗死区域心肌灌注情况，同时观察对 IRA 远端的侧支循环供血情况。对 IRA 的造影应直接应用指引导管，以便快速进行介入治疗。应准确识别出罪犯血管，并评价其直径、狭窄程度、是否有血栓及 TIMI 血流分级[1]（图 13.1a）。在诊断性血管造影时，应包括所有的主要血管及其大分支，以免错过罪犯血管（图 13.1b）。不需要常规进行左心室造影。如果需要评估左心室功能是否障碍，可以将猪尾导管插入左心室，以便测量左心室舒张末压（LVEDP）。

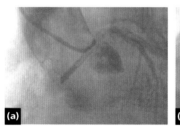
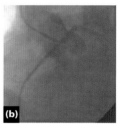

图 13.1 出现典型心绞痛的患者，并伴有 Ⅱ、Ⅲ、aVF 导联 ST 段抬高。前降支中段有一中度病变。即使在主动脉造影中 RCA 也没有显影。（a）RCA 在左冠窦被发现，其开口起源于左主干开口的下方，TIMI 0 血流；无顺行血流。闭塞的 RCA 就是 IRA。（b）患者成功接受了冠状动脉 PCI 手术，并获得了 TIMI 3 血流。

敏捷思维
何时使用桡动脉入路

许多大型随机试验已经证明，在 STEMI 患者中，早期使用桡动脉入路可显著降低死亡率[2]。尽管所有患者都应考虑桡动脉入路，但最应考虑桡动脉入路的是那些高出血风险患者，同时对于锁骨下动脉可能弯曲的患者（女性，高龄，高血压，矮小），应尽量避免桡动脉入路。

注意事项
高危患者

基于临床评估、血流动力学测量（心率和心律、动脉压，如有必要左心室舒张末压）和冠状动脉解剖，应立即确定高危患者。在急诊室，如果患者的心率 < 100 次 / 分，

血压超过 100 mmHg，其院内死亡率非常低。识别高危患者的因素列于框 13.1。对于血流动力学不稳定的患者，应积极应用左心室辅助装置（LVAD）。如果肺水肿的症状对药物治疗没有明显的反应，则必须进行气管插管和机械通气。在这种情况下，建议重症监护室的医生也参与抢救，因为这样才能使介入心脏病专家专注于 PCI 手术本身，同时有效地提供医疗和支持治疗。

框 13.1　识别高危患者的因素

1. 年龄＞ 70 岁
2. 射血分数＜ 45%
3. 多支病变
4. PCI 效果不理想
5. 持续性心律失常
6. 血压＜ 100 mmHg，心率＞ 100 次 / 分

快速决策

我们需要多少动脉和静脉入路？

电活动不稳定的患者，特别是伴有或不伴有心脏传导阻滞的心动过缓患者，可能需要放置临时起搏器，因此在这些情况下应考虑股静脉通路。出现心源性休克的患者应该预先有多个入路：通常有两个动脉部位（其中一个至少应该是股动脉），以及至少一条中心静脉。当这些血管收缩并失去搏动性时，等待启动这些通道会使患者的病情进一步恶化，并降低成功穿刺的机会。准备好超声设备也很有用，因为它可以帮助快速提前穿刺，或在穿刺困难时也有帮助，并与减少股动脉进入时间和出血率有关。

经皮冠状动脉介入治疗

在明确患者冠状动脉解剖和临床评估后，如果梗死相关血管有明显狭窄或血栓且心外膜血流缓慢（TIMI ＜ 3），则应进行急诊 PCI。急诊 PCI 的排除标准列于框 13.2。在美国，对于合并多支血管病变或无保护左主干（LM）狭窄超过 50% 的患者，应首选冠状动脉搭桥术（CABG）。

框 13.2　血管造影后急诊 PCI 的排除标准

1. 无保护 LM 狭窄 > 60%（仅对于美国术者）
2. 梗死相关血管狭窄 < 70% 且 TIMI 血流 3 级
3. 梗死相关血管供血心肌范围小：平衡风险与获益
4. 无法确定梗死相关血管
5. 无症状多支血管病变患者，TIMI 血流 3 级，适合冠状动脉搭桥

策略规划

　　在启动 PCI 之前，至关重要的是选择一个合适的导管，以提供良好的同轴性和支撑力。如果梗死相关血管在导丝通过后开通且远端显影良好，则可以直接对病变部位进行支架植入。这种技术不推荐用于迂曲血管、分叉和非常复杂的病变。需要注意的是，直接支架植入的一个潜在缺点是支架尺寸过小，因为梗死相关血管远端段可能由于显著的残余狭窄或之前低流量造成的慢性痉挛而不能充分充盈。因此，通常建议使用小球囊（即 2.5 mm 球囊）进行预扩张。如果患者血压不低，冠状动脉内注射硝酸甘油（100 ~ 200 μg）有助于了解梗死相关血管的实际大小和直径。这种扩张远端动脉使得术者更准确地选择支架直径和长度。目标是选择与血管 1∶1 匹配的支架。支架尺寸过大可能与边缘剥离、远端微血管栓塞和 α-肾上腺素"风暴"介导的远端微循环血管痉挛有关。必须仔细注意，要确保完全覆盖病变和任何残留的内膜夹层。如果罪犯血管病变处于分叉处，且分支血管直径 > 2 mm，在支架置入前用另一根导线保护（拘禁导线技术）。如果在主血管支架置入后出现斑块移位，出现明显的开口部狭窄或闭塞，则应更换导丝，并进行最后的"对吻球囊"扩张。

　　在处理侧支支架时，应避免使用如"T，V，Y，culotte，和 crush"等不同技术，因为它不会降低再狭窄率，并可能增加亚急性支架血栓形成的风险。在手术结束时，应该获得支架段的两个垂直体位的影像，以确定最佳的血管造影结果。在支架释放后，应避免快速充盈球囊产生的"真空效应"，该效应可能会引起血栓移位，特别是对血栓负荷较重的病变。

无现场手术支持的初级 PCI

　　如果符合框 13.3 中的条件，可以在无外科支持的医院进行 PCI[2]。

> **框 13.3　无须现场手术的初级 PCI 的必要条件**
>
> **1.** 在三级医院有多次进行定期介入治疗经验的术者
> **2.** 有处理急性病变患者经验的医护工作人员
> **3.** 导管室配备有良好的抢救设施及 LVAD
> **4.** 有 "24/7/365" 的员工
> **5.** 有紧急转往其他外科手术中心的预案（高危左主干病变、不稳定三支血管病变）
> **6.** 协议书中应明确哪类患者可以延迟行血管成形术（如 TIMI 血流 3 级，且残留狭窄＜ 70% 等）[2]

无支架植入的初级球囊血管成形术

需要注意的是，不是所有病变都必须植入支架。在"普通旧球囊血管成形术"（POBA）后若达到最佳影像效果（残余狭窄＜ 30% 且没有夹层、残余血栓或 TIMI 血流 3 级），则无需置入支架。对于这种情况，等待 5 ～ 10 min 来确认持续的血管造影结果是合理的。如果发现有明显的早期弹性回缩、夹层或残余血栓形成，则应植入支架。对于近端过度迂曲和（或）钙化而阻碍支架通过的患者，必须接受 POBA。具有可以接受的血管造影结果的 POBA 对直径非常小的梗死相关血管患者和有长期抗血小板药物禁忌证的患者，如目前正在出血患者，也是有用的。

技巧和提示

　　** 梗死相关血管的定位　在对 STEMI 患者进行诊断性血管造影时，所有动脉及其分支都应该被彻底观察到。这一点在罪犯血管的开口被阻塞时尤为重要，因为没有留下可见的残端便于识别；随着电影时间的延长，可以看到侧支血管晚期逆行充盈（图 13.2 和图 13.3）。应优先考虑是否存在其他特征——室壁运动、心电图检查结果和任何已知的既往冠状动脉病史——这些特征都是识别梗死相关血管的关键因素。

在一例典型的下壁心肌梗死（MI）和 ST 段抬高（Ⅱ、Ⅲ、aVF）患者的病例报告中，急诊血管造影显示左前降支（LAD）有中度狭窄病变，而右冠状动脉（RCA）却不显影，甚至在主动脉造影中也没有发现。由于这些典型的症状和心电图变化，我们对 RCA 的定位做了很大的努力，最终右冠在左冠窦中被发现，其开口起源于左主干开口的前下方。其技巧是通过前送故意形成 JL 4 导管向上的大弯。

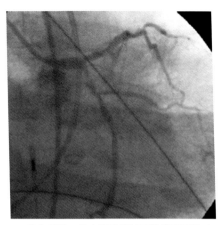

图 13.2 LCX 完全显影，但血流速度较正常流速要慢（TIMI 2 流）。

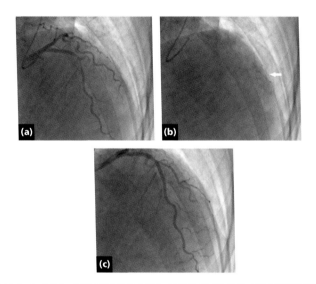

图 13.3 （a）哪一支是梗死相关血管？导致患者 ST 段抬高的原因尚不清楚。（b）延迟血管造影术和较长的电影时间显示对角支远端血管充盈较晚（箭头）。（c）支架植入术后的最终血管造影。

或者，通过应用 JL-5、左 Amplatz（AL）或 6 Fr XB 导管，同样可以定位非正常开口的右冠（图 13.1）。

在另一项病例报告中，一名患者因严重胸痛入院，其冠脉造影显示 LAD、LCX 及 RCA 通畅。那么梗死相关血管在哪里？由于 I

和 aVL 导联中 ST 段抬高幅度较小，因此怀疑对角支可能是梗死相关血管。在左前斜（LAO）体位中，用导丝探查可能为对角支的开口位置后，成功进入对角支并进行介入治疗。

在另一份病例报告中，冠状动脉造影显示，一名患者的左前降支病变较小，全部胸导联均为典型的 ST 段抬高。将导管更换为较大的造影导管后，清晰显示了左主干夹层。用较小的导管深插造影时，刚好避过了左主干开口的夹层[4]。

** 避免血管迷走反射　冠状动脉血流的快速恢复，特别是供应下壁位置的血流恢复，可能导致严重的低血压和缓慢型心律失常，这些通常是短暂的良性事件。建议在经皮冠状动脉介入治疗前积极给患有下壁 STEMI 的患者补液，并避免应用硝酸酯类和 β 受体阻滞剂。如果出现心动过缓和低血压，则需要静脉注射阿托品（0.5 ～ 1.0 mg）并快速输注胶体溶液。或者冠状动脉内给予阿托品。剂量必须减少到 0.1 ～ 0.2 mg，以避免心动过速。这可以快速起效。在介入前在股静脉内放置静脉鞘可能对快速补液和在必要时插入临时起搏器有用（但这不是常规操作）。对意识清醒的患者进行"咳嗽心肺复苏"以克服短时间的严重低血压和心动过缓也很有用。如果临床怀疑有明显的心动过缓，术者可以事先在右心房放置临时起搏电极，准备在必要时进入右心室进行起搏。在真正的紧急情况下，我们可以使用冠状动脉中 0.014 英寸的导丝作为起搏电极。

如果患者在急诊室或现场发生心室颤动（室颤，VF）或室性心动过速（室速，VT），在到达心导管室（CCL）之前，应采取谨慎措施，例如，应该将所有除颤贴片提前贴在患者的胸部和背部，因为用导丝或球囊开通闭塞血管再灌注时，患者可能会出现室速或室颤。

评估 PCI 效果

PCI 的目标是成功解除罪犯病变，使心外膜血流通畅，并使梗死心肌微血管正常再灌注。除应用 TIMI 心外膜血流进行简单的分类估计外，使用校正后的 TIMI 帧数（CTFC）可以获得更准确的血流评价（图 13.4）[5]。CTFC 的定义是对比剂通过冠状动脉所需的血管造影帧数。它特别有用，因为它可以解释冠状动脉充盈率和心外膜血管大小和长度的差异，也可以减少观察者之间的差异。CTFC 是 STEMI 院内死亡率的独立预测因子，可以进一步将 TIMI 3 级血流患者分为低危和高危组。梗死相关血管血流的恢复也许并不能完

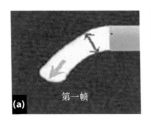

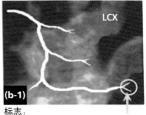

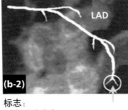

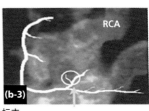

图 13.4　修正后的 TIMI 帧数计算。（a）第一帧定义为当注射的对比剂到达血管边界但没有完全充盈时的一帧。最后一帧定义为对比剂出现在参考血管远端的一帧。LCX（b-1）、LAD（b-2）和 RCA（b-3）的远端标志。

全证明其供应的组织灌注恢复，因此设计并验证了 TIMI 心肌灌注分级（TMPG）系统，进一步对心外膜再灌注成功的患者进行危险分层（图 13.5）。该系统是一个非常简单的临床预测微血管再灌注指标，也是早期 ST 段抬高的证据。

复杂急诊 PCI

无保护左主干为梗死相关血管

大多数无保护 LM 的突发血栓闭塞患者在到达 CCL 之前就已经死亡。存活到达医院的患者通常为间歇性 LM 闭塞，粗大、通畅的 RCA，或者有一个单独开口起源的 LCX。这些患者才有可能有生存机会（图 13.6）。急性 LM 闭塞的患者几乎全部表现为严重的心源性休克，因此在 PCI 前应同时使用经皮左心室辅助装置、升压药、正性肌力药物和机械通气较为合理。区分无保护 LM 为梗死相关血管和其他血管为梗死相关血管但合并明显狭窄无保护 LM 非常重要。在前一种情况下，如果患者在急诊冠脉介入治疗后病情稳定且无缺

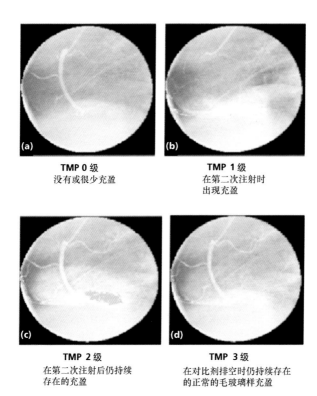

TMP 0 级
没有或很少充盈

TMP 1 级
在第二次注射时
出现充盈

TMP 2 级
在第二次注射后仍持续
存在的充盈

TMP 3 级
在对比剂排空时仍持续存在
的正常的毛玻璃样充盈

图 13.5　TIMI 心肌灌注分级系统。（a）TMP 0 级：心肌没有染色，罪犯血管供应的区域没有或很少充盈。（b）TMP 1 级：是指罪犯血管供应的区域有显影并持续至下次注射对比剂 30 s 后。（c）TMP 2 级：心肌毛玻璃样显影或充盈在排空期 3 个心动周期后仍持续存在且丝毫不消退。（d）TMP 3 级：在罪犯血管供应区域心肌毛玻璃样显影（"红晕"）或充盈并正常消退，在排空末期轻 / 中度显影，与正常血管相似。

血症状，那么患者应只进行梗死相关血管的介入治疗。在后一种情况下，应推迟无保护 LM 的血运重建，直到患者从 STEMI 亚急性期恢复。尽管梗死相关血管的急诊经皮冠状动脉介入治疗成功，且经皮 LVAD 有足够的血流动力学支持，但在因 LM 严重狭窄而持续缺血的情况下，应认真考虑对无保护的 LM 行立即 PCI 或 CABG。

技巧和提示

** 左主干取栓　如果 LM 内可见大血栓，必须抽吸血栓以避免血栓栓塞远端血管。这可以通过将一个 20 ml 的 Luer-lock 注射器连

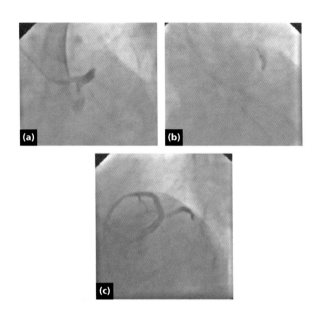

图 13.6 由于 LM 急性闭塞引起的 STEMI，合并起源于较大 RCA 近端的小 LCX。（a）LM 开口病变。（b）导丝保护大对角支，预扩张后行支架置入治疗。（c）末次血管造影显示 LAD 通畅，部分血栓移位至第一对角支，两支血管均为 TIMI 血流 3 级。

接到该导管的近端并强烈回抽来实现。或者，任何大口径（最好是 7 Fr）的抽吸导管都可以使用。应特别小心，以避免逆行性栓塞引起卒中。

溶栓后 PCI

由于 PCI 治疗延迟或无法立即 PCI，许多 STEMI 患者接受溶栓治疗（TT）。紧急 PCI 可在 TT 后 3 ~ 4 h 进行。在溶栓失败的情况下，立即行血管造影和机械开通梗死相关血管仍是治疗的选择[6]。由于再灌注的临床体征和心电图数据并不精确，美国心脏病学会 / 美国心脏协会（ACC/AHA）任务小组的指南建议，任何接受 TT 治疗的持续胸痛或血流动力学不稳定的患者，或无症状患者，在症状出现后 12 h 内，TT 后 90 min ST 段持续升高都应进行紧急血管造影。值得注意的是，由于溶栓失败而需要抢救 PCI 的患者仍然存在再闭塞的风险增加，因为他们可能对药物再灌注、血栓负荷大或血小板含量高的血栓有更高的耐药性，这些都是不利于机械再灌注的因素。对于 TIMI 血流≤ 2 级的高危病变（闭塞＞ 75%）应进行抢救性 PCI。

右心室心肌梗死的 PCI 治疗

右心室心肌梗死（RVI）的临床表现包括急性右心室衰竭的征象，如低血压、颈静脉怒张、右侧第四心音，有时还有 Kussmaul 征。尽管这是非常罕见的，一些患者可能仅表现为孤立的 RVI。这可能是由于非优势型右冠状动脉近端至锐缘支或锐缘支本身闭塞。孤立性 RVI 也可能继发于 PCI 术后右心室急性闭塞。RVI 合并严重左心室肥厚可能有利于两种血流动力学表现的出现。第一，左心室舒张功能不全可使肺毛细血管楔压增加，从而促进右心衰竭的发生。第二，RVI 导致的左心室前负荷下降可能在存在左心室舒张功能障碍时更为严重。另一方面，肥厚性心肌病甚至高血压性心肌病中可能出现的右心室心肌异常可能是导致右心衰竭的原因之一[7]。

静脉桥血管 PCI

既往曾行冠状动脉旁路移植术治疗患者的 STEMI，通常与大隐静脉桥血管闭塞而不是乳内动脉闭塞相关，STEMI 影响的范围更小，症状更轻。由于 SVG 体积大，血栓负荷高，存在显著的远端栓塞风险和"慢"或"无复流"现象[8]。因此，在桥血管的支出下若有开通的可能，应首先尝试处理原位血管，否则术者应选择静脉桥血管进行介入治疗。如果解剖结构和罪犯血管符合条件，则应使用远端保护装置，以减少远端栓塞风险，提高介入治疗成功率，改善临床预后（图 13.7）。若巨大血栓负荷存在，则应联合应用血栓抽吸装置。

技巧和提示

＊＊RCA 为梗死相关血管时如何通过病变　通常 IRA 被柔软新鲜的血栓阻塞，用可控制的软导线很容易穿过。急性闭塞有两种类型。第一种是易损斑块上的新鲜血栓闭塞病变，该病变可以较容易地用软导丝通过。第二种是动脉粥样硬化斑块破裂引起的 IRA。如果 RCA 是 IRA，由于斑块常在冠状动脉血管迂曲的内侧形成，故常推测相较于心肌侧，残腔有较大可能在急性闭塞血管的心外膜侧（图 13.8 和图 13.9）。如果 IRA 是前降支，则残腔应该在心肌侧，因为斑块最有可能在心肌侧形成。

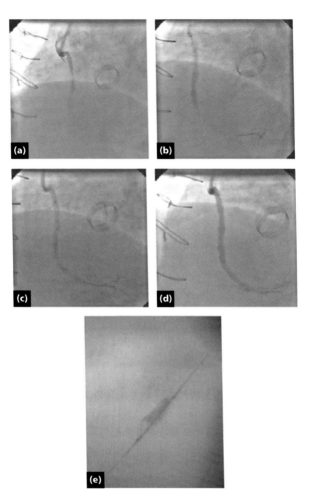

图 13.7 SVG 到 RCA 远端急性闭塞伴下壁 STEMI。（a）桥血管血栓性闭塞，TIMI 血流 1 级。（b）远端保护装置（FilterWire）的支持下行球囊预扩张。（c）在 FilterWire 保护下对罪犯病变进行支架植入。（d）取出 FilterWire 后血管造影结果良好。（e）在 FilterWire 拦网抓捕到的血栓碎片。

** 通过病变时导丝头端指向何处 在 LAO 视图操控 RCA 中的导丝时，导丝头端应指向 RCA 的外部边界。在 LAD 中，头端应该指向心外膜，远离心肌。如何知道心肌在哪里？在 AP 视图中，隔膜在患者右侧，对角线在左侧。右边朝向心肌。中间是 LAD 的顶部。顶部和左侧形成左前降支的心包侧。典型的斑块形成于 LAD 和 LCX 的心肌侧。在 LAD 和 LCX 中，导丝头端需要指向动脉的心包侧。

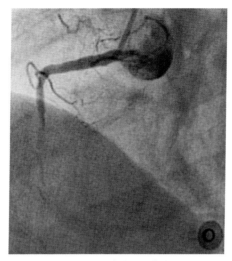

图 13.8　在这个 STEMI 患者的急性闭塞中，残余管腔在哪里？美国 Merrillville 卫理公会医院心导管实验室提供。

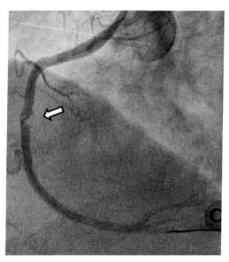

图 13.9　在动脉弯曲段，斑块在剪切应力最低的内侧曲线处形成（箭头）。美国 Merrillville 卫理公会医院心导管实验室提供。

　　如果导丝穿过破裂的斑块，球囊跟随导丝进入内膜，球囊扩张会导致 IRA 剥离和远端无复流。进一步在病变区域放置 IRA 支架会使 IRA 支架远端坍塌，需要在内膜下平面进一步放置，除非远端重新进入真腔并在再进入部位放置支架。

** 如果导丝不能通过病变怎么办？ 在弯曲和需要更好的导丝可推送性的情况下，在导丝远端附近放置一个小球囊，可以帮助使其更牢固。另外，也可以使用交换型微导管。这一策略可能会进一步延长门球时间，并增加手术成本。OTW 球囊或微导管不仅可以增强对导丝的支撑，还可以通过小腔内注射对比剂的方法确定导丝在穿过狭窄时是否在真腔内。通常不需要更硬和亲水的导丝。

** 如何预防血管迷走反射 一旦通过病变，可以通过前后推送球囊来使病变处管腔增大，使闭塞处近端淤滞的血流（可能是酸性的）缓慢流向远端血管而不是突然涌入。该操作可以减少再灌注损伤及心律失常的发生，特别是梗死相关血管为大 RCA 时。同时该操作也能防止出现突然前向血流冲刷引起的远端血栓栓塞。

** 如何确定导丝在真腔 在前后推送球囊通过病变后，术者可以注射少量对比剂，以验证导丝是否位于真腔内，而不是在侧支内。如果导丝的位置仍然不明确，可以提前使用一个小的 OTW 球囊。然后将导丝取出，对比剂可通过中心腔注入。这种方法也有助于评估动脉大小，以选择随后的球囊或支架。

血栓性病变的急诊 PCI 治疗

对于轻或中度血栓负荷的病变，应执行常规 PCI。在症状持续时间较长的患者或 IRA 是大直径或扩张的血管（如 RCA 或 SVG）的患者中，血栓负荷通常很大（图 13.10）。在这种情况下，为了减少远端 IRA 分支及微循环栓塞导致"慢"或"无复流"现象的可能性，在支架植入前清除血栓是合理的。

技巧和提示

** 预防抽吸装置引起的并发症 血栓抽吸导管应经过全部血栓病变长度，直到反复造影无血栓存在位置的证据。当血栓较大时，血栓会堵塞抽吸导管的孔，导致抽吸停止。在这种情况下，经过几次后，取出导管，充分冲洗，并重新推送导管再推进几次。

在推进和抽出抽吸导管时，由于它们不是完美的单轨输送装置，应注意导丝头端的运动。如果导管在推进过程中头端静止不动，则抽吸导管可能使导丝弯曲，形成卡点，并切开或穿通动脉。

抽吸导管拔出后，必须立即大量抽吸指引导管，因为抽吸导管可能会拖曳长丝状血栓的尾部，可能会使血栓脱离抽吸导管而栓塞

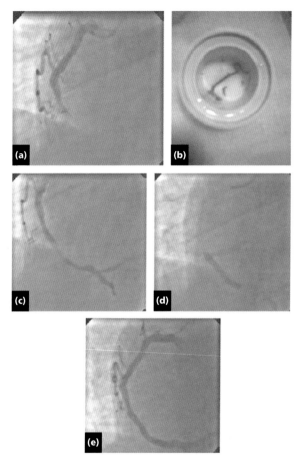

图 13.10　RCA 优势型的 STEMI 患者行血栓抽吸。(a) RCA 中段血栓性闭塞。(b) 在 Diver 导管首次通过后被吸出的血栓，在随后的抽吸时无明显的抽吸感。(c) 抽吸后血管造影发现。(d) 直接支架植入术。(e) 最终血管造影结果良好，有 TIMI 3 级血流，TMP 3 级，伴明显 ST 段回落。美国 Merrillville 卫理公会医院心导管实验室提供。

入指引导管内。

　　** 正确操作抽吸导管的方法　正确使用抽吸导管包括完全冲洗抽吸腔，然后在锁定端口的情况下将其推进至病变附近。一旦靠近病变部位，应将抽吸腔暴露于负压下，并在进入病变部位前确认血液是否回流。只要保持良好的流动性，在移除装置之前可以进行多次通过，这应该在连续抽吸的情况下进行。

*** **避免正向栓塞** 梗死相关血管远端的一个或多个分支可能会由于用力注射对比剂或球囊扩张或支架植入引起的血栓移位造成栓塞。这就是为什么在处理罪犯病变时必须轻柔且格外小心，以避免血栓脱出。应用更容易使用、更经济的手动抽吸血栓装置，可以有效减少慢血流现象，并增加手术结束时血流恢复正常的机会。如果有重要的远端分支发生栓塞，则应在栓塞的分支内放置另一根导丝。然后，可以通过前后移动球囊来仔细地扩张病变。如果前向血流形成，且可见明显病变，如果该分支供应心肌较为重要，则可进行额外的 PCI（图 13.11）。

*** **避免逆向栓塞** 在 PCI 过程中对 LAD 和 LCX 近端行血栓抽吸治疗时，巨大的血栓病变可能会被挤压至近端引起开口部分的闭塞，血栓斑块甚至可能附着在球囊或抽吸导管上，在回撤至导管时，可能引起非梗死相关血管的栓塞。较大的非梗死相关血管闭塞可能会立即引起严重的后果，如心搏骤停和严重的心源性休克。在注射对比剂之前，首先打开 Y 阀，回吸出血栓物质可使栓塞的发

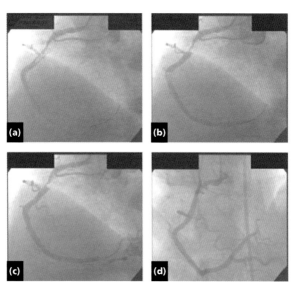

图 13.11 STEMI 伴心源性休克患者 RCA 近段巨大血栓引起的远段栓塞。在导丝通过后行 RCA 造影检查。（a）冠状动脉注对比剂开始时，发现近段有一个很大的血栓。（b，c）注射对比剂期间，大部分血栓脱落至 RCA 中段并停留在迂曲段。（d）直接支架植入术后，远端血栓行导管抽吸后，血管造影结果良好。

生率降低。处理 LAD 或 LCX 开口病变时，需要将导丝送入相邻的血管进行保护，以应对可能突然出现的需要介入治疗的问题（图 13.12）。

专用设备

血栓抽吸导管

　　并不是所有病变都能达到理想的血栓抽吸效果，特别是在涉及血栓负荷大的情况下，使用这种简单的血栓抽吸导管可以达成取栓、恢复血流的目的，但可能受到导管直径的限制。此外，与 STEMI 相关的血栓负荷（血栓主要是新鲜的，可能相对容易抽吸）相反，SVG 病例的血栓负荷复杂、庞大、与斑块相混合、成形较好且具有高度黏滞性。Heartrail "5 进 6" 导管腔直径为 0.059 英寸，Export Advance™ 导管直径为 0.040 英寸，Pronto® LP 导管内径为 0.056 英寸。根据 Poiseuille 定律，血流在 Heartrail 导管中的流速是 Export 导管的 3.2 倍，是 Pronto® LP 导管的 1.2 倍，这也解释了为什么应用 Heartrail 导管的血栓抽吸效果更好。在处理有巨大血栓负荷的病变时，Heartrail 导管具有更大的优势。而应用简单的血栓抽吸装置（如 X-Sizer™ 或 ThromCat）或水动力的血栓抽吸装置，如 AngioJet™，通常效果不佳且在某些大型研究中结果呈中性。一般的血栓抽吸装置需要 7 Fr 导管系统，而 Heartrail 系统只需要 6 Fr 导管系统[9]。

　　优势与局限性

　　血栓抽吸装置可将巨大血栓带入 LM，这是一个潜在的危及生命的并发症。在有巨大血栓负荷的左冠状动脉系统中应注意该并发症的发生。是否应该使用更大管径的导管（如 7 Fr），以减少导管回撤时血栓脱落的危险，这是一个值得考虑的问题。另一个重要问题是血栓抽吸的最佳方法，制造商的说明书中建议在将导管从目标血管中回撤装置时不要负压吸引，但许多介入医师在回撤装置时带有负压，以避免在取出装置时血栓脱落。此外，其他装置，如球囊，有可能将血栓带至 LM，而血栓抽吸装置的相对风险尚不清楚。血栓抽吸装置的其他潜在并发症包括卒中、空气栓塞、血栓远端栓塞、血管夹层和穿孔[10]。

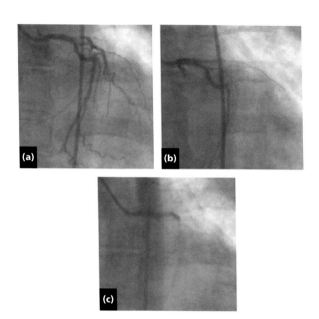

图 13.12　逆向血栓栓塞。（a）在 LAD 近段 PCI 期间，球囊血管成形术发现良性巨大血栓。（b）血栓病变在支架植入后被挤压至近端。（c）这导致 LCX 急性闭塞，引起心搏骤停。

病例报告

冠状动脉大血栓

　　冠状动脉造影显示，罪犯病变是 LMCA 次全闭塞，LAD 的 TIMI 血流为 1 级，充盈缺损并伴有血栓形成（TIMI 血栓分级 3 级）（图 13.13a）。Impella CP® 经左股动脉植入左心室支持装置治疗心源性休克。血栓抽吸是不成功的。未使用 AngioJet 血栓抽吸系统，由于病变靠近主动脉，有发生外周栓塞（包括卒中）和主动脉夹层的风险。最后，在 LMCA 和 LAD 尝试用 4 mm×20 mm Solitaire™ FR 血管重建装置取栓，但没有成功。第二次尝试使用 6 mm×30 mm 的 Solitaire FR 装置（图 13.13b），TIMI 血流等级为 3 级，血栓完全消失。

栓塞导致的 STEMI

　　具有血栓栓塞性梗死特征的血管造影表现包括：血管突然中断，附近没有明显的动脉粥样硬化斑块，以及缺乏侧支（图 13.14）。患

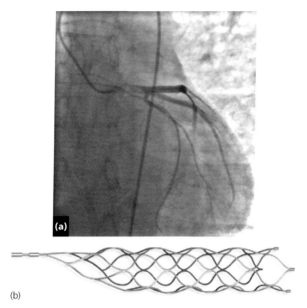

图 13.13　（a）冠状动脉造影显示 LMCA 大片放射性充盈缺损。（b）Solitaire^{TM} FR 血运重建装置。

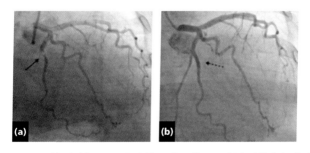

图 13.14　LCX 栓子引起 AMI。（a）第一分叉处 LCX 闭塞（箭头）。（b）多次抽吸后，血管造影显示下方血管（箭头）正常，无须进一步干预。

者有明显的栓塞原因（即人工瓣膜或 AF）[11]。

技巧和提示

支架植入术后慢血流或无复流　尽管 IRA 广泛通畅，但心外膜血流减少，称为慢血流（TIMI 2）或无复流（TIMI 0 或 1）现象，是远端微血管灌注受损所致。慢血流或无复流的机制可能是多样的，包括血栓-血管-斑块微血管栓塞随后的血小板激活、释放血管收缩剂[12]。如果遇到这类问题，在输注腺苷、尼可地尔、钙通道阻滞剂或硝普苷后，血流很可能会改善。

如果血流仍未恢复，微血管床可能发生堵塞（无复流），需要向远端注射血管扩张剂，如腺苷、硝普钠或尼卡地平。这可以通过抽吸装置在腔内完成，抽吸装置通常轻柔地前进到病变处，以避免触动血栓，然后在此处进行更精确和更有针对性的给药。如果这些方法都已用尽，但仍无法恢复血流，则可尝试使用 10 ~ 20 ml 注射器将血液抽吸并强制回流至冠状动脉，以尝试疏通微血管系统。这项技术应该是最后的手段，因为有远端空气 / 血栓栓塞的风险。

持续性血栓负荷

如果反复球囊血管成形术后出现持续性血栓，请检查导丝是否在血管腔内。如果不是因为导丝的原因，那么如果血栓很大，最好的处理方法是尝试使用 Angiojet 或 X-Sizer 设备抽吸血栓。较小的远端血栓可以用 Pronto 或 Export 导管抽吸。也有其他的取栓导管，如 Thrombuster。

任何残留的血栓都可以通过冠状动脉内重组组织纤溶酶原激活剂（r-tPA；5 mg 通过导管每 5 min 沿 LCA 向下推注）溶解。通常 50 mg 就足够了。如果血管内血栓清除且远端冠状动脉血流良好，应在接下来的 24 h 内继续静脉肝素（ACT > 200 s）。如果存在残余血栓或远端冠状动脉血流不理想，应给予阿昔单抗（冠状动脉内注射，然后静脉滴注 12 h）[13]。在亚洲的一些地区，阿昔单抗的使用频率低于替罗非班，替罗非班是一种糖蛋白 Ⅱ b/Ⅲ a 抑制剂。

心源性休克患者的 PCI 治疗

血管造影后，必须立即决定进行干预或考虑植入 LVAD。对于具有极高风险特征的患者，应考虑提前放置（干预之前）（框 13.4）。这些患者即使在血管开放后也有很高的休克风险。因此，在支持装置启动之前，不应尝试进行 LM 闭塞的急诊干预。

虽然这些支持设备有效性的证据是不一致的，但经皮 LVAD 可以提供必要的后备心输出量。有几种支持设备可用。每种设备都有其不同的优缺点（表 13.1），但都需要首先评估患者的股血管和髂血管。严重的外周疾病不适合快速球囊血管成形术，因此限制大多数设备的使用。如果条件允许，与主动脉内球囊反搏泵（IABP）、体外膜氧合（ECMO）或 TandemHeart® 相比，Impella CP 设备可以提供最快速、最可靠的平均心输出量。

框 13.4　术前植入支持设备的适应证

1. 左主干闭塞（或同等部位）

2. 心源性休克

3. 心搏骤停

4. 射血分数低的高级别冠状动脉疾病（＜ 35%）及 LVEDP 升高

表 13.1　经皮辅助装置比较

设备	心脏支持（L/min）	动脉插管大小	优势	缺点
IABP	0.5 ～ 1.0	7 ～ 8 Fr	快速放置	最小支持 结果数据不良
Impella	2.5 ～ 5.0	12 Fr（2.5） 14 Fr（4.0） 21 Fr（5.0）	快速放置 低而稳	多重禁忌证 费用高
Tandem Heart	2.0 ～ 5.0	15 ～ 19 Fr	室间隔缺损、主动脉瓣关闭不全	难以放置 费用高
ECMO	＞ 3.0	15 ～ 17 Fr	高输出支持	需要灌注团队 不脱离 LV

专用设备

Impella

　　通过主动脉瓣逆行插入的非脉动轴向流动系统，Impella 现在有两种 FDA 批准的配置：2.5（通过 12 Fr 鞘输出 2.5 L/min）和 CP（通过 14 Fr 鞘输出高达 4 L/min）（图 13.15）。除 IABP 禁忌证外，有左心室血栓或机械主动脉瓣时不应放置 Impella，室间隔缺损、二尖瓣反流或主动脉瓣严重狭窄时应谨慎考虑。放置时，应采用两条交叉缝合线进行股动脉切开术的"预缝合"，以降低患者因入路部位并发症而病情恶化甚至死亡的风险。尽管存在明显的血流动力学差异，但前瞻性试验并未显示 Impella 与 IABP 相比有改善，也未显示不良事件风险增加[14]。

体外膜氧合（ECMO）

　　ECMO 通过泵 / 氧合器循环静脉血提供完整的体外循环和心肺支持。该装置可同时提供低温治疗。由于 ECMO 的动脉管径较大，需要一个灌注团队，且成本高，ECMO 通常用于有难治性休克、持续 VT/VF 和氧合能力不足的 STEMI 病例。它可以用于纯氧合 [veno-venous（V-V）]，血流动力学支持 [veno-arterial（V-A）]，或附加氧合的血流动力学支持 [veno-arterive-venous（V-A-v）]。在缺乏前瞻性随机试验的情况下，注册数据表明，与历史对照组相比，早期使用 ECMO 的心源性休克 STEMI 患者的 30 天死亡率有所改善[15]。

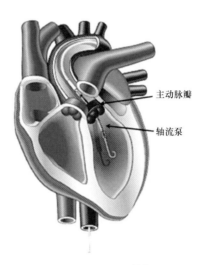

主动脉瓣

轴流泵

图 13.15　Impella 导管。

伴活动性出血的 STEMI 患者的 PCI 治疗

一般情况下，原则是如果可以通过机械手段（压迫或结扎动脉）止血成功，且患者可耐受 4 h 抗凝剂，且不会再出现过多出血，则进行 PCI。最有效的抗凝剂是普通肝素（UFH），因为它的半衰期很短，而且可以被鱼精蛋白逆转。

下肢骨折出血患者

一位患者在开车时发生了急性心肌梗死。患者的车失去了控制，撞上了迎面而来的车辆。患者腿部骨折，大出血。在急诊室，骨科医生放置了夹板，稳定了四肢，而没有做手术，因为患者目前考虑诊断 AMI。患者行股动脉造影检查以明确对比剂外溢是否因动脉系统损伤所致。由于四肢无动脉出血，患者在 UFH 和氯吡格雷（一种 P2Y12 抑制剂）的负荷下接受了 IRA PCI。在 IRA（RCA）PCI 术后，患者接受了腿部手术。目前，颅内、下消化道或食管静脉曲张出血是首次 PCI 的唯一禁忌证。

技巧和提示

　　** 如何判断出血患者何时会出现低血压？　股总静脉（CFV）的大小及其在咳嗽时的扩张可以用超声设备或任何带血管探头的超声心动图机器测量。探头指向的位置应该是最强的股动脉搏动。股总动脉（CFA）和 CFV 的超声平面是紧邻股浅动脉和股深动脉分叉的冠状平面。在体液状态正常的患者中，CFV 与 CFA 的大小相等（图 13.16a）。

　　当患者因出血或失血而脱水时，CFV 的大小小于 CFA（图 13.16b）。患者因消化道出血入院，出血部位烧灼后超声显示 CFV 大小正常。此后，血压不再下降。这项测试可以帮助预测血压的短期稳定性或不稳定性[16]。

消化道出血伴急性心肌梗死

　　一位患者因胸痛住进了急诊室。他在候诊室出现反复性 VF，并电击 7 次。病史中，家属提到患者入院前 3 天出现呕血现象。心电图显示 V2 ～ V6 的 ST 段抬高。将患者带到 CCL，并对其 LAD 近端进行球囊血管成形术。给予肝素（5000 IU）和阿司匹林（81 mg）。使用肝素的原因是，如果患者出血更多，抗凝作用可以逆转。比伐卢定可以减少出血，但如果需要逆转抗凝作用，它没有解药。由于未使用支架，因此未给予 P2Y12 抑制剂。手术成功的标准是经皮冠状动

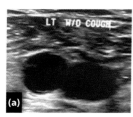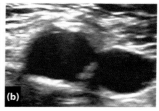

图 13.16　（a）左为股总动脉，右为股总静脉。没有咳嗽时，它们的大小是一样的。（b）在此图像中，股总静脉的大小小于股总动脉。这个患者因胃溃疡而出血。由美国 Merrillville 卫理公会医院心导管实验室提供。

脉腔内成形术（PTCA）后 IRA 具有 TIMI 3 级血流。患者第二天接受了胃镜检查，出院后情况稳定。

近期手术后发生急性心肌梗死

因癌症切除右肾后 4 h 内，患者出现 Ⅱ、Ⅲ、aVF 导联 ST 段抬高。患者被带到 CCL，用标准剂量的肝素以使 ACT 达到 250 ~ 300 s，然后对 RCA 进行球囊血管成形术。手术后未使用支架，也未使用肝素。由于肝素仅在短期内使用，手术部位出血不多，对手术结果无长期影响。如果患者接受了清洁和有限的手术，他们可以进行 DES 手术，因为近期手术后抗血小板治疗没有长期后遗症[17]。

并发脑卒中患者的 AMI

如果患者有缺血性卒中，他们可以给予短期抗凝治疗［UFH 或直接抗凝血酶（DTI）］和长期口服抗血小板药物，并与神经科医生的意见一致。然后患者可以接受 PCI 和支架植入。有两点需要注意：①抗凝治疗对缺血性卒中出血性转化的风险；②介入过程中主动脉弓部位的易栓动脉斑块可能会引起再次脑栓塞。患者需要有明确的 PCI 指征，家属和患者需要了解该手术的益处和风险。如果利大于弊，患者应该接受 PCI。

另一种选择是患者同时接受卒中和 STEMI 溶栓治疗，在加速输注（1 ~ 1.5 h）方案，体重 ≤ 67 kg 的患者给予 15 mg 静脉推注超过 1 ~ 2 min，然后 0.75 mg/kg 静脉输注超过 30 min（不超过 50 mg），然后 0.5 mg/kg 静脉输注超过 60 min（不超过 35 mg）。体重 > 67 kg 的患者（总剂量 100 mg 超过 1.5 h），在 1 ~ 2 min 内给予 15 mg 静脉推注，然后在接下来的 30 min 内给予 50 mg 静脉滴注，然后在接下来的 60 min 内给予剩余的 35 mg。

在 3 h 输注方案中，对于体重 < 65 kg 的患者，给予 0.075 mg/kg 静脉推注，持续 1 ~ 2 min，然后在第一个小时的剩余时间内给予 0.675 mg/kg，然后在接下来的 2 h 内给予 0.25 mg/kg 静脉输注。对于体重 ≥ 65 kg 的患者，给予（持续 3 h 总剂量 100 mg）：静脉推注 6 ~ 10 mg，1 ~ 2 min，在第一个小时的其余时间内注射 50 ~ 54 mg（即第一个小时包括推注 6 ~ 10 mg，滴注 60 mg），然后在接下来的 2 h 内注射 20 mg/h。

急性缺血性脑卒中患者，静脉给药 0.9 mg/kg，总剂量不超过

90 mg；第一次静脉注射超过 1 min，其余注射超过 60 min，给药总剂量的 10%。

近期脑卒中患者的急性心肌梗死

患者出现左侧面部下垂，磁共振成像显示急性右额顶叶梗死和右顶叶硬膜下血肿。他继续口服双重抗血小板治疗，反复的神经影像学研究证实血肿稳定。

住院第 14 天，患者出现急性下 ST 段抬高，并发完全心脏传导阻滞和低血压。患者被送至 CCL，并成功接受比伐卢定 PCI 治疗[18]。

接受华法林治疗的房颤（AF）患者（INR > 2）的 STEMI

华法林对血小板功能没有任何影响，因此 INR 达标的患者仍可能患有 STEMI。在 PCI 期间，患者可以像往常一样口服负荷和维持剂量的抗血小板药物，如阿司匹林或氯吡格雷。如果患者 INR 2 ～ 3，则不需要 UFH。如果 INR < 2，可给予患者 UFH（如在肺栓塞治疗方案中）。对于出血风险高的 STEMI 患者，可以通过经桡动脉途径安全地进行一次血管成形术。

病例报告

夹层压迫左主干的急性心肌梗死

1 例患者因 STEMI 入院，行冠状动脉造影。初始注射显示 LM 非常狭窄，LAD 和 LCX 处有对比剂残留，尽管压力曲线正常（无左室化）。这表明 LM 正在经历外部压缩。然后导管被撤回到左冠状窦，在那里更有力的注射显示急性主动脉夹层（AAD）与假腔压迫 LM。随后，再次使用左冠状动脉开口，更有力的注射显示典型的冠状动脉压迫图像，即狭窄完全消失，导致 LM 大开，管腔间歇性舒张衰竭。由于诊断为急性心肌梗死（AMI）是由 AAD 压迫主动脉引起的，因此直接进行主动脉支架植入术作为后续可能的主动脉手术的桥梁手术。支架植入后，瓣膜上动脉造影显示 Stanford A 型主动脉夹层。管腔大小随舒张和收缩期血流的变化而变化，形成"摆动管腔"的图像。在这种现象达到最大振幅的情况下，尽管主动脉水平的压力曲线完全正常，但舒张期冠状动脉血流中断将产生持续的对比充盈图像[19]。

先进和外来技术

自发性冠状动脉夹层致急性心肌梗死

自发性冠状动脉夹层（SCAD）好发于年轻和怀孕妇女，对 PCI 提出了一些特殊的挑战。由于血管壁内大小不一的血肿，腔内压迫可能是广泛的。最初和随后的选择性血管造影可能导致夹层恶化，因为对比剂注射增加假腔内的压力。在干预过程中，导丝很容易进入假腔，有延伸或外渗的风险。通过进入侧支，证实导线位于血管的真腔内[20]。

冠状动脉影像策略

冠状动脉腔内成像使用冠状动脉内超声（IVUS）或光学相干断层成像（OCT）可能有助于指导 PCI 治疗。这些技术可以解决诊断的不确定性，例如，当假腔没有对比剂显影时，可以根据解剖标志清楚地识别假腔的范围。IVUS 或 OCT 可以帮助确保在真腔内准确放置导丝，以及适当的支架直径、长度和最佳部署。球囊或支架植入的需要可以在影像学检查后重新考虑，因为广泛的支架植入存在侧支损伤、支架内再狭窄和支架断裂风险[21]。

患者管理

当出现大面积血肿，但管腔内没有撕裂的内膜片且血流呈正向流动时，应避免支架植入，因为在血管造影上明显的狭窄区域，支架植入可能会将压缩血肿血液直接移至支架近端或远端。因此，可能需要长段的支架植入来完全排除假腔，用 TIMI3 级血流将真腔恢复到正常大小。另一种替代策略是仅在解剖近端植入支架，或针对经 OCT 或 IVUS 确定的血肿进入点进行支架植入。其目的是"封闭撕裂口"，并允许剩余的假腔自发愈合，同时限制整体支架长度。然而，没有结果数据支持部分或"常规"完全支架植入策略。

血管重建并非没有困难。采用 PCI 时，血管的真腔可能很难进入导丝，特别是当夹层涉及 LM 或 RCA 的开口时。因此，PCI 策略可能最好限于那些有相对局限性夹层的患者，对于那些更广泛或多支血管受累者考虑 CABG。即使是冠状动脉搭桥手术本身也可能具有挑战性，因为患者可能非常不稳定，而且并不总是容易确定真正的血管腔。如果夹层涉及非常远端血管，手术可能不太有效[22]。

心肺复苏后 STEMI 患者的 PCI 治疗

心搏骤停患者心肺复苏成功后，12 导联心电图可能显示 STEMI 的证据。这类患者占 STEMI 人群的 5% ～ 10%。根据已发表的经验，紧急冠状动脉造影和一次 PCI 是可行、有效和安全的，院内存活率为 77%。值得注意的是，这些患者院内存活率的主要决定因素是复苏后脑损伤的程度。在自发性循环恢复后恢复意识的患者中，到出院的存活率与未发生心搏骤停的患者相当。相反，CCL 中仍处于昏迷状态的患者，存活率仅超过 50%，神经功能恢复良好的患者 < 30%[23]。

病例报告

急性心肌梗死伴大冠状动脉瘤

1 例患者有川崎病的病史且被诊断为 STEMI，术中显示血栓闭塞的动脉瘤位于 RCA。尝试用抽吸导管清除血栓，但仍存在较大的血栓负担。决定采用脉冲输液溶栓（PIT）导管（Hand PIT™）进行冠状动脉内溶栓，该导管设计为通过连接到手动泵的侧孔，可以间歇地将溶栓剂直接输送到血栓处。在通过 PIT 使用了总计 80 万 IU 剂量的 tPA 后，血栓已经消失。再辅助地完善简单球囊血管成形术后血流达到 TIMI 3 级。不使用冠状动脉支架，以避免贴壁不良和急性血栓性闭塞。患者在术后住院期间病情稳定，此后恢复顺利。该病例表明，PIT 可能是 STEMI 伴巨大冠状动脉瘤中大量血栓病例的有用策略[24]。

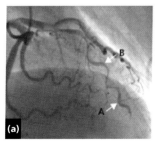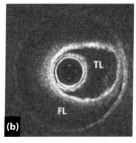

图 13.17 （a）冠状动脉造影提示 LAD 中段存在自发性夹层（箭头 A）；其近端范围估计在血管口径下降的位置处（箭头 B）。（b）OCT 图像同样显示存在夹层。真腔（TL）被假腔（FL）中大的壁内血肿压迫。转载自 Hoye[22]，经 The Journal of Invasive Cardiology 许可[22]。

两个冠状动脉主支近端同时闭塞的急性心肌梗死

在急性心肌梗死中，近端两支主要冠状动脉同时发生急性闭塞（ASOMC）是一个罕见的事件。当急性心肌梗死期间存在多于一条的闭塞动脉时，通常只有一条是急性闭塞，其他的是慢性闭塞。

是否存在侧支循环影响这些患者的症状和临床结果。没有心绞痛病史的患者尽管进行了有效的再灌注治疗，但仍可能死于泵衰竭。泵衰竭是由于缺乏从 RCA 到左冠状动脉系统的侧支循环。相比之下，有稳定型心绞痛病史的患者由于严重冠状动脉疾病和良好的 RCA 侧支循环，可以相对较好地治疗。对于后者，梗死后左室射血分数（LVEF）正常的发生率高于无明显侧支循环的患者[25]。

病例报告

血运重建后左主干的 PCI

在一份病例报告中，一名已知有马方综合征和复杂主动脉手术既往史的患者出现胸痛和胸前导联广泛 ST 段抬高。过去，由于主动脉瘤，患者接受了 Bentall 手术，主要涉及用复合 Dacron 管移植物完全置换和隔绝升主动脉，并植入人工主动脉瓣。然后将冠状动脉重新植入主动脉管移植物的侧面。由于主动脉移植物中的动脉瘤变化，患者接受了第二次手术，包括用 28 mm 管移植物重新置换升主动脉，修复主动脉窦前和左后外侧，使用经典 Bentall 技术重新植入 RCA，并使用 10 mm Dacron 移植物替换左主干开口，包括通过以边对边吻合的方式插入 8 ～ 10 mm 直径的 Dacron 管移植物（Cabrol）达到原冠状动脉开口与主动脉管移植物（Bentall）的吻合。在 AMI 的 PCI 期间，主动脉根部血管造影显示 RCA 较通常位置升高，Cabrol 移植物位置向上外侧升高。一根标准（JR-4）诊断导管成功插入 RCA，血管造影显示无异常。Cabrol 移植物的造影提示与 Cabrol 移植物吻合的 LM 口处 90% 重度狭窄。使用 JR-4 导管进入 Cabrol 移植物。送一根 0.014 英寸 300 cm 长支撑导丝到达 LAD 远端后，成功植入 LM 支架[26]。

参考文献

1. Gibson CM. Has my patient achieved adequate myocardial reperfusion? *Circulation* 2003;**108**:504–7.

2. Antman EM, Anbe DT, Armstrong PW, et al. ACC/AHA guidelines for the management of patients with ST-elevation myocardial infarction – executive summary: a report of the American College of Cardiology/American Heart Association Task Force on Practice Guidelines (Writing Committee to Revise the 1999 Guidelines for the Management of Patients With Acute Myocardial Infarction). *Circulation* 2004;**110**:588–636.

3. Lee KL, Woodlief LH, Topol EJ, et al. Predictors of 30-day mortality in the era of reperfusion for acute myocardial infarction. Results from an international trial of 41 021 patients. *Circulation* 1995;**91**:1659–68.

4. Sakurai H, Saburi Y, Matsubara K, et al. A pitfall in the diagnosis of LMC obstruction due to aortic dissection. *J Invasive Cardiol* 1998;**10**:545–6.

5. Gibson CM, Cannon CP, Daley WL, et al. TIMI frame count. A quantitative method of assessing coronary artery flow. *Circulation* 1996;**93**:879–88.

6. Gershlick AH, Stephens-Lloyd A, Hughes S, et al. Rescue angioplasty after failed thrombolytic therapy for acute myocardial infarction. *N Engl J Med* 2005;**353**:2758–68.

7. Moreno R, Alcocer A, Hernandez-Antolin R, et al. Isolated right ventricular infarction: PCI in three different types of clinical presentation. *J Invasive Cardiol* 2004;**16**:393–6.

8. Brodie BR, VerSteeg DS, Brodie MM, et al. Poor long-term patient and graft survival after primary percutaneous coronary intervention for acute myocardial infarction due to saphenous vein graft occlusion. *Catheter Cardiovasc Interv* 2005;**65**:504–9.

9. Hadi HM, Fraser DG, Mamas MA. Novel use of the Heartrail catheter as a thrombectomy device. *J Invasive Cardiol* 2011;**23**:35–40.

10. Alazzoni A, Velianou J, Jolly SS. Left main thrombus as a complication of thrombectomy during primary percutaneous coronary intervention. *J Invasive Cardiol* 2011;**23**:E9–11.

11. Huang AL, Murphy JC, Shaw E, et al. Routine aspiration thrombectomy improves the diagnosis and management of embolic myocardial infarction. *Catheter Cardiovasc Interv* 2016;**87**:642–7.

12. Noc M, Matetzky S, Domingo M, et al. Frequency of incomplete reperfusion in patients with acute myocardial infarction undergoing primary angioplasty. *Am J Cardiol* 2002;**90**:316–18.

13. Paolillo V, Gastaldo D. Intracoronary coagulative nightmare during recanalization of a recent total occlusion of the left anterior descending artery. *J Invasive Cardiol* 2004;**16**:72–5.

14. Ouweneel DM, Eriksen E, Sjauw KD, et al. Percutaneous mechanical circulatory support versus intra-aortic balloon pump in cardiogenic shock after acute myocardial infarction. *J Am Coll Cardiol* 2017;**69**:278–87.

15. Paden ML, Conrad SA, Rycus PT, Thiagarajan RR; ELSO Registry. Extracorporeal Life Support Organization Registry Report 2012. ASAIO J 2013;**59**:202–10.

16. Nguyen T, Lanh NV, Viet VM, et al. Advanced strategies in the diagnosis and treatment of patients with coronary artery disease and heart failure: when heart failure causes ischemia and angiotensin converting enzyme inhibitor and betablockers helps in diuresis. *Curr Pharm Des* 2018;**24**:511–16.

17. Berger PB, Bellot V, Bell MR, et al. An immediate invasive strategy for the treatment of acute myocardial infarction early after noncardiac surgery. *Am J Cardiol* 2001;**87**:1100–2, a6, a9.

18. Giugliano GR, Sivalingam SK. Bivalirudin use during PCI for stent thrombosis in a patient with subacute intracranial hemorrhage. *J Invasive Cardiol* 2009;**21**:136–8.

19. Cardozo C, Riadh R, Mazen M. Acute myocardial infarction due to left main compression aortic dissection treated by direct stenting. *J Invasive Cardiol* 2004;**16**:89–91.
20. Arnold JR, West NE, van Gaal WJ, et al. The role of intravascular ultrasound in the management of spontaneous coronary artery dissection. *Cardiovasc Ultrasound* 2008;**6**:24.
21. Adlam D, Cuculi F, Lim C, Banning A. Management of spontaneous coronary artery dissection in the primary percutaneous coronary intervention era. *J Invasive Cardiol* 2010;**22**:549–53.
22. Hoye A. Spontaneous coronary artery dissection: time for a concerted effort to better understand this rare condition. *J Invasive Cardiol* 2010;**22**:229–30.
23. Gorjup V, Radsel P, Kocjancic ST, et al. Acute ST-elevation myocardial infarction after successful cardiopulmonary resuscitation. *Resuscitation* 2007;**72**:379–85.
24. Inaba S, Higaki T, Nagashima M, et al. Successful revascularization by pulse infusion thrombolysis in a patient with Kawasaki disease combined with acute myocardial infarction. *JACC Cardiovasc Interv* 2010;**3**:1091–2.
25. Maagh P, Wickenbrock I, Schrage MO, et al. Acute simultaneous proximal occlusion of two major coronary arteries in acute myocardial infarction: successful treatment with percutaneous coronary intervention. *J Interv Cardiol* 2008;**21**:483–92.
26. Hussain F, Ducas J, Gosai T. Emergent percutaneous intervention with a drug-eluting stent of a cabrol graft-to-left main anastomosis during a non-ST-elevation infarction in a patient with Marfan's syndrome. *J Invasive Cardiol* 2006;**18**:E250–2.

第 14 章
冠状动脉搭桥术后患者的干预

Faisal Latif，Timir Paul，Thach N. Nguyen，Xu Bo，and Runlin Gao

郭自同　张蓉　李德洋　译　郭永忠　审校

---

* 基础；** 高级；*** 罕见的、奇特的或具有研究性质的
$，额外花费＜ 100.00 美元；$$，额外花费＞ 100.00 美元
🕙，额外花时间＜ 10 min；🕙🕙，额外花时间＞ 10 min
🩸，并发症风险低；🩸🩸，并发症风险高

挑战

　　冠状动脉搭桥术（CABG）后再次出现心肌缺血的患者往往病变分布多样化：隐静脉桥血管（SVG）、自身动脉、乳内动脉桥血管（IMA）、桡动脉桥血管、胃网膜动脉桥血管或锁骨下动脉近端。经皮冠状动脉介入治疗（PCI）的策略取决于血管的类型（自体动脉、动脉或 SVG）、病变血管的位置（开口、主体或吻合部位）以及桥血管的退行性程度[1]。表 14.1 列出了 SVG 经皮冠状动脉介入治疗期间遇到的临床和技术问题。

表 14.1 **SVG PCI 的临床及技术问题**

问题	处理措施	不良预后
弥漫性病变	长支架	再狭窄率高
血栓	血栓抽吸	远端栓塞
SVG 退化	远端保护	远端栓塞
再狭窄	使用 DES	再狭窄率高
逆向栓塞	——	脑血管意外，SVG 开口病变致远端器官栓塞

术后极早期缺血（＜1 个月）

手术后数小时或数天内缺血的最常见原因是急性静脉桥血管血栓形成（60%）。其他原因包括不完全血运重建（10%）、桥血管扭结、缝合部位远端的局限性狭窄、病变血管近端及远端的局限狭窄、痉挛或损伤，桥血管缝合导致的动静脉（AV）瘘，或搭错血管。

术后早期缺血（1 个月至 1 年）

术后 1 个月至 1 年期间再发性心绞痛最常见的原因是吻合口周围狭窄、桥血管闭塞或纤维内膜增生导致的任何部位的原发性 SVG 狭窄。术后约 3 个月心绞痛复发高度提示桥血管远端病变，在大多数情况下，应进行造影评估，必要时 PCI 治疗。

术后晚期缺血（术后 3 年）

在此阶段，缺血的最常见原因是 SVG 中新的动脉粥样硬化斑块的形成。然而，这些斑块具有较少的纤维胶原组织和钙化，因此它们更柔软、更易碎、尺寸更大，并且经常与血栓相关。

敏捷思维

患者选择

PCI 为搭桥术后患者提供了一种微创血运重建替代方案，特别是合并其他疾病（肺和肾衰竭、高龄、恶性肿瘤）以及再手术的潜在并发症（IMA 移植物损伤、胸骨裂开）而不适合再次手术的患者。其他可以接受 PCI 且风险可接受的患者包括动脉桥血管通畅且移植物可能因再次手术而受到危害的患者、产生症状的缺血面积相对较小以及没有动脉桥或静脉桥可以使用的患者。左前降支（LAD）病变情况及其桥血管通畅情况影响手术策略的选择，因为其对长期结局有影响，并且对非 LAD 缺血进行反复介入治疗缺乏生存获益的证据。左乳内动脉（LIMA）至 LAD 的通畅提高了安全性，因此有利于在右冠状动脉（RCA）或左回旋支（LCX）病变的介入治疗。因此，选择 PCI 治疗时，需要和再次冠状动脉搭桥治疗及药物保守治疗进行比较，认真评估手术的成功率、并发症，以及长期的有效性和安全性。

外科再次血运重建的适应证

对于 LAD 静脉桥血管的严重狭窄，经常建议再次手术。多支血管受累、LAD 无通畅桥血管、少量通畅桥血管、严重静脉桥血管病变和左室射血分数（LVEF）降低往往推荐再次 CABG（框 14.1）[1]。在过去，PCI 不适用于弥漫冠状动脉粥样硬化病变或充满血栓的桥血管病变。随着远端栓塞保护装置（EPD）的出现，这些病变的 PCI 获得了更安全的结局。

框 14.1　影响搭桥术后患者血运重建策略的解剖因素

倾向于 PCI

动脉桥血管通畅（特别是 LAD 动脉桥血管通畅）或 2 个以上动脉桥血管通畅

1 ～ 3 个病变

桥血管缺乏

左心室基本正常

外科入路困难

后侧靶血管

放疗、感染或心包炎导致的纵隔瘢痕

胸骨切开后使用闭合器未愈合

未来需要心脏手术治疗

原位假瓣膜

轻度至中度主动脉瓣或二尖瓣疾病

倾向于 CABG

SVG 到 LAD 受累

射血分数：25% ～ 35%

3 支以上病变

多个 SVG 病变

可用的动脉桥血管

自体冠状动脉介入治疗

搭桥术后一年，患者开始在桥血管中形成新的动脉粥样硬化斑块或在自体冠状动脉中出现动脉粥样硬化进展。如果可能的话，自体冠状动脉病变应首先进行干预，因为其再狭窄率较低。CABG 后患者自体血管部位的治疗方法包括通过静脉或动脉桥血管治疗受保护的左主干疾病、慢性完全闭塞（CTO）或远端自体动脉病变。

静脉桥血管介入治疗

冠脉搭桥术后 1～3 年左右，患者的 SVG 开始出现动脉粥样硬化斑块；3 年后，这些斑块进展迅速。在早期阶段，扩张远端吻合部位并发症较少，长期通畅率良好（80%～90%）。扩张静脉桥血管近段及中段病变，成功率可达 90%，且死亡率（1%）、围手术期心肌梗死（MI）和重复 CABG（2%）的发生率较低。围手术期 MI 发生率为 13%。CABG 后的时间是再狭窄的重要因素，病变的位置也是如此。

策略规划

当评价 SVG 病变以进行介入治疗时，术者必须考虑远端动脉粥样硬化栓塞的可能后果，因为整个病变和伴随的血栓可能破碎、移位和栓塞。如果远端 EPD 可降低严重动脉粥样硬化栓塞的风险，并且解剖结构适合放置远端 EPD，则如果自体血管存在 CTO 或美国心脏病学会（ACC）C 型病变（严重迂曲或严重钙化病变），则应使用远端 EPD 进行 PCI[1]。2011 年 ACC/AHA 指南给出了在技术上可行的情况下在静脉桥血管介入期间使用 EPD 的 I 类适应证[2]。最近一项纳入 52 893 例患者的 Meta 分析表明，SVG 介入治疗期间常规使用 EPD 与全因死亡率、重大晚期心血管事件、MI 或靶血管血运重建的降低无关。在当代真实世界实践中，EPD 的常规使用并未显示出任何明显的益处[3]。基于这些结果，2018 年欧洲心肌血运重建指南将 SVG 介入中 EPD 的使用降级为 IIa 类[4]。在此决定中还必须考虑相对较高的后续冠状动脉事件发生率和再狭窄可能性。

主动脉开口病变的介入治疗

PCI治疗静脉桥血管主动脉口部病变技术上没有区别。然而，由于主动脉口部病变纤维化严重、钙化和痉挛的发生率较高，问题就出现了，是先减瘤后再进行支架植入术，还是仅支架植入术。切割球囊通常就足够了，并且应该是第一步操作。然而，在顽固性钙化病变中，可以使用旋磨术（RA）。由于大多数SVG的迂曲性，使用RA时需要格外小心。在报告的病例中，将指引导管插入血管深处，因此RA磨头不必通过迂曲节段，并获得了成功结果[5]。大体积主动脉口病变PCI期间的技术问题是正向和逆向栓塞。

退化SVG的干预

体积较大或伴有血栓的病变被认为是高风险的。并发症包括远端栓塞、无复流、急性闭塞和穿孔。因此，由于远端栓塞会导致非Q波型心肌梗死并增加长期死亡率，因此设计了诸如机械取栓和远端保护等预防措施（表14.2）。在弥漫性退化的桥血管病变中，可以使用"点"支架替代长段支架，这可能导致更高程度的远端栓塞。在SVG穿孔的情况下，由于桥血管的心外段和广泛的心包切开术后纤维形成，心脏压塞是罕见的。然而，心包粘连引起局限性心脏压塞。可能发生，导致低血压。此外，还报告了纵隔出血或右心房穿孔[6]。

表14.2 远端保护装置的优缺点	
优势	**缺点**
球囊封堵装置	
易于使用	无前向血流
能够抽吸大的和微小的颗粒	球囊导致的损伤
可准确收集碎屑	不像PTCA导线那样具有很好的操控性
间断阻塞有很好的耐受性	操作过程中难以成像
	PCI操作过程中球囊能够移动
远端血栓滤过装置	
保留前向血流	不能去除所有的碎屑
手术过程中能够全程使用对比剂成像	很难评估去除碎屑的效果
	滤器容易凝血
	滤器放置前推送导管可引起栓塞
	不能间断除去血栓以缓解血栓超负荷
	取出时滤器可能被钩在支架上

SVG 的介入治疗

通常，在寻找桥血管的落脚点时，左侧桥血管的落脚点越靠后，则他们在主动脉中的位置就越高。最顶部的桥血管通常到达 LCX 远端，最低到达 LAD。大多数左侧的桥血管从主动脉发出并向头部走行。右冠桥血管通常指向升主动脉的末端和右侧[1]。

策略规划

如果在 SVG 的动脉粥样硬化段植入一个较小的支架，那么以后如果想要将一个大球囊通过此支架送入远端，将有导致支架内栓塞的风险。由于斑块较多，植入过大的支架将会挤压斑块导致远端栓塞，因此支架植入后不建议进行积极的后扩张。支架的长度应大于病变的测量长度。其原因是，由于释放支架的压力，斑块内较软的物质将被挤压至远端并重新排列。当预计植入多个支架，需先植入远端支架，然后再植入近端支架。这种方法避免了第二个支架与第一个支架的交叉。然而，如果近端存在重度狭窄，支架穿过狭窄处时产生的碎片可导致远端栓塞。近端重度狭窄病变会导致流至远端血管的对比剂减少，从而影响远端支架定位及植入。每一种策略（首先在远端或近端病变处植入支架）的风险和收益应在开始选择路径之前进行评估。

技巧和提示

　　** 左侧桥血管的指引导管　JR 或 LCB 或 Hockeystick 指引导管在桥血管（LAD 和对角支）中使用更高效。AL 或 LCB 指引导管适用于 LCX 桥血管。在右前斜位（RAO）视图中，将指引导管推进至升主动脉处，然后顺时针旋转指引导管，轻轻回撤，使指引导管头端对准开口，这是实现指引导管同轴的最佳方法。当指引导管的头端与开口同轴时，指引导管就会被推进以获得最佳支撑力（图 14.1）。

　　** 右侧桥血管的指引导管　多功能（MP）指引导管通常可以为右冠静脉桥血管提供良好的支撑力。多功能指引导管最好采用逆时针旋转。操作必须谨慎，多功能指引导管不能深插至桥血管中，特别是存在开口病变的情况下。对于从主动脉外曲线走行的桥血管（通常是到 RCA 的桥血管），JR 指引导管是提供良好同轴性的最佳选择。通过将指引导管推进到主动脉，同时顺时针旋转以使其头端向右，在 LAO 投影或外曲面处，实现指引导管进入开口；然后慢慢

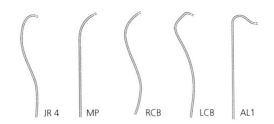

图 14.1 桥血管的指引导管。右冠状动脉桥血管：JR 4，多功能（MP），右冠状动脉桥血管（RCB）导管。对于 LCX/ 钝缘支：JR 4，左冠状动脉桥血管（LCB），或左 Amplatz（AL）1 指引导管。对于 LAD：JR 4，LCB 或 AL 1。左乳内动脉：JR 4 或左乳内动脉（LIMA）指引导管。

逆时针旋转，使其头端向下与桥血管同轴。右旁路移植物指向尾部；改良的 AR 指引导管将头端向下插入桥血管的开口。如果主动脉相对较大，多功能指引导管或 JR 指引导管很难到达位置与桥血管同轴，但在这种情况下，AL 指引导管可能很容易就可以到达同轴位置。

* **静脉桥血管球囊血管成形术**　预扩球囊尺寸通常与桥血管尺寸呈 1 : 1，对于初次预扩效果不理想或支架内再狭窄的病例，可选用尺寸略大的球囊。较长的球囊（30 ~ 40 mm）常用于狭窄较重的长病变或伴有血栓的病变。静脉桥血管纤维化病变往往需要更高的扩张压力（> 12 atm）。

** **静脉桥血管支架植入**　静脉桥血管具有高度的弹性回缩，支架植入可以克服这种回缩。冠脉开口静脉桥血管病变最常可以通过植入支架来治疗（图 14.2）。非扩张的冠脉开口病变或远端吻合口病变已经可以较成熟的使用旋磨术进行处理，然后植入 DES 支架治疗[5]。

> **注意事项**
> **PCI 过程中支架不匹配或发生支架移位的风险**
> 　　在吻合口介入的问题包括：动脉弯曲段的近端和远端，病变近端和远端的血管直径存在差异，静脉桥血管与自身血管尺寸不匹配，静脉桥血管与自身血管的角度等。如果在吻合口处放置支架，支架近端部分可以更大，因此支架可以形成漏斗状，并且更容易向后移位。球囊的大小应选择与桥血管落脚点处自身血管大小一致[1]。

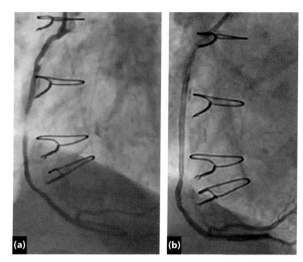

图 14.2 （a）支架植入术前隐静脉桥血管至右冠状动脉。（b）直接支架植入术后隐静脉桥血管至右冠状动脉。

动脉桥血管 PCI

在自身动脉或动脉桥血管行球囊扩张血管成形术和支架植入术是可行的。在乳内动脉 PCI 中，当存在血管扭曲时需要一根亲水性可操作导丝。必须注意的是，确保通过短的导管（90 cm）将加长的球囊导管（145 cm）送到病变远端，或者短的指引导管配合使用小一号的短鞘。

技巧和提示

** LIMA 插管　在许多情况下，JR 指引导管更容易接触到锁骨下动脉，因为其第一弯曲的曲度没有那么大。首先建议行左锁骨下动脉造影术（RAO 或 PA）。然后用 0.038 英寸导丝将 JR 指引导管替换为 LIMA 指引导管。LIMA 指引导管通常为后前（AP）视图，患者的手臂放在旁边。通过调整指引导管以获得选择性锁骨下动脉造影，无论是否送入导丝。然后轻轻回撤指引导管，逆时针旋转，使指引导管头端指向上方，直到指引导管或指引导管头端进入锁骨下原点。亲水导丝可促进通过弯曲的锁骨下。然后导丝可以通过推进到乳内动脉的起始点以外，乳内动脉的起始点通常位于甲状腺颈干的下方和椎动脉的远端。注射少量对比剂，轻轻回撤指引导管，就可以确定开口的位置。轻轻逆时针方向的旋转指引导管的头端，并使其选择性进入血管。如果很难看到开口，LAO 60°或RAO 45°投影将主动脉弓拉长，可以很好地显示乳内动脉的起源，从而可以精确地操控指引导管头端。

同侧桡动脉入路 如果IMA的起始部或近端走行方向为垂直向下或向内，则使用桡动脉入路可以到达LIMA或RIMA口。如果IMA起源于左锁骨下动脉的垂直支而不是水平支，则股动脉入路效果更佳。

*** 导丝辅助IMA指引导管到位 如果IMA指引导管无法成功到位，那么可以使用亲水性好或非常易于操控的0.014英寸软导丝帮助IMA指引导管到位。然后这根导丝为指引导管提供了到位的轨道。这在RIMA指引导管更常见。IMA指引导管到位时需要动作轻柔，因为IMA指引导管很容易发生血管痉挛和夹层。通常可在冠状动脉内给予硝酸甘油或维拉帕米。如果锁骨下动脉非常弯曲，可以通过同侧桡动脉入路插入指引导管。

*** 使用猪尾导管到位RIMA 在使用标准的IMA导管从股动脉入路和肱动脉入路进入非常弯曲的右锁骨下动脉失败后，我们尝试了一种新的猪尾导管。一根5 Fr的猪尾导管被放置到RIMA开口的远端，一根长0.014英寸的冠状动脉导丝通过指引导管送入。导管向远端移动的越多，猪尾导管的环就越直。通过这种操作方法，在LAO 50°视角，可以调整导管的弯曲角度，以选择性地插入右乳内动脉口。导丝通过狭窄病变至血管远端，然后将猪尾导管更换为PCI时的RIMA导管。这种技术，在5 Fr的猪尾导管中使用冠状导线，允许导管的头端根据具体的冠脉解剖结构进行塑性[7]。

***LIMA指引导管 VB-1指引导管是作为猪尾导管的改进版而开发的。造影导管的形状类似于一个标准猪尾导管的近2/3的曲线。在使用VB-1导管时，正确的技术是很重要的。进入左锁骨下动脉后，通常使用JR导管，长度175 cm，0.035英寸的导丝置于远超LIMA起点的位置，用于交换VB-1导管。取下导丝，按常规方式冲洗导管。VB-1导管远端头端的弯曲使其可以向下引导。导管缓慢地向IMA开口回撤，将使导管头端被动地插入乳内动脉，由于其灵活的设计，导管头端在IMA近端具有典型的同轴位置。如果LIMA起源于锁骨下动脉的前方，轻轻逆时针旋转，同时回撤导管，使其头

端向前朝向乳内动脉的开口，再次实现导管在血管中的同轴位置[8]。

挑战

LIMA 桥血管 PCI

在乳内动脉尝试进行 PCI 通常具有四大技术挑战。第一，可能难以通过乳内动脉；第二，乳内动脉桥血管可能比较长，但介入导丝等器械可能不够长，无法到达靶病变；第三，乳内动脉桥血管常常存在明显的弯曲，可能使得导丝通过比较困难；第四，导丝通过后，乳内动脉的正向血流可能消失[9]。在手术前需了解 LAD 原位血管是否存在严重狭窄或慢性闭塞病变，因为在左乳内动脉狭窄的情况下，LAD 原位血将可能成为 PCI 的靶标。

第一个挑战，即指引导管进入乳内动脉，可以通过使用各种指引导管（如左乳内动脉导管或 JR 4.0），有时也可通过导丝进入乳内动脉建立轨道，再将指引导管沿导丝送入乳内动脉开口。此外，可以使用造影导管至乳内动脉开口，并在乳内动脉中送入一根 0.014 英寸长的交换导丝至左乳内动脉，然后将造影导管更换为指引导管，如果其他方法都失败了，可采用同侧桡动脉或肱动脉入路，以使得导管进入乳内动脉[9]。

第二个挑战，使用较短的指引导管，或使用长球囊或长支架，可帮助具有较长乳内动脉桥血管者到达靶病变[9]。

第三个挑战，即导丝难以通过乳内动脉，可以通过使用亲水、聚合物保护套或无过渡金属导丝、柔性微导管（如 Transit、Prowler、Progreat、Finecross®、Renegade™），或可偏转头端导管（如 Venture™ 导管）来解决，尽管后者有一个僵硬的轴，并可能会导致假性病变[9]。

第四个挑战，即导丝通过后正向血流停止是难以克服的。尽管导丝通过后正向乳内动脉血流停止通常是由血管扭曲和假性损伤造成的，也可能是由夹层造成的。如果没有可用于球囊或支架定位的标志，可以移除柔性微导管上的金属丝，以最小化左乳内动脉顺行，并恢复正向血流以达到可视化。

技巧和提示

** 使用双指引导管技术 需建立第二个动脉通路，并使用第二根指引导管连接原位血管或桥血管。第二根指引导管既可用于输送球囊及支架，又可用于血管造影。双指引导管技术也有局限性。首先，要求原位血管不仅受乳内动脉供血，还受其他另一支供血。如果靶血管仅受乳内动脉供血，那么如果患者出现乳内动脉闭塞并出现心绞痛、心电图改变或血流动力学不稳定，则可能需要立即撤出导丝。在这些情况下，另一种解决方案是对原位冠状动脉 CTO 进行正向 PCI，使用左乳内动脉推注造影剂以帮助指导和验证导丝是否在真腔[10]。

*** 如何克服弯曲左乳内动脉中假性病变的问题　对左乳内动脉桥血管的病变进行介入治疗时，导丝可导致假性病变。当左乳内动脉没有血流时，造影评估介入效果很困难。通过使用软杆的输送导管交换导引导丝，一旦输送导管到位，可以拔出导引导丝，左乳内动脉恢复正常的弯曲形态，可解决血管折叠问题。通过输送导管可注射对比剂显影（输送导管在左乳内动脉到位，可用于输送导丝的通路），显示整个左乳内动脉，可造影评估干预病变的位置[9]。

操作要点

乳内动脉介入

1. 如果两臂之间的血压差 ≥ 20 mmHg，对即将进行冠状动脉搭桥术的患者进行锁骨下动脉造影或乳内动脉检查。
2. 冠状动脉搭桥术后心绞痛患者需行锁骨下动脉的血管造影。
3. 在评估左乳内动脉时，有时 90° 侧位体位可能是唯一能充分显示远端吻合处的体位。
4. 对左乳内动脉进行干预时，应注意血管痉挛和假性狭窄。
5. 观察左乳内动脉导管深插问题。密切观察压力曲线。如果不确定造影导管的位置，请不要将对比剂注射到左乳内动脉中。深插造影导管可引起夹层。

远端栓塞的治疗与预防

远端栓塞保护装置

远端滤器保护装置比闭塞球囊有明显的优势，因为在 SVG 支架植入过程中远端冠状动脉流量不会受到影响，而且在技术上使用难度较小。然而，也有一些缺点。首先，较小的动脉粥样硬化碎片可以通过滤器。此外，该滤器可能不能完全封闭远端冠状动脉血管，导致大量碎片进入远端冠状动脉血管床。由于滤器直径较大，滤器通过病变可能是困难的或不可能的。使用小球囊预扩张本身就将导致远端栓塞。它还需要从病变部位找到一个合适的着陆区域，以便在 SVG 远端部署滤器，这个着陆区域既不应该太小，也不应该太大（图 14.3）。在非常远端的病变中，由于着陆区不足，滤器的放置是不可行的。最后，滤器在手术后或过程中可能被困在支架内，这可能会导致明显的夹层、支架卷曲、穿孔，并需要紧急进行冠状动脉搭桥以取出支架[11]。

近端栓塞保护装置

近端阻塞装置也被用来防止无复流现象。在这个系统中，SVG 的血流完全停止，这是通过对病变近端球囊的扩张实现的。得到一个静态对比图，然后，支架可以释放。支架释放后，该设备允许在 PCI 术后或病变支架植入后，在近端球囊充气恢复血流之前，完全吸入各种大小的颗粒[11]。

优势和局限性　使用近端阻塞装置的优点之一是不需要笨重的装置穿过病变。此外，使用近端保护装置可以很容易地治疗病变远端很差的情况。这种装置的主要缺点与远端阻塞装置相似，在远端阻塞装置中冠状动脉血流完全停止，从而导致缺血和血流动力学不稳定。此外，该系统技术难度大，成本高，需要更大的 8 Fr 鞘。最后，该设备不能治疗开口或近端病变[11]。

延长导管在血栓抽吸中的应用

GuideLiner® 或 GuideZilla™ 可以进一步推进到存在大血栓的 SVG 中[12]。一个大的注射器连接到 Tuohy-Borst 适配器上，在 SVG 内推进或拉回导管的同时进行抽吸。在将延长导管从指引导管上取下的同时，应继续抽吸，同时应允许延长导管"回血"，以确保所有

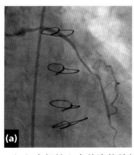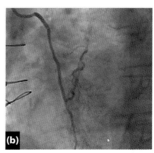

图 14.3　（a）支架植入术前隐静脉桥血管至钝缘支。分支太小，栓塞保护装置无法通过。（b）患者行支架植入术，无任何问题。

血栓都被回抽，然后再进行进一步的 PCI。

技巧和提示

　　** 远端过滤装置无复流　在 SVG 的 PCI 过程中，远端过滤装置可能会被血栓和其他动脉粥样硬化物质覆盖，远端血流可消失。在 SVG 病变的预扩张血管成形术后，重复的血管造影可能显示过滤装置处的对比剂没有回流。上述现象往往被认为是远端栓塞。因此应间断抽吸，以减轻滤网的负荷。抽出导管的注射器应充满盐水，通过注射盐水来搅动滤网中的各种物质，然后真空抽吸（图 14.4）。

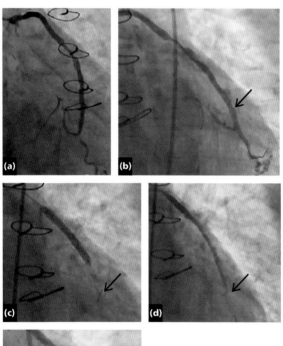

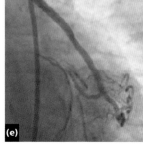

图 14.4　（a）支架植入术前退化的隐静脉桥血管至钝缘支。（b）FilterWire 在远端部署（箭头）。（c）中段放置支架，远端可见 FilterWire。（d）支架释放后，FilterWire 起始处出现缓慢流动（箭头）。这是因为过滤装置里充满了碎片。（e）将碎屑从滤网中吸出并拆除 FilterWire 后，流量恢复。

　　** 简易远端保护装置　在没有专用远端 EPD 的实验室中，可以考虑使用 OTW 球囊（例如 ACE™ 球囊）送至病变远端。扩张球囊以阻塞血流并进行血管成形术。确保患者能够耐受球囊扩张引起的局部缺血。血管成形术后，推进带有许多侧孔的大型输送导管，并从远端血管中抽吸碎片[13]。这种策略不能应用于 PCI 支架植入术，因为如果在支架植入前不取出球囊，球囊会被困住。在进行 PCI 之前对远端球囊进行定位和扩张之后，将造影剂注射到管腔中以标记球囊的位置，其近端应该在要扩张的病变周围。在行 PCI 时，如果远端对比剂不动，且对比剂未向远端原生血管渗透，术者可确保球囊保持不动，起到了很好的远端保护作用。

敏捷思维

远端保护装置的技术问题

　　远端保护装置技术仍然存在两个主要问题。首先，保护装置的大小需要对目标病变进行预扩张，这本身可能会在远端保护装置植入之前导致远端栓塞。在复杂病变中，可能需要"并行导丝"技术和小球囊预扩张。第二个问题是，当由于 SVG 病变接近远端吻合而必须将远端保护装置放置在原位血管中时，无法保护两个分支血管。在这种情况下，血流将优先流向无保护分支，并加重该分支的栓塞，一个潜在的解决方案是在未保护分支中放置一个球囊完全阻塞，这将迫使血流通过远端保护装置流向受保护分支[14]。

病例报告

分叉部位的远端保护装置

　　冠状动脉造影显示双支病变，LCX 近端可见 70% ~ 90% 的狭窄，优势 RCA，在其与后降支（PDA）和左室后支（PLB）分支的近端有血栓负荷。放置 8 Fr JR 4 导管，选用中性导丝送至 RCA PDA 远端。1.5 mm X-Sizer™ 血栓抽吸装置被放置在病变近端，并进行了抽吸，但血流改善不明显，这可以从有限的取栓和血管造影狭窄的改善中得到证明。此时，EPI 远端滤网保护装置穿过病变，部署在大的 PLB 靶病变远端。在靶病变血管成形术前，将 1.5 mm×20 mm 的 ACE 球囊置于右冠 PDA，低压扩张，阻塞 PDA。然后对 RCA 病变进行血管成形术，用扩张的右侧 PDA 球囊防止血流到该血管，所有的血流被转移到右冠 PLB，后者被预先放置的滤网保护装置保护。ACE 球囊撤出，RCA 远端植入支架，血管造影结果良好。然后滤网保护装置被移除。由于 PDA 球囊放置的位置稍远于分叉部位，当球囊撤出后可出现慢血流，可应用腺苷等药物成功治疗。通过上述方法，手术完成时，RCA 的两个分支均能保证 TIMI 3 级血流[14]。

技巧和提示

*** 不使用远端保护装置预防无复流** 使用远端保护装置增加了手术时间和复杂性，由于大小、解剖位置和病变复杂性，不能用于所有静脉桥血管[15-16]。远端保护装置一般用于 3 ~ 5 mm 的血管。在一项研究中，大约一半的 SVG 病变不适合使用远端保护装置：42% 和 57% 的 SVG 病变分别不符合滤网和球囊闭塞的纳入标准[17]。即使可以使用远端保护装置，它也可能无法完全封闭远端血管，因此无法防止远端栓塞。此外，远端保护装置的使用与手术并发症相关，包括血管穿孔、夹层和器械夹闭[15, 18]。当远端保护装置无法使用或技术上不可行时，以下简单的技术已被证明可以降低远端栓塞和不良后果的风险。静脉桥血管直接支架置入可改善急性临床预后，如降低肌酸激酶和减少围手术期心肌梗死[19]。放置支架时，尽量使支架长与病变长度的比值更大，这样将会减少通过支架钢梁向外挤压的斑块（如血管内超声所示），从而导致较少的心肌梗死，并对于靶血管和靶病变具有类似的血运重建[20]。血管扩张剂治疗之前，特别是在血管成形术 / 支架植入前，已被证明对预防无复流现象是有益的[21]。研究表明，在没有可见血栓的情况下，在静脉桥血管干预前预防性使用阿昔单抗和（或）血管扩张剂（包括维拉帕米、腺苷或尼卡地平）联合或不联合直接支架植入术是一种安全有效的策略，以防止远端微栓塞和无复流现象[19, 22-23]。有趣的是，在某些情况下，术者已经在 SVG 干预中使用了抽吸导管和低剂量重组组织型纤溶酶原激活剂（rtPA），这对预防或治疗可见血栓的无复流有益处。缓慢和长时间的扩张球囊或支架可以降低远端栓塞的风险。在静脉桥血管干预期间，较高的活化的全血凝固时间（ACT），也减少了无复流现象。

** 无复流情况下有效注射血管扩张剂** 术者应意识到，通过指引导管给予的药物可能优先分配到血流停滞的区域，而不是血流受损的部位。因此，在可行的情况下，应通过远端放置的输液管或通过导丝球囊导管的中心管腔给药。冠状动脉内硝酸甘油通常被建议作为一线药物，主要用于逆转心外膜血管痉挛，即使血压降低，仍可考虑使用。理论上，硝酸甘油对小动脉扩张的影响很小，因此对无复流的影响很小，因为从生理学上讲，硝酸甘油对微血管系统的影响很小。如果硝酸甘油不起作用，可以使用大剂量的血管舒张剂。与硝酸甘油相比，按框 14.2 所列剂量使用的血管舒张剂对血压的影响明显较小。

框 14.2　无回流处理

腺苷 10 ～ 20 μg 静脉推注

维拉帕米 100 ～ 200 μg 静脉推注，最高 1000 μg，临时起搏器备用

硝普苷 50 ～ 200 μg 静脉推注，总剂量达 1000 μg

尼卡地平——长效血管舒张剂

*** **远端血液回抽治疗无复流**　使用 50 ml 注射器缓慢抽吸，同时指引导管深插入桥血管。抽吸是有效的，因为从静脉中渗出的对比剂被抽吸到了导管中。结果良好，无复流现象消失，心电图改变正常，疼痛消失。

SVG 血栓的治疗

在 SVG 中存在血栓时，首选药物治疗。如果有合适的设备，可以进行血栓抽吸术。然而，退行性桥血管中间的白色球状体可能会被误认为是血栓，而实际上它是一个严重的钙化斑块（图 14.5）。

药物治疗

SVG 血栓的治疗包括阿司匹林、P_2Y_{12} 受体拮抗剂（氯吡格雷）和糖蛋白 IIb/IIIa 受体拮抗剂（GPI）的紧急使用，如阿昔单抗（静脉滴注），阿替非肽或替罗非班。如果没有反应，下一步是使用纤溶药物，如注射 rtPA（5 ～ 10 mg）。随后患者静脉注射肝素 48 h，以达到治疗性部分凝血活酶时间。然而，缺乏来自大型随机试验的数据。PCI 术前长时间输注 GPI 可在干预前进行内源性血栓溶解。由于 GPI 的长期注入，这一策略的成本更高。如果 GPI 后 48 h 再次血管

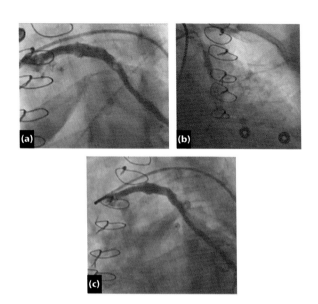

图 14.5 （a）退行性 SVG 中段疑似有血栓。（b）SVG 导丝通过困难，最后，一根亲水导丝成功通过病变部位。依次进行球囊预扩张，从最小的球囊开始，然后再用较大的球囊进行血管成形术。一根导丝用作切割线。最后，使用了一个真正的切割球囊。（c）当推进支架时，它不易穿过病变，最后放置 4.0 mm×12 mm 支架穿过病变并释放。

造影不能显示血栓的充分溶解，机械取栓是另一种选择。

机械取栓

如果开始就使用机械性碎栓，如近端血栓，通过大的导管，血栓能够被抽出。更小的远端血栓可以用 Pronto® 或 Export 导管吸出。如果血栓较大，AngioJet™ 取栓系统是最有效的血栓清除方法。

抽吸式取栓装置

到目前为止，已经在临床研究中测试并在市场上可用的设备包括 Acolysis 超声溶栓装置，准分子激光，腔内抽吸导管，AngioJet 取血栓装置、Hydrolyser 流变血栓清除系统、X-Sizer 血栓切除导管系统和抢救血栓抽吸导管。所有这些设备使用起来都相当复杂，而且并不是所有的设备都基于快速交换系统，因此在紧急情况下，特别是在规模较小的导管室，它们的使用存在问题。

专用设备

抽吸取栓术

　　抽吸取栓导管是一种双腔快速交换抽吸导管，取栓导管内径 0.056 英寸。导管头端是圆的，带有一个倾斜的抽吸腔，以在推进过程中保护血管壁，抽吸腔连接到一个 30 ml 真空注射器，用于抽吸血栓。应保持负压，直到抽吸导管从导管中拔出。回流的血能够最终除去导管中残留的血栓碎屑。抽吸导管再次使用前必须被冲洗，从而去除导管内的血栓碎屑。

Rheolytic 血栓清除系统

　　AngioJet rheolytic 血栓清除系统是一种基于导管的血栓清除方法。导管与驱动单元相连，驱动单元配有活塞泵，活塞泵通过下管产生 10 000 psi 的高压脉冲流量，流速为 60 ml/min。导管头端的一个环处喷射生理盐水，高速盐水射流被引导回排气腔内。这就产生了一个漩涡，也就是真空效应（伯努利效应），它会使血栓和松散的碎片破碎并吸入。血栓抽吸导管的使用可引起短暂性心动过缓，特别是在右冠状动脉或回旋支优势病变时，建议使用右心室临时起搏器。心动过缓被认为是由于溶血的红细胞释放腺苷引起的。泵运转期间，心电图上的短暂 ST 段抬高通常是由于红细胞释放钾，而不是缺血引起的。然而，根据 AngioJet 在急性心肌梗死（AIMI）中的试验，人们对将该设备用于 ST 段抬高型心肌梗死（STEMI）患者表示担忧，主要是因为使用 AngioJet 治疗的患者死亡率增加，梗死面积增大[24]。

技巧和提示

　　** 当导丝无法穿过病变时　如果常规的导丝不能穿过病变，可以使用亲水导丝。在这种情况下，一个滤网装置（波士顿科学公司）不会以任何方式穿过病变，病变需要积极的球囊预扩张，然后使用一根导丝作为切割球囊的功能。如果在高压非顺应性球囊扩张后，支架仍不能通过，则可将导丝换成 wiggle 导丝，将支架植入病变部位。这里的关键点是旋磨器械通常会由于弯曲处的钙化病变而增加穿孔的风险。另一个重要的要点是，并非所有的模糊病变都代表血栓；它们可能是严重钙化的病变，上述提示可用于对 SVG 进行血运重建。

*** **冠状动脉搭桥术后数小时内 STEMI 患者的 PCI** 有时，从手术室返回后不久，患者被发现在刚刚搭桥的一个区域有 ST 段抬高。应立即进行旁路血管造影。如果需要 PCI，可以使用全剂量肝素，这是相当安全的，因为在开胸冠状动脉搭桥时，患者完全肝素化，任何出血血管都完全烧灼。胸腔闭合后，抗凝作用被鱼精蛋白逆转。更重要的是，对胸腔出血性的患者应多加小心。在干预过程中，需要特别小心，球囊尺寸应保守。因为存在缝合线断裂和严重出血并发症的可能性[1]。

如果一个桥血管是完全闭塞的，则首选自体血管重建术。然而，如果自身血管不是一个合理的介入治疗靶标，而桥血管的血栓形成不广泛，则对桥血管行球囊血管成形术也有效。因为有纵隔出血的风险，应避免冠状动脉内溶栓治疗。

*** **锁骨下动脉 PCI** 在许多情况下，对于冠脉搭桥术后有症状的患者，非侵入性研究可能表明左或右 IMA 桥血管分布局部缺血。通常的梗阻部位包括 IMA 桥血管本身、植入部位的病变或锁骨下动脉近端。LIMA 桥血管起点附近的锁骨下动脉可能发生阻塞性病变，尽管很少见（图 14.1）。血管内成形术加上锁骨下动脉支架植入术可减轻 LIMA 血管供应区域的缺血[25]。

*** **SVG 穿孔-无心包积液伴低血压** 在一个病例报告中，直接支架植入后，血管造影显示静脉桥血管弥漫性破裂，对比剂渗漏至纵隔。患者血流动力学不稳定，血压很低（50/30 mmHg）。采用扩容复苏和输血来稳定病情。经胸超声心动图未显示任何心包积液。同时，在 14 个大气压下放置 3 个聚四氟乙烯覆盖的 Jomed 支架。对比剂外渗被抑制。CT 扫描显示纵隔有稳定血肿，无活动性出血。然而，这种稳定的血肿仍然压迫右心室，导致低血压。在 SVG 穿孔的情况下，当长时间的球囊注入和抗凝逆转不能控制泄漏，可以使用聚四氟乙烯覆盖的支架 GraftMaster® 或 Jomed，而将移植物盘绕起来可以作为最后的手段[26]。

*** **动脉瘤隔绝术中支架脱位** 正如在一个报道的病例中所述，SVG 至 LAD 是通畅的，然而，多体位造影显示 SVG 开口可见 95% 狭窄，狭窄远端有一个约 $12 \times 13 \ mm^2$ 的动脉瘤。一个 8 Fr JR 导管和一个 0.014 英寸 BMW 导丝被选择用于支撑和器械输送。先用 2.5 mm×10 mm 的球囊预扩张，再用 4.0 mm×10 mm 的切割球囊。重复的血管造影显示静脉桥血管开口狭窄明显减轻，动脉瘤部位无

夹层、穿孔或破裂。SVG 口部病变，伴有狭窄部位远端阶段性动脉瘤，用 16 mm PTFE 覆膜支架进行支架植入，该支架已被安装在 4.0 mm×20 mm Maverick™2 球囊上。支架放置后，可见支架远端脱位至动脉瘤内部，支架远端与 SVG 的其余部分未直接对齐。为了重新调整被 PTFE 覆盖的支架，显然需要进一步覆盖第一个支架远端边缘以外的支架。另一种免费安装的 PTFE 支架由于其相对较硬、体积较大和可能的脱位而被认为有风险。最终决定采用常规的、低调的、预先安装的支架。选择较长的支架的原因是在没有邻近血管壁机械支持的情况下，确保中段轴向强度。后扩张完成后，最终造影结果良好，动脉瘤远端对比剂渗漏极少[27]。在 CTO PCI 领域，甚至完全闭塞的 SVG 也被用作自身动脉血运重建的逆行途径。

操作要点

　　尽管 SVG 干预取得了进展，但患者仍有较高的心脏事件发生率。唯一的例外是 SVG 的远端吻合口病变，长期通畅要好得多。与自身冠状动脉相比，SVG 中的再狭窄过程并没有趋于平稳，因此，轻度到中度的非靶标静脉桥血管病变与大约 1/3 的患者复发性缺血事件相关。从处理相对理想的病变到处理弥漫性病变、近期闭塞病变，长期通畅率及临床稳定性降低，而血栓栓塞性 MI 和出血的急性风险和费用将会上升。需要继续研究开发方法（覆膜支架、远端保护装置、血栓抽吸装置、短距离放射治疗等）来延长退化 SVG 的功能寿命，在对风险、收益和资源消耗进行深思熟虑的成本意识考虑后，对这些困难问题的经皮治疗策略的应用必须谨慎。随着 PCI 技术在自身冠状动脉 CTO 治疗中的应用，自体冠状动脉血运重建术有望成为一种更好的治疗方法。

参考文献

1. Douglas J. Approaches to the patient with prior bypass surgery. In: Topol EJ (ed.), *Textbook of Cardiovascular Medicine*. Philadelphia, PA: Lippincott-Raven Publishers, 1998: 2101–18.

2. Levine GN, Bates ER, Blankenship JC, et al. 2011 ACCF/AHA/SCAI Guideline for Percutaneous Coronary Intervention: a report of the American College of Cardiology Foundation/American Heart Association Task Force on Practice Guidelines and the Society for Cardiovascular Angiography and Interventions. *Circulation* 2011;**124**:e574651.

3. Paul TK, Bhatheja S, Panchal HB, et al. Outcomes of saphenous vein graft intervention with and without embolic protection device: a comprehensive review and meta-analysis. *Circ Cardiovasc Interv* 2017;**10**:e005538.

4. Neumann FJ, Sousa-Uva M, Ahlsson A, et al; ESC Scientific Document Group. 2018 ESC/EACTS Guidelines on myocardial revascularization. *Eur Heart J* 2019;**40**:87–165.

5. Don CW, Palacios I, Rosenfield K. Use of rotational atherectomy in the body of a saphenous vein coronary graft. *J Invasive Cardiol* 2009;**21**:E168–70.

6. Lowe R, Hammond C, Perry RA. Prior CABG does not prevent pericardial tamponade following saphenous vein graft perforation associated with angioplasty. *Heart* 2005;**91**:1052.

7. Lapp H, Haltern G, Kranz T, et al. Use of a pigtail catheter to engage a difficult internal mammary artery. *Catheter Cardiovasc Interv* 2002;**56**:489–91.

8. Warner MD, Gehrig TR, Behar VS. The VB-1 catheter: An improved catheter for difficult-to-engage internal mammary artery grafts. *Catheter Cardiovasc Interv* 2003;**59**:361–5.

9. Sharma S, Makkar RM. Percutaneous intervention on the LIMA: tackling the tortuosity. *J Invasive Cardiol* 2003;**15**:359–62.

10. Lichtenwalter C, Banerjee S, Brilakis ES. Dual guide catheter technique for treating native coronary artery lesions. *J Invasive Cardiol* 2010;**22**:E78–81.

11. Habibzadeh MR, Thai H, Movahed MR. Prophylactic intragraft injection of nicardipine prior to saphenous vein graft percutaneous intervention for the prevention of no-reflow: a review and comparison to protection devices. *J Invasive Cardiol* 2011;**23**:202–6.

12. Stys AT, Stys TP, Rajpurohit N, Khan MA. A novel application of GuideLiner catheter for thrombectomy in acute myocardial infarction: a case series. *J Invasive Cardiol* 2013;**25**:620–4.

13. Stein B, Moses J, Terstein P. Balloon occlusion and transluminal aspiration of SVG to prevent distal embolization. *Catheter Cardiovasc Interv* 2002;**51**:69–73.

14. Gerganski P, Meerkin D, Lotan C. Distal protection of bifurcating vessels: A novel approach. *Catheter Cardiovasc Interv* 2004;**61**:512–14.

15. Baim DS, Wahr D, George B, et al; Saphenous vein graft Angioplasty Free of Emboli Randomized (SAFER) Trial Investigators. Randomized trial of a distal embolic protection device during percutaneous intervention of saphenous vein aorto-coronary bypass grafts. *Circulation* 2002;**105**:1285–90.

16. Abdel-Karim A-RR, Papayannis AC, Mahmood A, et al. Role of embolic protection devices in ostial saphenous vein graft lesions. *Catheter Cardiovasc Interv* 2012;**80**:1120–6.

17. Mathew V, Lennon RJ, Rihal CS, et al. Applicability of distal protection for aortocoronary vein graft interventions in clinical practice. *Catheter Cardiovasc Interv* 2004;**63**:148–51.

18. Brennan JM, Al-Hejily W, Dai D, et al. Three-year outcomes associated with embolic protection in saphenous vein graft intervention: results in 49 325 senior patients in the Medicare-Linked National Cardiovascular Data Registry CathPCI Registry. *Circ Cardiovasc Interv* 2015;**8**:e001403.

19. Leborgne L, Cheneau E, Pichard A, et al. Effect of direct stenting on clinical outcome in patients treated with percutaneous coronary intervention on saphenous vein graft. *Am Heart J* 2003;**146**:501–6.

20. Hong YJ, Pichard AD, Mintz GS, et al. Outcome of undersized drug-eluting stents for percutaneous coronary intervention of saphenous vein graft lesions. *Am J Cardiol* 2010;**105**:179–85.

21. Fischell TA, Subraya RG, Ashraf K, et al. Distal protection using prophy-lactic, intragraft nicardipine to prevent no-reflow and non-Q-wave myocardial infarction during elective saphenous vein graft interven-tion. *J Invasive Cardiol* 2007;**19**:58–62.

22. Fischell TA, Subraya RG, Ashraf K, et al. Pharmacologic and distal pro-tection using prophylactic, intragraft nicardipine to prevent no-reflow and non-Q-wave myocardial infarction during elective saphenous vein graft intervention. *J Invasive Cardiol* 2007;**19**:58–62.

23. Webb J, Vaderah S, Hamburger J. Proximal protection during saphenous vein graft angioplasty: The Kerberos embolic protection system. *Catheter Cardiovasc Interv* 2005;**64**:383–6.

24. Ali A, Cox D, Dib N, et al; AIMI Investigators. Rheolytic thrombectomy with percutaneous coronary intervention for infarct size reduction in acute myocardial infarction: 30-day results from a multicenter rand-omized study. *J Am Coll Cardiol* 2006;**48**:244–52.

25. Kugelmass AD, Kim DS, Kuntz R, et al. Endoluminal stenting of a sub-clavian artery stenosis to treat ischemia in the distribution of a patent left IMA graft. *Cathet Cardiovasc Diagn* 1994; **33**: 175–7.

26. Deora S, Shah SC, Patel TM. Saphenous vein graft perforation during percutaneous coronary intervention – a nightmare to be avoided. *Heart Views* 2015;**16**:34–6.

27. Ho PC, Leung CY. Treatment of post-stenotic saphenous vein graft aneurysm: special considerations with the polytetrafluoroethylene-covered stent. *J Invasive Cardiol* 2004;**16**:604–5.

第 15 章
血管分叉病变

Christian Stumpf，Shao Liang Chen，Imad Sheiban，and Dobrin Vassilev

余小林　王凯阳　马玲　译　马依彤　审校

* 基础；** 高级；*** 罕见的、奇特的或具有研究性质的

\$，额外花费＜ 100.00 美元；\$\$，额外花费＞ 100.00 美元

▨，额外花时间＜ 10 min；▨▨，额外花时间＞ 10 min

◆，并发症风险低；◆◆，并发症风险高

挑战

目前，在对分叉病变进行经皮冠状动脉介入治疗（PCI）时，主要的挑战是血管分叉解剖变异性大和风险心肌累及范围不一。多方面考虑有助于制订分叉病变的 PCI 最佳策略，但随着 PCI 技术的发展，新的因素在被发现。第一，血管开口处斑块与内皮特性会增加血管弹性，导致了夹层风险的增加，并损伤了两侧侧支（SB）和主血管（MV）。第二，在任何侧支的干预过程中，斑块和隆凸的移位往往会引起新的病变。第三，支架重叠导致分叉处残留狭窄加重，MV 支架远端变形。诸如此类的因素在不仅在基线造影中无法看到，即使在术后造影评价中也难以发现，因此它们很难被量化，但确实可以影响 PCI 预后[1]。由于这些不可控因素，医者很难制订出一套分叉病变的最佳治疗策略。因此处理这类病变的治疗往往非常犹豫，导致残余狭窄明显，远期再狭窄率高，尤其在血管开口处[2]。

策略规划

在治疗分叉病变时，评估 MV 和 SB 及分叉角度后，第一个可能也是最重要的问题是何时仅需对 MV 进行支架植入，何时需要对 SB 进行治疗，以及是否进行简单球囊扩张，在效果不理想时对 SB 植入支架。

对 SB 进行干预的问题是：当病变位于分支开口或开口附近主支时（会导致嵴线偏移）；当 MV 与 SB 之间的角度很小（＜45°）时，SB 有闭塞的风险（图 15.1）。然而，任何＞2.0 mm 的 SB 应保留，因此，处理分叉的第一步是回答以下问题：

- SB 需要导丝保护吗？
- SB 需要球囊扩张吗？
- SB 需要支架吗？
- 当需要在 SB 中放置支架时，使用哪种技术最好？

任何技术的主要挑战都是 SB 得到保护，SB 开口满意，并被药物洗脱支架（DES）覆盖[3]。

考虑到 SB 必要性，医者将多种技术综合设计了 MV 和 SB 的综合干预策略。其中，T 支架技术策略是最常用的，但在许多真正的分叉病变中，选择使用复杂的、系统性的双支架分叉技术（挤压技术、对吻挤压、T 支架、culotte 技术等）更加适用。当 MV 和 SB 粗大，SB 在其近端节段有更多的弥漫性疾病，而不仅仅局限在开口，并且 SB 在功能上起着重要作用（例如为闭塞的移植物或血管或任一乳头肌提供侧支）[4]。T 支架技术是目前治疗分叉病变的首选方法。采用近端优化技术（POT）对 MV 支架进行植入和优化。如果在 SB 中得到的结果是不可接受的，则更换导丝，并对 SB 进行顺序对吻球囊扩张（KBI），有利于保持主支支架的形状和最佳扩张状态[2, 5-6]（图 15.2）。

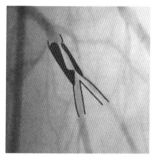
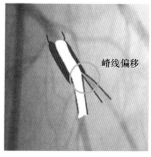

图 15.1　嵴线偏移。支架放置后，隆突向近端移动。

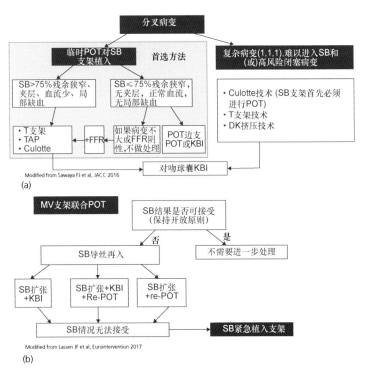

图 15.2 （a）分叉病变的治疗策略。（b）近端优化技术（POT）主血管支架置入策略。

敏捷思维

区分解剖结构

分叉角度是分叉病变 PCI 治疗的一个非常重要的问题。研究表明，T 角 > 70° 增加并发症的风险。采用挤压技术治疗的大角度病变患者的长期死亡率较高。而且，急性血管闭塞、分支闭塞以及 MV 支架植入后 SB 无法操作的发生率显著增加[7]。

指引导管

随着新一代球囊和支架器械的改进，分叉病变介入治疗可以使用 6 ～ 8 Fr 指引导管完成。对于 SB 支架植入可以通过 6 Fr 导管（内径 ≥ 0.07 英寸）进行，这足以同时输送支架和球囊或两个球囊用于 KBI。对吻（DK）挤压和分步 / 球囊挤压技术也可使用 6 Fr 指引导管进行。双支架技术需要 7 Fr（内径 ≥ 0.08 英寸）或 8 Fr（内径 ≥ 0.09 英寸）指引导管。首选具有强大被动支持（即 EBU、Amplatz）的指引导管。如果桡动脉入路不允许大导管通过，使用两个导管（一个来自桡动脉，另一个来自股动脉）是一个可行的选择。

导丝

导丝的类型（如柔软的或坚硬的，操控型的，或涂层型的）和技术（导丝先进哪个分支等）取决于病变的解剖结构。在 MV 行球囊血管成形术和支架植入时，可以在 SB 中预留导丝，作为通过 MV 支架重新插入导丝的标志。术者应该使用他们最熟悉的操控性好的导丝。

要点和提示

** 导丝先进入哪个分支？　为了避免导丝交叉或者缠绕带来的不便，最困难的分支（通常是 SB）应该首先进导丝，因为它需要更多的操作。第二根导丝沿着第一根导丝推送，轻柔扭转穿过 MV 病变。保持两条导丝分开，识别导丝的简单方法有：①为每根导丝安装不同颜色的扭控器，②其中一根导线的近端掰弯。基本原则是将导线放在台面同一位置，但不能交叉。插入第一球囊后应将十字交叉推送到远端释放。在双支架技术中，当器械推送到 MV 和 SB 时，防止导丝缠绕是主要的技术问题。

** 便于拔出 SB 内导丝的步骤　在扩张 SB 时，首选非亲水涂层的导丝，因为拔出导丝时可能会刮擦亲水涂层。然而，许多术者仍然喜欢使用亲水导丝。用相对较低的压力（12 atm）撑开主支支架，拔出 SB 导丝后，再用较大的压力进行扩张，这样可以避免无法拔出预留在分支内的导丝。另一个技巧是回撤 SB 内的导丝，在 MV 支架扩张前只在 SB 内留一小段远端段。

** 扩张 MV 以便进入 SB　目前最普遍接受的必要时 T 支架策略的最后一步是 POT，取代常规的最终对吻球囊扩张[2]。POT 的主要作用机制是恢复冠状动脉分叉的自然形态，将近端 MV 内的支架直径和周长扩大到参考大小（支架大小取决于远端 MV 直径）。此外，POT 被认为可以中和隆突移位对 SB 口的影响。POT 做起来很容易（但要做得好却不容易）。根据近端 MV 大小，在隆突之前扩张一个短球囊。或者，可以使用 1.5 mm 旋磨头旋磨以改变 MV 斑块结构。如果术者未能将导丝送过 SB（如果是一个大的 SB，其开口有明显的病变），则应该中止手术，而不是抱有侥幸心理，期望在 MV 支架植入后，SB 血管仍保持开放。

病变预处理

支架植入前对 MV 进行预扩张是病变准备的常用方法。然而，常规的 SB 扩张是不必要的。术前扩张 SB 有许多缺点，如需要 SB 支架植入时有夹层的风险。此外，如果没有 MV 支架支撑，预扩张会增加边支口再狭窄的风险。对于严重的 SB 口狭窄的病例，应考虑预扩张。如果需要进行祛除斑块，旋磨术是一个可能的选择。

球囊血管成形术

球囊扩张血管成形术用于 MV 或 SB 的病变准备，以便支架植入。

SB 和 MV 球囊扩张血管成形术的基础技术

两支血管均插入导丝，进一步推送球囊，MV 内的球囊扩张。MV 预扩张是病变准备过程中非常重要的一步，在病情稳定的患者中应常规进行。然而，常规的 SB 预扩张仍然是一个有争议的问题。只有在进入困难、严重弥漫性和钙化病变的情况下，或者在导丝插入后血流减弱时，才建议预扩张[6]。

实际应用

SB 的预扩张取决于治疗意图。对于采用临时支架的单支架方法，不推荐预先扩张 SB，因为 SB 有夹层的风险，可能会影响血流，因此需要采用双支架策略。此外，夹层皮瓣的存在可能会妨碍第三根导丝顺利插入真腔，如果皮瓣位于分叉嵴突附近，则导丝无法穿过支架远端小梁。"保持开放"（KIO）是这种单支架技术的基本概念，在这种技术下，治疗的目的是实现对 MV 的支架植入，而不太考虑 SB 的解剖结果，只要 SB 有令人满意的顺行血流[1]。

SB 的内膜剥离的可能性也代表了使用 culotte 技术时的一个挑战，因为在定位第二个支架时需要重新将导丝进入其中一个分支。因此，当仅计划使用 culotte 技术时，应对需要重新导丝的分支进行轻柔的预先扩张（最好是角度较小的分支）[1]。

旋磨术

旋磨术对血管较小、血管严重钙化和有明显 SB 口病变的患者尤其有效（图 15.3）。

策略规划

一般来说，最大和最重要的分支首先用小号旋磨头（1.5 mm 旋磨头插入到 3.0 mm 分支）进行旋磨，以确保管腔安全。如果另一分支容易进入，通常可以将旋磨头退回到分叉近端，将其放置在 Dynaglide™ 上，并直接操纵导线进入分支。如果导丝难以进入该分支，则不建议采用这种方法。记住，在旋磨术中不能有第二根导丝，因为旋磨头会切断冠脉内的导丝。

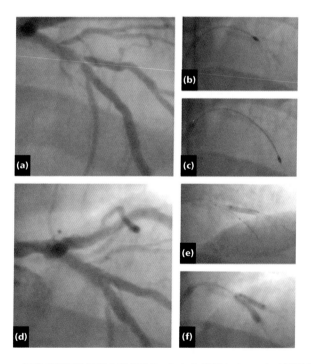

图 15.3　冠状动脉斑块旋磨术病变准备。（a）左前降支（LAD）动脉近端病变 90%，Medina1，1，1 分叉病变。（b）使用 1.5 mm 的旋磨头对 LAD 进行冠状动脉斑块旋磨术。（c）双对吻迷你挤压技术对分叉病变进行支架植入。

技巧和提示

** 冠状动脉斑块旋磨术的备选方案 当不能通过 RotaWire™ 时，可以使用 RG3 导丝通过病灶，并使用 1.25 mm 的旋磨头进行一次冠状动脉斑块旋磨术。然后可以更换常规的 RotaWire，并可以进行 1.5 mm 旋磨头的额外通道。RG3 导丝是一根带有亲水涂层的 0.010 英寸的导丝，这使得它可以代替 0.009 英寸的 RotaWire[6]。

** 导丝偏移 导丝偏移导致夹层和（或）穿孔是锐角的 SB 中特别值得关注的问题。这可以通过使用小号旋磨头和仔细注意导丝偏置来避免。在将旋磨头插入或拔出病变时，必须考虑导丝是否偏移。沿导丝将旋磨头拉出病灶，会比直接从同一个病灶取出旋磨头损伤更多的组织。

** 侧支保护 由于冠状动脉斑块旋磨术后 SB 损伤很少见，用第二根导丝或预先扩张 SB 保护分支可能没有必要。事实上，应避免在旋磨术前进行球囊血管成形术，因为预扩张会导致夹层，从而妨碍旋磨术的使用。由于单独的旋磨术通常管腔效果不理想，因此还需要低压扩张的对吻球囊进行弥补。

支架植入

策略规划

　　技术的选择取决于分叉的角度，取决于它到顺行 MV 的角度是 < 90°，约等于 90°，还是反向 > 90°。通常，SB 支架植入技术是第一种方法。对于远端分叉角度较大时，T 支架是最好的选择。如果分叉角 < 70°，DK 挤压、反向挤压、culotte 和 TAP 技术都是合理的选择（图 15.4）。

区别差异

　　支架选择 支架选择的两个重要标准是支架的设计和 MV 支架的初始直径。MV 支架的大小应该等于分支的远端血管的直径。

　　开环或闭环式设计 由于 SB 通常被 MV 支架"拘禁"，因此需要通过 MV 支架小梁进入 SB。这就是为什么要区分支架的不同设计。开环式支架的网眼能被 SB 球囊扩张，随着球囊压力的升高，逐

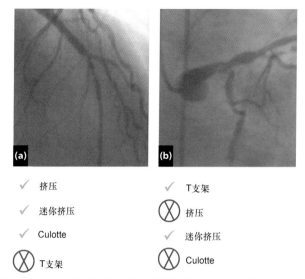

图 15.4　分叉角度对分叉病变技术选择的影响。(a) Y 形;(b) T 形。

渐形成大开口。尽管不是所有的支架都有相同的反应。在闭环式支架中,并非所有支架网眼都随着 SB 球囊的扩张而逐渐打开。

不同的 MV 支架尺寸和设计,SB 球囊扩张的网眼面积也不同。在存在较大的 SB 时,这一点很重要,因为进入 SB 的最大网眼面积不应该比 SB 直径小得太多。否则,支架小梁会横亘在 SB 开口,可能导致血流动力学改变。此外,SB 球囊扩张网眼时也会导致支架小梁断裂。

网眼扩张后的支架变形　研究已经证实:通过 MV 支架扩张 SB 会立即导致 MV 远端支架管腔变窄。这种狭窄的严重程度随着 SB 球囊的尺寸和充气压力的增加而增加。使用更大的球囊可以重新扩张 MV 支架,但又会导致 SB 开口缩小。这被称为近端优化技术(POT)[8]。

近端优化技术(POT)

目前最被广泛接受的 T 支架植入策略是 POT,替代了常规的最终对吻球囊膨胀术[2](图 15.5)。

MV 支架的直径应根据远端节段的参考直径来选择,因此必须通过 POT 纠正支架近端贴壁不良的情况。POT 是通过从近端支架边缘向近端隆突对一个短球囊(大多是不顺应性的)进行充气膨胀来完

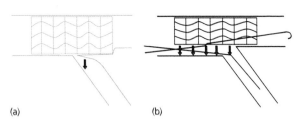

图 15.5　主血管支架的尺寸。（a）主血管支架的尺寸应根据分叉后的远端主支直径确定。（b）为了优化近端主血管支架的直径，需要进行后扩张或对吻球囊膨胀。

成的。球囊的远端标志正好位于隆突的正前方。球囊的定位应该小心管理，这对最终的结果至关重要。如果球囊太远端，则有由于隆凸移位造成 SB 闭塞的风险。如果球囊太近，则对 SB 方向的支架支柱没有作用[6]。在分叉支架植入术中，POT 应常规进行。它促进了 SB 的导丝插入，降低了因导管碰撞造成的支架变形的风险，并增强了 SB 口的支架。

临时侧支支架植入

> ### 策略规划
>
>
>
> 　　临时 SB 支架植入的特点是在 MV 中植入支架，必要时在 SB 中植入支架。如果在支架植入前扩张期间，SB 闭塞、夹层或血流受损，则 SB 支架植入的门槛显著降低。如果 SB 的直径大于等于 2.5 mm，则其支架植入显得合理。
>
> 　　MV 支架植入后和 POT 操作后，如果 SB 内的血流不是最理想的，则将导丝和球囊通过 MV 支架侧网眼进入 SB。通过 1 : 1 大小的球囊高压扩张，对 SB 进行球囊血管成形术，以重新建立血流（图 15.2b）。
>
> 　　如果 SB 的开口不够理想，则将支架植入 SB，并将其近端边缘刚好位于 SB 的起始部。在 SB 扩张后，需要对吻球囊扩张（KBI）来纠正 MV 支架的变形。或者，使用小球囊（1.5 mm 或 2.0 mm，对于 3.5 mm 或以上的支架）低压（6～10 atm）扩张开口。这确保了在没有支架变形的情况下，SB 中有足够的血流（图 15.6）。

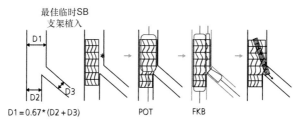

图 15.6　近端优化技术（POT）。在隆突处扩张支架，使用一个短而大球囊，使支架弯曲扩张进入分叉点，有助于再交叉、远端再交叉、对吻膨胀和侧支的支架口覆盖。FKB ＝最终对吻球囊。由 Louvard 和 Darremont 博士提供。

敏捷思维

优势与局限性

　　T 支架技术存在无法完全覆盖 SB 口的风险。为了优化 SB 开口支架，理想情况下，导丝应通过 MV 最远端的支架网眼进入 SB。随着 SB 的球囊扩张，将有足够的小梁与 SB 支架重叠。另一种覆盖 SB 开口的技术是将 SB 支架伸入 MV，在 MV 中产生新嵴线，但可能增加支架血栓形成的风险。

T 支架技术

　　在分叉病变的 SB 呈 90° 时，传统的 T 支架技术是最好的。在 MV 和 SB 中都插入一根导丝。支架首先在 SB 中扩张，支架的近端边缘在 SB 的开口处，注意不要突出到 MV 中。然后将 SB 导丝移除。在进行最终的 KBI 之前，将支架推进到 MV 内并扩张，在此穿过 MV 支架进入 SB，并扩张 SB 开口形成较大网眼。

敏捷思维

优势与局限性

　　当 SB 与 MV 成直角时，T 支架可以提供良好的结果（图 15.7）当分叉角度不是 90° 时，采用 T 支架技术有可能在 SB 开口处无支架覆盖，或部分 SB 支架突出到 MV（图 15.8）。

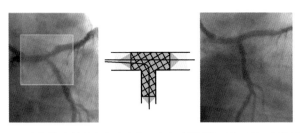

图 15.7　T 支架技术最适合分叉病变，病变近端延伸至分叉处，且侧支的起点约为 90°。

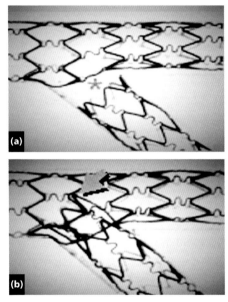

图 15.8　分叉支架植入术中支板的间隙和突出。（a）当分叉角度大于 90°时，T 支架技术存在侧支（SB）起源处出现未支架间隙的风险，因为 SB 支架部署得过远。（b）如果 SB 支架放置过近，部分 SB 支架会伸入主血管，造成阻塞并增加亚急性血栓形成的风险。

改良 T 支架技术

为了更好地覆盖 SB 开口，建议采用改良 T 支架技术。首先，两条血管均插入导丝。第一个支架被推进到 SB 中，第二个推送到 MV 中，覆盖 SB 的开口。SB 支架被小心地放置在 SB 的开口并扩张。从 SB 中取出球囊和导丝，然后展开 MV 中的支架。重新进入 SB，完成两个支架的 KBI（图 15.9）。

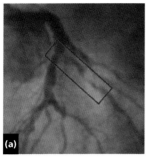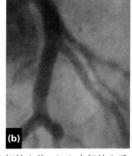

图 15.9 改良 T 支架技术。(a) 支架植入前。(b) 支架植入后。

敏捷思维

优势与局限性

这种技术可以精确定位在 SB 开口处，SB 的支架可稍微伸入 MV 内，使 MV 支架可以将 SB 支架推入 SB。MV 支架可以是任何设计，可能带有较大网眼，以便于 SB 的重新布线和扩张。

限制包括需要更大的 7 ～ 8 Fr 指引导管。此程序也仅限于接近 90° SB 分叉的病例。然而，在现实操作中，超过 3/4 的分叉病变的角度小于 70°。此外，如果植入 SB 中的支架过于远端，可能会在 SB 的开口处留下未覆盖的间隙（见图 15.8b）。另一个缺点是两个支架同时放置。一个支架的移动会干扰另一个支架的精确定位。

实际应用

MV 的管腔应预先充分扩张以适应两个支架而不引起缺血，并具有良好的对比剂流量，以便充分评估两个支架的位置，包括 SB 支架近端在 SB 口处的位置[9]。使用可容纳两个支架导管的 7 Fr 指引导管，操作者可能期望血压有所降低。这个问题在 8 Fr 指引导管中不太明显。

T 和突出（TAP）技术

策略规划

TAP 技术是一种改良 T 支架技术。它的工作原理是通过在 MV 中插入一个非顺应性球囊以进行定位，将 SB 支架植入 MV 中，使其稍微突出。SB 支架可以准确定位于开口，无突出。SB 支架植入后，将两个气球拉回 MV 近端，并进行最后的 KBI（图 15.10）。

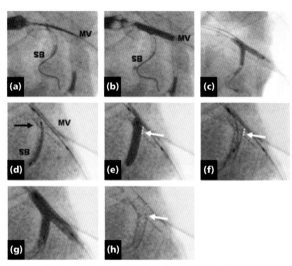

图 15.10 TAP 技术：离体 TAP 支架的血管造影图像。（a）支架定位在主血管（MV）内，导丝插入侧支（SB）。（b）MV 支架的放置。（c）SB 支架重新布线后对吻气球膨胀。（d）SB 支架定位：调整 SB 支架的位置，使其完全覆盖 SB 口近端（或上部）部分（箭头），同时在 MV 中保留一个未充气的球囊。（e）SB 支架与未充气的球囊放置在 MV 中。（f）放置 SB 支架后，稍微收回支架球囊，并与 MV 球囊对齐。箭头表示在 MV 内仅在 SB 孔远端突出的 SB 支架的支板。（g）最终对吻球囊扩大是通过同时充气 SB 支架的球囊和 MV 的球囊来完成的。（h）对吻球囊扩张后，突出的 SB 支架支柱被重新定向，形成一个小的、单一的支架支柱，新嵴线（箭头）。转载自 Burzotta F，Gwon HC，Hahn JY，et al. Modified T-stenting with intentional protrusion of the side-branch stent within the main vessel stent to ensure ostial coverage and facilitate final kissing balloon：the T-stenting and small protrusion technique（TAP-stenting）. Report of bench testing and first clinical Italian-Korean two-centre experience. Catheter Cardiovasc Interv 2007；70：75-82，经 Wiley 许可。

敏捷思维

实际应用

　　如果最终的 KBI 是计划好的，SB 预扩张应该避免。不预扩张的原因是用这种方法治疗的是冠状动脉斑块的分叉几乎局限于一个或两个子血管的外壁上，"分水岭"（嵴线）几乎无病变。MV 支架植入后，嵴线（无病变）被移位 / 移向 SB 开口，SB 外壁完整的（未被扩张前破坏的）斑块也会偏移。因此，在随后的步骤（重新在 SB 布线）中，对于操作者来说，通过嵴线远端支架支柱（远端交叉）进入 SB 应该会容易得多。通过这个分叉点重新进入 SB 将确保在随后的 KBI 术后 SB 孔支架达到最佳。另一方面，如果没有最终的 KBI 计划，建议采取一步一步的策略，第一步是 SB 球囊血管成形术，然后植入 MV 支架[10]。

优势与局限性

TAP 技术的缺点是 SB 的预扩张可能会造成夹层，这可能会阻碍导丝重新穿过 MV 支架网眼，并增加通过近端支架小梁交叉的风险。这可能导致在随后的 KBI 期间 MV 支架的变形，并增加需要临时支架植入的几率。在这种情况下，为了最佳地支撑 SB 孔，临时 SB 支架通常会伸出到 MV 中，在 MV 中产生新的嵴线，增加了支架血栓形成的潜在风险[10]。

挤压支架技术

策略规划

在挤压支架技术中，需要定位 MV 和 SB 支架的位置，使 SB 支架近端适当地位于 MV 管腔内。重要的是，要确保 MV 支架的近端比 SB 支架近端更近。首先放置 SB 支架，然后取出球囊和导丝，同时小心地确保 MV 支架保持原位。后释放 MV 支架，从而挤压 SB 支架的近端部分。然后重新将导丝进入到 SB 内，并执行最后的 KBI。完成连续的球囊后扩张是很重要的。首先，先在高压（18～20 atm）下扩张 SB 球囊（通常是非顺应性球囊），然后在中高压（10～15 atm）下同时扩张两个球囊[11]。

敏捷思维

优势与局限性

挤压技术需要一个最小的 7 Fr 指引导管。该技术的一个潜在的局限性是在撤出 SB 的球囊和导丝时，MV 内的支架会移动。由于 SB 支架的横梁突出在 MV 中[8]，重新定位 MV 支架可能会很困难。SB 支架伸入 MV 的长度定义了经典挤压技术的分类："迷你挤压"（1～2 mm）和经典挤压（3～5 mm）（图 15.11）。考虑到支架血栓形成的潜在增加的发生率，迷你挤压技术是首选。另一个值得关注的是，重叠支架可能会延迟 DES 植入后的再内皮化。此外，研究显示，支架贴壁不良区域和支架过多重叠区域可能会破坏血流动力学，导致血流停滞——所有这些都可能增加支架血栓形成的风险。

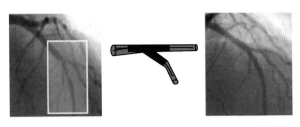

图 15.11 对于分叉病变，若病变向近端延伸，且 SB 与 MV 血管成角约 60°，采用迷你挤压技术最为适合。

双对吻挤压技术

策略规划

该技术中，两根导丝分别放置在 MV 和 SB 中。SB 支架突出 1 ～ 2mm 进入 MV。SB 支架球囊先扩张，另一球囊定位在 MV 内。然后撤出 SB 的导丝和球囊。MV 球囊的近端标记与 SB 支架的近端一致。MV 球囊扩张到大约 10 atm，在其近端挤压 SB 支架。向远端推送 MV 球囊。导丝重新穿 SB 支架网眼进入 SB 内，球囊进入 SB 支架。然后执行第一个 KBI。此次 KBI 用来扩张 SB 支架网眼。将 SB 的导丝和球囊再次撤出，MV 植入支架，球囊扩张进一步挤压 SB 支架的近端部分。重新将导丝进入 SB，并将球囊送入 SB。再进行第二次 KBI（图 15.12）[12]。

技巧和提示

** 球囊进入 SB 首先，MV 球囊在低压（约 10 atm）下扩张，并在其近端挤压 SB 支架，向远端推送 MV 球囊，然后重新将导丝和球囊推送到 SB。如果球囊未能穿过 SB 支架网眼，则更换一个新的非顺应性球囊。如果不成功，用一个小号的半顺应性球囊逐步扩张 SB 开口。如果仍然不成功，则将 MV 球囊（位于远端）扩张作为锚点，以稳定指引导管，使 SB 球囊可以穿过 SB 支架网眼开口。

**SB 球囊作为锚点推进 MV 支架 如果推进 MV 支架有困难，则可扩张 SB 球囊以锚定指引导管。

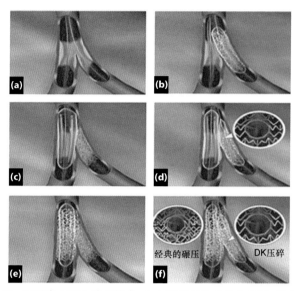

图 15.12　双对吻（DK）挤压技术。（a）将两根导丝插入病变。（b）先放置 SB 支架。（c）MV 球囊挤压 SB 支架。（d）第一次球囊对吻扩张。（e）在 MV 管腔释放支架。（f）最后的球囊对吻扩张。右图显示 DK 挤压技术的 SB 开口较大，而经典挤压技术的 SB 开口较小。

敏捷思维

优势与局限性

双对吻挤压技术只需要 6 Fr 指引导管，类似于球囊挤压技术。首次和最终的 KBIs 很容易完成，因为 SB 开口仅有一层支架。双对吻挤压技术形成的 SB 开口较大。更高成功率的机制解释如下。MV 球囊挤压 SB 支架近段后，SB 支架变得扭曲和严重塌陷。第一个 KBI 修复了扭曲的支架近端，并充分扩张了 SB 支架的开口。然后释放 MV 支架。MV 中的支架几乎不接触，或仅勉强接触部分修复的 SB 支架。由于 SB 开口处的支架横梁较少，重新穿过 SB 支架和第二次 KBI 更容易。而经典的挤压技术，不仅重新导丝进入和扩张更加困难或有时不可能实现，而且如果导丝部分或完全落在 SB 支架下方，也会对变形的 SB 支架造成更大的损伤。导致直接和长期效果不佳的主要原因是支架钢梁未充分覆盖 SB 开口。在双对吻挤压技术中额外的第二次 KBI 是修复 MV 支架变形和增强 SB 开口支架小梁覆盖的关键步骤[12]。

反向挤压技术

在反向挤压技术中，支架已经在 MV 中扩张，通过 MV 支架网眼进入 SB。在预先扩张 SB 开口后，支架的扩张确保近端部分位于 MV 内。在 MV 支架中放置一个与 MV 支架大小相同的球囊。然后释放 SB 支架，撤回 SB 球囊和导丝。然后用 MV 球囊挤压 SB 支架。SB 重新插入导丝，完成最后的 KBI。

敏捷思维

优势与局限性

该技术适用以下两种情况：①如果认为有可能避免常规 SB 支架植入，但 MV 支架植入后 SB 效果较差；②仅 MV 支架植入后，SB 口再狭窄相关的问题持续存在的患者[13]。

同时对吻支架（SKS）

SKS 技术最适合于容易到达的分叉处，近端参考直径较大，含有斑块，且两个 SB 的直径相似。这个过程包括给 MV 和 SB 插入导丝，在整个过程中保持对两者的连接。两个支架并排放置，形成"双管"结构，并同时扩张，这也有助于减少斑块移动。两个支架平行可将分叉的嵴向近端延伸。SKS 的主要要求是近端血管的大小——它必须等于或大于远端 SB 总大小的 70%（对于 SB 3.0 mm 和 MB 3.0 mm，MV 必须是 0.7×（[3 + 3] = 4.2 mm）。

敏捷思维

优势与局限性

当需要植入两个支架时，SKS 技术是治疗分叉病变最简单有效的手段。局限性包括：要求分叉角度相对较小，且需要大尺寸的指引导管（最小 7 Fr）。这种技术不能在必要时植入支架，术者从手术开始就使用两个支架。

其他缺点：① MV 中支架重叠较多，形成金属嵴；②两个支架交叉点下方形成间隙；③双管的形成使内皮化的可能性更小；④患者可能需要终身使用双联抗血小板治疗；⑤如果发生近端夹层，转换为挤压支架或放置另一个支架非常困难。

技巧和提示

　　** 完美支架植入　术者必须注意仔细对齐两个支架的近端。支架的连续扩张应首先缓慢地从 SB 开始，然后在 MV 支架扩张之前排空球囊。最后的 KBI 是至关重要的最后一步。如果在 SKS 过程中术者需要重新插入导丝，必须在支架内非常小心地操作，而不是通过重叠的支架钢梁[14]。

Culotte 技术

　　在 culotte 技术中，第一个支架放置在一个 SB 中，第二个支架通过第一个支架的网眼置于另一 SB 管腔，两个支架的近端部分重叠（图 15.13）。导丝首先放置在两个 SB 后依次或同时进行预扩张。然后，在一根血管内放置一个支架，该支架覆盖了分叉点近端和远端的一段区域，并且横跨到对面的分支。随后，另一根导丝被推进穿过已部署的支架，进入未放置支架的血管。一些术者倾向于将初始导丝留在 SB 血管中，作为重新插入导丝的参照，但这样做的缺点是有可能在后续操作中将导丝夹住。一旦未放置支架的 SB 被导丝穿过，扩张球囊以打开支架的网眼，为 SB 的支架植入做准备。然后将球囊移除，将第二个支架沿导丝推送到另一 SB，覆盖 SB 病变并广泛与第一个支架近端重叠。第一个 SB 的导丝应在释放第二个支架之前撤出，然后通过两个支架的横梁重新推进到第一根血管，球囊沿两根导丝推进，完成最后的 KBI。

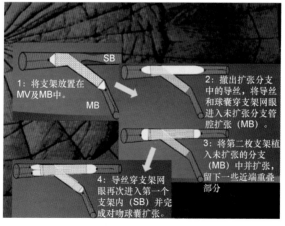

图 15.13　Culotte 技术。

技巧和提示

　　** 完美支架植入　在最后的扩张过程中，重要的是要确定两个球囊都在近端支架内，并且在相对较低的压力下扩张，注意重叠部分的球囊不宜过大。

　　** 哪个分支应该先植入支架?　一般来说，较大、较重要的分支应该先植入支架，但也必须考虑分叉处的成角。如果有明显的成角或严重的钙化，则最好先在成角明显的分支植入支架，以便更容易进入对侧分支。如果一个分支出现了严重的夹层或者闭塞，应首先将支架植入该分支血管，因为撤出导丝后可能会存在风险。因此，当插入导丝后病变保持 T 形（即分叉角为 > 70°）时，如果很难接近 SB 或 SB 病变较长或夹层，则应首先将支架植入 SB。如果决定 SB 先植入支架，应该记住，有时显示 SB 开口是困难的，因此在放置支架之前，多视图充分明确支架的位置是很重要的，以避免放置 SB 支架过远或过近。一旦 MV 和 SB 支架展开，就可以将注意力转向 SB 开口。

SB 的介入治疗

　　在放置支架前，SB 的球囊血管成形术、旋转斑块切除术或定向冠状动脉斑块切除术（DCA）可以降低 SB 损伤概率和程度，但在支架放置后需要再次扩张。直径小于 2 mm 的 SB 的损伤没有临床意义，可能不需要特殊治疗。如果损失了一个较大的 SB，第二根导丝通常可以穿过支架网眼进入 SB。

　　如果嵴线偏移使 SB 开口变窄，一个相对较小的球囊就足以扩大 SB 开口，而如果 SB 口因斑块移位而受损，则需要一个较大的球囊扩张 SB 开口。

　　在这种情况下，避免远端 SB 夹层是很重要的。对于那些球囊扩张作用不大的 SB 严重病变，可以通过支架网眼进入 SB 进行旋磨。操作时应该使用一个小号的旋磨头。

导丝进 SB

　　一些术者在 MV 支架植入时会在 SB 中保留一根导丝，作为 SB 起源位置的标志。MV 支架释放后，在 MV 支架中插入另一根导丝，通过 MV 支架网眼进入 SB。必须避免将新导丝插入 MV 支架下面，而没有通过 MV 支架的网眼进入 SB。导丝在 MV 支架腔内是通过

MV 支架内球囊顺畅通过与否来确定的。如果球囊无法推送进入 SB 血管，说明导丝可能在 MV 支架下面（框 15.1）。

框 15.1　转换策略

导丝进入 SB 的最佳策略

1. **最佳策略**：重塑导丝的尖端
2. **次佳策略**：使用亲水导丝
3. **第三佳策略**：使用 OTW 球囊
4. **第四佳策略**：扩张 MV 支架，使支架网眼更大（POT）
5. **第五佳策略**：使用专用的 Venture 或 Crusade 导管

敏捷思维

"拘禁导丝"技术的风险和益处

大多数时候，可以进行主动导丝拘禁，即在 MV 支架植入时可以预留一根导丝在 SB 内。尤其是 SB 狭窄 > 50% 时。"拘禁导丝"技术是 KIO 概念的一部分。任何符合条件（> 2.0 mm）或功能重要的 SB 都需要额外的导丝保护。这种 SB 技术还可以通过将 T 形分叉转换为 Y 形分叉，改变两个 SB 血管之间的角度，便于重新进入导丝。被拘禁的导丝有助于保持 SB 的开放。此外，长远来看，未预留导丝会增加再次干预的风险。在闭塞情况下，这根导丝（通常是非亲水性的线）可以作为一个有价值的标志，在 MV 支架植入后便于另一根导丝重新进入 SB。

技巧和提示

** 从哪里穿过支架网眼：理想情况和现实困境　通过支架网眼进入 SB 通常可以通过 2 ～ 3 个网眼（即近端、中端或远端）。网眼的选择影响支架的变形，**理想**的方法是在插入 SB 时穿过支架的最远端网眼。然而，**实际操作**中，如果支架网眼大小为 1 mm×1.5 mm，则有 1 ＋ 1 ＋ 1 ＝ 3 mm 网眼覆盖 SB 开口。问题是选择哪个网眼插入。现在，直径 2.5 mm 的 SB 在 MV 支架植入后有 70% 的开口狭窄，这意味着口部 SB 直径为 0.7 ～ 0.8 mm。术者如何在 3 个支架网眼之间找到理想的插入点？

在最佳的网眼处扩张后，有两个或三个小梁伸入 SB 开口，这将有助于防止支架内再狭窄。POT 还可以帮助支架远端充分贴壁分叉处。这种方法也可以防止由于支架过大而导致嵴线移位。POT 技术能够减少，但不会消除嵴的移位。

敏捷思维

导丝从哪里插入？

因为支架网眼的尺寸是 1 mm×1.5 mm，因此有 1＋1＋1＝3 mm 网眼覆盖着 SB 开口，术者必须选择重新插入导丝的网眼。经典技术是穿过最远端的网眼。实际操作中，狭窄率为 70%，直径为 2.5 mm 的 SB 孔，支架植入后，新的 SB 孔直径为 0.7 ～ 0.8 mm。在这种情况下，术者有多个支架网眼选择插入导丝（图 15.14）。

技巧和提示

** 如何操纵导丝进入 MV 支架网眼　首先，导丝尖端应该被塑形成大约 90°，使其搭在 SB 开口的小梁上，轻微向后移动，小心地转向，使导丝尖端进入 SB。

1. 如不成功，应尝试重新塑形导丝尖端，弧度＞ 90°。

2. 亲水涂层的导丝在穿过横梁时可能会遇到较少的摩擦，但 SB 夹层的风险增加。

3. 如果依然失败，考虑更硬的锥形尖端导丝（如 Miracle 导丝）。

4. MV 支架植入后，若 SB 的心肌梗死溶栓（TIMI）血流减少，

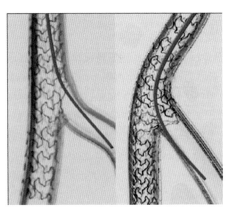

图 15.14　在远端支架网眼插入导丝。

或夹角＞70°，建议不要撤出拘禁导丝。SB 内拘禁的导丝可作为在此进入的标志。

＊＊ 使用 OTW 球囊穿支架网眼进入 SB 如果没有成功，可将 1.5 mm 的 OTW 球囊或微导管推进至 SB 开口附近，以增加导丝穿过的支撑力。这一技术对于 SB 呈钝角（＞90°）的情况特别有用。J 形尖端手动塑形，依据 SB 的角度，头端的长度应该等于 MV 的直径（图 15.15）。

＊＊ 使用硬导丝穿支架网眼进入 SB 如果分叉远端角度较大，则需要使用硬导丝以便进入。将亲水导丝插入 SB 后，可经微导管或 OTW 球囊交换非亲水导丝。

＊＊ 导丝头端如何塑形 在"极度成角"的病变中，通常不可能直接进入 SB。这种情况时，先将导丝穿过整个 MV 支架，然后将导丝拉回，导丝尖端朝向 SB，使其能自然"跳"入 SB 开口内。轻柔的转动操作有助于感受病变的形态并逐步插入。

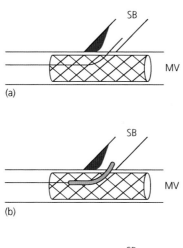

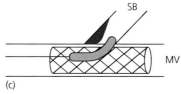

图 15.15 （a）使用 OTW 球囊穿过侧支网眼进入侧支（SB）。（b）尝试用固定导丝上的球囊穿过主血管（MV）支架。这个球囊在导丝之间有最小的过渡。（c）如果球囊的头端刚好穿过网眼，则对球囊扩张以打开网眼。

　　** 使用微导管 如果无法进入 SB，术者可以使用微导管辅助导丝进入 SB。

　　** 重新扩张 MV 支架以扩大支架网眼 MV 支架植入后，在分叉处放置一个短而大的球囊（根据 MV 近端直径大小而定），并在支架末端内后扩张。术者应小心使用球囊，使球囊的近端在 MV 支架内，不要扩张无支架的近端，以免造成血管夹层。该技术优化了近端 MV 支架的植入，并在此过程中打开了分叉处的支架网眼，从而有利于导丝插入远端网眼（类似于 POT 技术）（图 15.16）[13]。

　　** 使用专用导丝穿过支架网眼 在尝试穿过 MV 网眼时，除了使用 OTW 球囊，其他器械也有助于导丝的推进。Venture 导管头端成角，可以直接进入 SB 开口。Crusade 也有类似的优点。最重要的是，在将导丝插入 SB 之前，MV 支架应充分扩张，开放更多的网眼便于导丝穿过。

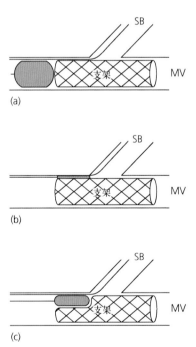

图 15.16 （a）在 MV 血管支架钢梁下用小球囊扩张打开侧支（SB）。（b，c）如果 SB 完全或者症状性闭塞，由于夹层而无法将导丝从 MV 腔送入 SB 真腔，则将一个小球囊穿过被拘禁的导丝（支架横梁和血管壁之间），并扩张球囊。使用最小的球囊，以增加从支架下方通过的机会，避免 MV 支架严重变形。

推进球囊进入 SB

一般情况下，球囊不应完全通过支架进入 SB 后才扩张，因为这增加了球囊被夹住的风险。扩张压力也应严格控制在额定爆破压力以下，因为网眼内的球囊如果破裂，球囊会被卡死（框 15.2）。

框 15.2 转换策略

球囊通过支架网眼的最佳策略

1. **最佳策略**：检查导丝，确保其在 MV 腔内
2. **次佳策略**：固定导丝头端，将球囊穿过 MV 支架网眼，然后将球囊扩张。在某些情况下，球囊或支架可以浸入润滑剂（RotaGlide 溶液）以便其输送

技巧和提示

** 球囊进入网眼遇到困难时的第一个操作 如果球囊无法通过网眼，需要检查导丝的位置，确保导丝不在支架钢梁外。导丝再入技术通常可以成功地将 SB 导丝重新插入 MV，然后将 MV 导丝插入 SB。这可以确保 SB 内导丝不在支架钢梁外。在这种技术中，导丝进入 SB 之前，先将 MV 导丝从 MV 支架内拉回至 SB 的开口处，再引导其进入 SB；然后将 SB 导丝撤出至 MV 支架的近端，再推进回 MV 支架。第二个原因可能是两根导丝扭在一起（"导丝缠绕"）。将 MV 中的导丝拉回支架，只留下支架内的软头端，然后将球囊穿过网眼推进到 SB。

** 如何推送球囊进入 SB 如果无法将球囊从支架网眼中通过，另一种方法是用固定导丝上的球囊穿过支架网眼。在导丝和球囊之间有最小的过渡，保持最佳的"可推性"，可确保舒适的跨越钢梁。此外，这种方法速度很快，因为只需要插入一个球囊。如果球囊不能前进，重复、快速、向前和向后移动（摇晃），并通过调整指引导管的位置，可以帮助球囊通过。

** 在 MV 中扩张球囊作为锚定 如果在推送导丝穿网眼时指引导管弹出，一个实际的解决方案是将 MV 内球囊扩张作为锚定。再将指引导管轻轻插入，通常可以将一个较小的 1.25 mm 或 1.5 mm 球囊插入 SB。扩张时要小心，以免 SB 球囊破裂。一旦 SB 球囊被推进，MV 球囊就可以抽瘪以减少缺血。SB 的扩张球囊尺寸可逐步增

加到适当的大小。

　　MV 球囊扩张以打开 SB　如果球囊不能通过 MV 支架的网眼进入 SB，将球囊推到 SB 附近，球囊的头端穿过支架网眼。扩张球囊以扩张支架，并形成一个小的开口。尝试一两次，然后再把球囊推过去。如果在推进球囊时出现问题，使用 1.5 mm 的顺应性单轨球囊。如果球囊不能穿过，换一个网眼重新进入导丝，并再次尝试球囊通过。如果依然失败，使用固定的导丝球囊系统。

　　** 润滑球囊　可以浸入润滑剂（RotaGlide 溶液）中，以润滑球囊或支架，便于将其推送到 SB。

　　** MV 支架下的小球囊扩张以打开 SB　出现完全性和症状性 SB 闭塞时，由于夹层而无法将导丝从 MV 管腔插入 SB 管腔，可将小球囊经拘禁导丝（支架钢梁与血管壁之间）推送至 SB，并扩张球囊。使用最小的球囊，以增加通过支架网眼下的机会，并避免 MV 支架的严重变形[15]（图 15.16）。

　　** 如何撤出 SB 内拘禁导丝　有时拘禁导丝会被卡住，用力拔可能导致导丝断裂，或指引导管深插，引起 LM 夹层。一个实际的解决办法是使用球囊，让球囊通过拘禁导丝到达 MV 支架下面，低压扩张后，平缓地拔出 SB 内导丝，这样可以避免上述并发症（图 15.17）。

　　在预防条件下，无需将导丝送入 SB 过深。在实施挤压技术之前，将 SB 导丝往后拉，只留下一小段穿过 SB 开口即可。

侧支球囊扩张

　　MV 支架植入后，如果 SB 口因嵴线偏移而出现严重的残余狭窄，小球囊扩张就足以扩大 SB 开口。如果 SB 口存在严重的残余狭窄，在较低的压力下扩张一个相对较大的球囊，可能有助于进一步打开 SB 开口。

技巧和提示

　　** MV 支架植入后 SB 扩张的大小和压力　当近端 MV 直径目测小于 2/3×（MV ＋ SB）时，有两种选择：①利用血管内超声计算 MV 直径的确切值；②根据两个 SB 直径计算 MV 直径（见 Finet，

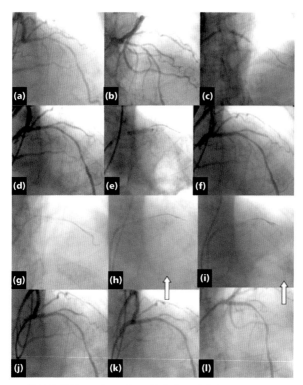

图 15.17　撤出拘禁导丝。(a，b) 左前降支近端病变 70%。(c，d) 预扩张 MV，植入 3.5 mm×20 mm 紫杉醇洗脱支架 (e)。在对角支重新插入导丝后 (f)，尝试取出拘禁导丝 (g)；然而，这根导丝被卡住了，即使用力拉，也无法移动。在支架附近插入一个小球囊并没有帮助，因此决定挤压部分植入的支架。(h) 将 1.5 mm×10 mm 的 Maverick 球囊尽可能地插入支架钢梁外面，扩张至 15 atm。(i) 接下来，将 Ryujin™ Plus 1.25 mm×20 mm 的球囊插入支架钢梁外，扩张至 10 ～ 15 atm。此时，被卡住的导丝重新被松解，轻轻推、转，然后将导丝拉出系统 (j)；在对侧的支架后面有一团模糊影。最后，在对角 SB (k，l) 进一步扩张支架，最终结果可以接受。

Murray 和 Mitsudo 公式)。但 MV 与 SB 的直径差异较大时例外，在这种情况下，SB 中非常小的球囊直径会导致对吻效果不理想，导致 SB 支架明显变形。

对吻球囊扩张

在 MV 和 SB 中植入支架后，为了在两支血管中取得最佳效果，

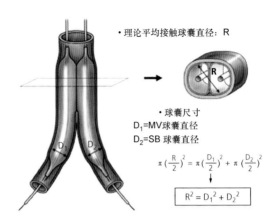

图 **15.18** 对吻球囊 "公式" 原理（由 Mitsudo 提出）。Reproduced courtesy of Dr Kazuaki Mitsudo。

可以在两支同时扩张的情况下进行 KBI。因此，如果近端血管直径小于所涉及血管的直径，该技术可能不适用。在这种情况下，两个分支可以依次用非顺应性耐高压球囊和最终的低压 KBI 扩张，以限制支架变形。尽量不要使用过大的球囊。首先扩张支架内球囊，到达 5 ～ 6 atm 后再扩张 SB 球囊，当两个球囊都达到 6 atm 时同时排空。

MV 和 SB 支架变形

在 KBI 过程中，当 MV 球囊直径小于输送球囊直径时，支架发生变形。在所有的支架设计和分叉技术中都会出现这种变形。可以通过使用大小适当的球囊重新扩张 MV 来纠正[16]。然而，需要 KBI 来充分扩张 SB 开口的支架和修复 MV 支架变形。SB 成 70° 角时，KBI 可以产生这些结果。相反，当 SB 的角度小于 70° 时，KBI 可能不会在开口处扩张 SB 支架。当 SB 呈 > 70° 的角度时，为了充分扩张支架，可能需要首先用一个只向 MV 中伸出几毫米的球囊扩张 SB，这样球囊就不会弯曲并保持完全笔直。扩张后，用大小适当的球囊使 MV 球囊扩张，以修复任何变形[17]。

技巧和提示

** 两个球囊联合的直径 分叉病变近端的血管内同时扩张两个球囊，它们的总直径不能过大。两个球囊的充盈直径应小于它们的标准直径的总和，这取决于球囊和血管的顺应性和充盈压。两个球囊的选择应遵循 Murry 公式：

$$D_{mother}^3 = D_{daughter1}^3 + D_{daughter2}^3$$

或 Finet 公式：

$$D = 0.67 \times (D_1 + D_2)$$

其中 D 是 MV 近端直径，D_1 和 D_2 是两个分支的直径。

这些公式基于血管分支的结构-功能定律。

还有一种可替代方法，即 Mitsudo 公式，该公式基于流量守恒定律，估算了"对吻球囊段"理论上的平均接触球囊直径（即基于球囊直径而不是基于血管分叉的几何形状）：

$$R^2 = D_1^2 + D_2^2$$

其中 R = 理论平均接触球囊直径，D_1 = MV 球囊直径，D_2 = SB 球囊直径[18]（图 15.18）。

** 完美对吻球囊扩张　最重要的是在 SB 中进行高压球囊扩张，以确保支架在开口处完全扩张，然后在中等压力下进行 SB 的 KBI，通常为 15 atm（当两个球囊一起扩张时），以避免近端任何部位夹层。同时释放球囊可能有助于防止支架钢梁进一步变形，从而避免不完全贴壁[17]。

KBI 的扩张压力建议不超过 16 atm。在嵴线水平以上的近端部分，两个球囊的重叠长度尽可能短，以避免两个球囊的扭曲。

操作要点

对于分叉病变的 PCI，选择合适的器械至关重要。手术前应仔细考虑指引导管是否有足够的内腔。例如，除了使用直径为 > 3.0 mm 的两个球囊或支架外，6 Fr 指引导管满足大多数操作要求。7 Fr 指引导管可用于所有操作，包括使用 1.75 mm 大小旋磨头的旋磨术。在 SB 中拘禁导丝的选择应该是非亲水性的，在 SB 重新插入导丝时不应首选亲水涂层导丝。

如果临时决定 SB 支架植入技术，血管内超声有助于确定 SB 开口狭窄的原因［如嵴线和（或）斑块移位］。如果 SB 开口因嵴线移位而变窄，一个相对较小的球囊就足以使 SB 开口扩大，而如果 SB 开口因斑块移位而受损，则需要一个较大的球囊扩张 SB。在这种情况下，避免 SB 远端夹层是很重要的。当然，如果选择双支架技术，使用非顺应性球囊对 SB 进行连续扩张是至关重要的，然后在更高的压力下进行 KBI。

参考文献

1. Colombo A. Bifurcational lesions: searching the solution. *Catheter Cardiovasc Interv* 2005;**65**:17–18.
2. Iakovou I, Ge L, Colombo A. Contemporary stent treatment of coronary bifurcations. *J Am Coll Cardiol* 2005;**46**:1446–55.
3. Furuichi S, Airoldi F, Colombo A. Rescue inverse crush: A way of get out of trouble. *Catheter Cardiovasc Interv* 2007;**70**:708–12.
4. Hermiller JB. Bifurcation intervention: keep it simple. *J Invasive Cardiol* 2006;**18**:43–4.
5. Sawaya FJ, Lefevre T, Chevalier B, et al. Contemporary approach to coronary bifurcation lesion treatment. *JACC Cardiovasc Interv* 2016;**9**:1861–78.
6. Lassen JF, Holm NR, Banning A, et al. Percutaneous coronary intervention for coronary bifurcation disease: 11th consensus document from the European Bifurcation Club. *EuroIntervention* 2016;**12**:38–46.
7. Movahed MR. Major limitations of randomized clinical trials involving coronary artery bifurcation interventions: time for redesigning clinical trials by involving only true bifurcation lesions and using appropriate bifurcation classification. *J Interv Cardiol* 2011;**24**:295–301.
8. Ormiston JA, Webster MW, Ruygrok PN, et al. Stent deformation following simulated side-branch dilatation: a comparison of five stent designs. *Catheter Cardiovasc Interv* 1999;**47**:258–64.
9. Barlis P, Tanigawa J, Kaplan S, di Mario C. Complex coronary interventions: unprotected left main and bifurcation lesions. *J Interv Cardiol* 2006;**19**:510–24.
10. Kwan TW, Vales L, Liou M, et al. Tips and tricks for stenting of bifurcation coronary lesions. *J Invasive Cardiol* 2010;**22**:440–4.
11. Ge L, Airoldi F, Iakovou I, et al. Clinical and angiographic outcome after implantation of drug-eluting stents in bifurcation lesions with the crush stent technique: importance of final kissing balloon post-dilation. *J Am Coll Cardiol* 2005;**46**:613–20.
12. Chen SL, Ye F, Zhang JJ, et al. [DK crush technique: modified treatment of bifurcation lesions in coronary artery]. *Chin Med J (Engl)* 2005;**118**:1746–50.
13. Sianos G, Vaina S, Hoye A, Serruys PW. Bifurcation stenting with drug eluting stents: illustration of the crush technique. *Catheter Cardiovasc Interv* 2006;**67**:839–45.
14. Erglis A, Kumsars I, Niemela M, et al. Randomized comparison of coronary bifurcation stenting with the crush versus the culotte technique using sirolimus eluting stents: the Nordic stent technique study. *Circ Cardiovasc Interv* 2009;**2**:27–34.
15. Aminian A, Dolatabadi D, Lalmand J. Small balloon inflation over a jailed wire as a bailout technique in a case of abrupt side branch occlusion during provisional stenting. *J Invasive Cardiol* 2010;**22**:449–52.
16. Ormiston JA, Currie E, Webster MW, et al. Drug-eluting stents for coronary bifurcations: insights into the crush technique. *Catheter Cardiovasc Interv* 2004;**63**:332–6.
17. Colombo A. Bifurcational lesions and the "crush" technique: understanding why it works and why it doesn't – a kiss is not just a kiss. *Catheter Cardiovasc Interv* 2004;**63**:337–8.
18. Morino Y, Yamamoto H, Mitsudo K, et al. Functional formula to determine adequate balloon diameter of simultaneous kissing balloon technique for treatment of bifurcated coronary lesions: clinical validation by volumetric intravascular ultrasound analysis. *Circ J* 2008;**72**:886–92.

第 16 章
并发症

Nguyen Ngoc Quang，Nguyen Duc Cong，Duc Duy Nguyen，and Thach N. Nguyen

余小林　李洋　王凯阳　译　彭辉　审校

* 基础；** 高级；*** 罕见的、奇特的或具有研究性质的
$, 额外花费＜ 100.00 美元；$$, 额外花费＞ 100.00 美元
⌛, 额外花时间＜ 10 min；⌛⌛, 额外花时间＞ 10 min
🌢, 并发症风险低；🌢🌢, 并发症风险高

挑战

　　在经皮冠状动脉介入治疗（PCI）中，有三种可能的主要机械并发症：急性闭塞、穿孔和无复流。这些事件可导致长期缺血、血流动力学不稳定、休克和死亡。急性或濒临闭塞的原因有：夹层、血栓形成、空气栓塞、腔外压迫、顺行主动脉夹层等。其他并发症包括无复流、逆行主动脉夹层、中枢神经系统栓塞和对对比剂的反应。并发症的发病率取决于术者的技能，可用的技术和患者的选择。严格的预防措施可防止并发症的出现。尽管操作经验可能很难定义，但它在减少和治疗 PCI 并发症方面是极其重要的。使用目前的低轮廓球囊和高扭矩导丝，大多数"简单"狭窄患者将有良好的结果，即使操作人员相对缺乏经验。然而，对于夹层复杂的患者或当简单的病例变得复杂时，有经验的操作人员（每年执行 75 ～ 150 例）可能有更好的结果[1]。有了更好的设备、更强的抗血小板药物和更高水平的操作经验，支架植入的并发症发生率非常低：死亡率、突然关闭或紧急冠状动脉搭桥术（CABG）手术的发生率低于 0.4%。这就是为什么在有多重危险因素和复杂夹层的患者中，操作员的经验水平应该决定病例的选择。预防永远是第一要务，因为远离麻烦总比解决麻烦好。

对比剂肾病

PCI 术后对比剂肾病（CIN）的定义为肌酐水平较基线升高 0.5 mg/dl 或 25% 以上。CIN 的危险因素列于表 16.1[1]。

表 16.1　手术前 CIN 的临床危险因素

可变危险因素	不可变危险因素
对比剂体积	糖尿病
水化状况	慢性肾病
合并肾毒性药物	休克 / 低血压
最近的对比剂管理	高龄（> 75 岁）
晚期充血性心力衰竭	

水化

通常的方案是至少在手术前 3 h 开始，至少在术后 6 ～ 8 h 继续给予至少 1 L 等渗盐水。推荐初始输注速率为 100 ～ 150 ml/h，术后根据临床需要进行调整。对于已知的左心室功能不全或心力衰竭的患者应适当谨慎。

药物

对有 CIN 风险的患者的术前管理需要回顾患者的药物使用情况，并根据临床情况扣留潜在肾毒性药物，包括氨基糖苷类抗生素、抗排斥药物、非甾体抗炎药（NSAIDs）或抗糖尿病药物（如二甲双胍）。虽然优化容量状态是必要的，中断利尿治疗的决定必须是个性化的。血管紧张素转换酶抑制剂治疗可以继续，但在患者安全度过 CIN 的危险期（术后 48 h 肌酐将达到峰值）之前，不应考虑开始或改变剂量。

N- 乙酰半胱氨酸

尽管有多个单一的研究和多个 meta 分析，但 N- 乙酰半胱氨酸（NAC）的真正好处仍不清楚。然而，在这种情况下，NAC 仍然是最常用的处方药，这可能是因为它的低成本和没有严重的副作用。NAC，600 mg，每 12 h 口服一次，分 4 次与苏打水或橙汁混合服用[1]。

减少对比剂使用

直观地说，对比剂使用越少，CIN 的风险越低。然而，目前还没有研究对这一假设进行前瞻性评估。回顾性分析表明，用于诊断研究的总剂量 < 30 ml，用于介入治疗的总剂量 < 100 ml 可降低 CIN 的风险[1]。框 16.1 列出了预防 CIN 的建议。

框 16.1 预防 CIN 的建议

1. 识别风险
   a. 低风险——eGFR < 60 ml/1.73 m²
      i. 优化水合状态
   b. 高风险——eGFR < 60 ml/1.73 m²
      i. 安排门诊者提前到达或推迟手术时间，以便有时间补充水分
      ii. 考虑下列 2 ~ 5 建议
2. 药物管理
   a. 如果临床允许，停用潜在肾毒性药物，包括氨基糖苷类抗生素，抗排斥药物和非甾体抗炎药（NSAIDs）
   b. 给药 N- 乙酰半胱氨酸（数据不明确，见前文）
      i. 每 12 h 600 mg 口服 ×4 次，在造影之前开始
3. 控制血管内容量（避免脱水）
   a. 从术前至少 3 h 开始，术后至少 6 ~ 8 h 继续给予至少 1 L 等渗生理盐水
      i. 初始输注速率 100 ~ 150 ml/h，根据临床需要调整后程序

> **b.** 碳酸氢钠（数据有限，见前文）
>   **i.** 在造影前 1 h 开始使用 154 mEq/L @ 3 ml/（kg·h）；
>   **ii.** 在造影后 6 h 使用 154 mEq/L @ 1 ml/（kg·h）
> **4.** 射线造影剂
>   **a.** 最小化用量
>   **b.** 低渗透性或等渗透性对比剂（持续数据，见前文）
> **5.** 术后：出院/随访
>   **a.** 术后 48 h 获得随访血清肌酐
>   **b.** 考虑停用部分药物直到肾功能恢复正常，如二甲双胍、非甾体抗炎药

为了缩短手术时间和达到稳定的急性结果，应广泛使用支架。血管内超声（IVUS）可用于监测过程。各种各样的辅助工具，如带间隔标记的导丝和数字道路测绘，可以帮助定位支架或球囊。所有这些努力都有助于减少对比剂的用量。当然，已经接受透析的患者没有肾毒性的风险，尽管容量超负荷不应被忽视[1]。

技巧和提示

** 如何使用 20 ml 对比剂进行 PCI？** 在 PCI 开始时，患者有两根导丝：一根穿过病灶，另一根在附近的分支。在整个过程中，球囊和支架的位置是通过参考导丝的分叉来确定的。与常规血管造影不同，选择性血管造影采用 1.5 ml 对比剂，通过沿标记线插入动脉近端部分的运输导管尖端注射对比剂。反复进行 IVUS 以确认每次干预的结果。由于这些努力尽量减少对比剂的剂量，手术过程中使用了 15 ml 的对比剂[1]。减少对比剂负荷的选项列于框 16.2。

框 16.2　转换策略

PCI 术中最大限度降低对比剂用量的最佳选择

1. **$ 最佳策略**：有刻度的导丝
2. **$ 次佳策略**：选择性血管造影，从插入索引动脉的一根小导管的头端加入 1.5 ml 对比剂
3. **$$ 第三佳策略**：只做 IVUS，不做血管造影

对比剂过敏

预防

预防对比剂反应的关键是识别风险最大的患者，并采取预防措

施降低其风险。有对比剂过敏反应史或特应性反应史或哮喘的患者风险增加。在这些患者中，通常使用低渗透性对比剂，如碘克沙醇（visispaque™）。许多预处理方案使用皮质类固醇联合组胺 -1（H_1）- 受体拮抗剂和 H_2- 受体拮抗剂。通常，术前 13 h，7 h，1 h 给予泼尼松 50 mg。如果在手术前没有给予类固醇，在手术时静脉注射 100 mg 氢化可的松琥珀酸钠。

轻度反应包括瘙痒、皮疹或荨麻疹，通常是自限性的，不需要进一步干预，除非及时识别和仔细监测可能的进展。如支气管痉挛等反应，需要首先用 0.1 ~ 0.3 ml 的肾上腺素肌内注射（IM），1∶1000 稀释。如果患者有低血压和随后的血管收缩，IM 有药物扩散的问题。在发生严重反应（框 16.3）时，如严重支气管痉挛、喉部水肿或心肺骤停，可以稀释形式（1∶10 000）静脉注射 1 ~ 3 ml 肾上腺素。滴注肾上腺素效果优于推注。补氧和充足静脉输液可分别减轻缺氧和低血压的影响[2]。

框 16.3　休克的早期迹象

- 窦性心动过速
- 脉冲压力窄
- 主动脉压曲线细长

濒临或急性闭塞

濒临闭塞定义为 PCI 过程中动脉狭窄＜ 50%，并有明显缺血的证据（胸痛或心电图变化）。急性闭塞的许多原因包括夹层、冠状动脉痉挛、空气栓塞和远端斑块和（或）血栓栓塞。然而，最可怕的原因是夹层。

夹层

夹层的定义是两个管腔被一个大的组织瓣分开。夹层是由于球囊扩张或器械操作导致的过度医源性斑块破裂以及随后的血管壁层分离引起的。

在诊断或介入过程中，导管或指引导管的头端可能导致左主干（LM）或右冠状动脉（RCA）开口处的夹层。夹层可沿顺行或逆行方向传播。

由于三层受压，顺行传播的夹层可能在先前的支架区域或具有大侧支的分叉处停止。如果夹层发生在房室沟内的左回旋支（LCX）的近段和中段，夹层通常不会向远端传播。但由于夹层局限在狭窄的空间，夹层对腔内的侵犯更为严重（图 16.1）。

除了 LM、RCA、左乳内动脉（LIMA）和隐静脉桥（SVG）的顺行夹层外，夹层还可以逆行向远端传播。在进行选择性血管造影或指引导管插管时，可以很容易地将 LIMA 切开。指引导管操作引起的近端 SVG（特别是 SVG 到 RCA）或开口病变段的局部夹层，看起来是良性的，但可以迅速发展为急性闭塞。

治疗性斑块破裂（球囊血管成形术）和濒临性夹层之间的过渡是不明确的；美国国家心肺血液研究所（NHLBI）的夹层分类如图 16.2[3] 所示。

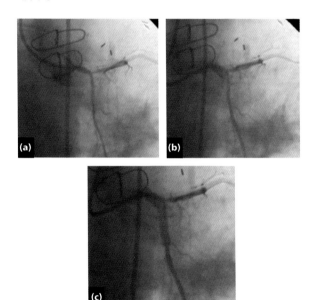

图 16.1　指引导管下左主干夹层图。（a）注射使 LM 和 LCX 混浊。（b）进入部位抬升，向远端传播。（c）完全夹层侵犯了远端血流。它停在 LCX 的中段。美国印第安纳州霍巴特市圣玛丽医疗中心社区医疗系统心导管实验室提供。

策略规划

　　这两个因素决定了夹层的预后：①受损血管的长度；②顺行完整性。不影响冠状动脉血流的小夹层不需要治疗。如果血管直径小于 2.5 mm，最好的策略是用稍微大一点或更长的球囊重复长时间的低压球囊扩张。夹层较长（导致> 50% 残余狭窄）和血流受损被认为是严重的，应立即支架植入，特别是当血管直径为> 2.5 mm 时。

在处理急性血管闭塞时，确保和保持导丝通过闭塞动脉是唯一最重要的考虑因素。在螺旋形夹层的病例中，在远端放置支架以阻止夹层的进一步扩散，而进入部位则阻止了夹层的来源。然而，由于近端严重弯曲、血管较小等原因，有些夹层不能植入支架（2% ~ 3%）。大部分不会导致急性缺血性并发症的夹层随时间愈合，不出现狭窄。框 16.4 列出了预防措施和迅速扭转紧急关闭的策略。

夹层类型	说明	血管造影表现
A	在注射对比剂期间，冠状动脉腔内有轻微的放射通透性，染色清除后残留很少或没有残留。	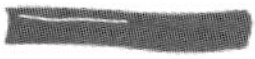
B	在注射对比剂时，平行束或双腔被一个透光区隔开，染色清除后残留很少或没有残留。	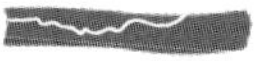
C	腔外冠状动脉腔内染色清除后对比度持续。	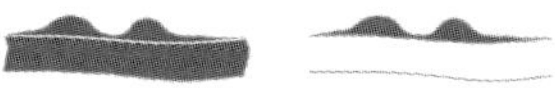
D	螺旋管腔充盈缺损。	
E+	新的持续充盈缺陷。	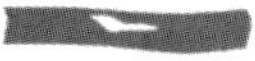
F+	非a-e型导致血流受损或完全闭塞。	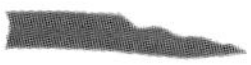

+可能代表血栓。

图 16.2 A 型夹层代表注射对比剂时冠状管腔内较小的透光区域，在染色清除后残留很少或没有残留。B 型夹层是平行束或双腔，在注射对比剂时被一个透光区隔开，染色清除后残留很少或没有残留。C 型夹层出现在冠状动脉腔外（"腔外冠"），在腔内染料清除后，造影剂持续存在。D 型夹层表现为螺旋形（"理发店杆"）腔内充盈缺损，常伴有过度的夹层假腔对比剂染色。E 型夹层表现为冠状动脉腔内新的、持续的充盈缺损。F 型夹层是指冠状动脉腔完全闭塞而无远端顺行血流的夹层。在少数病例中，冠状动脉夹层可逆行传播并累及升主动脉。绘图：Quoc Nguyen。

框16.4 急性闭塞预防措施以及快速处理的策略

1. 维持导丝穿过病灶
2. 迅速的球囊再扩张
3. 及时放置支架以阻止夹层
4. 在需要主动脉内球囊反搏泵（IABP）进行血流动力学支持的情况下（除非动脉立即植入支架），应能够方便使用5 Fr鞘管进入对侧的动脉和静脉
5. PCI术前，行下腹主动脉造影以确定可能无法耐受IABP或左心室辅助装置（LVAD）放置的患者
6. IABP或LVAD可以在选定的患者中预防性插入，也可以在低血压或缺血性并发症发生时立即插入

技巧和提示

** 从外观上区分夹层 腔内瓣或腔外对比剂线性或螺旋型外渗均提示有夹层。管腔内透明呈椭圆形，轮廓光滑，或有模糊区域，或平坦圆形截断，提示血栓。痉挛的末端会更细。在IVUS上，痉挛表现为无斑块的变窄。表16.2列出了伪夹层的其他可能原因。

表16.2 夹层鉴别诊断

原因	纠正技术
1. 对比剂流动	把指引导管推进到更深处，更有力、稳定地推对比剂
2. 指引导管深插	把导管稍撤回
3. 导丝过硬将血管拉直	回撤导丝使其头端靠近新病灶
4. 射线无法穿透重叠导丝	回撤导丝头端至病变近端
5. 细小分支与靶血管平行动脉	多体位投照

操作规划

对局部夹层病变的处理是及时的局部支架植入，而开口处夹层向远端延伸的处理为先对LM或RCA开口处植入支架，然后再对远端夹层段进行支架植入。在任何情况下，导丝都必须穿过夹层。

如果只是轻微的夹层，就不需要治疗。在支架放置后出现的边缘夹层中，不需要覆盖所有的IVUS下显示参与管腔大于50%或位置不重要（非LM或主要分支开口）的小型边缘夹层[1]。

技巧和提示

　　* 预防夹层　为了预防夹层，通常会对患者病变血管进行 6 ～ 8 atm 低压球囊预扩张。然而，在出现严重钙化的病例中，由于球囊预扩张不足，一些支架不能完全扩张。关键的一点是，为了预扩张，需使用一个非顺应性小球囊（如直径 2.5 mm）完全扩张，使得中间无缩窄。其他策略包括在支架放置前尽量减少任何装置的操作，以限制开口或病变近端段的夹层发生。然后及时对夹层段进行支架植入，可以防止夹层的进一步扩张。

　　* LIMA 动脉插管时夹层的预防　这种夹层可以通过非选择性插管来预防，首先置入导丝，将一个非扩张的球囊通过 LIMA 口推进，并将指引导管调整到以球囊和导丝作为支撑装置的同轴位置。在锁骨下动脉使用导丝固定，以防止指引导管深入病变的开口，或使用较小的指引导管（5 Fr 或 4 Fr），这是防止开口夹层的另一选择。

　　** 重新通过夹层段血管　一旦导丝位置丢失，尝试用非常软的导丝而不是硬导丝重新穿过病变。血管成形术后的血管造影应仔细检查。通过许多不同的垂直体位视图寻找夹层平面和最可能进入真腔的位置。然后将导丝的头端定位在该位置并操纵其进入真正的腔内。

　　通常通过计算流体动力学研究，在动脉的心包侧由于内弯或心肌侧的高剪切应力而形成胆固醇斑块。因此，夹层平面位于斑块和内侧肌层之间。为了使导丝进入真管腔，导丝的头端应指向动脉的内弯或心肌面。

　　如果导丝重新通过病变节段或进入假腔过程中出现问题，应行 IVUS，以使第二根导丝平行 IVUS 重新通过，从而使导丝能够在 IVUS 的引导下进入真腔。

　　** 重新进入支架置入段夹层真腔　导丝试图穿过支架时，它可能会进入支架外，到支架外撑杆后的区域。在这种情况下，球囊沿导丝前进，进入到支架后，在错误的路径上扩张。这时可能出现夹层，顺向或逆向延伸。在这种情况下，一条新的导丝必须进入真腔，以确保连续的真腔通路。在任何情况下，除非有强有力的证据证明导丝在假腔中，否则不要移除导丝。仔细审阅诊断性血管造影可以显示夹层的起源（局部或开口处）以及导丝是否在真腔内。对夹层处理的总结见表 16.3。

表 16.3 根据夹层起始部位不同进行处理

起源点	导丝处理
开口	把导丝固定好
首先对开口处进行支架植入	
局部（非开口）	把导丝固定好
对局部夹层区域进行支架植入	
局部，导丝位于假腔内	把导丝固定好， 在真腔内置入第二根导丝 仅当有力证明导丝处于假腔中才将第一根导丝撤出 在真腔狭窄处植入支架

** **早期发现 SVG 插管时出现的夹层** 怀疑为逆向夹层时，回退指引导管并注射对比剂到冠状动脉窦内，可清楚显示是否有逆向夹层累及主动脉。

LM 夹层

LM 夹层是致命性血管闭塞的先兆。它可以通过操纵 LM 口的介入器械或在 LAD 的开口病变干预期间形成。LM 与左前降支呈锐角，在球囊扩张处理左前降支开口处病变并覆盖 LM 时，可能引起 LM 夹层[1]。LM 损伤的通常处理方法是 CABG。然而，在等待紧急手术治疗期间，有必要保持患者的稳定。无保护的 LM PCI 不是美国大多数术者采取的常规操作。尽管如此，为了挽救患者的生命，必须将急性闭塞的 LM 打开作为紧急救助程序，类似于心脏压塞中的心包穿刺术。在插入临时起搏器和 IABP 之前首先应开通 LM。整个急救过程应在几分钟内完成，以扭转血流动力学衰竭、休克或即将死亡的过程。一旦患者病情稳定，就可以考虑是否进行 CABG（图 16.1）。LM 支架植入技术将在第 10 章中详细讨论。

技巧和提示

** **小号指引导管会遗漏 LM 夹层的发现吗？** 在许多情况下，显著的临床表现（严重的胸痛、低血压、ST-T 改变）与缺乏冠状动脉表现之间存在明显的差异。在这些情况下，需要采取额外的垂直投照角度，以确认冠状动脉系统未受累，或存在主动脉夹层或 LM 夹层伪装成急性心肌梗死（AMI）。在诊断性血管造影中，一个小号导管可以穿过 LM 的严重的开口病变，而不会引起压力变化，因此可能会错过 LM 的开口病变或夹层。当前导联 ST 段抬高，强烈怀疑 LM 夹层时，应使用较大的导管重复造影，以检测夹层引起的开口病变。另一种检测 LM 夹层的方法是将指引导管拉至 LM 开口外，注射对比剂使整个 LM 段显影[4]。

逆向主动脉夹层

继发于冠状动脉夹层的逆向主动脉夹层通常发生在 RCA 近端（更常见）或 LAD 球囊扩张后（图 16.3）。尽管这种情况很少见，但当血管成形术或支架植入任何开口或近端病变后，出现不明原因的胸痛或低血压或主动脉根部持续对比剂填充时，必须明确排除。如果早期发现，及时采取纠正措施，包括及时对入口部位开口部病变进行支架植入术，封闭夹层。当出现明显的主动脉反流、主动脉上血管受损伤或夹层延伸时，需要进行外科会诊。如果这些问题都不存在，那么观望等待是最好的方法[5]。胸部 CT 扫描可确定病情稳定，不需要进一步治疗的患者，或可能需要手术的复杂患者。

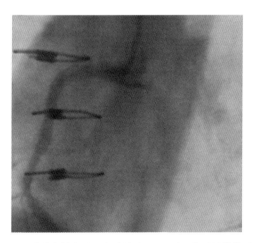

图 16.3　RCA 近端球囊扩张后，主动脉壁 RCA 开口处可见持续对比剂填充。本图由美国 St. Mary Medical Center 心导管室提供。

批判性思维

医源性主动脉−冠状动脉夹层的病理生理学与自发性主动脉夹层不同，这可能解释了这两种情况不同的治疗策略和预后。在自发性升主动脉夹层中，夹层的明显变性促进了夹层的延伸，造成了广泛的动脉损伤，需要紧急手术治疗[5]。另一方面，没有证据表明主动脉中层的退化是导管诱导的主动脉冠状动脉夹层形成的先决条件。此外，主动脉瓣上纹富含胶原纤维，可能限制医源性夹层进展至窦管连接处以外[6]。

批判性思维

对于逆向升主动脉夹层患者，何时进行手术以及何时让患者接受药物治疗？

"广泛"主动脉夹层被武断地定义为从冠状动脉延伸至主动脉 40 mm[5]。根据这一定义，到目前为止，文献报道的 8 例广泛主动脉夹层中有 7 例手术处理，2 例死亡。1 例广泛夹层的患者被认为不适合手术（由于夹层程度和既往心脏手术史），并成功地采用保守治疗策略。在 13 例升主动脉夹层小于 40 mm 的患者中，12 例已得到药物治疗，无死亡病例。一名有少量夹层的患者需要手术，但在这个病例中，手术主要用于紧急冠状动脉搭桥术，而不是主动脉修复[5]。在罪犯冠状动脉的主动脉夹层进入部位成功植入支架。所有患者存活到出院，只有 2 例患者需要后续手术（一例由于心包积血，另一例由于夹层非常广泛，已进展到主动脉分叉）[5]。教训是，如果患者有广泛的 > 40 mm 的逆向主动脉夹层，建议手术。如果夹层 < 40 mm，建议药物治疗。

如何判断采取行动并对疾病预后产生影响

一般情况下，绝大多数医源性夹层仅限于冠状窦，而绝大多数进展至升主动脉或逆行引起主动脉反流和（或）心包积血。在有局限性夹层的病例中，许多患者可采用开口处支架治疗，少数患者可采用保守治疗。在快速进展的夹层中，即使在通过心包穿刺和支架植入管理心包积血的病例中，支架植入也是成功的。预后最差的是那些夹层进展迅速的保守治疗患者和那些合并心肌梗死需要手术的患者。因此，应尽一切努力防止夹层的快速进展。这可以通过立即和适当的支架植入来实现，以封闭夹层的入口并停止血液流入假腔。而且，即使支架植入不能阻止夹层的进展，也不会影响手术成功的机会[6]。

操作要点

可减少医源性夹层发生的预防措施包括：

1. 避免指引导管深插

2. 当介入或诊断设备从动脉中撤出时，稍向后撤指引导管。持续监控指引导管的头端，防止其陷入动脉内

3. 不要让指引导管长时间处于 LM 深部

4. 每次冠脉注射前检查压力波形。如果观察到心室压力波形，应撤出导管或稍微扭转，直到观察到正常的动脉压力波形

5. 及时识别夹层，防止进一步的逆向和顺向延伸。在完成诊断或介入治疗前，一定要检查插管动脉的近端节段或开口

6. 及时支架植入封闭夹层

7. 在出现血流动力学不稳定时，准备 / 置入左心室辅助装置（如 Impella）并通知外科医生

急性血栓性闭塞

即使在 PCI 技术方面几乎完美无缺的情况下，不受控制的血小板聚集和新的血栓闭塞形成导致急性闭塞的可能性仍然存在，并经常伴有血管痉挛。血栓是逐渐增大或可移动的腔内透明物，周围被对比剂包围。在稳定型心绞痛患者中发生率低。然而，在急性冠脉综合征患者中，病变有血栓、长弥漫性病变或退行性静脉移植物，血栓形成或远端栓塞导致的急性闭塞的可能性很高[7]。在支架植入后，如果支架梁与血管壁的贴合不完全，以及未被识别的支架近端或远端的机械性梗阻，可能会发生由于亚急性血栓形成的急性闭塞。为了防止血栓形成，在对内皮损伤最小的短程手术中，除了使用肝素或比伐卢定抗凝外，事先使用口服抗血小板药物如阿司匹林加氯吡格雷是足够有效的。术前至少给药 24 h 或至少给药 6 h，每次给药300 mg 氯吡格雷。在介入器械对内皮广泛损伤的情况下，再发血栓的可能性也可以通过预先输注糖蛋白 II b/ III a 抑制剂来预防[7]。这就是为什么在支架放置前对动脉管腔进行最小操作可以限制病变近端或周围血管壁损伤的深度和范围。

支架植入术后急性血栓性闭塞的原因

如果支架植入是预防或治疗闭塞的最佳策略，那么支架植入后又如何会发生闭塞[7]？球囊血管成形术和支架植入术后闭塞的常见原因是远端夹层和血栓形成。然而，支架植入后，组织突出或支架梁错位贴壁可能会损害管腔，导致血栓形成。这些闭塞的共同点是损害的远端血流促进血栓形成。支架植入后实现完美的心肌梗死溶栓（TIMI）3 级血流是预防任何重大和严重血栓并发症的最佳方式[7]。

技巧和提示

溶解或移除闭塞的冠状动脉内血栓　在介入治疗过程中，如果病变部位或近端有轻度模糊，这是血栓形成的早期迹象。此时的主要目标是有 TIMI 3 级血流，因为完美的血流是最好的预防血栓形成和高剪切应力的最好办法，而高剪切应力会激活血小板聚集。框 16.5 中列出了每种方法在清除血栓方面的最佳操作排名。

框 16.5　转换策略

移除血栓的最佳策略

1. **首要操作是检查动脉的完整性及其完美的血流。最佳策略——排除夹层**：病变部位或近段的隐匿性夹层必须通过 IVUS 排除。如果有夹层阻碍血流，及时支架置入术是最好的

2. **次佳策略**：当动脉近端或中段出现新的模糊（小血栓）闭塞时，一些术者会强力注射对比剂或生理盐水。目的是去除小而软的血栓

3. **\$\$🔘 第三佳策略**：用球囊挤压血栓，使其贴在血管壁上

4. **\$\$🔘🔘◆◆ 第四佳策略**：用取栓导管或装置清除血栓

在处理血栓的同时，必须采取通常的紧急措施以保持良好的血压，如 IABP、临时起搏器、静脉输液。激活凝血时间（ACT）应＞250 s。

支架断裂

支架断裂相关的再狭窄被认为是由于药物分布不均（药物洗脱支架）、梁断裂和局部机械刺激引起的新内膜增生。暴露在管腔内的游离支架梁会触发血小板活化，导致血栓形成。血栓形成和支架内再狭窄（ISR）可表现为稳定型心绞痛和不稳定型心绞痛、ST 段抬高

型心肌梗死，以及潜在的心源性猝死。局灶性狭窄与支架断裂有关，支架断裂主要发生在支架中部（图 16.4）。

　　无症状且无再狭窄的患者可进行密切随访，不需要干预；然而，双重抗血小板治疗延长 1 年以上是可以考虑的。如果出现症状，应寻求进一步干预。当有症状且断裂与再狭窄相关时，通常采用支架内套支架技术[8]。

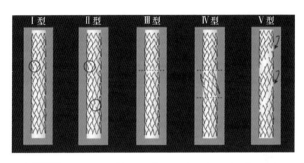

图 16.4　支架断裂。Reproduced from Jaff M et al. Catheter Cardiovasc Interv 2007；70：460-2. Wiley-Liss，Inc.，a subsidiary of John Wiley & Sons，Inc.

无复流

　　无复流定义为远端血管内对比剂滞留，而近端无明显梗阻。普通球囊血管成形术（PTCA）中其发生率为 2%，旋转斑块切除术中其发生率为 7%，初级血管成形术中其发生率为 12%，而退行性 SVG PCI 中其发生率更高，为 42%。其原因主要是动脉粥样硬化物质的栓塞，富含血小板血栓的微栓塞会释放血管活性物质（如血清素），从而加剧动脉粥样硬化，导致远端血管的强烈小动脉痉挛[9]。明显无复流现象的鉴别诊断是近端或远端夹层或急性血栓形成，常规血管造影并不总是能很好地识别。

简易设备

　　使用 OTW 球囊、微导管或抽吸导管可以帮助发现无复流的原因。导管应通过导丝置入，并推进到无流动区域的远端段。然后撤出导丝。测量导管尖端和指引导管之间的压力梯度，通过末端孔注射对比剂将有助于区分无复流和近端梗阻性病变。随后注射 3～5 ml 对比剂，缓慢地将导管抽出，有助于发现任何近端疾病，无论血流动力学上是否显著。标签外使用带有多个小穿刺的单轨球囊，如果对比剂明显稀释，可以通过球囊腔进行远端对比剂注射。

优势与局限性

简易设备最大的局限性是不能保持远端导丝的位置，特别是在有夹层的情况下。大尺寸取栓导管的限制是其可能会加重夹层或卡在支架撑杆上。IVUS 提供了一种选择来确定血流停止部位是否存在夹层或血栓。然而，IVUS 不能确定血管的远端径流和非常远端的血栓的存在或不存在[8]。在这种情况下，推进第二根导丝到远端节段，以保持血管通路。

专用设备

Twin–Pass 导管®

有了专用设备，如 Twin-Pass 导管，可以在更安全、更好的环境中进行诊断性操作。Twin-Pass 导管是一种亲水涂层双腔导管，设计用于动脉血管系统。导管在介入治疗过程中支持 0.014 英寸 ×0.36 mm 导管，双腔设计允许在保留初始导管的同时将第二根导管送入远端血管系统。远端出口从一个 20 cm 的单轨导丝腔中发出，而近端出口从一个腔中发出，并以"过线"配置延伸到枢纽[9]。

Twin-Pass 导管带有一个硬芯，在导管置入时提供支持和推入性。与最小导管内径为 0.058 英寸 ×1.47 mm 的导管兼容。Twin-Pass 导管有一个无线电不透明标记带，位于远端端近 1 mm 处，第二个无线电不透明标记带位于远端端近 10 mm 处的通腔出口处。远端交叉剖面 < 1.9 Fr，轴交叉剖面为 3 Fr[10]。根据制造商的使用说明，通过 OTW 腔的最大推荐流速，生理盐水为 0.31 ml/s，76% 离子对比剂为 0.047 ml/s。Twin-Pass 导管将与可导向导丝结合使用，以访问冠状动脉和外周动脉血管的离散区域，以便于导丝的放置和交换，用于双导丝治疗过程中，并可次选择性地提供诊断或治疗药物。

在一系列的病例中，每一个都是通过远端放置的导丝将双通道导管置入[10]。它被推进到远端（3～5 cm）止流处。人工注射 1～3 ml 含有 40% 对比剂和 60% 生理盐水的溶液，以降低黏度和充分混浊。如有必要，在逐步回拉至止流部位后进行重复注射。

Twin-Pass 导管还可以在床远端给药，而不会在近端解剖时出现导丝位置丢失的风险。

在诊断导管的帮助下，在远端血管注射和导管撤回过程中逐步进行近端注射时，需要观察五个特征：①远端顺行流及其快慢，②逆行血流，③心肌灌注，④血管壁存在对比剂淤积和腔内充盈缺损的证据及其类型（局部、球状、纵向解剖面），⑤流向远端血管床的血液。结果显示了基于不同病理过程的四种不同的临床情景。

慢血流的分类和处理措施

近端闭塞病变处血管损伤 最初远端注射对比剂显示远端血管中有迅速的前向血流，流向远端血管床的血液良好，心肌灌注明显，没有逆行血流。逐步注射对比剂显示在近端闭塞部位有瓣膜、血栓或远端支架边缘夹层。

在 PCI 过程中，任何动脉段的器械都可能破坏内皮屏障的完整性，导致血栓的形成。血栓的出现不是问题的原因，而是机械损伤的结果。因此，最终治疗需要解决这些机械问题，如斑块破裂、夹层、支架强力阻塞导致内膜剥脱、远端血栓栓塞、远端金属丝卷成球的外伤性推durften或壁间血肿开口进入腔内等。在这些病例中，病变治疗采用血栓抽吸（如果合适）或支架置入（如果有需要）[9]。

远端血管床功能障碍 向远端注射对比剂几乎没有正向血流，没有心肌灌注，且有明显的逆向血流。由于远端微血管痉挛和阻塞，诊断为无复流。这是一种排除性的诊断。治疗是使用血管扩张剂，预防方法是使用栓塞保护装置或糖蛋白 IIb/IIIa 抑制剂[9]。

局部血管夹层伴或不伴正向血流 在导丝位于真腔的情况下，如果发生严重夹层但正向血流保持，远端注射对比剂与正常的正向血流、良好的心肌灌注以及无或最低程度的逆行充盈相关。逐步近端注射对比剂可以揭示夹层平面，血管壁内的对比剂滞留最小。也可以检测到夹层的流入和流出。治疗方法是进行支架植入。

在严重的夹层形成并伴有血流受损的情况下，观察到正向血流缺失，逆行血流极小，心肌灌注不良，以及血管壁内明显的对比剂滞留现象[9]。

严重血管远端疾病 然而，如果没有梯度，回撤造影可以显示远端严重病变，而常规引导的顺向血管造影无法发现，因为对比剂不能通过远端段，模拟远端无复流。病变的矫正可以解决无复流现象和患者的症状[9]。

操作规划

治疗包括通过导丝强力注射血液以提高毛细血管床的驱动压力。另一种方法是注射小剂量的硝酸甘油（100 ～ 200 μg）和（或）钙通道阻滞剂（100 ～ 200 μg 维拉帕米）或腺苷（12 ～ 18 μg）。维拉帕米在缓解小动脉痉挛和恢复正向血流中的疗效为 67%。也可以使用硝普钠 40 μg，最高 100 ～ 200 μg，作用时间为 2 min[11]。可以使用肾上腺素，尤其是低血压的患者，剂量范围为 50 ～ 200 μg，可多次使用，并可根据低血压的严重程度进行调整。通过球囊导管或微导管把这些药剂送到远端动脉非常重要。糖蛋白 IIb/IIIa 抑制剂可单剂量或维持剂量给药。建议通过冠状动脉内导丝临时起搏或静脉内起搏导联和强心支持治疗，或在药物（尤其是腺苷）输送到远端动脉之前进行备用起搏。

腺苷

腺苷是一种内源性嘌呤核苷，是动脉和小动脉的血管舒张剂，抑制血小板的活化和聚集。尽管由于腺苷对窦房结和房室结传导的影响，可能会发生严重的心动过缓，但腺苷的半衰期很短，这些影响很少持续超过几秒钟。预防性给药腺苷并不能降低慢血流或无复流的风险，但多次给药可以逆转慢血流或无复流。在出现慢血流或无复流的患者中，与低剂量（少于 5 次推注）相比，大剂量腺苷（每次 24 μg，5 次或 5 次以上推注）可逆转慢血流或无复流。快速、高速注射腺苷可成功逆转慢血流或无复流，并在大部分情况下达到 TIMI 分级标准[10]。

硝普钠

硝普钠是一氧化氮的直接供体。在 SVG 干预期间，冠状动脉内给予硝普钠（中位剂量：200 μg）可显著且快速地改善血管造影血流（与治疗前血管造影相比 $P < 0.01$）和血流速度（与治疗前血管造影相比 $P < 0.01$）。在本研究中，硝普钠与显著的低血压或其他不良临床事件无显著相关性，但在基线时液体量不足或有低血压的患者中，它可能会引起严重的低血压[11]。

硝普钠的制备

1 安瓿 100 mg 硝普钠（Nipride）与 250 ml 5% 葡萄糖溶液（D5W）稀释。使用 20 ml 注射器，抽取 1 ml 溶液，并装入 19 ml D5W（含 400 μg 硝普钠）。然后给予患者 3 ～ 4 ml（1 ml ＝ 20 g）[11]。

维拉帕米

与安慰剂相比，SVG 干预前预防性注射维拉帕米可减少无复流的发生，增加 TIMI 帧数，改善 TIMI 心肌灌注等级。

尼卡地平

预防性内给药尼卡地平（一种有效的小动脉血管扩张剂），然后直接支架植入变性 SVG，不使用远端保护装置[11]。

空气栓塞

如果采取细致的安全措施，空气栓塞的发生率应该几乎为零。一旦发生，患者将经历疼痛和低血压，类似于 AMI。小的空气栓塞会很快消散。空气栓塞通常会产生一列对比剂柱，终止于与原始狭窄不同的位置；100% 的氧气是最好的即时疗法。

技巧和提示

** **栓塞的处理**　强有力的手动注射对比剂可能有助于将气泡消散到远端微血管系统。胸痛不到 1 min 就会消失，但较大的气泡通常会移动到冠状动脉相对较高的位置，而不是向远端动脉移动。例如，如果在 LM 注入一个大气泡，它通常会进入 LAD，当患者平躺时，很可能是冠状动脉树的最高位置。在这种情况下，操作者可以将 OTW 球囊、微导管、抽吸导管甚至小导管（5 Fr 直指引导管或 5 Fr 多用途诊断导管）推进到气泡中，并通过其中心腔抽吸空气栓子[12]。

** **大空气栓塞的处理**　在一个病例报告中，在左心室（LV）血管造影期间，35 ml 空气被注入 LV。患者接受心肺复苏（CPR）45 min 后经皮心肺支持（CPS）恢复[12]。将患者置于右侧卧位，将一根猪尾导管置入 LV，在继续 CPR 的同时抽气。在锁骨下静脉或颈静脉插管时，由于空气进入导致右心房（RV）或右心室（RA）空气栓塞，应将患者置于左侧卧位，以便将空气移至 RV 或 RA 顶部。然后将导管置入该区域，将空气吸出。

血管壁间血肿

通常情况下，球囊扩张后会出现动脉粥样硬化斑块破裂，包括滋养血管膜破裂，导致斑块内、斑块周围、腔外和心肌内血肿的形成。这些血肿对血流的压缩程度取决于血肿的大小。阻塞是显而易见的，因为流动明显受到阻碍，尽管没有内腔夹层或血栓形成的迹象。病因必须由 IVUS 证明。

操作规划

当 ECG 改变和（或）胸痛发生时，目标病变部位没有突然闭塞的迹象，应考虑多种可能性。LM 夹层很难排除，可能需要充分观察多个投影。注射阻力、压力衰减、剧烈疼痛以及与病变狭窄不成比例的缺血和低血压是左主干阻塞的间接迹象。当血管造影结果不确定时，IVUS 可能有助于确定这一诊断。将手术前和手术时的血管造影进行详细的比较，可以发现小分支闭塞。痉挛通常出现在球囊扩张部位，但在同一血管中可能出现更广泛，甚至在远离机械干预部位的其他血管中也可能出现。虽然硝酸盐经常有效，但痉挛可能是难治性的，需要用钙通道阻滞剂治疗。壁间血肿是一种很少被怀疑的缺血原因；高度的临床怀疑使 IVUS 检测问题和有效的治疗。处理方法是在血流动力学显著阻塞的节段植入支架[13]。

冠状动脉穿孔

冠状动脉被导丝穿孔可能无害，只要穿孔没有被球囊无意中扩大。使用新设备和尝试穿越慢性完全闭塞（CTOs）时，较硬的导丝和激光导丝存在风险，可能会被强行推入未被识别的皮下路径进入真正的远端腔。随后的扩张可能会撕裂外膜，导致冠状动脉穿孔。在最具破坏性的情况下，实际存在心外膜动脉的撕裂或切口，血液自由流入心包囊（图 16.5）。这种血管破裂几乎总是导致立即的血流动力学崩溃（框 16.6）。如果不控制出血和引流心包囊，可能会导致死亡[14]。导致局部心外膜血肿的冠状动脉穿孔可能会表现为 ST 段抬高心肌梗死，因为心外膜动脉受到压迫[14]（表 16.4）。

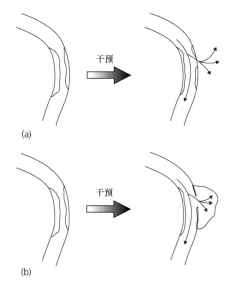

图 16.5　两种射孔形式：自由流动（a）和内含射孔（b）。

框 16.6　冠状动脉穿孔的危险因素

1. 球囊过大（球囊∶动脉比＞ 1.2）
2. 支架外高压球囊扩张
3. 支架植入逐渐变窄的血管
4. 支架植入由其他设备造成的穿孔
5. 支架植入严重夹层或突发闭塞后再次通过的病变
6. 在导丝识别或未识别的皮下通道时的完全闭塞的支架植入
7. 小血管（＜ 2.6 mm）支架植入

表 16.4　冠状动脉穿孔分类

级别	定义	心脏压塞风险
I	血管腔外缺损无对比剂外渗	8%
II	心包或心肌"灌注"无对比剂"喷射"	13%
III	对比剂通过明显（＜ 1 mm）穿孔"喷射"	63%

策略规划

　　治疗方法包括立即低压（动脉：球囊比为 0.9 : 1.1）球囊扩张 10 min。由于穿孔的灾难性后果，操作者必须掌握心包穿刺技巧。延长的球囊扩张在 60% ～ 70% 的穿孔中成功救治。如果封堵不成功，开始在 10 ～ 30 min 内增加 25 ～ 50 mg 的鱼精蛋白剂量，直到 ACT < 150 s；在喷射样对比剂外溢和腔内对比剂溢出的情况下也应这样做。如果血流动力学有异常，必须进行心包穿刺。在美国，现在可以用覆膜支架（Jostent）以封闭破口[15]。一旦没有进一步的对比剂外渗，患者应入院观察，并应重复超声心动图检查是否有进一步的积液。穿孔的详细管理列于框 16.7。输注血小板有助于逆转阿昔单抗治疗患者的抗血小板作用，但替罗非班或替非肽治疗无效。然而，抗凝逆转可能导致急性动脉闭塞或支架血栓形成，因此抗凝逆转的风险和收益应谨慎考虑。当穿孔大到需要保守治疗时，有两种主要的选择：①用凝胶泡沫颗粒、聚乙烯醇颗粒、皮下脂肪组织或弹簧圈进行远端血管栓塞（如一些金属丝穿孔）；②用覆盖支架封闭破裂血管壁[15]（框 16.8）。

框 16.7　处理冠状动脉穿孔的策略：一步一步的方法

1. 首先，在低压下延长球囊扩张时间，2 ～ 6 atm，持续 10 min
2. 如果发生心脏压塞，在心包腔内用带侧孔导管进行心包穿刺
3. 如果出血持续，逆转抗凝：在前 4 h 内，每给予 25 单位肝素，需给予 1 mg 鱼精蛋白；静脉给予最大剂量 25 ～ 50 mg 鱼精蛋白 10 ～ 30 min 或以上，直到 ACT < 150 s
4. 对穿孔动脉的近端或中段使用覆膜支架
5. 弹簧圈（材料）栓塞治疗远端穿孔

框 16.8　转换策略

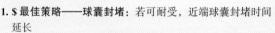

管理穿孔血管的最佳策略

1. **$ 最佳策略——球囊封堵**：若可耐受，近端球囊封堵时间延长
2. **$ 次佳策略**：如果封堵不成功，则用鱼精蛋白逆行抗凝
3. **$ 添加新药——血小板产品**：如果远端需要封堵，可通过转运导管或通过 OTW 球囊腔在远端穿孔处注射 3 ～ 4 ml 血小板灌注液。不要在大动脉开口注射血小板灌注液，否则整个动脉都会凝结。还有延迟出血的风险

4. **$$ 添加新设备**：覆膜支架可用于堵塞侧支的开口。弹簧圈材料可以封堵远端的任何穿孔

5. **$ 添加新药**：向远端注入凝血酶、明胶海绵（凝胶泡沫）或聚乙烯醇（PVA），使远端血管形成血栓

技巧和提示

** 预防导丝穿孔的措施　为了避免穿孔，导丝的尖端轻轻向前推进，不需要用力对抗阻力。它应该可以自由移动。一旦在远端段，避免把尖端放在小分支，因为它可能向前移动和穿通动脉。在推进或撤回任何笨重的设备（如长球囊或支架、动脉切除装置，或通过曲折且钙化的病变的长支架）时，应频繁检查其位置。

** 球囊血管成形术或支架植入术引起穿孔的预防措施　球囊扩张后，将扩张后的球囊保持原位，观察心电图是否恢复至基线，并询问患者在球囊放气后胸痛是否缓解。然后进行小剂量对比剂注射，检查是否有严重的夹层和穿孔。若远端血流良好，无明显外渗血，将球囊拉回指引导管。如果有任何问题，如夹层或穿孔，球囊应准备重新推进和重新充气。除非一切都清晰，否则不要移走球囊。等待 2 min 以上再进行下一次扩张，使得缺血预适应充分发挥。如有穿孔，低压扩张球囊（框 16.6）。

** 近端和中段穿孔的处理措施　在一些幸运的病例中，长时间的球囊扩张可以使组织永久覆盖缺损并解决问题。然而，对于严重撕裂的患者，覆膜支架提供了一种可行的选择。既往 CABG 患者在 PCI 术后仍可发生心脏压塞，尽管这种情况很少发生。原因是 CABG 过程中心包被切开和移除的区域有瘢痕形成，所以更多的是局限性穿孔，伴有肌内或纵隔出血，而不是直接出血或积液（图 16.6）。如果有支架，大的穿孔可以通过部署覆膜支架成功地封堵。由于聚四氟乙烯（PTFE）支架体积较大，近端支架应预扩张，指引导管位置应调整好，可能需要额外的导丝。操作手工皱缩的聚四氟乙烯支架不应推得太用力，因为它可能会从球囊上滑脱，并在远端造成栓塞。不幸的是，目前的聚四氟乙烯支架的灵活性有限，支架的外形较大，需要 8 Fr 的指引导管，并且在直径小于 3.0 mm 的动脉中无法使用。

为了顺利植入覆膜支架，通常需要使用大指引导管，因此应根据血流动力学情况，采用原位冠状动脉导丝交换引导技术或双指引导管技术[16-17]。

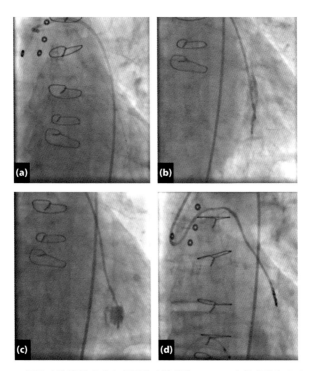

图 16.6 冠状动脉搭桥术后出现冠状动脉穿孔。2 mm 球囊成形术（a）后出现对比剂外渗（b），且加重。（c）将弹簧圈栓塞到远端段并封堵穿孔（d）。

** 双指引导管输送覆膜支架 如果缩小覆盖穿孔的球囊后血流动力学状态稳定，则可将球囊取出。在主动脉根部放置一根 0.035 英寸或 0.038 英寸的交换导丝，然后在冠状动脉导丝与延长导丝仍在原位的情况下，更换一根更大的指引导管。如果血流动力学状态不稳定，需要扩张球囊以防止进一步出血，则应在对侧动脉（股动脉）处建立血管通路，并在第一个导管附近使用另一个导管（图 16.7）。通过新的更大的指引导管，另一根冠状动脉导丝通过穿孔部位推进，同时第一个球囊相应放气和充气。然后，一个覆膜支架可以被推进并成功地植入来覆盖穿孔。请记住，覆膜支架在高压下扩张后可缩短[18]。

** 微导管远端灌注 如果近端球囊扩张导致缺血，则在球囊旁植入微导管，在远端动脉中注入新鲜血液（图 16.8，图 16.9）[16-17]。

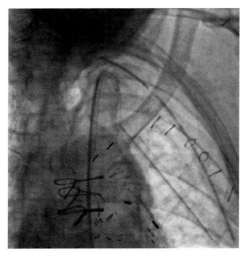

图 16.7　两个指引导管被放置在左内乳动脉（LIMA）的开口处。6 Fr 指引导管有一个球囊导管阻塞了 LIMA 的血流。8 Fr 指引导管将被用来递送覆膜支架。

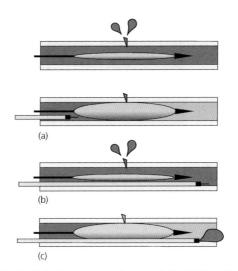

图 16.8　远端灌注技术流程。（a）在球囊闭塞部位近端植入导丝和微导管。（b）球囊放气，快速将导丝和微导管置入远端穿孔处，然后快速重新充气球囊。（c）球囊闭塞时，拔出导丝，通过微导管注入患者自体动脉血。

*** 如何用球囊材料制作覆膜支架　在没有 PTFE 覆膜支架的情况下发生穿孔的病例报告中，建议将轻度扩张的球囊两端切开，以得到圆柱形结构。然后将一个支架压接在另一个预装支架上，球囊

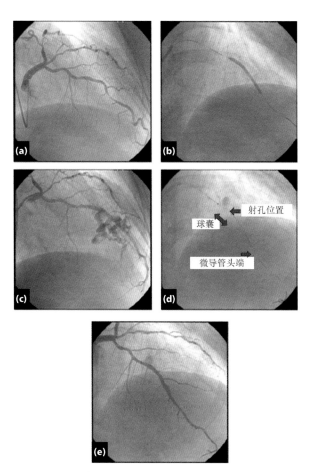

图 16.9 （a-c）冠状动脉造影。（d）微导管和球囊导管的位置。（e）最终冠状动脉造影图像。经 Wiley 许可转载[16]。

导管夹在中间。这样就形成了一个临时的覆膜支架[15]。

  ** 拮抗糖蛋白 Ⅱb/Ⅲa 抑制剂 小分子抑制剂（依替非肽、替罗非班）对血小板的抑制程度是通过高血浆浓度来维持的，血浆浓度与血小板抑制成正比，因此停药后 2～3 h 内其效果消失。相反，阿昔单抗主要与血小板结合，血浆水平较低，因此需要血小板输注才能逆转阿昔单抗的作用。

> **批判性思维**
>
> **拮抗抗凝药物的适应证和不良反应**
>
> 一个关键问题是,处理穿孔是否意味着病例的结束,还是操作者在控制出血后打算继续进行 PCI(经皮冠状动脉介入治疗)程序。如果打算终止病例,使用鱼精蛋白硫酸盐逆转肝素是指示的。然而,当冠状动脉内仍留有如球囊和导丝等设备时,应推迟这一操作。在大多数识别出穿孔的情况下,应停止静脉注射Ⅱb/Ⅲa拮抗剂。直接凝血酶抑制剂比伐卢定没有特定的解毒剂,但其半衰期短,在停药 1 ~ 2 h 后凝血功能会恢复。

鉴别差异

对于有侧支的血管,必须谨慎使用覆膜支架,因为支架材料可能会阻塞侧支。这些支架的柔韧性可能不如裸金属支架,因此难以在弯曲和钙化的血管中输送,这使得它们的紧急应用具有潜在的挑战性。与所有支架一样,如果小血管发生穿孔,它们可能不容易放置。最后,覆膜支架对于远端血管穿孔的作用有限。

自体静脉覆膜支架,用于治疗冠状动脉穿孔和破裂,也有相关描述,但这种方法更为耗时,并且涉及通过切开手术隔离移植物(通常是头静脉),将其安装并缝合到金属支架上。这些步骤非常耗时,使得自体静脉覆膜支架不太可能作为自由流动穿孔和心脏压塞的紧急治疗手段。

弹簧圈栓塞冠状动脉穿孔,特别是远端血管,也是一种紧急的介入治疗手段。也被用作经皮紧急治疗的手段。一般来说,大多数研究报告使用直径 0.014 ~ 0.025 英寸的铂或不锈钢弹簧圈进行微线圈栓塞。不过,较大的弹簧圈已用于冠状动脉破裂或冠脉粗段的穿孔的封堵[19]。

弹簧圈的大小应略大于血管直径,以防止弹簧圈的脱位或移动。在某些病例中,可能需要在心包间隙内开始部署弹簧圈,并将弹簧圈放置在原位冠状动脉穿孔处。在穿孔处较小的特殊病例中放置弹簧圈可能很困难。弹簧圈伸入冠状动脉的程度取决于穿孔的位置(例如远端和中段)。弹簧圈线圈也可以与其他治疗方式联合使用,如局部注射凝血酶[19]。

专用设备

Jostent GraftMaster® 冠状动脉支架植入系统

Jostent GraftMaster 冠状动脉支架植入系统被美国食品药品监督管理局（FDA）批准为一种用于治疗游离穿孔的人道主义治疗装置使用设备（HUD）。游离穿孔是指对比剂外溢到心包，溢至直径 > 2.75 mm 的原生冠状动脉或隐静脉旁路移植物中。该支架的长度有 9 mm，12 mm，16 mm 和 26 mm，直径有 3.0 mm，3.5 mm，4.0 mm，4.5 mm 和 5.0 mm。至少需要 7 Fr 大小的指引导管[19]。

专用设备

栓塞弹簧圈

栓塞弹簧圈和微弹簧圈的工作原理是促进局部血栓形成。它们已被用于针对血栓性动脉瘤（通常是脑内）、动静脉瘘、假性动脉瘤和穿孔的血管内治疗。这些弹簧圈通常由金属制成，如不锈钢、铂或铂钨合金，这些金属会导致血栓形成，最终导致纤维化。栓塞弹簧圈的基本设计包括一根钢丝（通常是钢或铂），将其紧紧缠绕成一个直的初级弹簧圈，然后形成各种设计（如三维弹簧圈、螺旋和球体）的二级结构。这些弹簧圈通常被包装成一个输送装置，在挤压后恢复其预成型的形状[19]。

各种类型栓塞弹簧圈

不锈钢弹簧圈和栓塞弹簧圈（Cook Medical）比铂弹簧圈具有更大的径向强度。但是，铂弹簧圈更柔软，在血管内有更好的顺应性。可能更容易在血管内适应，理论上可以提供更理想的栓塞效果。弹簧圈可以是非纤维的，也可以是合成纤维的，如涤纶®或尼龙，纤维弹簧圈更容易形成血栓，产生更大的血栓形成栓塞效果。

技术

弹簧圈栓塞术

弹簧圈栓塞的技术在一定程度上依赖于设备和制造商。大多数现代线圈都有设备特定的应用说明。然而，一些通用的技术包括：①使用传送装置或导向装置作为必要的支撑来传送并形成一个致密的线圈团，②使用高径向力线圈作为支架，在支架上放置较软的小线圈，以形成致密的线圈团，③在分支血管中部署部分线圈作为锚点，然后使用锚点作为支持在目标血管中部署其余线圈。分支血管将被牺牲[19]。

其中一些线圈的使用需要专用的微导管和内径足够小的小型选择性导管，而另一些线圈则需要专用设备，如线圈推进器和线圈定位导管，以便在释放线圈之前重新定位和取出线圈[19]。

弹簧圈栓塞术也适用于逆行闭合侧支血管穿孔的复杂 CTO。

技术

粒子栓塞剂

将 3 ml 的 250 ～ 355 μm Contour™ 聚乙烯醇（PVA）颗粒栓塞剂与对比剂混合，形成稀释的悬浮液，通过微导管注入穿孔段。在将一个 2.9 Fr Progreat® 的微导管远端适当楔入受影响节段处后，聚乙烯醇（PVA）颗粒的相对重量及其在血流顺行方向上的递送，可防止小分支及主要分支中出现任何明显的反流。导管直径必须足够小，以允许对供应病变的血管进行选择性导管植入，但也必须具备合适的空间，足以输送栓塞剂。这些颗粒必须能通过导管且不会造成导管堵塞，但又不能过小，以至于能穿过毛细血管[19]。

不考虑使用 OTW 球囊导管，是因为其最大内径为 0.36 mm，而微导管的最大内径为 0.53 mm。由于 PVA 颗粒尺寸为 250 ～ 355 μm，因此使用 OTW 球囊导管管腔堵塞的可能性非常高[19]。

简易设备

在类似的情况下，使用凝胶泡沫（可吸收明胶—由纯化的猪皮—明胶制备的压缩海绵）和带有 6 Fr Angio-Seal™ 闭合装置的胶原蛋白也有报道。然而，必须将其切割到合适的尺寸，这可能更难使用微导管精确地输送到冠状动脉系统的非常小的远端分支中。使用微线圈栓塞治疗冠状动脉穿孔也有报道，然而，这需要导管实验室必须有适当大小的微线圈能用于此类紧急情况。通过动脉内注射胶曾成功地处理了右冠状动脉的微渗漏，但这需要特别小心，以防凝胶胶水在运输过程中凝结。血小板灌注液也是一个很好的选择[20]。

技巧和提示

　　用血凝块堵住穿孔　将鱼精蛋白与肝素混合，并用外周球囊导管将混合物输注至 LAD。与脂肪栓塞不同，后者会导致血管完全阻塞，在这种情况下，PCI 可以继续进行，因为血管保持通畅，血栓可以被穿过。皮下脂肪是另一种选择；然而，它确实需要外科切口，而延迟可能是毁灭性的。在这种情况下，操作者能够使用患者自己的血液使血管形成血栓，解决了穿孔和心脏压塞问题[21]。

　　脂肪移植　在没有可用微线圈的情况下，将局部麻醉剂注入患者大腿上部，并取出少量皮下脂肪（直径约 5 mm）。脂肪球必须足够小才能通过管腔直径为 1.04 mm 的 Export 导管进行输送，因此需要用手术刀制造直径小于 1 mm 的脂肪球，然后与生理盐水混合。将抽吸导管放置于穿孔的近端，用注射器将此脂肪 / 生理盐水混合物注入导管。这导致对角支支架远端动脉立即闭塞，并成功封堵了冠状动脉渗漏[22]（图 16.10）。

　　** 使用 OTW 导管栓塞远端血管　栓塞颗粒的输注可以通过 OTW 球囊导管进行，同时保持球囊扩张以防止进一步泄漏。利用能够穿过 0.014 英寸管腔的小尺寸 PVA 颗粒（< 300 μm）是很重要的。

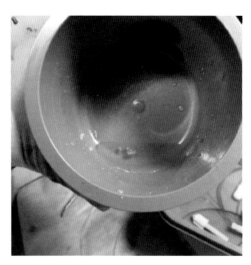

图 16.10　皮下脂肪与生理盐水混合，准备注射。

要特别小心，防止由于指引导管移位使栓塞材料在更近端血管中回流，甚至回流到颅内动脉。由于这个特殊的原因，利用 OTW 近端扩张球囊的中心腔输注可能是最合适的方法[20]。

** 用皮下组织栓塞远端动脉 使用皮下组织在穿孔的血管中形成血栓或栓塞。这种皮下组织含有大量脂肪，它是在右股骨区域股鞘的部位做切口取出的。在微导管尖端几乎完全堵塞血管的情况下，将组织放入微导管内并用导丝推入，直至导丝尖端距微导管约 1 cm。随着导丝的推进，进入组织的阻力逐渐减小。在导丝尖端从微导管中伸出 2 min 后，将其拉回微导管中，并将微导管和导丝从导管中抽出。冠状动脉造影显示小血管被阻塞，没有出血的迹象。如果由于全剂量肝素化而无法产生自体血凝块，或者心导管实验室没有其他栓塞材料（弹簧圈、明胶海绵、PVA 颗粒、微纤维胶原蛋白、凝血酶），可采用皮下组织作为栓塞材料[20]。

动脉远端穿孔的处理

如果穿孔在大血管或分支的远端，治疗包括逆转抗凝状态，如果患者能够耐受缺血损伤则进行更近端段的球囊填塞、向远端分支注射凝血酶，或用栓塞材料（包括血小板灌注液、血凝块或线圈材料）封闭穿孔的分支。

批判性思维

如果发生穿孔，覆盖支架和延长球囊扩张，哪个更好？

穿孔后，可以选择通过肝素的逆转抗凝作用对常规球囊进行扩张，也可以使用 PTFE 覆膜支架。如果患者仍需要抗凝治疗以保持刚刚扩张或支架植入的病变部位开放，最好使用覆膜支架。如果 PCI 后可能不需要抗凝，使用鱼精蛋白逆转肝素并延长球囊充气以封闭穿孔是一个可接受的选择。完全逆转肝素和由于持续球囊充气导致的长时间缺血可能会引起远端床的血流缓慢或覆盖支架的早期血栓形成，因此应该在不完全逆转肝素和糖蛋白 Ⅱb/Ⅲa 抑制剂的情况下使用覆膜支架。

注意事项

穿孔后患者进行 CABG 的决定时机

　　穿孔后，如果没有覆膜支架也没有栓塞剂，长期局部填塞后出血仍未停止，患者可能需要手术治疗。然而，这并不是一个简单易行的手术。穿孔周围的区域常为壁内血肿，使整个心肌区水肿，特别是在穿孔靠近主动脉（LM 或 LAD 近端）或冠状沟（LCX）时。在这种情况下，几乎不可能找到穿孔血管的分支，所以外科医生只能结扎较近的部分并绕过任何其他病变的动脉。手术不能对我们试图挽救的穿孔进行再灌注。如果患者能够在临床上耐受小分支或大血管远端闭合，则可能不需要手术。预防穿孔的重要程序注意事项列于框 16.9。

框 16.9　预防穿孔的重要程序和注意事项

1. 持续监测远端导丝的头端
2. 慎重处理疑似穿孔，尤其是使用糖蛋白 II b/III a 抑制剂的患者
3. 在心导管室做心包穿刺。置入 5～6 Fr 的猪尾导管用于引流
4. 离开心导管室前做好局部封堵措施
5. 入住 ICU，频繁使用超声心动图随访

心包积液和心脏压塞

　　心包积液是指心包腔内存在液体。在 PCI 术中，液体积聚是突然的，只需要 100 ml 就可能导致血流动力学失代偿。非顺应性心包的压力-容积曲线较陡峭，随着心包内压力的升高，跨壁压力首先导致右心房的塌陷，然后是在舒张期逐渐延长期间的右心室塌陷。左心室受压通常发生在严重心脏压塞中，或在某些情况下，积液只影响左心的部分区域，而临床表现则取决于，积液的速度和体积。一系列的临床表现，都取决于心包积液积聚的速度和积聚的绝对体积，以及与潜在心脏病存在与否相关。

　　其临床表现取决于至少五个因素：造成穿孔的设备的尺寸；穿孔的结构，如心房与心室肌，右心房或左心房，右心室或左心室；穿孔时的血流动力学状态；心包本身的性质；以及抗凝状态。心脏手术后，心包可能缺失或与心肌反折部位粘连，从而可以防止心脏

压塞的发生，尽管一般情况下并非如此，因为后侧局部积液可导致心脏压塞和血流动力学损害（在尝试心包穿刺时可能特别难以达到，通常需要手术引流）[23]。

加重因素

穿孔结构内的压力是心脏压塞发展和严重程度的主要决定因素。因此，未抗凝患者的右心室小穿孔，在临床上可能不明显；相反，在肺动脉高压或抗凝治疗的情况下，右心室穿孔可能是灾难性的。这些情况同样适用于右心房和左心房穿孔[23]。此外，与设备相关的潜在穿孔大小也至关重要：在静脉注射肝素之前，进入冠脉的导丝或隔间隙穿刺针造成的小穿孔是可以耐受的，不会对血流动力学造成重大影响。然而，由于封堵装置输送系统引起的心脏结构的裂口状撕裂可能是致命的，就算全力抢救也毫无希望。

缓解因素

左心室壁较厚（≥ 10 mm），可以封堵小穿孔，平衡较高的腔内压力。然而，如果发生在左心室流出道有阻力的患者身上，例如严重的主动脉狭窄患者，即使是很小的导丝穿孔，也可能无法耐受。在这种情况下，过高的左心室压力和后负荷会导致心室的小穿孔充当"弹出式"瓣膜，血液优先流向最初心包内压力最低的位置。

相反，由于右心房压力较低，因此驱动压力较低，一些未使用抗凝剂的患者，可以很好地耐受右心房的较小穿孔。

最后，穿孔的几何形状也很重要。与圆形孔相比，裂隙样穿孔可能会导致不同类型的液体积聚，特别是当受影响腔室的壁较薄时，例如左心房或左心房附件[23]。

临床表现

在手术过程中，临床上应注意心脏穿孔和随后心包积液的发生。这些危险手术阶段包括：高压力后扩张术、旋磨术或旋切术、穿过钙化病灶的 CTO 专用导丝、复杂的经间隔穿刺、房间隔扩张、在狭窄的左心房输送系统中反复推拉闭合装置，以及成年患者钙化缩窄的球囊扩张。PCI 术中穿孔 / 压塞的最早征象通常是心包型胸痛，而先天性结构性心脏病（CSI）的主要症状是低血压或血管迷走神经性反应[23]（框 16.10）。

新发心包刺激的典型疼痛是胸骨后不适，有时向上放射至颈部和下颌。急性心包刺激也可表现为非典型症状，如肩部不适、腹部不适，甚至恶心。在某些情况下，甚至在观察到血流动力学变化之前，患者可能会描述为有一种厄运感。另一方面，最早表现出的体征为急性心动过缓和低血压，伴或不伴恶心和胸部不适，这是心包突然牵拉引起的血管迷走神经性反应[23]。

中心主动脉压和右心房压可以提供穿孔和随后的心脏压塞的良好的间接证据。在早期阶段，血压是变化的；虽然低血压是心脏压塞的一个标志，但由于最初心包刺激引起交感神经反应，全身主动脉压实际上最初可能会随心率升高。然而，如果心脏压塞是血管撕裂导致，血液在心包内迅速积聚，则表现为持续性低血压，即使大量补液也难以纠正。然而，如果心脏压塞是由裂隙样撕裂引起的，心包腔内迅速积累的血容量常会表现为持续性低血压，晶体液体或强心药物治疗不会有改变[23]。

框 16.10　心脏压塞特征

心脏压塞的临床症状
早期有心动过速或心动过缓
低血压
颈静脉压力升高伴 Y 波下降显著
奇脉
心音遥远
潜在病因的身体特征 / 体征（如结缔组织疾病）
胸部 X 片显示心脏轮廓增大
心脏压塞的血流动力学改变
低血压
四个心腔充盈压升高
舒张压平衡
右心房压力波形中的 Y 波下降显著
右心室和左心室收缩压峰值不一致
主动脉压峰值变化超过 10 ~ 12 mmHg
心输出量减少

脉冲压力

脉压会降低，出现反常脉搏，这反映了吸气期间脉压的过度下降。此时，右心房灌注压将开始升高。在心脏压塞的早期，右心房压力的曲线轮廓会随之改变。Y 波下降会消失，在仍保持窦性心律的患者中，在心房收缩的时候会有一个更明显的 a 波。随着心脏压塞的发展，主动脉收缩压显著降低，右心房压升高。在吸气时，脉压可能会非常低，低至观察者无法检测到患者的心搏。在早期血流动力学阶段，一旦出现这种明显的反常脉搏，即使全身血压还没有下降，也应采取干预措施[23]。

胸部 X 线片

这在某些情况下可能有帮助[23]。在导管室进行的透视检查中，左心缘的变直和不动是心脏压塞可靠而敏感的辅助标志，并伴有明显的血流动力学恶化。通常，大量积液表现为心影呈球形，边缘锐利，有时称为"水瓶样"轮廓。如果在导管置入过程中出现积液，也可以通过心包侧影中出现透光线来确定，即所谓的心外膜晕征或脂肪垫征。

超声心动图

典型的二维超声心动图发现右心室塌陷和右心房内陷在心脏压塞的早期阶段可能不明显，因为它们需要跨壁压力大于心腔内压力；因此，这些发现在有特定类型的潜在心脏病且心内压升高的患者中可能不存在或延迟出现。在右心室肥厚的患者中，心包积液可能不会导致初始右心房和右心室舒张性塌陷。检测早期心脏压塞最敏感的方法之一是在二维超声心动图上发现新的室间隔移位，表明心室相互依赖。二尖瓣流入速度的脉冲波多普勒检查，对于发现心脏压塞的早期亚临床阶段也很重要，包括胸腔内压力与心内压力的分离以及心室相互作用的增强。这将导致透射流速度曲线上吸气时初始 E 速度减小。在典型的心脏压塞中，由于舒张早期充盈不足，E∶A 比值整体下降。初始 E 速度将随着吸气而进一步降低，这是由于吸气过程中左侧充盈减少与右侧充盈的增加相抵消[23]。

注意事项
无回声空间填塞

超声心动图最初均会记录到一个游离空腔。然而，当特定患者停止抗凝治疗或心包积液开始凝固时，空腔可能不那么容易看到。可以通过仔细分析图像和血流动力学监测识别和解决这个问题。

操作规划

医源性心包积液的治疗方法各不相同。通常情况下，当发现有新的积液时，应终止手术，并逆转抗凝治疗。在一些患者中，当只有少量积液时，这两种方法足以防止血流动力学恶化。另一个极端是心脏压塞，需要紧急通过心包穿刺和放置留置导管来排空积液。如果心脏结构发生撕裂，经皮引流可能无法成功解决问题，有时可能需要手术。在这些情况下，建议保持与心脏压塞相关的设备就位，以暂时防止出血，同时进行心包穿刺，并建立持续的猪尾导管负压引流，直到患者可以转移到心脏手术室。[23]。

实时操作

心包穿刺术

在超声引导下，心包穿刺的最佳部位多为心尖部或从肋下进入。尤其是急性心脏压塞中，大多数积液最容易在心包后侧的心尖部观察到，因此需要将穿刺针从后方置入心尖。在某些情况下，如果无法通过心尖部穿刺到达积液位置，则最好采用肋下入路或下胸骨旁入路。一般来说，放置穿刺针的具体路径应该是最短、最容易进入心包腔的路径。如果采用剑突下入路，应注意避免伤及肝左叶。如果穿刺针从肋间进入，必须注意将针放置在特定肋骨上缘，以避免损伤肋间区域。适当的局部麻醉很重要。一些术者会使用 16 ~ 18 号针，而另一些术者则倾向于采用微穿刺方法。在穿刺针置入过程中使用 20 ml 注射器进行适当的抽吸是很有用的。一旦抽出血液，应在超声心动图引导下注射混合生理盐水，以确保穿刺进入心包内而不是心室内。确定穿刺路径后，针鞘就会进入心包腔[23]。

尽管超声引导下的心包穿刺是最佳选择，但如果没有超声设备可用，且患者即将发生血流动力学衰竭，则不应推迟手术。左心缘僵直不动，特别是在经房间隔穿刺前证实心脏活动正常时，通常是心脏压塞的特征性表现。患者如果病情迅速恶化，通常与严重心脏压塞有关，应通过剑突下或肋下路径进行"盲"心包穿刺，而不是在血流动力学衰竭的情况下等待超声心动图，盲穿在严重心脏压塞时一般是安全的。在紧急情况下，普通动脉穿刺针可用于剑突下穿刺。通过该穿刺针，在 X 线透视下将一根短导丝置入心包，确定导丝的位置，然后将一根普通的 6 Fr 导管鞘置入心包腔（以确保导丝自由漂浮，并确保其过程与从心外置入时位置一致）。置入导管鞘后，需要使用 20 ml 或 50 ml 注射器进行适当的抽吸，以立即改善血流动力学状态。血压升高、心率降低及抽吸的搏动感是心包穿刺准确的可靠标志[23]。

无论采用哪种技术，都置入 6 Fr 或 5 Fr 的猪尾导管，并与持续负压器相连。在某些情况下，可以使用"术中自体输血系统"，以便从心包腔抽取的血液可以重新注入患者体内。但是，如果心包积血中有血栓，患者可能会出现严重的肺栓塞。当引流效果不明显时，可在 1 ～ 2 天后拔除导管，以避免心包炎，减少胸痛[23]。

如果可能，应尽量避免置管或至少避免过度通气，因为跨胸压过高可能导致心搏骤停[23]。在药物治疗方面仍有争议：大多数术者提倡快速输液，心包穿刺时，使用多巴胺或多巴酚丁胺对一些患者也有好处。

低压压塞

低血容量的患者在心包积液期间可能发生低压压塞。临床可表现为血压较低或正常，无颈静脉扩张或奇脉。如果怀疑有低压压塞，在有创血流动力学检查前，先进行静脉输液可能有助于揭示隐匿性心脏压塞或缩窄性心包炎的血流动力学[23]。

心脏压塞伴右心室和左心室功能障碍

有明显左心室功能障碍的患者，心脏压塞的临床诊断通常很困难。在这类患者中，左心室舒张末期压可能高于右心室舒张末期压和心包内压。同样，对于患有孤立性右心衰竭（如慢性阻塞性肺疾病），右心室舒张末期压力升高，心包内压力会增加到等于左心室舒张末期压，但仍低于右心室充盈压。右心室和左心室功能障碍均可导致奇脉的缺失。左心室功能障碍患者心脏压塞的血流动力学诊断可以在右心房和心包内压力在整个呼吸周期中平衡并相互影响时进行。同样，对于以右心衰竭为主、右心室舒张压高的患者，肺毛细血管楔压（PCWP）和心包内压力在整个呼吸周期中相互影响[23]。

注意事项

无心脏压塞的肺水肿

对于心包穿刺后左心室功能差的患者，应重点关注肺水肿的发展，这主要是由于肺血流量和左心充盈的急剧增加。如果积液完全引流后肺毛细血管楔压（PCWP）仍然升高，术者应考虑患者原有的心肌病。据报道，抽取大量心包积液会引起短暂的左心室收缩功能障碍和严重的右心室功能障碍，导致心源性休克[23]。一般情况下，如果抗凝逆转且穿孔不大，抽吸 100～200 ml 的心包积血即可恢复血流动力学。

非典型表现

单纯左心房压迫引起心包积液的心脏压塞

诊断性血管造影显示 LAD 支架无明显再狭窄，LCX 和第二钝缘动脉存在支架内再狭窄闭塞[23]。LCX 和第二钝缘动脉是球囊血管成形术成功吻合的部位。可见位于房室沟的含 Ⅱ 型 LCX 中动脉穿孔，以及由导丝引起的心房小支 Ⅱ 型冠状动脉穿孔。在接下来的 30 min 内，血管造影显示冠状动脉周围对比剂染色，没有任何渗漏。术后患者没有症状，直到术后 4 h，突然出现严重心动过缓和低血压，静脉注射液阿托品和儿茶酚胺可缓解部分症状。床边经胸超声心动图显示左心房附近有一个大血肿，但没有心包积液。应怀疑是左心房局部受压引起的心脏压塞。如果患者病情持续不稳定，立即转移至手术室。手术前进行的第二次超声心动图显示血肿的大小显著增加。手术通过胸骨正中切开术进行，在房室沟发现有一个大血肿并压迫左房。局部应用生物胶及补片修复冠状动脉穿孔。患者术后恢复正常。

要吸取的教训

心脏压塞伴血流动力学损害很少发生在曾经做过心脏手术的患者中，部分原因是这些患者曾行心包部分切除术并有继发的心包粘连。部分心包粘连可能有利于血肿的迁移，临床表现为血肿远离穿孔部位。教训是血肿可以压迫任何心腔，在没有心包积液存在的情况下，引起各种心脏压塞症状[23]。

非典型表现

右心房血肿引起休克

右冠状动脉 PCI 术后 5 h，患者出现休克（BP 60/40 mmHg）和心动过速。为进一步明确诊断进行了冠状动脉造影和右心导管检查，证明右冠状动脉是完整的，没有对比剂外溢。不同于之前进行的右心实验，将漂浮导管置入肺动脉（PA）非常困难。右心导管示肺动脉和右心室之间存在压力梯度：肺动脉压 23/15 mmHg；右心室压 53/25 mmHg；低心脏指数 [CI: 1.90 L/（min·m²），之前为 2.93 L/（min·m²）]；右心房平均压升高（26 mmHg）；以及心源性休克，全身血压低至 48/36 mmHg。这种血流动力学衰竭应用肌力药物和足够的补液治疗，这时进行右心室造影，显示为右心室流出道受压（RVOT）。因此，认为此时的低血压是血肿压迫右室流出道的结果。在胸骨左缘附近的血肿处进行心包穿刺术，在置入 6 Fr 的管鞘后，通过猪尾导管注射对比剂，确定为闭合腔。穿刺共抽血 411 ml。术后，肺动脉和右心室之间的压力梯度变得可以忽略不计（分别为 28/17 mmHg 和 30/14 mmHg；压力梯度为 2 mmHg），右心房压下降（从 26 mmHg 到 12 mmHg），心脏指数升高 [4.17 L/（min·m²）]，同时全身血压（104/68 mmHg）升高[24]。

非典型表现

局部心脏压塞引起右向左分流

床旁超声心动图显示左心室和左心室后方有少量心包积液，右心室周围无明显积液，而右心房不能清晰可见。右心导管检查显示右侧压力正常，但舒张压不平衡。然而，由于患者缺氧，脉搏血氧测定值为 85%，需要持续性吸氧，经鼻吸氧浓度为 4 L/min。体格检查没有发现体液过多或充血性心力衰竭的迹象。重复超声心动图显示：大量局限性心包积液，直径 8 cm，包围并压迫右心房；房间隔移动过度；通过彩色血流多普勒和混合生理盐水注射，发现有通过未闭的卵圆孔的右向左分流。再次进行血管造影证实了大隐静脉和远端右冠状动脉的血流正常（TIMI 3 级），并没有血管造影证据显示持续性穿孔。连续的床旁超声心动图显示心包积液的大小没有变化，并伴有持续的右向左房分流。然而，由于患者持续表现为严重缺氧，需要适量补充氧气，他最终是通过右侧视频辅助胸腔镜手术进行心包开窗手术。从心包腔内抽出约 150 ml 积血后，缺氧完全消除。再次经胸超声心动图显示仅右侧少量心包积液，未见右向左分流[25]。

脑血管意外

在介入治疗过程中，一些材料可能会栓塞中枢神经系统导致短暂性脑缺血发作（TIA）或致残性卒中。更鲜为人知的问题是暂时性或永久性的失明或癫痫发作。最强的独立预测因子是 PCI 术前溶栓、PCI 前后使用肝素、低肌酐清除率、既往脑血管病史和糖尿病史[26]。大多数卒中（91%）表现为栓塞，其余为小的皮质下梗死（9%）。分水岭卒中伴特异性边缘区受累的血流动力学机制尚未确定，尽管 23% 的患者出现围手术期低血压。大脑中动脉（MCA）区域是最常见的受累区域（80%），所有发生大脑中动脉区域完全梗死的患者（14%）均在医院死亡。PCI 相关卒中幸存者中，单血管区域受累者比多血管区域受累者的功能预后通常更好。

一旦证实栓塞性卒中，可静脉给予纤溶性药物：组织型纤溶酶原激活剂（tPA）0.9 mg/kg，最高 90 mg，10% 推注，其余在 1 h 内注入[26]。

暂时性和永久性失明

枕部失明很少发生，通常在几小时内消失。然而，在发生栓塞的情况下，患者可能会发展为永久性失明。MRI 表现为对比剂外溢，无脑缺血及出血。这些发现也见于后部白质脑病综合征。其机制是短暂的血管病变，血脑屏障的破坏是血管造影后短暂性皮质失明的原因。主要治疗方法是积极控制高血压，对症治疗头痛[27]。

室性心动过速和心室颤动

心脏停搏可由室性心动过速（VT）、室颤（VF）或心搏停止引起。当患者通过插管、心外按压、主动脉内球囊泵或植入心脏起搏器进行复苏时，心脏停搏患者在心肺复苏期间的血压通常维持在 50 ～ 60 mmHg 这一不可接受的水平，且患者显示几乎没有血流进入冠状动脉系统。

敏捷思维

唯一的操作——CPR 期间维持冠状动脉灌注

CPR 期间，血压较低，可以通过主动脉压证明。如果心脏停搏前左心室功能良好，则复苏成功的可能性很高。心脏介入治疗的医生可以协助进行冠状动脉灌注，将导管置入 LM 内，然后将含氧血液轻轻抽出，抽到与导管相连的大注射器中，再将这些血液注入冠状动脉系统。这些血液与一些对比剂混合注射，可以用来检查冠状动脉远端血流量和左心室的微弱运动。通过呼吸机（患者已插管）进行良好的氧合，纠正电解质和酸碱失衡，开通急性闭塞的动脉（导致心脏停搏），再加上通过注入含氧血液进行强制冠脉灌注，患者复苏的可能性更高。要尽量避免导管活动导致 LM 的剥离。

技巧和提示

*** 如何通过心内心电图鉴别室性心动过速和室上性心动过速为了记录心内心电图，将一根 0.014 英寸 ChoICE™Floppy 血管成形术导丝置于 6 Fr 的多用途导管的管腔中，导丝头端尽量不突出。导丝的近端用无菌鳄鱼钳连接到 V1 心电图的表面导丝上。在持续心电图和血压监测下，手动将导管从右心室及右心房中抽出[28]。右心室的心电图波群较宽，右心房的心电图波形较小。室性心动过速被认为是伴房室分离的右室宽波形。而在室上性心动过速中，右心房与右心室心电图波形是一致的。

心动过缓或心搏停止

技巧和提示

用冠状动脉导丝起搏　只需将挂在患者身上的导丝连接到起搏器的阴极（负极），将阳极（正极）连接到患者的某些外部部位。一大片的皮肤做电极很理想，即使使用高起搏输出，患者也不会感到压痛。在紧急情况下，只需将针置入已麻醉的腹股沟或甚至未麻醉的胸壁，就可以进行单极起搏。

第一，最重要的是，要知道冠状动脉导丝的头端必须深入冠状动脉营养心肌（例如室间隔）而不是心外膜。

第二，应绝缘尽可能多的导丝长度，直至指引导管的冠脉开口。在冠状动脉内，将单轨或 OTW 球囊导管推进到导丝头端附近将有所帮助。

第三，起搏输出最初应该设置为最大值，只有在完成了起搏后才能减小[29]。

参考文献

1. Ellis S. Elective coronary angioplasty: Techniques and complications. In: Topol EJ (ed.), *Textbook of Interventional Cardiology*, 3rd edn. New York: Lippincott-Raven, 1998: 147–62.

2. Nayak K, White AA, Cavendish J, et al. Anaphylactoid reactions to radiocontrast agents: prevention and treatment in the cardiac catheterization laboratory. *J Invasive Cardiol* 2009;**21**:548–51.

3. Huber MS, Mooney JF, Madison J, et al. Use of a morphologic classification to predict clinical outcome after dissection from coronary angioplasty. *Am J Cardiol* 1991;**68**:467–71.

4. Sakurai H, Saburi Y, Matsubara K, et al. A pitfall in the diagnosis of LM coronary obstruction due to aortic dissection. *J Invasiv Cardiol* 1998;**10**:545–6.

5. Shah P, Bajaj S, Shamoon F. Aortic dissection caused by percutaneous coronary intervention: 2 new case reports and detailed analysis of 86 previous cases. *Tex Heart Inst J* 2016;**43**:52–60.

6. Abdou SM, Wu CJ. Treatment of aortocoronary dissection complicating anomalous origin right coronary artery and chronic total intervention with intravascular ultrasound guided stenting. *Catheter Cardiovasc Interv* 2011;**78**:914–19.

7. Bergelson BA, Fishman RF, Tommaso CL. Abrupt vessel closure: Changing importance, management, and consequence. *Am Heart J* 1997;**134**:362–81.

8. Adlakha S, Sheikh M, Wu J, et al. Stent fracture in the coronary and peripheral arteries. *J Interv Cardiol* 2010;**23**:411–19.

9. Kaplan BM, Benzuly KH, Kinn JW, et al. Treatment of no-reflow in degenerated SVG interventions: Comparison of intracoronary verapamil and nitroglycerin. *Cathet Cardiovasc Diagn* 1996;**39**:113–18.

10. Meerkin D, Balkin J, Shaheen J, et al. The twin-pass dual access catheter for assessment of the no-reflow phenomenon. *J Invasive Cardiol* 2010;**22**:125–9.

11. Hillegass W, Dean N, Laio L, et al. Treatment of no-reflow and impaired flow with the nitric oxide donor nitroprusside following PCI: Initial human clinical experience. *J Am Coll Cardiol* 2001;**37**:1335–43.

12. Haraphongse M, Rossall RE. Large air embolus complicating angioplasty. *Cathet Cardiovasc Diagn* 1989;**17**:244–8.

13. Flaherty M, Dawn B, Solankhi NK. Iatrogenic submedial coronary artery intramural hematoma presenting subacutely. *J Invasive Cardiol* 2009;**21**:e128–e131

14. Kashiwase K, Ueda Y, Ogasawara N, et al. A large dissecting subepicardial hematoma and cardiac tamponade following elective percutaneous coronary intervention. *J Cardiol* 2008;**52**:163–6.

15. Welge D, Haude M, von Birgelen C, et al. [Management of coronary artery perforation with a new membrane stent]. *Z Kardiol*

1998;**87**:948–53.

16. Ishihara S, Tabata S, Inoue T. A novel method to bail out coronary per-foration: Micro-catheter distal perfusion technique. *Catheter Cardiovasc Interv* 2015;**86**:417–21.

17. Franks R J, de Souza A, Di Mario C. Left atrial intramural hematoma after percutaneous coronary intervention. *Catheter Cardiovasc Interv* 2015;86:E150–2.

18. Assad-Kottner C, Hakeem A, Uretsky B F. Modified dual guide catheter ("ping-pong") technique to treat left internal mammary artery graft perforation. *Catheter Cardiovasc Interv* 2015;**86**:E28–31.

19. Yeo KK, Rogers JH, Laird JR. Use of stent grafts and coils in vessel rupture and perforation. *J Interv Cardiol* 2008;**21**:86–99.

20. Iakovou I, Colombo A. Management of right coronary artery perfora-tion during percutaneous coronary intervention with polyvinyl alcohol foam embolization particles. *J Invasive Cardiol* 2004;**16**:727–8.

21. Heuser RR. Coronary perforation: The solution is right on the table. *Catheter Cardiovasc Interv* 2016;**88**:494.

22. George S, Cotton J, Wrigley B. Guidewire-induced coronary perforation successfully treated with subcutaneous fat embolisation: A simple technique available to all. *Catheter Cardiovasc Interv* 2015;**86**:1186–8.

23. Holmes D, Nishimura R, Fountain R, et al. Iatrogenic pericardial effusion and tamponade in the percutaneous intracardiac intervention era. *J Am Coll Cardiol Interv* 2009;**2**:705–17.

24. Kawase Y, Hayase M, Ito S. Compression of right ventricular out-flow due to localized hematoma after coronary perforation during PCI. *Catheter Cardiovasc Interv* 2003;**58**:202–6.

25. Varghese V, Mogtader A, George JC. Regional cardiac tamponade resulting in hypoxia from acute right to left inter-atrial shunting. *J Invasive Cardiol* 2011;**23**:E96–8.

26. Hoffman SJ, Yee AH, Slusser JP, et al. Neuroimaging patterns of ischemic stroke after percutaneous coronary intervention. *Catheter Cardiovasc Interv* 2015;**85**:1033–40.

27. Zwicker JC, Sila C. MRI findings of a case of transient cortical blindness after cardiac catheterization. *Catheter Cardiovasc Interv* 2002;**57**:47–9.

28. Holmes D, Kern M. Simplifi ed intracardiac electrocardiography for Ebstein's anomaly. *Catheter Cardiovasc Interv* 2002;**57**:367–8.

29. Meier B. Coronary or left ventricular pacing, the easy and obvious way out of asystole during cardiac catheterization. *J Invasive Cardiol* 2011;**23**:115–16.

第 17 章
高危患者

Sandeep Nathan, Vien Truong, Florian Krackhardt, Hoang Cong Nguyen, Thu Quynh Nguyen, Tra T. Ngo, Toan H.D. Le, and Thach N. Nguyen

余小林　王凯阳　李洋　译　彭辉　审校

---

* 基础；** 高级；*** 罕见的、奇特的或具有研究性质的

\$，额外花费＜ 100.00 美元；\$\$，额外花费＞ 100.00 美元

☒，额外花时间＜ 10 min；☒☒，额外花时间＞ 10 min

🌢，并发症风险低；🌢🌢，并发症风险高

挑战

扩张部位突然闭合、大侧支或远端分支闭塞或广泛微血管阻塞伴痉挛的可能被定义为高危，更重要的是其后果。心外膜大动脉或侧支、远端分支的突然闭合可以通过标准血管造影来识别，而微血管水平的闭塞则被认为是由破裂斑块产生的大量物质引起的血流缓慢或无复流。直接的临床表现和长期预后取决于受影响的心肌数量和心肌储备的程度。

心外膜动脉突然关闭的治疗主要是即刻支架植入。而对于远端分支闭塞和微血管水平的预防措施可能需要在远端放置保护装置。这些措施的最终目标都是保持冠状动脉的通畅，维持左、右心室的收缩功能，防止负性局部或整体心室重构。

一般而言，接受经皮冠状动脉介入治疗（PCI）的患者年龄较大，入院时病情更重，可能会出现短暂缺血发作，甚至更糟糕的是，当大面积剥离夹层或难治性血栓继发血管不可逆急性闭合时，他们也更容易受到伤害。为了促进复杂病变 PCI 治疗的短期和远期成功，实现临床和流程目标策略的基本原理包括：①确定复杂 PCI 的临床和血管造影特征；②与开胸手术（冠状动脉搭桥术，CABG）等替代治疗相比，确定复杂 PCI 的适宜性；③制订策略，使短期和远期的成功率最大化[1]。

预期院内死亡率和发病率的临床危险因素列于框 17.1[2]。最重要的死亡因素是严重的左心室功能障碍。然而，发生围术期急性闭合的风险取决于病变形态的高度复杂性（LM 病变、角度 < 45°、血栓病变、病变长、分叉病变、多血管病变）和 PCI 的结果。扩张动脉急性闭合的最常见的死亡原因是严重的心源性休克。致休克的危险因素列于框 17.2。

　　血管突然闭合的相关因素大多基于病变。相反，与休克和（或）死亡相关的因素大多是基于临床的，更多反映了心室功能不全和冠状动脉疾病（CAD）的关系。

　　在对复杂病变进行干预时，重要的是手术人员要预料到更多的并发症。如果发生危险，应事先确定应对方案，并可按计划实施所有的纠正机制[3]。在急性闭合的情况下，稳定的血压对于确保生存是非常重要的。较低的血压与较高的死亡风险相关[4]。因此，在患者接受心肺复苏（CPR）或用灌注球囊或支架重新打开动脉的紧急措施时，必须尽力保持正常血压。高危患者复杂病变 PCI 治疗策略见框 17.3[4]。

框 17.1　急性闭合术后死亡率和发病率的临床和解剖预测因素

1. 左室射血分数＜ 30%
2. 肌酐＞ 1.5 mg/dl
3. 糖尿病
4. 三支血管病变
5. 年龄＞ 70 岁
6. 急性冠脉综合征
7. 女性

框 17.2　靶血管急性闭塞致休克的危险因素

1. 左心室功能不全（射血分数＜ 30%）
2. 靶血管供应 50% 以上存活心肌
3. 双乳头肌血液循环受损
4. 高危险评分＞ 3[3]

框 17.3　PCI 手术中复杂和高危病变的治疗策略

1. 为可能出现的并发症做好充分准备。演练脚本化的案例策略
2. 一般注意事项：控制糖尿病，充分补水优化肾功能，减少对比剂使用等
3. 尽早、适当使用抗血小板药物
4. 低血压或明显左心室功能障碍的血流动力学支持
5. 对入路的精确控制
6. 必要和充分的镇静和麻醉
7. 保守的设备选择（更大的指引导管，仅在必要时应用旋磨术）
8. 手术时间短

9. 当收益 / 风险不利时，接受不完美的结果
10. 在危险发生前适当停止，总是以安全为先而不是程序的完成
11. 术后护理
12. 对特定（如左主干病变）患者进行血管造影早期随访

修改纠正风险因素

左心室功能不全

左心室功能不全是 CAD 患者近期和远期生存的最重要预测因子。如果存在靶器官急性闭塞，射血分数 < 30% 和靶血管需要供应的剩余存活心肌 > 50% 被认为是死亡率和严重发病率的高危因素[5]。因此，需要在 PCI 术前进行最佳的药物治疗及补液治疗，以稳定失代偿性充血性心力衰竭（CHF）和不稳定型心绞痛的症状。绝对有必要通过缩短充气时间来最大限度地减少围术期缺血的影响。PCI 治疗对供应侧支的动脉病变是有效的，从而避免远端的局部缺血。对于血流缓慢或无复流的病变（有血栓的病变、较大的动脉粥样硬化病变、退行性静脉移植桥血管等），PCI 应谨慎处理。对于基线水平有明显左心室功能不全的患者，建议广泛使用右心压力监测、肌力支持和经皮左心室辅助装置（LVAD）。左心室辅助装置的适应证见框 17.4。

框 17.4 PCI 术前置入左心室辅助装置的适应证：射血分数 < 25%

1. 供应大部分存活心肌的靶血管
2. 危险评分 > 3
3. 静息血流动力学异常（低血压 < 100 mmHg 伴高肺毛细血管楔压 > 24 mmHg）
4. 心源性休克和多血管疾病

右心压力评估与监测

在接受复杂冠状动脉介入治疗时，每一位患者，尤其是左心室功能不全和肾功能不全的患者，都需要充分补液来维持稳定的冠状动脉和肾灌注压。干预前监测肺毛细血管楔压（PCWP）有助于优化液体管理，且不会引发心力衰竭和肺水肿，也是制订手术计划的有

力辅助手段。在某些病例中，由于 PCWP 升高，会推迟手术，以便有时间通过药物治疗进行临床改善。那些心输出量低的患者应在干预期间使用后负荷减轻、肌力支持或左心室辅助装置。左心室舒张末期压反映了患者的体液平衡，但它不能反映血管内液体量，可以通过测量股总静脉（CFV）的大小与股总动脉（CFA）的大小进行比较来检查。

评估血管内（主要是静脉）容量

对股总静脉的大小和扩张（SEFV）的测量是一种超声检查，检查股总静脉的大小及咳嗽时的扩张度。这是通过超声设备或任何带有血管探头的超声心动图机完成的。探头的位置应该是股动脉搏动最强的位置。股总动脉和股总静脉的超声平面紧挨着股浅动脉和股深动脉分叉的冠状面。在体液状态正常的患者中，股总静脉大小与股总动脉大小相等（图 17.1）[6]。

在没有液体过载或脱水的正常人中，当他们咳嗽时，股总静脉将最大限度地扩大到基线大小的 2 倍（图 17.2）。这种尺寸的增加代表了静脉腔室可以接收和储存更多液体的备用容量。如果患者液体过载，股总静脉的大小是股总动脉的 3 ～ 4 倍（图 17.3）。如果股总静脉增大但没有随着咳嗽扩张，则估计平均肺动脉压在 25 mmHg 以上。如果股总静脉小于静脉，怀疑为出血所致脱水或体积损失[6]。SEFV 试验是临床上第一次可以评估静脉腔室充盈状态或主要压力

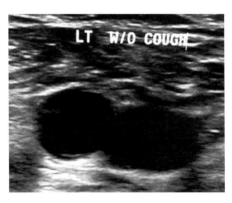

图 17.1 超声示无咳嗽时的左股总动脉（CFA）和左股总静脉（CFV）。左侧圆形结构是左股总动脉，右侧圆形结构为左股总静脉。没有咳嗽时，它们的大小是一样的。

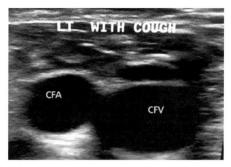

图 17.2 超声示咳嗽时左股总动脉（CFA）和左股总静脉（CFV）。咳嗽时，股总静脉的大小增加到基线大小的 2 倍以上。

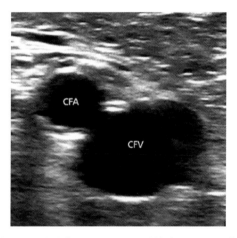

图 17.3 超声示左股总动脉（CFA）和左股总静脉（CFV）液体超载。当患者液体负荷过重时，股总静脉的大小更大，甚至是股总动脉的 2 ～ 3 倍。

容量。这项测试的结果告诉操作者患者是否有代偿性心力衰竭（正常大小或轻度增大的股浅静脉，咳嗽时正常扩张）或易受液体负荷（股总静脉很大，咳嗽时不扩张）。

极高危患者

许多患者在严重左心室功能不全的基础上还存在复杂病变。随着像 Impella 这样的经皮左心室辅助装置（LVAD）的广泛使用和改进，这些患者可以在经皮左心室辅助装置支持下接受 PCI，如果 PCI

成功，可以脱离 LVAD[7]。

急性冠脉综合征

一般来说，有持续、复发或难治性心绞痛的急性冠脉综合征（ACS）患者，如果需要，应先行冠状动脉造影，以进行后续 PCI。此前，这些患者的 PCI 多存在与冠状动脉内血栓和复杂斑块破裂引发的高凝状态相关的并发症。使用有效的抗血小板药物在手术前稳定患者症状和减少围术期事件方面有显著效果。肌钙蛋白阳性患者手术前给予糖蛋白（GP）Ⅱb/Ⅲa 抑制剂是最有益的。然而，在低风险患者（A 型病变）、机械操作困难（如慢性全梗阻）或远端碎片栓塞可能性高的严重动脉粥样硬化负担［如退行性隐静脉移植（SVG）］的手术中，它们尚未被证明能改善预后[8]。

多血管病变

并不是每个病变都需要血管重建术，如病变太远端或位于小分支或完全梗死区则不需要。对于有明显多血管病变（MVD）的患者，PCI 的实施存在的安全问题、适应证、基本原理以及指导原则和策略，列于框 17.5。

框 17.5　PCI 在多血管病变治疗中的策略

术前评估
- 可靠的适应证
- 风险综合评估
- 对成功机会的实际评估
- 与患者和家属深入讨论适应证、替代方案、风险和益处

安全手术策略
- 将病变所在的每条动脉对维持血压的贡献进行分层
- **先对维持正常血压不重要的动脉进行 PCI**

安全与成功的手术策略
- 以合理的理由确定扩张病变血管的顺序
- 持续监控手术的进展和安全性
- 检测血流动力学不稳定的早期迹象
- 扩张第一个病变：具有挑战性的第一分钟
- 将高危多血管 PCI 转换为单血管 PCI

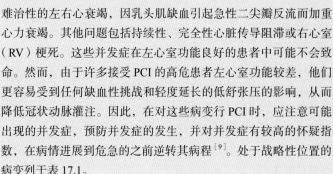

警告

识别带来灾难的病变

在 PCI 过程中，如果靶血管发生急性闭塞，**最严重的风险**是由持续性休克导致的死亡。休克的原因是难治性的左右心衰竭，因乳头肌缺血引起急性二尖瓣反流而加重心力衰竭。其他问题包括持续性、完全性心脏传导阻滞或右心室（RV）梗死。这些并发症在左心室功能良好的患者中可能不会致命。然而，由于许多接受 PCI 的高危患者左心室功能较差，他们更容易受到任何缺血性挑战和轻度延长的低舒张压的影响，从而降低冠状动脉灌注。因此，在对这些病变行 PCI 时，应注意可能出现的并发症，预防并发症的发生，并对并发症有较高的怀疑指数，在病情进展到危急的之前逆转其病程[9]。处于战略性位置的病变列于表 17.1。

表 17.1　处于战略性位置的病变可能出现灾难性并发症

动脉	可能的并发症
近端右冠状动脉	大量心肌处于危险之中 窦房结动脉闭合导致完全性心脏传导阻滞 动脉导管未闭导致急性二尖瓣反流 右心室（RV）分支闭塞导致持续性右心室梗死
近端左前降支	大量的心肌处于危险状态 对角支闭合引起急性二尖瓣反流
窦房结动脉	完全性心脏传导阻滞
第一条对角支	后内侧乳头肌缺血或梗死引起的急性二尖瓣反流
第一个钝缘支	前外侧乳头肌缺血或梗死引起的急性二尖瓣反流
右心室分支	右心室梗死引起的持续性低血压
右冠状动脉的后降支或后降支或左回旋支的后外侧分支	后内侧乳头肌侧支缺血或梗死引起的急性二尖瓣反流

敏捷思维

先扩张相对安全的病变

主要策略是首先扩张对维持良好血压不重要的病变。对于有侧支动脉连接的患者，除非侧支很小，否则最好在受体动脉病变处进行 PCI。其原因是供血侧支动脉的急性闭塞可引起受体动脉远端缺血和梗死。供应动脉狭窄的 PCI 治疗只有在第一次 PCI 治疗成功、侧支循环消失或逆转的情况下才能进行。在急性冠脉综合征患者中，医学上合理的做法是首先对犯罪病变进行 PCI。在右冠状动脉次全病变的患者中，如果诊断性导管插入右冠状动脉导致压力心室化，对右冠状动脉进行 PCI 似乎是安全的，因为右冠状动脉可能对维持全身血压没有多大贡献。对于同样大小的大动脉病变，没有梗死史，没有任何无创显像结果的患者，**除了**更容易打开的 A 型病变可以先将支架植入（即用即放方法）以外，在临床上还没有令人信服的证据能说明哪一种病变应该先扩张。

策略规划

对于多个微血管病变患者进行高危 PCI 的主要策略是确定所有动脉中，哪些有或没有病变，哪些是必要的或非必要的，以保持足够的左心室收缩力和适当的血压，换句话说，维持生命。然后，首先在对维持正常血压不重要的动脉病变处进行 PCI 是最安全和最佳的策略。原因是，在 PCI 手术中，有严重病变的动脉**无法**维持正常的血压，如果那个扩张的动脉急性阻塞，血压可以保持正常。从这个策略的另一方面来看，另一些病变的位置需要手术人员注意，因为这些病变的闭塞可能导致持续低血压、休克和死亡。在成功率高的情况下，另一种方法是对任何 A 型病变都进行支架植入。通过临床、非侵入性和侵入性方法评估病变和患者的不同策略讨论如下。

技巧和提示

**挑战性的第一分钟 第一次球囊扩张时，仔细观察心电图和患者在封堵球囊期间的症状反应。明显的 ST 段抬高、剧烈疼痛、恶性异位、低血压和导丝端移动明显减少（远端运动能力减退），这些都预示着急性血管闭合的主要临床不良事件[10]。这就是为什么第一次充气应该是短暂的，在较低的压力下缓慢而逐步地进行。第二次充气由于侧支血管募集和缺血预处理，症状反应较少。如果患者在充气期间出现症状，保持短充气时间。第一次与第二次充气间隔时间应大于 2 min，达到缺血预处理[10]。

敏捷思维

为什么这些病变可能是良性的，而在有些人群中则是不可预测的？

　　在建立了侧支循环的患者中，接受侧支动脉的 PCI 可能不会导致血流动力学不稳定，除非远端栓塞切断对侧侧支流动。在 AMI 患者中，打开急性闭塞可能不会引起任何血流动力学障碍，除非有短暂的血管迷走神经症状、无复流或大面积远端栓塞。这是因为，由于患者已经耐受了急性闭塞并存活下来，短暂的球囊闭塞不会造成灾难性程度的低血压。同样的原理也适用于肌钙蛋白水平升高的 ACS 患者和既往有心肌梗死、慢性完全闭塞（CTO）或右冠状动脉开口次全闭塞的患者。稳定型心绞痛（既往无心肌梗死）或不稳定型心绞痛（无心肌酶升高）患者从未经历过任何短暂的急性闭塞，尚未测试他们对任何急性闭塞的临床反应。这些患者也没有缺血预处理，因此他们的反应是不可预测的（框 17.6）。

框 17.6　需要先扩张的可能良性病变

1. 有侧支循环的动脉病变
2. 非 Q 型急性心肌梗死的元凶病变
3. 急性心肌梗死的相关动脉
4. 陈旧性心肌梗死病变
5. 慢性完全闭塞病变
6. 右冠状动脉次全闭塞
7. 小动脉病变

敏捷思维

如何通过心电图和血管造影发现病变的原因

在任何情况下，都要在诊断或介入手术前完成综合评价。心脏介入医生应到床边探访患者，给患者做检查，回顾病史，评估问题，讨论风险和益处。通常，心电图会提示病变的位置，而血管造影会精确定位由于血栓而导致的次全和模糊的犯罪病变。下面的病例报告说明了这一策略。

病例报告

根据病史、心电图和血管造影结果进行评估

一名 73 岁的护士在休息时出现典型的复发性心绞痛，冠状动脉造影显示左前降支（LAD）近端和中端以及近端右冠状动脉有严重病变。两条动脉都很大，没有弯曲，不太靠近开口处，无侧支受累。哪一个应该先扩张？有必要确定病因病变和合理的扩张顺序。心电图显示 Ⅱ、Ⅲ 和 aVF 导联有轻度 ST 段压低，所以犯罪血管很可能是右冠状动脉。右冠状动脉的病变是小范围的，模糊可见白色血栓，这是不稳定、破裂斑块的标志。左前降支中部的病变较严重，边缘尖锐，很可能为稳定病变。首先通过直接支架植入术成功进行了右冠状动脉的 PCI 手术，随后进行了球囊血管成形术和两个左前降支病变的支架植入术；没有出现并发症。

敏捷思维

如何通过病史和心电图评估病变：扩张顺序的判断依据

预测两个病变的严重程度的一种方法是重建症状出现的历史顺序，这些症状显示了显著的旧病变的临床稳定性（患者在 AMI 后有稳定型心绞痛）和新病变出现后的临床不稳定性（患者现在有不稳定型心绞痛）。如果第一个病变是由心肌梗死引起的，那么包含第一个病变的动脉对维持稳定的临床状态并不重要，也间接不负责血压的维持。对第一个病变行 PCI 最有可能是安全的。随后的病例报告说明了这一策略。

病例报告

有陈旧性心肌梗死病史的患者评估

一名患有不稳定型心绞痛的 80 岁女性，进行了冠状动脉造影，显示 LAD 近段和 RCA 中段有严重的 A 型病变。对于这两个病变，PCI 治疗在技术上应该是容易且顺利的。但哪一个应该先扩张？为了评估每个病变对症状 / 心绞痛和血压维持的影响，安排了静息心电图并记录了详细的病史。患者 7 年前曾患有急性心肌梗死，胸前导联 Q 波可以证实。此后她一直有稳定型心绞痛，这意味着 LAD 病变只引起稳定型心绞痛，对左心室收缩或血压的维持没有太大影响。大约 6 个月前，她开始出现不稳定型心绞痛症状，较少活动时胸痛，休息时亦胸痛，呼吸短促和头晕加重。这些症状最有可能是 RCA 病变恶化引起的，是最有可能在过去 7 年中（没有病变）稳定的临床状况的最大贡献者，并间接地维持血压。根据这一理论，对 LAD 病变进行 PCI 治疗不会引起任何低血压。一旦成功后，RCA 的 PCI 就没有技术上的困难。但由于远端 RCA 血流缓慢，患者出现胸痛、低血压、Ⅱ、Ⅲ 和 aVF 导联 ST 段抬高。冠状动脉造影显示新支架段持续开放，远端无复流。经冠状动脉内血管扩张剂治疗后，患者恢复正常。在这个病例中，很明显 RCA 是维持正常血压的血管。首先在 LAD 病变中采用 PCI 的策略是合理的。如果先对 RCA 进行 PCI，在无复流且左侧血液供应不足的情况下，可能发生严重的低血压和心源性休克，并可能死亡。

非侵入性病变评估

一般来说，除了全面的病史用以确定犯罪的病变及其对维持正常血压的贡献外，还可以进行非侵入性检查（心电图、压力超声心动图、核素负荷试验），通过室壁运动异常或 ST 段变化，客观地确定犯罪病变、受损区域以及可逆性缺血程度。在静息和应激状态下，核素扫描也能很容易地识别出其他灌注充足的区域。因此，PCI 手术应**首先**在缺血区域进行，而其他未闭动脉则可保证其余区域的充足血液供应，并保持良好的血压（框 17.7）。

框 17.7　转换策略

鉴别必要和非必要病变的最佳技术

1. **不增加成本的最佳策略：** 对症状重建历史顺序，以区别导致稳定型心绞痛的陈旧病变与导致不稳定型心绞痛的新不稳定病变

2. **$ 次佳策略：** 静息心电图识别 Q 波或 ST-T 改变位置

3. **$$ 第三佳策略：** 核素扫描检查可逆性缺血改变及异常和正常区域的范围

4. **不增加成本的第四佳策略：** 用诊断导管在右冠状动脉口部病变插管时，进行压力追踪显示压力心室化

敏捷思维

压力心室化在右冠状动脉诊断插管中的重要意义

　　通过诊断性插管将次全病变和压力心室化相结合，可能表明该动脉在维持血压方面的作用无关。下面的病例报告说明了在这种次全开口病变中实施 PCI 的概念和安全性。

病例报告

右冠状动脉次全开口病变和左主干病变患者的 PCI 治疗策略

　　一位患者因休息时心绞痛反复发作来到急诊就诊。冠状动脉造影显示右冠状动脉开口有次全闭塞，左主干中远段有 50% 的病变。患者的右冠状动脉开口病变是否可以安全地接受 PCI 手术？心脏外科医生拒绝进行冠状动脉搭桥术，因为患者的左主干病变似乎没有严重到需要手术的程度。在进行诊断性血管造影时，用 4 Fr 的右冠状动脉指引导管持续性对严重开口病变的右冠状动脉插管，会引起收缩压和舒张压下降，但无任何症状。由于患者无症状，用诊断性右冠状动脉指引导管阻塞了右冠状动脉，进行 PCI 术应该不会引起任何主要的血流动力学和症状紊乱。在这一理论的支持下，手术人员成功地对开口病变进行了长时间和复杂的 PCI，血压没有任何下降。按照同样的策略，另一名严重的右冠状动脉开口病变和左前降支近段闭塞的患者成功地接受了两支血管的 PCI。由于右冠状动脉似乎对维持血压没有太大的贡献，先成功地扩张了右冠状动脉病变，没有任何问题，然后对左前降支进行了顺利的 PCI 治疗。

警告

欺骗性的核素扫描

核素扫描的主要机制是：同位素摄取在不同区域之间有 7% 的差异。如果一个区域发生显著的变化，其他区域的细微变化可能会被忽略。但如果是弥漫性病变，即使有明显的病变，各区域之间也没有太大的差别。众所周知，三支血管病变的患者的核素扫描看起来正常，因为在压力下，血流呈均匀、弥漫性和广泛的减少。

敏捷思维

如何对急性冠脉综合征或急性心肌梗死的患者实施 PCI

在非 Q 波型急性心肌梗死患者中，打开次全闭塞可能不会引起任何血流动力学紊乱，除非有短暂的血管迷走神经症状、无复流或远端大面积栓塞。原因是患者已经耐受了急性短暂性闭塞，存活了下来，所以短暂性球囊闭塞不会造成灾难性的低血压。同样的原理也适用于肌钙蛋白水平升高的 ACS 患者的 PCI。然而，这一理论并**不**适用于**没有**心肌酶升高（不稳定型心绞痛）的 ACS 患者。以下的病例报告说明了这些极端高风险患者的 PCI 治疗的基本原理和策略。

病例报告

非 Q 波型急性心肌梗死所致的急性短暂性完全闭塞的 PCI 治疗

患者因胸痛、$V_1 \sim V_4$ 导联 ST 段急性抬高、血压 80 ~ 90 mmHg 入院。当患者到达心脏导管室时，疼痛消退，心电图变化不明显；但血压仍在 80 ~ 90 mmHg 范围内。冠状动脉造影显示右冠状动脉和左前降支有陈旧性完全闭塞。左回旋支急性闭塞，远段有少量侧支。左心室舒张末压（LVEDP）为 30 mmHg。由于风险极高，外科医生拒绝冠状动脉搭桥术，患者成功地在起搏器处于待机的情况下接受了左回旋支中段 PCI 手术。先用尺寸较小的球囊对病变进行预扩张，然后成功放置全尺寸支架。其策略是缩小球囊的尺寸，从而降低夹层和远端栓塞的机会。第一次充气时间短（10 s），压力较小，充气速度缓慢而渐进。目的是为支架定位打开通道（图 17.4）。

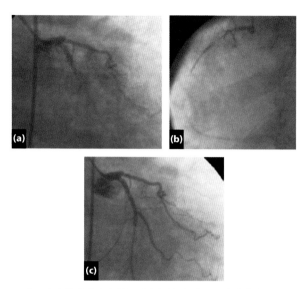

图 17.4　对三支血管病变和急性心肌梗死患者的 PCI 治疗策略。（a）左前降支的开口被阻塞。它被看做是一个残端。左回旋支严重闭塞，只有中间支是明显的。（b）右冠状动脉严重弥漫性病变。（c）用球囊预扩张左回旋支并成功植入支架。

左心室辅助装置

目前，有两种经皮心室辅助装置（pVAD）可以放置在心导管室：TandemHeart® pVAD 和 Impella 2.5®、Impella 5.0® [11]。

专用设备

2.5 L 和 5.0 L 的 Impella

　　Impella 使用微型轴向流泵安装在一个猪尾导管上直接卸载左心室，并把血液输送到升主动脉，模拟正常生理。有两种可用装置可提供部分（Impella 2.5）或全部（Impella 5.0）的血流动力学支持，最大流速分别几乎等于 2.5 L/min 和 5.0 L/min。

技术

　　抗凝，并使用多用途导管标准技术逆行穿过主动脉瓣。采用单轨技术（21 Fr Impella 5.0 导管），并用长度为 0.018 英寸的硬导丝替换 13 Fr Impilla 2.5 导管。在透视引导下，将装置放置在主动脉瓣处，取下导丝，血流启动 [12]。

优势

Impella 易于使用。它只需要一种动脉通路要求，如经房间隔穿刺，导管直径较小，避免了复杂的技术。植入时间比 TandermHeart（10 min）更短，并发症发生率也更低。

局限性

据报道，在最初的 24 h 内溶血的频率更高，有 5% ～ 10% 的患者出现溶血。Impella LP 5.0 需要大的动脉通路，可能需要切除股动脉。放置此装置的禁忌证包括严重的外周血管疾病（CFA 直径 < 4 mm）、至少中度（< 1.5 cm²）的主动脉瓣狭窄或功能不全、室间隔缺损和左心室血栓。

专用设备

TandemHeart

TandemHeart 是一种经皮左心房至髂动脉旁路移植术，由外部离心泵提供动力，使用标准植入技术提供高达 3.5 ～ 4 L/min 的正向流量。要进入左心房和髂动脉，必须从股血管获得动脉和静脉通路。从静脉进入后，进行房间隔穿刺，使用两级扩张器（14 Fr 和 21 Fr）扩张房间隔，并在左心房内植入 21 Fr 的流入套管。之后，利用标准 Seldinger 技术将 15 Fr（最大估计流量，3.5 L/min）或 17 Fr（最大估计流量，4.0 ～ 5.0 L/min）流出套管通过股动脉推进到髂动脉。另外，可在双侧股动脉中使用 2 个 12 Fr 套管，以降低最大流速（≈ 2.5 L/min），减少血管损伤。套管排气后连接到外部离心泵，提供抗凝，并启动血流。

局限性

由于插入技术相对复杂，需要经房间隔穿刺，在非紧急情况下平均插入时间超过 30 min。并发症包括心脏压塞、大出血、严重肢体缺血、败血症、心律失常和房间隔缺损残留。禁忌证包括主动脉瓣功能不全、室间隔缺损和严重的周围血管病变。由于这些原因，该装置只能由具有经房间隔穿刺经验的医生植入，并且在植入前需要进行双侧髂血管入路的远端主动脉造影[11]。

鉴别差异

对于轻度至中度心力衰竭和心输出量减少的急性心肌梗死（AMI），Impella 2.5 似乎更有优势，因为该设备的血流动力学支持可能足以在限制梗死面积的同时使血压恢复正常。

然而，随着心力衰竭程度的加重，尤其是那些患有心源性休克（由急性心肌梗死、急性慢性心力衰竭或暴发性心肌炎引起）的患者，血流动力学支持成为首要关注的问题。在这些患者中，Impella 2.5 设备可能不够用，而 TandemHeart 或 Impella 5.0 设备似乎可以增加心输出量，从而避免终末器官功能障碍，尽管它们植入时间较长，相关并发症发生率也较高。当同时考虑血流动力学支持和心肌保护时，Impella 5.0 似乎优于 TandemHeart 装置。

在失代偿性终末期心力衰竭中，经皮心室辅助装置的选择取决于心脏指数（CI）。如果 CI 大于 1.5 L/(min · m^2)，使用 Impella 2.5 即可；然而，如果 CI 小于 1.5 L/ (min · m^2)，则推荐使用 TandemHeart。

对于右心室支持，美国目前可用的经皮设备有 TandemHeart 和 Impella RP。对于左心室支持、高危 PCI、心室消融、急性心肌梗死和心源性休克，Impella 2.5 易于使用，并可在需要时连接到 5.0（L）设备。对于主动脉瓣狭窄或左心室血栓患者推荐使用 TandemHeart，而禁用 Impella[13]。

Impella 在主动脉瓣狭窄中的应用　Impella 导管穿过主动脉瓣的部分外径为 12 Fr（4 mm）。根据公式：使用面积＝ 3.14×（半径）^{2}，这部分导管的横截面面积为 0.13 cm^2。因此，在主动脉瓣面积约为 ＞ 0.9 cm^2 的情况下，通过主动脉瓣放置 Impella 导管没有任何困难[14]。

技巧和提示

Impella 插入技巧

血管通路　对于钙化、弯曲、病变的股动脉或髂动脉，建议行远端主动脉造影并伴有径流。在使用多种升压药物的患者中，由于外周血管收缩，股动脉大小可能会小于 7 Fr 鞘管的大小。进行股动脉切开术逐步扩张后将利于插入装置。

导丝操作　避免导丝被夹住——将导丝放置于主动脉的内缘。将设备套管拉直并使导丝沿内边界行进。始终在透视引导下拉动导丝。

重新定位泵　当检测到泵达到最大性能（P9）时，在 X 线透视下重新定位泵。在高转速下，泵有吸进左心室的倾向。如果心脏介入医生需要在不透视的情况下重新放置套管，则将泵降至 P2 水平，并按照控制台上的波形进行操作。

　　穿刺部位缝合　建议使用血管闭合装置 Prostar™、Perclose 或两种 Perclose 设备闭合穿刺部位。对于较大的器械，需要血管切除和修复。

　　后续测试　在 Impella 植入后每 6 h 检测一次溶血指标。

　　TandemHeart 的提示

　　1. 房间隔穿刺是最重要的。经房间隔穿刺的细节将在第 27 章讨论。

　　2. 在美国，经食管超声心动图或心内超声心动图用于经房间隔手术和插管初始定位。

　　3. 左心房套管的重新定位可以在床边经胸超声心动图指导下进行。

　　4. 类似的技术用于血管通路和用 17 Fr 缝合动脉切开术。一些医生使用超声引导的血管通路来减少并发症，为股总动脉提供合适的通路部位。

　　5. TandemHeart 的流量状态高度依赖于预载，大多数流量问题都可以通过增加液体给药来解决。

　　6. 控制血压。高血压会使 pVAD 装置更难排出血液，因此要维持患者正常的血压。

　　7. 在右心室梗死时，早期植入 TandemHeart 以支持右心室是很重要的。

参考文献

1. Davidson C, Ricciadi MJ. Complex angioplasty. In: *Cardiac Catheterization and Interventional Cardiology Self Assessment Program*. Bethesda, MD: American College of Cardiology, 2001: 53–8.
2. Daniel WC, Lester SB, Jones P, et al. Risk factors predicting in-hospital mortality following balloon angioplasty versus stenting. *J Am Coll Cardiol* 1999;**33**(Suppl A):24A.
3. Ellis SG, Myler RK, King SB, et al. Causes and correlates of death after unsupported coronary angioplasty: Implications for use of angioplasty and advanced support techniques in high risk settings. *Am J Cardiol* 1991;**68**:1447–51.
4. Leon M. Complex Angioplasty. Presented at: Transcatheter Coronary Therapeutic Meeting, Washington DC, 2000.
5. Vogel RA, Shawl F, Tommaso C, et al. Initial report of the national registry of the elective cardiopulmonary bypass supported coronary angioplasty. *J Am Coll Cardiol* 1990;**15**:23–39.
6. Nguyen T, Lanh NV, Viet VM, et al. Advanced strategies in the diagnosis and treatment of patients with coronary artery disease and heart failure: when heart failure causes ischemia and angiotensin converting enzyme inhibitor and betablockers helps in diuresis. *Curr Pharm Des* 2018;**24**:511–16.

7. Kollar A, Misra V, Pierson III R. Postoperative coronary revascularization on LVAD support for surgically inaccessible myocardial ischemia. *Catheter Cardiovasc Interv* 2002;**55**:381–4.

8. Ellis S. Elective coronary angioplasty: Techniques and complications. In: Topol E (ed.), *Textbook of Interventional Cardiology*, 3rd edn. Philadelphia, PA: WB Saunders, 1999: 466–74.

9. Takahashi A,Taniguchi N. Supported percutaneous coronary intervention using a novel 6-Fr intra-aortic balloon pump catheter via the brachial artery in a nonagenarian patient with an abdominal aortic aneurysm. *Catheter Cardiovasc Interv* 2011;**77**:1045–8.

10. Tanaka T, Oka Y, Tawara I, et al. Effect of time interval between two balloon inflations on ischemic preconditioning during coronary angioplasty. *Cathet Cardiovasc Diagn* 1997;**42**:263–67.

11. De Souza CF, De Souza Brito F, De Lima VC, De Camargo Carvalho AC. Percutaneous mechanical assistance for the failing heart. *J Interv Cardiol* 2010;**23**:195–202.

12. Kar B, Adkins LE, Civitello AB, et al. Clinical experience with the TandemHeart percutaneous ventricular assist device. *Tex Heart Inst J* 2006;**33**:111–15.

13. Gregoric ID, Bruckner BA, Jacob L, et al. Techniques and complications of TandemHeart ventricular assist device insertion during cardiac procedures. *ASAIO J* 2009;**55**:251–4.

14. Harjai KJ, O'Neill WW. Hemodynamic support using the Impella 2.5 catheter system during high-risk percutaneous coronary intervention in a patient with severe aortic stenosis. *J Interv Cardiol* 2010;**23**:66–9.

第 18 章
冠状动脉粥样硬化切除术

Michael S. Lee and Arthur Lee

余小林　王凯阳　马玲　译　马依彤　审校

* 基础；** 高级；*** 罕见的、奇特的或具有研究性质的

$，额外花费＜ 100.00 美元；$$，额外花费＞ 100.00 美元

⏱，额外花时间＜ 10 min；⏱⏱，额外花时间＞ 10 min

🌢，并发症风险低；🌢🌢，并发症风险高

挑战

　　冠状动脉钙化是晚期动脉粥样硬化的一个标志。严重钙化的病变增加了经皮冠状动脉介入治疗（PCI）的复杂性，因为它们：①难以预扩张；②在球囊血管成形术（POBA）期间容易形成夹层，特别是在进行高压球囊充气时；③难以植入支架，并限制支架的充分扩张。这些因素可以解释严重钙化病变的 PCI 术中死亡、心肌梗死、靶血管血管重建和支架血栓形成的风险增加的原因。

　　为了提高复杂或严重钙化病变 PCI 治疗的短期和长期成功率，病变准备与动脉粥样硬化切除术是最佳策略。然而，与传统的 POBA 和支架相比，这是一个更复杂的过程，更具有技术挑战性。此外，围术期并发症可能是灾难性的，因此需要选择适当的患者和细致的技术，以减少风险。

影像学

　　各种影像模式可用于量化冠状动脉钙化，以帮助确定是否需要冠状动脉粥样硬化切除术。

透视和血管造影

　　透视和血管造影可以提供显著的诊断效果，但其识别和量化钙化分布的能力有限（图 18.1）。继发的不规则的斑块形态、扭曲的管腔、血栓或夹层，可能都显示为模糊的血管造影图像[1-3]。虽然冠状动脉钙化可以在透视下看到，但无法区分它是浅表钙化还是严重损害管腔直径[4]。因此，冠状动脉粥样硬化切除术中病变准备的需要很难仅通过血管造影来确定。

血管内超声

血管内超声（IVUS）在评估冠状动脉钙化方面优于单纯的血管造影[5]。IVUS 提供了冠状血管壁的独特视角，可以显著改善斑块在整个动脉中的范围、组成、形态和分布，从而帮助操作者确定是否需要斑块修饰（图 18.2）[6-7]。致密的钙化在超声上表现为高回声或明亮，而软质或浅表斑块的回声密度较低。虽然 IVUS 不能穿透钙化本身来显示深度，但它在定量钙沉积的弧度和长度方面是有用的。当钙弧 ≥ 270° 时应考虑冠状动脉粥样硬化切除术。IVUS 的局限性包括成本高、手术时间延长和痉挛和剥离夹层风险增加。

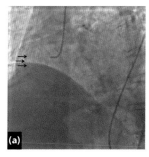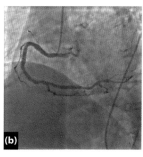

图 18.1 （a）透视示右冠状动脉严重钙化（箭头）。（b）冠状动脉造影显示轻度管腔不规则，但冠状动脉严重钙化。

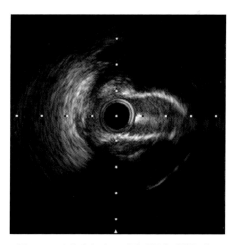

图 18.2 血管内超声显示严重冠状动脉钙化。

> **警告**
>
> **预防痉挛和空气栓塞**
>
> 在冠状动脉内注射硝酸甘油可以降低冠状动脉痉挛的风险。在插入导管之前，应大力冲洗 IVUS 导管，以清除导管中的空气。而 IVUS 导管在插入后不能冲洗，避免空气栓塞的风险。

光学相干断层成像

光学相干断层成像（optical coherence tomography，OCT）能够准确地描述冠状动脉钙化的程度和形态，这是由于其能够限制伪影和光纤技术的使用，与 IVUS 相比，光学相干断层成像的分辨率提高了近 10 倍[8-10]。与 IVUS 类似，OCT 通过评估支架扩张和贴壁来优化支架的植入[11]。

目前使用的两种 OCT 分别是时间域 OCT（TD-OCT）和傅立叶域 OCT（FD-OCT）。这些设备在轴向扫描、线 / 帧、回拉速度以及分辨率和组织渗透方面的规格有所不同。OCT 的中心波长约为 1300 nm，通常能穿透 1 ～ 2 mm 的厚度，而 IVUS 穿透 4 ～ 8 mm 的厚度[11]。与 IVUS 相比，OCT 的远视野可视化较差，因此在描绘参考血管直径方面较差。在急性情况下，对支架贴壁和支架支柱覆盖率的影像学评价被认为是支架内血栓形成的替代方法。在中期（6 个月）或长期（＞ 1 年）随访中，确定支架内血栓形成风险的方法是观察是否存在新生内膜增生。在此方法中，OCT 在鉴别新生内膜增生方面优于 IVUS。

与 IVUS 相似，OCT 增加 PCI 的成本和时间。由于血液对光有很强的衰减作用，TD-OCT 检查时需要清除血液，以防止红细胞对光的散射。这要先通过球囊闭塞血管以防止血液流动，再用盐水冲洗[10]。更新的 FD-OCT 技术显著提高了扫描时间，加速了回拉速度，允许大剂量注射对比剂，提供无血流位置，从而无须球囊闭塞[11]。与 IVUS 的头对头比较研究显示，OCT 的并发症发生率也相似[12-14]。

动脉粥样硬化切除术的适应证

冠状动脉粥样硬化切除术是一种专为冠状动脉钙化患者提供的宝贵的治疗手段，尤其是在支架输送和最佳扩张可能性很低的情况下。美国心脏病学会基金会 / 美国心脏协会 / 心血管造影与介入协会（ACCF/AHA/SCAI）的 PCI 指南为旋转斑块切除术（冠状动脉内旋磨术，RA）提供了 Ⅱ a 级推荐。可以用于纤维性或重度钙化病变，这些病变在支架植入前可能没有球囊导管插入或充分扩张（证据水平 C）[15]。改变严重钙化斑块的决定必须与并发症的潜在风险相权衡，特别是当面临不利的解剖结构时，如弯曲的血管或弥漫性长病变，以及心室功能差的患者。数据不支持动脉粥样硬化切除术的常规应用[15]。最终的决定取决于冠状动脉钙化的程度：当钙化程度很低时，动脉粥样硬化切除术的益处就会减少（图 18.3）。

敏捷思维

什么时候需要动脉粥样硬化切除术？

　　IVUS 和 OCT 可以帮助确定冠状动脉钙化的严重程度。如果钙弧≥ 270°，则应采用动脉粥样硬化切除术。如果 IVUS 不可用，应在标准大气压或至少 16 atm 下进行球囊充气，以确定球囊是否可以完全膨胀。这在生物可吸收支架的血管准备中很重要。如果球囊没有完全扩张，就需要进行冠状动脉粥样硬化切除术。如果 POBA 后发生夹层，RA 仍可由有经验的操作人员进行（请参阅以下技术和提示）。

技巧和提示

　　** 小夹层患者的 RA　RA 可以在先前球囊血管成形术后出现夹层的血管中进行。建议使用一个额外支撑旋磨导丝和一个 0.125 英寸的旋磨头，以减少进一步剥离或旋磨头堵塞的风险。动脉粥样硬化

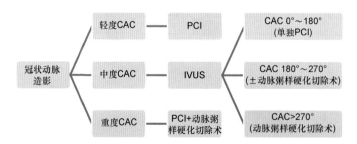

图 18.3　动脉粥样硬化切除术的治疗方案。CAC ＝冠状动脉钙化；IVUS ＝血管内超声；PCI ＝经皮冠状动脉介入治疗。改编自 Lee et al[30]，经 The Journal of Invasive Cardiology 许可。

切除术应该在 180 000 转 / 分的较高转速下进行。这将为支架输送提供足够的斑块修饰。

** 动脉粥样硬化切除术的禁忌证 轨道旋磨术和冠脉内旋磨术的禁忌证包括隐静脉移植物病变、血栓和冠状动脉夹层。对于经验丰富的操作人员来说，没有禁忌证。其他相关禁忌证包括缺乏心胸外科手术指征，严重的三支血管病变或无保护的左主干病变，严重的左心室功能不全，病变长度超过 25 mm，病变成角 > 45°[16]。同时存在至少一种这些高危特征下进行的动脉粥样硬化切除术与缓慢血流增加和围术期非 Q 波型心肌梗死有关[17]。

旋转斑块切除术

旋转斑块切除术（冠状动脉内旋磨术，RA）最早发展于 20 世纪 80 年代末，由一个快速旋转的旋磨头组成，该旋磨头涂有 2000 ～ 3000 个微观金刚石芯片，可以改变钙化斑块并改变血管顺应性，从而促进支架的递送和扩张（图 18.4）[18]。每个金刚石芯片的直径为 20 μm，超出镍镀层的范围仅为 5 μm[19-20]。该装置的其他组件包括控制台、驱动轴和涡轮机，涡轮机通过脚踏板被激活。黏结在驱动轴上的旋磨头尺寸从 1.25 mm 到 2.5 mm 不等。进行 RA 手术还需要 0.009 英寸的旋磨导丝。

其作用机制是差异性切割，即旋磨头切除非弹性组织（即钙化、纤维组织），而健康的组织具有弹性，会使金刚石微芯片的边缘偏移弹

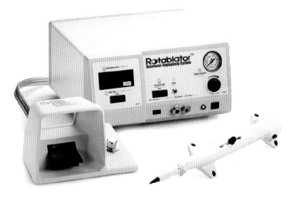

图 18.4 旋磨术系统，显示控制台、脚踏板、旋磨导管推进器和旋磨头。http://www.bostonscientific.com/en-US/products/plaque-modification/rotablator-rotational-atherectomy-system.html

开（图 18.5）[18]。通过差异性切割与改变离心方向引起的纵向摩擦相结合，有助于旋磨头穿过困难的血管和病变。随着斑块消融时，斑块碎片穿过冠状动脉微血管系统，随后被网状内皮系统清除[16, 19]。由于 RA 的目的是修饰斑块而不是去除斑块，因此其旋磨头与动脉的比值为 0.5。

技术

布线　旋磨导丝通常很难通过弥漫性病变和钙化动脉，因此应先用主力线穿过病变部位，然后通过过线（OTW）球囊或任何其他换线导管更换为旋磨导丝。当驱动轴在旋磨导丝上时，如果不小心抽回了旋磨导丝，则可以通过开启 Dynaglide 模式，跳过刹车，从而使旋磨导丝向前推进。如果由于近端弯曲或钙化或近端支架阻塞，难以将旋磨头传送到病变部位，也开启 Dynaglide 模式。

推进旋磨头　在将旋磨头推进到病变近端，但在消融病变之前，采取措施将系统的松弛程度降至最低，以减少旋磨头向前跳跃的机会，包括：①轻轻拉回驱动轴，从推进驱动轴中获取储存的张力；②松开推进器旋钮并前后移动旋磨头。在某些情况下，可以使用这种"单

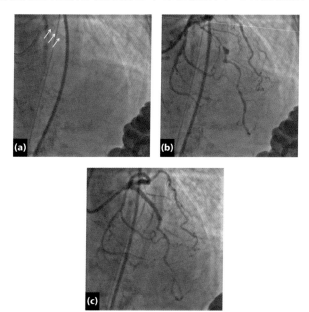

图 18.5 （a）透视显示冠状动脉左主干及左前降支冠状动脉严重钙化（箭头）。（b）冠状动脉造影显示左前降支严重狭窄。（c）伴 1.75 mm 旋磨头的冠状动脉内旋磨术的支架植入后的血管造影显示扩张支架最佳。

人操作"技术，将驱动轴推进到病变处，如在没有熟练助手能控制旋磨导丝的情况下[21]。

旋磨通过 应以缓慢的（1 mm/s）速度逐步推进旋磨头，推进时间 2 s，退出时间 1 s，以使血液流动和冷却。每次动脉粥样硬化切除术的持续时间应保持在较短的时间（＜ 15 ～ 20 s），以减少过度摩擦导致血管损伤、血小板活化、释放大的碎片颗粒[16]，以及产生热损伤使狭窄再加重。旋磨头减速超过 5000 转 / 分，表示旋磨头应更慢推进或者拉回。

旋磨冲洗 避免在旋磨冲洗溶液中加入硝酸甘油和维拉帕米等血管扩张剂，以降低围术期低血压[22]和心动过缓的风险。普遍接受的冲洗包括 RotaGlide™（如果有的话）、5000 单位肝素和 5 mg 尼卡地平。在旋磨头每次通过时持续用生理盐水冲洗，可减少热损伤，降低血液黏度。

心脏起搏器 如果患者有基线心动过缓或束支传导阻滞和其他类型的病变［如右冠状动脉（RCA）或占主导地位的左回旋支（LCX）的长弥漫性病变］，应考虑植入临时起搏器。如果没有植入临时起搏器，护士应随时准备好阿托品以便立即给药。也可以在平台期时给药，这样它就可以在消融时循环。

敏捷思维

何时可以不使用临时起搏器

使用临时起搏器有相关风险，包括右心室穿孔引起的心脏压塞，特别是如果使用糖蛋白 Ⅱ b/ Ⅲ a 抑制剂和非球囊头起搏器导联。心动过缓通常会随着冠状动脉内旋磨术的持续而消失，因此，在出现短期病变和中度钙化动脉的情况下，可以跳过使用临时起搏器。为预防心动过缓，可给予阿托品或静脉注射氨茶碱 5 mg/kg（但要注意男性患者尿潴留的问题）。如果是有腺苷介导的心动过缓的情况下，给予氨茶碱 5 mg/kg 静脉注射。

低血压

心导管室的巡回护士应随时准备好去甲肾上腺素，以便在出现严重低血压时立即使用；如果基线血压较低，在旋磨术前应使用去甲肾上腺素。左心室收缩功能不全的患者应评估是否使用血流动力学支持装置[17]。

> **警告**
>
> **右冠状动脉开口的动脉粥样硬化切除术**
>
> 要注意病变及钙化反映了主动脉壁的病变，主动脉壁较厚，不易扩张，有反冲的危险。可以通过使用额外支撑旋磨导丝固定在血管中，并在治疗开口部位时使旋磨头上下偏移，增加小尺寸旋磨头对病变的影响。
>
> 使用切割球囊治疗开口处病变可能导致主动脉夹层的形成，因为在随后的注射中有发生液体夹层的风险。如果主动脉夹层长度小于 10 cm，可以使用药物治疗。

轨道旋磨术

Diamonback 360® 轨道旋磨术系统是 FDA 批准的唯一用于治疗严重钙化冠状动脉病变的设备（图 18.6）。它由一个 1.25 mm 的偏心头冠组成，具有微小的金刚石芯片，可以减少钙化斑块并改变血管的顺应性，从而促进支架的输送和扩张。轨道旋磨术（OA）需要一种特殊的导丝（ViperWire）（图 18.7）。

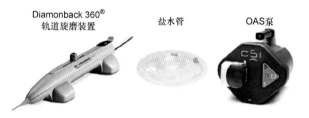

图 18.6　轨道旋磨术系统包括推进器、生理盐水管和泵。本图经美国明尼苏达州圣保罗市心血管系统公司许可。

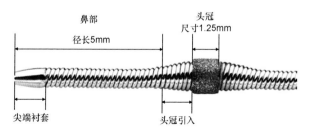

图 18.7　金刚石涂层的表冠的直径如表 18.1 所示。每个冠的大小都有对应的特定的导丝长度。本图经美国明尼苏达州圣保罗市心血管系统公司许可。

敏捷思维

轨道旋磨术（OA）与冠状动脉内旋磨术（RA）之间的异同

　　OA 在理论上有几个优点超过 RA。OA 的作用机制是双向差异性切割，其中对病变的消融发生在头冠推进和向后拉的同时，健康组织会弹性屈曲，将对血管的损害最小化，而 RA 仅在旋磨头推进时进行消融（图 18.8）。OA 的一个独特特征是，由于离心力的增加，椭圆运动能够以更高的速度增强，导致管腔直径增大，同时减少了手术时间和扩大导管的需要[23]。一般当靶血管直径 ≥ 3 mm 时，OA 只需要插入一次，将速率从低速（80 000 转 / 分）调至高速（120 000 转 / 分），而 RA 需要抽出并重新插入较大的旋磨头，以实现充分的斑块修饰。与旋磨导丝（0.009 英寸）相比，OA 使用更大直径的导丝（0.012 英寸），更容易扭转和推进病灶。OA 的偏心头冠和它一次只能与血管的一部分接触的能力，允许血液在已经病变的血管中不受任何阻碍地通过血管继续流动。碎片的连续清除使下游颗粒可以连续冲刷，并减少设备产生的摩擦和热量。OA 可以兼容 6 Fr 的导管，而 RA 旋磨头如果 ≥ 1.75 mm 就需要更大的导管。

技巧和提示

　　1. OA 和 RA 有很多相同的技巧和窍门。

　　2. 当头冠与钙化斑块接触时，会听到一种高音。应继续推进 OA，直到高音降低。

　　3. 如果头冠不能推进通过一个僵硬的病变，由于头冠有向前跳跃的能力，操作者不应大力推动。

　　4. 低速启动后，若血管直径 ≥ 3 mm，应考虑高速启动。

　　5. 对于开口处病变，应在病变远端激活头冠后再拉回。

　　6. ViperWire 导丝具有足够的支撑力，可用于推进球囊和支架。用剪刀将导丝剪成大约 160 cm 的长度，这样可以更方便地推进和快速更换导管。

　　7. GuideLiner® 导管可通过弯曲或成角的血管输送 OA。

　　将旋磨头置于它该去的地方 如果用导丝支撑导管不能穿过严重狭窄，可以用小球囊进行预扩张，或以"点状"运动去除交界线，然后立即推进旋磨导丝（软式旋磨导丝可能比额外支撑的旋磨导丝更好）。

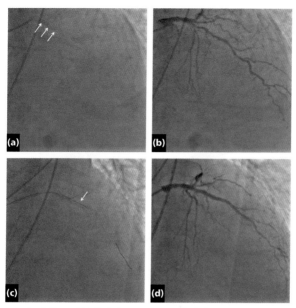

图 18.8　（a）透视显示冠状动脉左主干及左前降支冠状动脉严重钙化（箭头）。（b）冠状动脉造影显示左前降支严重狭窄。（c）行轨道旋磨术（箭头）以改善严重钙化斑块。（d）术后的血管造影显示结果良好。

　　为了使旋磨头向下延伸到远端病变，将旋磨头推进到尽可能远的远端，在向前推进 rottabator™ 导管鞘的同时，将"（旋磨头的）推进器"向后移动。在冠状动脉鞘前进和推进器撤回时，旋磨头应该保持在与冠状动脉相同的位置。（**注意：当开始动脉粥样硬化切除术时，旋磨头会先向后跳。**）

准分子激光动脉粥样硬化切除术

　　激光动脉粥样硬化切除术（LA）利用光纤技术提供高能量光发射来改变或分解斑块，而不直接影响周围的健康组织（图 18.9）[18]。虽然对于严重的冠状动脉钙化不如 RA 或 OA 有效，但激光动脉粥样硬化切除术可以使用紫外线脉冲去除复杂的冠状动脉病变。这些病变包括中度钙化斑块、纤维组织、动脉粥样硬化和血栓。有几种导管尺寸可供选择，导管尺寸的选择视情况而定：①光纤的数量，②激光的不同波长，③光传输的方式，④激光的功率。

　　连续激光与脉冲激光的使用会影响激光对斑块的影响程度。初始使用 LA 的主要限制之一是恒定的功率输出，会导致明显的热损伤，

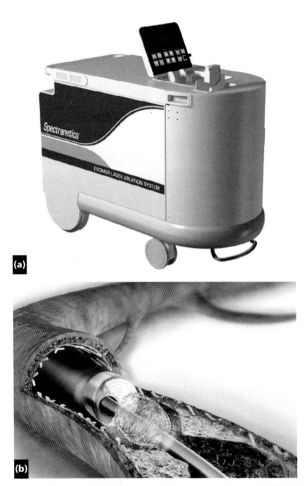

图 18.9 （a）激光动脉粥样硬化切除术操作台。（b）激光动脉粥样硬化导管使用紫外线脉冲去除复杂的冠状动脉病变，包括中度钙化斑块、纤维组织、动脉粥样硬化和血栓。本图经皇家飞利浦公司许可使用。

随后形成血栓、血管痉挛和高再狭窄率[24-28]。对于较高的深部组织，波长必须更大，通常在近红外区域[29]。紫外光波长较短，具有直接的光化学分解作用，而不是热效应，减少了对血管壁的损害。目前的准分子 LA 模型以脉冲方式传递高能量，在不损伤周围物质的情况下破坏组织内的化学键，不引起热损伤[29]。准分子 LA 的另一个好处是能够气化伴随的血栓，从而降低斑块修饰过程中血小板聚集的风险[30]。

在引进先进的激光导管和技术改进之前，在 20 世纪 90 年代早期的初期临床评估期间，手术穿孔率为 3%[31]。20 世纪 90 年代末，激光技术的变化包括在消融部位持续输注生理盐水。此外，更小的导管与最佳间距的光纤和增加的激光操作参数被开发。适当尺寸的导管除了增加消融效率外，还可以降低夹层和穿孔的发生率。在 1865 例患者中，激光诱发穿孔的发生率从 0 到 2.0% 不等，计算加权平均值为0.3%。一项 meta 分析显示，9568 名在相近时期（2001—2008 年）接受 PCI 球囊和支架植入术的患者的穿孔率为 0.59%[32]。值得注意的是，虽然支架分析是在病变复杂程度不同的非选定患者中进行的，但冠状动脉的 LA 治疗通常用于复杂病变的亚群。相比之下，在一项对18 061 名患者进行的大型 meta 分析中，复杂性慢性完全闭塞病变手术的穿孔率为 2.9%，在一项大型当代慢性完全闭塞病变的登记报道中，穿孔率高达 13.6%[33-34]。因此，与当前的 PCI 技术相比，冠状动脉 LA 的安全性更好。

目前，LA 用于长病变（ > 20 mm）、中度钙化病变、慢性完全闭塞病变、不扩张病变、开口处病变、隐静脉移植和支架内再狭窄，并具有促进血栓病变治疗的特殊属性。LA 可以兼容任何标准导丝，包括专用的慢性完全闭塞病变导丝。事实上，在一系列对旋磨导丝有抵抗的患者中，这些患者最后交叉进行冠状动脉 LA 治疗，然后再交叉进行 RA 治疗，可以进一步减少严重的钙堆积，交叉进行联合治疗的模式成功率为 91%，还促进了支架的输送[35]。

技术

在使用过程中，操作者可以控制两个特定的因素：施加的波频和能量，也被称为通量[29]。根据病变的具体情况，操作者可以调整这些因素，以提高斑块修饰的效率。在实践中，在脉冲重复频率和通量之间存在很好的平衡，以帮助最小化手术过程中的热效应[36]。

40∶40 的频率：通量比通常是初始设置。可以在几次传递后，增加设置的频率。通过缓慢推进导管（1 mm/s）可以有效去除斑块，使血管直径更大、更平滑。

警告

夹层

LA 手术时不应进行注射对比剂，因为对比剂和血液对发射光的吸收率都很高，会产生夹层和穿孔的风险[37-38]。但是，激光对比剂注射可以用于多层支架的支架内再狭窄，用于深壁修饰，以扩大未充分展开的支架。

并发症

血管并发症

冠状动脉内硝酸甘油预处理可降低冠状动脉血管痉挛的风险。较小的旋磨头∶动脉比例（＜ 0.7）与较大的旋磨头∶动脉比例（＞ 0.7）相比，更可减少血管造影并发症[39-40]。

冠状动脉穿孔需要立即治疗，以防止心脏压塞引起的血流动力学衰竭和死亡。缓慢而谨慎地移动动脉粥样硬化切除设备，以防止显著减速和小旋磨头∶动脉比例，可以降低这种灾难性并发症的风险。在弯曲和成角的血管中也应避免进行动脉粥样硬化切除术。

技巧和提示

识别心脏压塞 穿孔引起的压塞可表现为低血压。可以通过多种不同的方法进行诊断，包括奇脉的动脉波形和均衡的右心压力（右心房、右心室舒张末压，肺动脉舒张压，肺毛细血管楔压升高）。心脏轮廓可能会变直，也可能出现光晕征。心脏压塞可压迫冠状窦，使其混浊程度降低。

管理 立即用 OTW 球囊填塞穿孔区域 3 ～ 12 min。由于疼痛、心律失常或血流动力学不稳定，这一时间可能会受到限制。如有胸痛，需使用镇静剂。如果在长时间球囊扩张后仍有出血，可考虑用鱼精蛋白逆转肝素。覆膜支架或线圈可用于控制出血。在进行动脉粥样硬化切除术之前，操作者应该知道覆膜支架的存放位置，并知道如何进行心包穿刺。

冠状动脉夹层 可以通过谨慎的技术将夹层的风险降至最低，同等的谨慎程度也可以防止穿孔。绝大多数夹层可以通过支架植入成功治疗，没有临床后遗症。

预防卒中 更大的导管和频繁更换导管增加了脑血管事件的风险，可能是由于钙化血管的动脉碎片栓塞到脑血管[41]。

慢血流 / 无复流 慢血流定义为冠状动脉血流减少（TIMI 2级），是由于动脉粥样硬化碎片的大量沉积与随后的血栓形成现象以及在没有夹层、狭窄或血栓的情况下血小板活化的结合。无复流是指冠状动脉内无明显原因存在 TIMI 0 ～ 1 级血流。由于慢血流 / 无复流，可能发生围术期缺血和心肌梗死，并释放心脏生物标志物。

减小慢血流 / 无复流风险的策略包括预防性冠状动脉内给予血管扩张药、适当的装置尺寸以及缓慢和短时间内推进（表 18.1）。

表 18.1　动脉粥样硬化切除术中慢血流 / 无复流的预防和治疗策略

机制	治疗策略
动脉粥样硬化碎片栓子	小旋磨头尺寸
	短消融时间
	避免明显减速
血小板活化，聚集	最佳抗血小板治疗
	使用糖蛋白 Ⅱ b/ Ⅲ a 抑制剂
微循环血管痉挛	血管扩张药：
	腺苷
	尼卡地平
	硝普钠
神经体液反射	阿托品
心动过缓	氨茶碱泵入
术中低血压	血管升压素：
	立即使用肾上腺素
	如持续低压，使用多巴胺或去甲肾上腺素
	主动脉内球囊反搏泵

改编自 Tomey 等[16]，经 Elsevier 许可。

旋磨头截留　旋磨头截留是一种罕见的现象，有可能导致严重的并发症。消融仅在 RA 旋磨头推进时发生，因为旋磨头远端的一半有金刚石屑，而近端一半没有。因此，如果旋磨头的近端部分通过未完全消融的血管，由于不能进行逆行消融，它可能被困在钙化病变中。去除旋磨头的方法包括在旋磨头部位采用导管进行深插管或球囊成形术[42]。无法去除旋磨头或轴断裂需要紧急手术。

技巧和提示

** 防止旋磨头截留　各种技术可以降低旋磨头截留的风险。较小的旋磨头可能会由于其移动性而降低旋磨头截留的可能性。然而，由于旋磨头的形状，1.25 mm 的 Rotablator 旋磨头可能具有较高的风险。使用"啄食"运动短时间通过（逐渐和间歇推进旋磨头）而不是积极推进是首选技术，以避免旋磨头减速和停滞在病变处[16]。高速（> 170 000 转/分）可使旋磨头更容易穿过钙化病灶。尽管采用了最佳的技术，但旋磨头仍可能被截留。利用视觉、听觉和触觉可以帮助降低并发症的发生率。在透视中，旋磨头进展不顺利，与旋磨头阻力相关的螺距变化，以及由于旋磨头进展阻力而引起的过度振动，可能暗示着即将发生的截留。

"停滞"旋磨头的管理

将导丝放入其中，并执行以下步骤：

1. 轻轻地拉旋磨头很少会成功，可能会导致进一步的截留。

2. 旋转。将旋磨头从推进器（身体外部）断开。在旋转器上放置止血器。逆时针旋转止血器约 15 次，然后轻轻拉可能会起到释放的作用。

3. 球囊血管成形术。如果旋磨头仍然没有释放，使用第二个导管和导丝推进旋磨头旁边的球囊。低压下的膨胀可能会释放出旋磨头。

4. 微导管。如果旋磨头仍然被卡住，在"导丝/旋磨头单元"上推进一个 GuideLiner，直至旋磨头停滞在冠状动脉中的地方。这可能会改变角度并释放它。

5. 手术。如果这些措施都失败了，请寻求紧急手术。对于被困的旋磨头，在推进旋转丝的同时将推进器向后移动。

操作要点

冠状动脉粥样硬化切除术是一种非常宝贵的工具，以调整复杂和严重钙化的冠状动脉斑块。IVUS 和 OCT 可鉴别冠状动脉钙化的存在和程度。介入心脏病专家现在可以选择冠状动脉粥样硬化切除术设备的类型。对于可能导致手术失败的复杂冠状动脉病变患者来说，操作人员的教育和培训、适当的器械选择和经验是改善临床结果的必要条件。在进行冠状动脉粥样硬化切除术时，考虑到冠状动脉穿孔的风险，心包穿刺术包和覆膜支架应该随时可获取。

参考文献

1. Higgins CL, Marvel SA, Morrisett JD. Quantification of calcification in atherosclerotic lesions. *Arterioscler Thromb Vasc Biol* 2005;**25**: 1567–76.

2. Bezerra H, Guagliumi G, Valescchi O, et al. Unraveling the lack of neointimal hyperplasia detected by intravascular ultrasound using optical coherence tomography: lack of spatial resolution or a true biological effect? *J Am Coll Cardiol* 2009;**53**(supplA):90A.

3. Witzenbichler B, Maehara A, Weisz G, et al. Relationship between intravascular ultrasound guidance and clinical outcomes after drug-eluting stents: The ADAPT-DES Study. 2013 American Heart Association Scientific Sessions. Dallas, TX, USA.

4. Tuzcu EM, Berkalp B, De Franco A, et al. The dilemma of diagnosing coronary calcification: angiography versus intravascular ultrasound. *J Am Coll Cardiol* 1996;**27**:832–8.

5. Mintz G, Popma J, Pichard A, et al. Patterns of calcification in coronary artery disease. A statistical analysis of intravascular ultrasound and coronary angiography in 1155 lesions. *Circulation* 1995;**91**:1959–65.

6. Yock, P, Fitzgerald, P, Popp, R. Intravascular ultrasound. *Sci Am Science Med* 1995;**2**:68.

7. Fitzgerald PJ, St Goar FG, Connolly AJ, et al. Intravascular ultrasound imaging of coronary arteries. Is three layers the norm? *Circulation* 1992;**86**:154–8.

8. Mintz GS, Nissen SE, Anderson WD, et al. American College of Cardiology clinical expert consensus document on standards for acquisition, measurement and reporting of intravascular ultrasound studies (IVUS). A report of the American College of Cardiology task force on clinical expert consensus documents. *J Am Coll Cardiol* 2001;**37**:1478–92.

9. Prati F, Regar E, Mintz GS, et al. Expert review document on methodology, terminology, and clinical applications of optical coherence tomography: physical principles, methodology of image acquisition, and clinical application for assessment of coronary arteries and atherosclerosis. *Eur Heart J* 2010;**31**:401.

10. Terashima M, Kaneda H, Suzuki T. The role of optical coherence tomography in coronary intervention. *Korean J Intern Med* 2012;**27**:1–12.

11. Bezerra HG, Costa MA, Guagliumi G, et al. Intracoronary optical coherence tomography: a comprehensive review. *JACC Cardiovasc Interv* 2009;**11**;1035–46.

12. Serruys PW, Ormiston JA, Onuma Y, et al. A bioabsorbable everolimus-eluting coronary stent system (ABSORB): 2-year outcomes and results from multiple imaging methods. *Lancet* 2009;**373**:897–910.

13. Kubo T, Imanishi T, Kitabata H, et al. Comparison of vascular response after sirolimus-eluting stent implantation between patients with unstable and stable angina pectoris: a serial optical coherence tomography study. *JACC Cardiovasc Imaging* 2008;**1**:475–84.

14. Yamaguchi T, Terashima M, Akasaka T, et al. Safety and feasibility of an intravascular optical coherence tomography image wire system in the clinical setting. *Am J Cardiol* 2008;**101**:562–7.

15. Levine GN, Bates ER, Blankenship JC, et al. 2011 ACCF/AHA/SCAI Guideline for Percutaneous Coronary Intervention. A report of the American College of Cardiology Foundation/American Heart Association Task Force on Practice Guidelines and the Society for Cardiovascular Angiography and Interventions. *J Am Coll Cardiol* 2011;**58**:e44–122.

16. Tomey M, Kini A, Sharma S. Current status of rotational atherectomy. *JACC Cardiovasc Interv* 2014;**4**:345–53.

17. O'Neill WW, Kleiman NS, Moses J, et al. A prospective, randomized clinical trial of hemodynamic support with Impella 2.5 versus intra-aortic balloon pump in patients undergoing high-risk percutaneous coronary intervention: the PROTECT II study. *Circulation* 2012;**126**:1717–27.

18. Akkus NI, Abdulbaki A, Jimenez E, et al. Atherectomy devices: technology update. *Med Devices (Auckl)* 2015;**8**:1–10.

19. Tran T, Brown M, Lasala J. An evidence-based approach to the use of rotational and directional coronary atherectomy in the era of drug-eluting stents: when does it make sense? *Catheter Cardiovasc Interv* 2008;**72**:650–62.

20. Spencer B, Yeung AC. Rotational atherectomy: concepts and practice. In: King S, Yeung A (eds), *Interventional Cardiology*, 3rd edn. New York: McGraw-Hill, 2007: 333–47.

21. Lee MS, Weisner P, Rha SW. Novel technique of advancing the rotational atherectomy device: "single-operator" technique. *J Invasive Cardiol* 2016;**28**:183–6.

22. Lee MS, Kim MH, Rha SW. Alternative rota-flush solution for patients with severe coronary artery calcification who undergo rotational atherectomy. *J Invasive Cardiol* 2017;**29**:25–8.

23. Heuser RR. Treatment of lower extremity vascular disease: the diamondback 360 degrees Orbital Atherectomy: device evolution and clinical data. *J Invasive Cardiol* 2014;**26**:215–19.

24. Abela GS, Crea F, Smith W, et al. In vitro effects of argon laser radiation on blood: quantative and morphologic analysis. *J Am Coll Cardiol* 1985;**5**:231–7.

25. Bhatt P. Orbital atherectomy system in treating calcified ocoronary lesions: 3-year follow-up in first human use study (ORBIT I trial). *Cardiovasc Revasc Med* 2014;**15**:204–8.

26. Chambers JW, Feldman RL, Himmelstein SI, et al. Pivotal trial to evaluate the safety and efficacy of the orbital atherectomy system in treating de novo, severely calcified coronary lesions (ORBIT II). *JACC Cardiovasc Interv* 2014;**7**:510–18.

27. Grundfest WS, Litvack F, Forrester JS, et al. Laser ablation of human atherosclerotic plaque without adjacent tissue injury. *J Am Coll Cardiol* 1985;**5**:929–33.

28. Geschwind HJ, Boussignac G, Teisseire B, et al. Conditions for effective Nd-YAG laser angioplasty. *Br Heart J* 1984;**52**:484–9.

29. Biamino G. The excimer laser: science fiction fantasy or practical tool? *J Endovasc Ther* 2004;**11**(suppl 2):II207–22.

30. CARMEL Excimer Laser Interventional Study Group, Topaz O, Ebersole D, et al. Excimer laser in myocardial infarction: a comparison between STEMI patients with established Q-wave versus patients with non-SEMI (non-Q). *Lasers Med Sci* 2008;**23**:1–10.

31. Bittl JA, Chew DP, Topol EJ, et al. Meta-analysis of randomized trials of percutaneous transluminal coronary angioplasty versus atherectomy, cutting balloon atherectomy, or laser angioplasty. *JACC Cardiovasc Interv* 2004;**6**:936–42.

32. Shimony A, Zahger D, Van Straten M, et al. Incidence, risk factors, management and outcomes of coronary artery perforation during percutaneous coronary intervention. *Am J Cardiol* 2009;**104**:1674–7.

33. Patel VG, Brayton KM, Tamayo A, et al. Angiographic success and procedural complications in patients undergoing percutaneous coronary chronic total occlusion interventions: a weighted meta-analysis of 18,061 patients from 65 studies. *JACC Cardiovasc Interv* 2013;**6**:128–36.

34. Morino Y, Kimura T, Hayashi Y, et al; J-CTO Registry Investigators. In-hospital outcomes of contemporary percutaneous coronary intervention in patients with chronic total occlusion insights from the J-CTO Registry (Multicenter CTO Registry in Japan). *JACC Cardiovasc Interv* 2010;**3**:143–51.

35. Fernandez JP, Hobson AR, McKenzie D, et al. Beyond the balloon: excimer coronary laser atherectomy used alone or in combination with rotational atherectomy in the treatment of chronic total occlusions, non-crossable and non-expansible coronary lesions. *EuroIntervention* 2013;**9**:243–50.

36. Taylor K, Reiser C. Next generation catheters for excimer laser coronary angioplasty. *Lasers Med Sci* 2001;**16**:133–40.

37. Isner JM, Pickerin JG, Mosseri M. Laser-induced dissections: pathogenesis and implications for therap. *J Am Coll Cardiol* 1992;**19**:1619–21.

38. Van Leeuwen TG, Meertens JH, Velema E, et al. Intraluminal vapor bubble induced by excimer laser pulse causes microsecond arterial dilation and invagination leading to extensive wall damage in the rabbit. *Circulation* 1993;**87**:1258–63.

39. Whitlow PL, Bass TA, Kipperman M, et al. Results of the study to determine rotablator and transluminal angioplasty strategy (STRATAS). *Am J Cardiol* 2001;**87**:699–705.

40. Clavijo LC, Steinberg DH, Torguson R, et al. Sirolimus-eluting stents and calcified coronary lesions: clinical outcomes of patients treated with and without rotational atherectomy. *Catheter Cardiovasc Interv* 2006;**68**:873–8.

41. Eggebrecht H, Oldenburg O, Dirsch O, et al. Potential embolization by atherosclerotic debris dislodged from aortic wall during cardiac catheterization: histological and clinical findings in 7,621 patients. *Catheter Cardiovasc Interv* 2000;**49**:389–94.

42. Sulimov DS, Abdel-Wahab M, Toelg R, et al. Stuck rotablator: the nightmare of rotational atherectomy. *EuroIntervention* 2013;**9**:251–8.

第 19 章
取出栓塞材料

Thach N. Nguyen，Truong Quang Binh，Vu Tri Loc，Nguyen Si Tuan，and Duc Trung Truong

余小林　王凯阳　李洋　译　杨毅宁　审校

* 基础；** 高级；*** 罕见的、奇特的或具有研究性质的

$，额外花费＜ 100.00 美元；$$，额外花费＞ 100.00 美元

⌛，额外花时间＜ 10 min；⌛⌛，额外花时间＞ 10 min

🌢，并发症风险低；🌢🌢，并发症风险高

挑战

　　用于治疗冠状动脉疾病的经皮冠状动脉介入治疗（PCI）技术已经显著发展和多样化，但它们都至少有一个共同特征：都涉及在冠状动脉范围内复杂设备的技术操作，并且都是从相当远的距离进行操作。当穿过严重病变的冠状动脉操作设备时，特别是带有可拆卸部件的设备，冠状动脉循环中的物质丢失或栓塞的可能性就会出现。在本章中，对栓塞材料的管理策略进行了回顾和讨论。

策略规划

　　当冠状动脉或升主动脉内出现有缺陷的设备问题（无法使用的支架、开卷的导丝、因金属疲劳而不对称膨胀的球囊、扭曲的导管等）时，理想的做法是将整个系统移到肾动脉以下，这样就可以纠正问题，而不会对大脑和任何其他重要器官造成栓塞风险。

　　如果支架从冠状动脉内的输送球囊上滑出，即使作为一个单位，支架也不能简单地通过撤出整个系统而到达髂动脉。拔出留置的血管成形术导丝会留下一个松动的游离支架。因此，所有的努力都集中在保持导丝在支架内和穿过病变部位，以便及时获得救援设备。如果支架从输送球囊上滑落，有两种选择：取出支架，或部署在安全的非目标位置。

　　一旦低于肾动脉水平，下一个重要步骤是在不损伤股动脉或不需要切断动脉的情况下从股鞘中取出栓塞的支架。一切都应在可接受的时间范围内完成，导丝仍应穿过病灶。与此同时，必须密切监视患者临床情况保持稳定，以便继续和完成预定的 PCI。

框 19.1 中列出了栓塞材料处理的不同选择。本章中讨论的所有技术仅作为参考。它们的范围从带有商业圈套器的标准方法到即兴技术，如果手术成功，这些技术将成为挽救生命的方法。具体方法或设备的选择取决于患者的临床情况、操作者对回收设备的熟悉程度，以及心导管室设备的可用性。在这里，讨论更多地集中在冠状动脉支架的应用方面，但回收技术可以应用于任何栓塞装置或碎片。

框 19.1 栓塞材料处理的选择

1. 小支架外周栓塞不治疗
2. 将栓塞的支架放置在无关紧要的位置
3. 用圈套器拆除管状支架
4. 用圈套器拆除断丝
5. 通过从输送导管引出的血管成形术导丝环制成的圈套器清除栓塞材料
6. 用两根绞丝拆除管状支架
7. 通过在支架远端充气一个小球囊来固定支架并移除整个系统
8. 通过运输导管用球囊重新安装支架
9. 在冠状动脉门用活检钳夹住支架

回收栓塞的冠状动脉支架

目前使用的大多数支架是球囊可扩张的设计。它们不同于自膨胀支架，后者通常由多股交织的金属丝构成。由于冠状动脉支架是 PCI 系统的一个可拆卸部件，其性质使其很容易从整体装置中意外释放。显著的冠状动脉钙化、迂曲和不理想的引导位置都可能导致支架栓塞。有时，支架外周栓塞是最好的选择。除脑循环外，全身栓塞不引起任何严重的临床后遗症。短金属丝碎片保留在完全闭塞的动脉不会构成任何长期的副作用。有许多报道，支架栓塞在下肢和外周，没有证据表明不良的长期影响。任何滞留超过 1 周的异物都不应经皮切除，因为它们可能被纤维组织覆盖和合并。积极提取栓塞物可能损伤和穿孔血管。

支架栓塞的风险

剥离支架的冠状动脉危险因素包括钙化程度较高，血管近端或中重度成角，既往冠状动脉搭桥术（CABG），以及通过原发性、最近放置或非内皮化支架。剥离支架的技术风险因素包括手动卷曲支架、导管支撑不良、支架刚性增加以及未完全预扩张的直接支架植入[1]。先前描述的支架放置过程中并发症的例子包括当施加负压时支架在导管内移位，导致与球囊分离，并使得支架楔入导管的远端。如果先前放置在冠状血管近端的支架将新支架从其输送球囊上剥离，则可能发生支架移位[1]。

临床场景

支架栓塞通常发生在以下三种情况之一。首先，支架可以成功地引入冠状动脉循环，但不能推进到目标区域。这通常是由于近端弯曲、近端节段坚硬钙化或靶病变预扩张不足所致。其次，在不进行预扩张的情况下尝试直接支架植入时，可能会遇到推进支架的意外困难。在这些情况下，支架应轻轻地缩回到导管中，取出，并使病变预扩张。如果支架的远端已经接合病变，则推进支架的操作可能会将支架从球囊上剥离，使得当球囊缩回时，支架保持嵌入病变中。在这种情况下，冠状动脉导丝通常仍在原位，通过支架管腔和病变留置。最常见的情况是，当支架从冠状动脉缩回到导管中时，支架也会从展开球囊中移出。此时，导管的尖端（尤其是 JR 导管的 90° 第一弯曲）可能会抓住支架的近端边缘，并将其从展开球囊上剥离。支架将悬挂在接受治疗的目标血管口处或其附近的冠状动脉导丝上[1]。

技巧和提示

** 如何在不导致栓塞的情况下取出支架？　当支架由于近端节段弯曲或无法穿过狭窄病变而无法输送至目标区域时，必须将其撤回至导管。在这种情况下，导管的头端应该与留置导丝及其支架同轴排列。如果导管不能与支架形成良好的同轴关系，则应收回导管，直到导管和支架之间能够实现良好的对齐。有时，移除可能需要将导管缩回到股鞘头端，以拉直导管头端[2]。

用圈套器取出支架

标准设备

Amplatz Goose Neck™（鹅颈）微圈套导管是一种镍钛诺回收装

置，包括一个运输端孔导管和环状圈套器。导线在导管内自由移动，从导管近端延伸至远端，然后折叠，重新进入远端管腔，并向后延伸至近端。导丝的一端或两端的缩回会导致导丝缩回到远端。4 Fr 导管逐渐变细至 2.3 Fr 头端。该圈套器有 2 mm、4 mm 和 7 mm 直径。从导管中取出后，环与导管头端成直角，便于抓取目标物体。4 Fr 传输导管可以很容易地安装在 6 Fr 指引导管内[3]。

从冠状动脉取出管状支架

一旦支架从输送球囊上滑出，留置导丝就会尽可能地推进到远端血管系统，并取出球囊。一个 4 Fr 传输导管与鹅颈圈套器装配。圈套器的环从运输导管中伸出，穿过血管成形术丝，环绕它，并向上推进到冠状动脉开口。在透视引导下，圈套器被操纵进入动脉，环绕未扩张的支架。应努力抓住支架的远端部分（相对于心脏位置的远端）。一旦环在正确的位置，运输导管被推进以收紧支架周围的环。然后将由圈套器固定的支架与导管作为一个单位撤回到髂动脉。如果通过通常的 6 Fr 或 7 Fr 股鞘取出支架困难或不可能，则将鞘更换为更大的（9 Fr）股鞘，通过该鞘可以取出栓塞的支架[4]。用同样的方法，圈套器可以抓住栓塞的断丝段或任何栓塞的装置（图 19.1）。

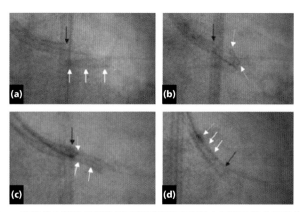

图 19.1　连续的血管造影图像显示使用微圈套器从左冠状动脉主干套住并取出栓塞的支架。（a）未部署的支架（白色箭头）位于导管头端（黑色箭头）下方。（b）打开圈套器（白色虚线箭头），定位在支架周围（白色实心箭头）。（c）圈套器（白色虚线箭头）已围绕支架（白色实心箭头）收紧，并被拉回引导导管（黑色箭头）中。（d）支架已完全回收到导管中。引自 Paulus 和 Fischell[4]，经 Wiley 允许。

一种新型的日本装置

设备设计 该装置由 4 个部件组成：直径 2.0 mm 的超低轮廓钳，直径 1.8 mm、长度 85 cm 的导管轴，用来打开或关闭钳的控制手柄和按钮，7 Fr 的覆盖鞘（图 19.2）。在每个钳的顶端和中间有两颗"牙齿"，以牢牢地夹住支架。由于钳子是通过轴内线圈与控制手柄上的按钮相连接的，所以当按钮处于空档位置时，钳子可以打开，当按钮向后扳回时，钳子可以关闭（图 19.2）。

为了安全地将该装置推进到中等大小的动脉中，该装置在轴的中心有一个管腔，允许 0.014 英寸的导线穿过（图 19.2）。因此，该装置可以以一种超导线（OTW）的方式进入动脉。重要的是，即使在闭合的位置，钳头也有足够的空间让导丝自由通过。这允许操作员保留血管内的导丝，即使在操作设备或之后取出异物时。7 Fr 覆盖鞘用于引导，不仅覆盖设备本身，还覆盖被钳夹住的异物。

移除程序 血管内异物（如支架）的移除程序使用该设备通过一个五步程序[5]从动脉中移除：

1. 首先，操纵导丝进入目标支架。

2. 设备被插入，沿着导丝前进，接近支架。

3. 通过向后扳回按钮，将支架牢牢地夹住。

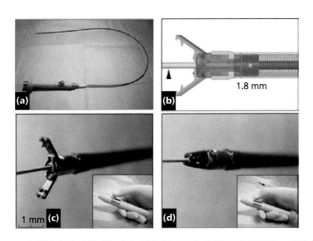

图 19.2 血管支架取出装置。（a）俯视图。（b）头端及轴部蓝图。该设备内部有一个腔，可以穿过 0.014 英寸的冠状动脉导线（箭头）。（c）带齿钳可在手柄上的按钮处于中立位置时打开。（d）扳回按钮（箭头）即可关闭钳子。注意导丝可以通过钳子的中心自由进入。

4. 将护套小心地推进以覆盖钳和支架。在这种情况下，重要的是不要缩回钳子本身，因为钳子简单缩回捕获的支架可能会严重损伤血管壁。

5. 最后，将除导丝外的整个系统从动脉中取出。

使用鞘覆盖支架也可能有助于防止发生严重的血管损伤，如严重夹层。在取出支架时，经常会观察到轻微的夹层。支架的边缘被设备压碎，导致刮伤血管壁。因此，不带鞘的情况下，简单地用镊子拉出支架，会比有鞘的情况下更严重地损伤血管壁。因此，鞘管似乎对减少损伤是有帮助和必要的[5]。

限制 该设备在其当前的迭代中存在显著的局限性。首先，这是一个大型设备。在目前的形式下，该设备需要在冠状动脉中使用 10 ～ 11 Fr 鞘和 10 ～ 11 Fr 导管，这是此类工具的应用场合。这种回收装置必须更加灵活，直径要缩小 50% 以上，才能与现有的冠状动脉技术相媲美。

技巧和提示

** 用血管成形术导丝组装简易圈套器 如果没有商业圈套器，可以使用心导管室中可用的常规血管成形术导丝来临时制作圈套器。圈套器是由折叠一根 300 cm 长 0.014 英寸的导线，并通过 4 Fr 传输导管引入形成的。当它到达导管头端附近时，将导线的一端拉紧，另一端稍进，以定位导管内紧折的尖点，这样在圈套移动过程中不会损伤血管或心脏壁。通过推进导丝的一端，同时握住另一端，直到达到所需的直径，一个可工作的环状圈套器出现于导管的头端（图 19.3）。采用常规技术，利用圈套器将栓塞的物质捕获。在远端成功拧紧环后，在近端使用止血器将导丝固定，并将整个系统作为一个单元拉至髂动脉。

策略规划

循环诱捕的艺术[6]

商业圈套器和简易圈套器之间的重要区别在于传输导管头端圈套器的角度。鹅颈环成直角，而简易圈套器环与导管平行，这种差异对于定位圈套器环和评估其在圈套设备中的位置**至关重要**。一旦支架从输送球囊上滑下，应将导丝

图 19.3　用血管成形术导丝制作圈套器。通过推进导线的一端，同时保持另一端，直到达到所需的直径，一个可用的环状圈套器出现于导管的头端。插图和改编：Quoc Nguyen。

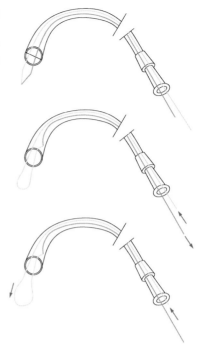

留置在支架内，使支架的自由运动限制在导丝的纵轴上。导丝的这个位置可以迅速接近有缺陷的支架，极大地帮助了救援工作。鹅颈微圈套器插入导管，其环环绕血管成形术导丝。它到达正确的位置，因为它的环环绕支架的远端（基于它的位置和心脏）。然后，通过推进输送导管来收紧环，整个支架-圈套器-导丝复合体就可以拔出了。简易圈套器可以达到同样的效果，但需要更熟练的操作，因为环与导管的角度不是直角。在断开的导丝段或自由支架不在血管成形术导丝上时，它们的捕获取决于环与这些自由片段的自由端的正确对齐[6]。

技巧和提示

　　循环的哪一端? [6]　如果栓塞的碎片（金属丝或支架）有一个游离端用于诱捕，环形圈套器技术是有效的。将患者置于透视下，以定位碎片的两端并识别其游离端，该游离端通常会搏动。操作者需要用环包围游离端[6]。

** 圈套器垂直于物体的临界位置[6] 圈套器与栓塞碎片的平面成直角。要做到这一点，患者必须被置于荧光镜下，这样才能看到导丝的全长。这意味着金属丝或支架与 X 线束垂直。然后以这样一种方式握住圈套器，在荧光镜下显示为一条直线或一个闭合的环，确认其与导丝或支架碎片的垂直平面。接下来，可以捕获导丝的游离端。如果圈套环平面与断裂钢丝或支架平面平行，则不可能圈套（图 19.4）。

** 固定栓塞金属丝碎片[6] 下一个重要步骤是确保圈套器已经包围了栓塞金属丝或支架。当圈套器接合时，输送导管前进，导致断裂的金属丝碎片或支架弯曲。抽出导丝末端以捕获栓塞的金属丝，或不建议使用支架，因为它可能导致脱离（支架或金属丝碎片可能脱离环绕环）（图 19.5）。记住通过推进运输导管来收紧套索。保持导丝不动。

** 如何安全操作尖环 如果僵硬的、折叠的环端不能撤回导管，在导管尖端外形成一个圆形环，在运输过程中尖环保持在运输导管内。当导管的头端到达栓塞物附近时，将其头端指向该物体，导丝环仍在导管内，位于该物体的上方。当导丝环保持在原位时，导管被收回以暴露导丝环。该技术有助于防止尖头环的僵硬折叠末端对血管造成损伤[6]（图 19.6）。

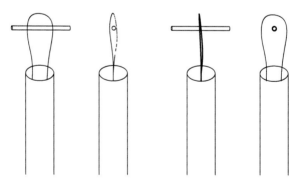

图 19.4 圈套环平面相对于断丝或栓塞支架的意义。（a，b）圈套器的固定方式是使其在透视下显示为一条直线或一个闭合环路，从而确定其与断丝或支架碎片的垂直平面。插图和改编：Quoc Nguyen。

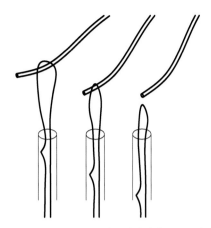

图 19.5　诱捕手法不当。收回导丝末端以捕获栓塞的导丝或支架可能导致脱扣。插图和改编：Quoc Nguyen。

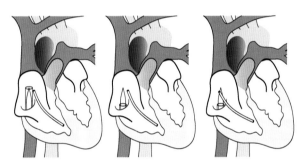

图 19.6　尖环诱捕技术。当导管到达栓塞物附近时，将其头端指向栓塞物，导丝环仍在导管内，位于栓塞物的上方。当导丝环保持在原位时，导管被收回以暴露导丝环。插图和改编：Quoc Nguyen。

先进和外来技术

***"发夹陷阱"技术

在这种方法中，一根亲水的聚合物护套导丝被弯曲到离其末端约 5 cm 之处（图 19.7a-c）。发夹头端插入 Tuohy 瓣膜（图 19.7d），并通过导管的远端尖端出口（图 19.7e）。将发夹伸入目标血管，然后收回，"钩住"丢失的支架（图 19.7f）。导丝头端被拉回支架内（图 19.7g），随后在支架内充气球囊（图 19.7h，i）"困住"导线并固定发夹，从而防止支架的意外释放[7]。

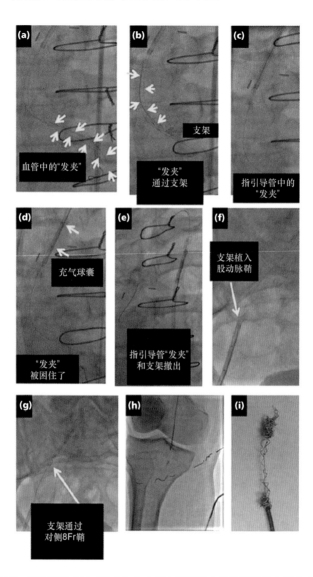

图 19.7 将导丝形成的"发夹"放入至右侧后降支的隐静脉桥血管中（a），然后撤回，"钩住"丢失的支架（b）。导丝头端重新插入指引导管（c），在那里它被球囊充气"困住"（d）。整个"发夹-夹子-支架组件"从隐静脉桥血管中取出（e）。该组件不能插入同侧股动脉鞘（f），但通过 8 Fr 对侧股动脉鞘（g）成功套入。丢失的支架被栓塞到右侧胫腓干，并成功地从那里套入支架（h，i）。

用球囊取出支架

该技术是将一个 1.5 mm 或 2.0 mm 的小球囊穿过支架，并将球囊充气至支架远端。然后收回球囊将支架带回导管。如果球囊不能完全通过支架，当球囊至少部分在支架内时，低压膨胀就足够了。在许多情况下，该系统可以在冠状动脉导丝位置不丢失或导管被移除的情况下被移除。如果使用 7 Fr 或 8 Fr 导管，这将是最容易的。在某些情况下，支架可能包含在导管的远端，但充气球囊不能缩回到导管中。在这种情况下，导管和球囊应该作为一个整体在导丝上被移除。一根延长导丝可以保留冠状动脉通路。从冠状动脉取出充气球囊并非没有危险。球囊应该有一个非常小的轮廓尺寸，且动脉应该足够大，以方便容纳一个充气球囊的运动。

用两根导丝取出支架

当圈套器无法栓塞支架时，可以用第二根导丝缠绕支架，使其相对于第一一根导丝固定，从而取出支架[8]。

技巧和提示

** 取下栓塞支架的导丝操作** 一旦支架从输送球囊上滑出，导丝应留在支架内，这样支架的自由移动被限制在导丝的纵向轴上。为了用导丝移除这个游离的支架，第二根导丝应该提前穿过未扩张支架的支柱，而不是穿过中心管腔。如果支架是半扩张的，单位的大小应足以容纳第二根导丝的头端。一旦第二根导丝被尽可能地推进，两根导丝被近侧扭曲，支架跨越在其僵硬部分。支架被困在两根纠缠在一起的导丝之间并被移除。为了成功地包夹支架，两根导丝都应该被推进到很深的地方，这样支架就会跨越它们的僵硬部分。柔软的远端不够结实以致弯曲时夹住支架。随着导丝被慢慢移除，导丝更深地进入口内。这表明支架已经被正确地圈套。理论上，如果第二根导丝穿过支架的中心管腔，两根导丝都很容易拔出，留下游离的支架，所以第二根导丝应该有策略地穿过侧支，而不是中心管腔。通过轻柔和持续的拉拔，整个系统（指引导管，夹在两根缠绕导丝之间的支架）将成功地拔出[8]。

放置栓塞支架

对这种情况的适当管理通常是直截了当的。部署球囊应通过导丝向后推进并完全进入支架。即使支架没有完全通过病变推进，也应该使用球囊将其在当前位置扩张至最大尺寸。如果部署的球囊不能通过支架推进，则应插入一个小外形尺寸、柔性头的球囊导管。如果一个普通大小的球囊无法通过，使用一个非常小直径（1.5 ～ 2.0 mm）的球囊将有助于随后更大的球囊进入。几乎总是有可能将球囊推进至少一部分穿过支架，然后部分打开支架。支架的其余部分可以依次扩张。有时，需要一个新的更小的球囊通过丢失的支架未打开的部分。目标病变的预扩张（通常可能使用球囊扩张初始支架）将确保额外的支架植入工作的成功完成。

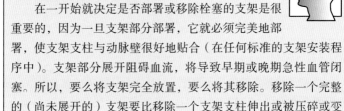

敏捷思维

部署还是取出栓塞的支架？

在一开始就决定是否部署或移除栓塞的支架是很重要的，因为一旦支架部分部署，它就必须完美地部署，使支架支柱与动脉壁很好地贴合（在任何标准的支架安装程序中）。支架部分展开阻碍血流，将导致早期或晚期急性血管闭塞。所以，要么将支架完全放置，要么将其移除。移除一个完整的（尚未展开的）支架要比移除一个支架支柱伸出或被压碎或变形后的支架容易得多。在患者病情稳定时部署支架，也比在急性心肌梗死时重新穿过被血栓严重阻塞的动脉更容易。

如果操作者试图打开支架的近半部分，他们应该尽可能地打开它，因为另一个球囊将不得不在不完美的地方（刚刚创建的）重新插入。如果支架开口很小或弯曲，第二次尝试重新部署更大的球囊可能会很困难。一旦支架展开，它将被其他介入装置（包括一个新的支架）重新交叉，以扩张并支撑远端目标病变。如果第一个（栓塞的）支架展开不当，管腔不够大，远端目标病变的 PCI 可能非常困难，几乎不可能。事先考虑所有这些挑战将有助于操作者做出明智的决定，是用圈套器取出栓塞支架，还是完美地展开支架。

移除断裂导丝

事实上，每一个冠状动脉血管成形术装置都是通过导丝进入冠状动脉系统的。众所周知，冠状动脉导丝柔软的、无创伤的头端会因过度操作而继发断裂，然后在冠状动脉循环中形成栓塞。这种情况最常发生在可成型的导丝头端卡在动脉粥样硬化斑块中，当导丝缩回时，导丝与金属体分离时。这种情况在过去发生得比较频繁，当时几乎所有的导丝都是通过在导丝的圆端粘接一个扁丝来制造的。目前的冠状导丝是由逐渐变细的丝构成的，这是导丝轴的延伸。因此，焊点和其他相对薄弱的接点在现代导丝设计中被最小化。尽管如此，仍有可能发生导丝头端折断。

取出开卷的导丝

过度操作导丝（超过 180° 转弯）后，其远端节段会展开。在远端端部可检测到放射线段。最好的技术不是为了将导丝从冠状动脉系统中取出而拉动导丝，而是正确放置指引导管，然后在整个导丝上推进 OTW 球囊或输送导管，包括展开的部分，如果它很容易追踪。在通过球囊或输送导管推进透射线段后，整个系统——指引导管、导管和导丝——作为一个单元被移除。如果球囊导管不容易在松软的头端上追踪，它可能会剥离动脉。在这种情况下，最好将导丝和所有设备作为一个单元简单地拉动。如果导丝的远端头端已经断裂，可以通过将断裂的头端与从未断裂部分向远端推进的另外两根非聚合物金属丝缠结来移除该金属丝部分。

技巧和提示

** 导丝碎片的去除 导丝碎片的回收通常相对简单地通过将两条或更多额外的血管成形术导丝插入正在治疗的冠状动脉中来完成。将导丝的近端插入在一个扭矩装置中，它被牢固地拧紧，并多次旋转。在这个旋转过程中，断裂的部分被缠绕在这些救援导丝中，所有这三根导丝一起被移除。当这种技术失败时，需要一个回收装置，例如圈套器来清除这些导丝碎片（图 19.8）。

从髂动脉中取出栓塞物

一旦栓塞的物体被带到髂动脉，主要的问题是通过血管鞘移除

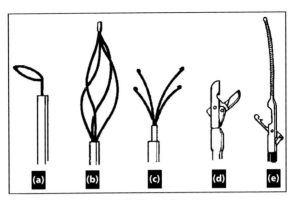

图 19.8 不同的异物清除装置。

它，而不需要切断动脉。如果 6 Fr 或 7 Fr 鞘太小，应更换为 9 Fr 鞘。胆道钳、鳄鱼钳或心脏活组织切片机适用于取出髂总动脉或动脉鞘尖端的支架。线圈支架可通过鳄鱼钳成功回收[9]，管状支架可通过活组织切片机成功回收[10]。这些工具的缺点是：

1. 需要直接抓取相对较小的支架。

2. 支架本身损坏的可能性。

3. 血管内损伤的可能性。

4. 支架回收过程中导丝位置丢失。

因此，创新的技术已经被开发出来，使用容易获得的仪器进行支架回收。目前可用的大多数支架都是不透射线的，在透视下不难定位。这些取出装置主要用于栓塞材料低于肾动脉水平时（图19.8）。熟悉每一种取出装置对于罕见的支架错位事件是非常有用的。

篮状回收装置

篮状回收装置是为了捕获管状生物体内的胆道结石和其他不规则形状的元素而设计的结构。该装置由螺旋排列的环组成，可以通过收回或推进系统近端上的杠杆来收缩或扩张。当支架悬挂在冠状动脉支架上时，通过支架上的篮状回收装置的推进将使支架离支架更近。篮状圈套装置的缩回可以安全回收支架和系统。

技巧和提示

** 篮状回收装置的最佳利用 该设备可用于从一侧抓住支架，并将其从部署球囊中拉出。如果支架已经损坏和变形，其中一部分从部署的球囊横向突出，则效果最好[2]。

活组织切片机或鳄鱼钳

大多数心脏病专家都熟悉鳄鱼钳。标准心肌生物切片的设计遵循鳄鱼钳的设计原则。这种类型的钳装置在医学和外科手术中被广泛使用。这些装置的"咬颌"动作使它们对捕获栓塞材料很有吸引力。在大多数医院环境中可以使用各种各样的这些设备，但大多数不适合在血管树中使用，因为导管体长度不够，轴直径太大，或者设备太硬，无法安全地进入冠状动脉系统。更薄、更软、一次性的活组织切片机通常可以立即在导管室中使用，但它们通常仍然太硬，不能在血管开口以外的地方使用。活组织切片机的"下颚"非常锋利，所以在尝试任何设备时都必须非常小心，以避免切断薄的金属结构[2]。

技巧和提示

将支架缩回到指引导管中　一旦支架被引入髂动脉，如果支架和指引导管之间有良好的对齐，则操作支架缩回到指引导管中。在这些情况下，指引导管可能会缩回到动脉鞘内，使其头端变直。若无良好的同轴关系，可将支架从球囊上剥离[2]。

用商用圈套器从髂动脉取出支架　将圈套器置于支架上方，在透视控制下在支架远端收紧（因为心脏是起始点）。现在，支架可以被拉进导管中并取出。支架应在离操作者较近的远端套入。通过拉动这一端，操作者可以操纵这一端进入股鞘尖端，并将其从体内取出。如果支架在近端被套住，则更难操作支架进入导管或股鞘。如果支架从近端被压碎，则整个支架会塌陷，其大块难以通过股鞘。如果支架在远端被压碎，只有一个很小的区域的损伤，仍然可以操纵它进入鞘。改变使用更大尺寸（9 Fr）的鞘中将有助于支架进入鞘中[2]。

如何在两根血管成形术导丝和导管上更换一个更大的鞘　考虑一个案例，在这个案例中，支架已经从球囊上滑出[11]。在这种情况下，推进圈套器和捕获支架是一个简单的步骤，但支架和圈套器联合体过于庞大，无法通过 6 Fr 鞘取出。最大的挑战是将 6 Fr 鞘更换为更大的 8 Fr 型。移除 4 Fr 圈套器导管，试图保持圈套器套索于原位。冠状动脉支架必须通过支架保持前进以防支架从圈套器脱落。8 Fr 鞘扩张鞘的内腔直径不能同时容纳圈套器轴和冠状动脉导管。在 8 Fr 股鞘内的圈套器轴上放置 6 Fr 扩张器，而在较大的鞘内放置较小的扩张器，使冠状动脉导丝保持在鞘和扩张器之间。成功操作后，通过 8 Fr 鞘将支架从患者血管系统中取出，且血管壁无损伤[11]。

操作要点

在如今的介入治疗中，设备进入冠状动脉树的栓塞主要是由于支架丢失。支架丢失通常是由于目标病变的预扩张不足和（或）与冠状动脉开口的引导对齐不当。极端弯曲和广泛的斑块钙化也会增加冠状动脉支架丢失的概率。避免支架栓塞相关并发症的最重要的考虑是选择适当的工具和策略来管理干预。使用常规的预先扩张的目标病变，仔细引导对准目标血管的开口，适当的支持导丝将减少支架丢失的机会。本文描述了修复丢失支架的具体技术。最稳定、最容易使用和最容易获得的设备是冠状动脉环圈套器，但所有描述的设备均可能在冠状动脉栓塞事件中发挥重要作用。熟悉和直接使用这些设备在当代实践中是很重要的。

参考文献

1. Wilke L, Divakaran VG, Mungee S. In-stent deployment of a stripped stent during percutaneous coronary intervention of a right coronary artery. *J Invasive Cardiol* 2009;**21**:E180–3.

2. Garratt K, Bachrach M. Stent retrieval: Devices and technique. In: Heuser R (ed.), *Peripheral Vascular Stenting for Cardiologists*. London: Martin Dunitz, 1999: 27–37.

3. Eisenhauer AC, Piemonte TC, Gossman DE, et al. Extraction of fully deployed stents. *Cathet Cardiovasc Diagn* 1996;**38**:393–401.

4. Paulus BM, Fischell TA. Retrieval devices and techniques for the extraction of intravascular foreign bodies in the coronary arteries. *J Interv Cardiol* 2010;**23**:271–6.

5. Tsuchida M, Kawashiri MA, Uchiyama K, et al. An enhanced device for transluminal retrieval of vascular stents without surgical procedures: Experimental studies. *J Interv Cardiol* 2010;**23**:264–70.

6. Gerlock AJ, Mirfakhraee M. Foreign body retrieval. In: Gerlock AJ, Mirfakhraee M (eds). *Essentials of Diagnostic and Interventional Angiographic Techniques*. Philadelphia: WB Saunders, 1985: 27–38.

7. Brilakis ES, Abdel-karim AR, Banerjee S. Hairpin-trap: A novel stent retrieval technique. *Catheter Cardiovasc Interv* 2011;**77**:213–16.

8. Wong PHC. Retrieval of undeployed intracoronary Palmaz-Schatz stents. *Cathet Cardiovasc Diagn* 1995;**35**:218–23.

9. Eckhout E, Stauffer JC, Goy JJ. Retrieval of a migrated coronary stent by means of an alligator forceps. *Cathet Cardiovasc Diagn* 1993;**30**:166–8.

10. Berder V, Bedossa M, Gras D, et al. Retrieval of a lost coronary stent from descending aorta using a PTCA balloon and biopsy forceps. *Cathet Cardiovasc Diagn* 1993;**28**:351–3.

11. Larose E, Rogers C, Simon D. When size matters: lessons learned from left main stent embolization and retrieval. *J Interv Cardiol* 2006;**19**:350.

第 20 章
锁骨下动脉介入术

Gianluca Rigatelli, Elise Strum Anderson, Ali Otto, and Aravinda Nanjundappa

余小林　李洋　刘凤双　译　王钊　审校

---

* 基础；** 高级；*** 罕见的、奇特的或具有研究性质的

\$，额外花费＜ 100.00 美元；\$\$，额外花费＞ 100.00 美元

⌛，额外花时间＜ 10 min；⌛⌛，额外花时间＞ 10 min

🜄，并发症风险低；🜄🜄，并发症风险高

挑战

近年来，经皮腔内血管成形术（PTA）治疗主动脉上血管，特别是锁骨下和无名动脉，已成为大多数患者的治疗选择，其疗效等同于或优于手术[1-2]。由于锁骨下动脉和无名动脉供应大脑和手臂的血液，在近端阻塞的情况下，这两个领域的血流竞争，所遇到的临床情况可能是非常不同的[3]。

锁骨下窃血综合征是由于椎动脉的血流逆转导致血液从大脑流出，并导致椎基底动脉供血不足的症状，包括头晕、眩晕、共济失调、复视、恶心、呕吐和晕厥。同侧上肢缺血性症状包括上肢跛行、轻瘫和动脉粥样硬化栓塞性手指缺血。在冠状动脉床上移植内乳动脉（IMA）的患者，同侧锁骨下动脉严重狭窄可能导致其供应区域心肌缺血，临床上称为冠状动脉-锁骨下动脉窃血。各种临床表现如下：

1. 锁骨下窃血综合征，血液从椎动脉分流，症状累及脑后循环。

2. 锁骨下动脉狭窄是血栓栓塞病因或因致残性运动不适而受阻时导致急性或慢性上肢缺血。

3. 冠状动脉窃血综合征：在锁骨下近端狭窄的病例中，血液从供应左冠状动脉系统的 IMA 移植物中流向左上肢。

动脉粥样硬化是锁骨下狭窄的主要原因，但其他病因包括纤维肌肉发育不良、神经纤维瘤病、动脉炎、放射继发性炎症或压迫综合征。创伤性损伤锁骨下动脉可导致急性上肢缺血，也可引起肩关节脱位、骨折及损伤。锁骨下动脉的夹层剥离是非常罕见的，但它可以发生在车祸后或与从胸主动脉剥离有关。锁骨下动脉假性动脉瘤可能是静脉置管的并发症或胸部钝性创伤的晚期并发症[4]。

非侵入性评估

对疑似锁骨下动脉狭窄的临床评估非常简单：测量两臂的血压差在 20 mmHg 以上高度提示。锁骨下动脉狭窄的标准检查包括超声、计算机断层成像（CT）和磁共振成像（MRI）。

超声

超声检测远端锁骨下动脉狭窄比近端狭窄更有效，近端狭窄通常不被识别。然而，超声在通过检测椎动脉血流倒转来评估锁骨下窃血综合征和通过评估 IMA 的最终血流倒转来评估冠状动脉–锁骨下窃血综合征方面是重要的。超声在分析斑块组成方面也很有用，因为在颈动脉 PTA 中，软斑块容易栓塞，应使用远端保护装置进行处理。

CT 和 MRI

锁骨下动脉的 CT 扫描是检查锁骨下动脉狭窄非常有效的方法。在计划锁骨下狭窄的血管内治疗时，多探头扫描可能是有用的，特别是在复杂的情况下，当椎动脉起源于超声下不容易显示时。在锁骨下夹层、胸主动脉夹层累及锁骨下动脉、锁骨下动脉假性动脉瘤的病例中，CT 扫描尤其适用[5]。MRI 在肾功能受损的患者中是有帮助的，但它的用途限于怀疑锁骨下动脉闭塞的病例。

侵入性评估

血管造影

锁骨下动脉的数字血管造影仍然是评估任何显著狭窄的金标准。在接受冠状动脉和静脉、动脉移植血管造影的患者中，即使没有临床症状，也应始终进行锁骨下动脉造影，以发现可能的锁骨下动脉狭窄[6]。通过股动脉入路的技术包括以下几点：

1. 胸主动脉和锁骨下动脉起跳的研究通过放置在胸升主动脉的猪尾管在正位投影下注射对比剂。5 Fr 导管比 4 Fr 导管更可取，因为可注射对比剂的量更大（25 ml 通常就足够了）。

2. 通过放置在锁骨下动脉开口的 5 Fr JR 或 MP 诊断导管对锁骨下动脉本身进行检查（10 ml 通常就足够了）。

3. 多重投影：先正后及同侧斜位投影，准确评估动脉起源及其与椎动脉、内乳动脉的相关性。

4. 用诊断性 5 Fr 导管从锁骨下动脉远端到近端手动拉回，检测压力梯度：对于明显狭窄，通常记录到 25 ～ 30 mmHg 的梯度。当检测到锁骨下动脉体狭窄时，请患者将手臂向上移至头部后方，然后检查血流，以确定这不是胸廓出口综合征（图 20.1）。

血管内超声

当血管造影不能准确评估狭窄的长度和严重程度时，血管内超声（IVUS）可以帮助确定病变的严重程度、斑块组成和病变长度，从而选择正确的球囊支架系统。

支架植入

入路

可以使用股或肱动脉入路。6 Fr 或 7 Fr 鞘应根据病变放置于右或左锁骨下动脉。在完全闭塞或冠状动脉锁骨下窃血综合征患者中，肱动脉入路可能更可取。由于主动脉弓内的导管和导丝通常不能提供足够的支撑力和穿透力，因此必须采用肱或桡动脉入路穿越锁骨下脉口或近端闭塞段。如果锁骨下动脉的起跳或无名动脉与主动脉呈陡峭的夹角，或当有严重的主动脉髂病变时，首选肱动脉入路。低肱动脉入路靠近鹰嘴窝较好，因为难以保持上臂肱动脉的压力。由于血肿可能导致臂丛神经损伤，因此不采用腋动脉入路；再通失败的主要原因是导丝制造内膜下假腔。IVUS 在再通过程中起着控制导丝位置的重要作用[8]。

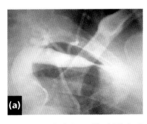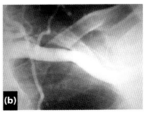

图 20.1 胸出口综合征血管造影表现。（a）一例因三联冠状动脉疾病而计划进行内乳动脉移植的患者，在锁骨下血管成形术中出现锁骨下狭窄。（b）要求患者将手臂移至脑后，狭窄完全缓解。

指引导管

通常，5 Fr、6 Fr 或 7 Fr JR 或 MP 指引导管提供良好的支持，并且无创伤。有时，在角度起飞的情况下，响尾蛇或 VITEK® 指引导管很有帮助。将导管置于主动脉弓，置入锁骨下动脉导管。慢慢顺时针旋转指引导管，使其头端向上抬起并与锁骨下口相啮合。如果头端接触右锁骨下动脉，不要将导管从右锁骨下动脉拉到左总动脉，因为这可能导致斑块剥离或栓塞（图 20.2）。先把它从右锁骨下动脉移开，然后重新定位导管以进入左锁骨下动脉。

当导管就位后，用 5 ～ 7 ml 对比剂注射检查其位置，并拍摄参考图片。道路绘制技术是非常有用的，以避免过多的对比剂注入和确保正确的导丝放置。

导丝

在非亚闭塞性狭窄的情况下，可以使用如 Storq™ 等 0.035 英寸软尖预成型导丝；在亚闭塞情况下，当需要预扩张或放置保护过滤器时，可以选择 0.014 英寸高支撑亲水冠状动脉导丝[9-10]。将导丝放置在颈动脉和乳动脉远端安全的位置，并使用小量对比剂注射或道路测绘技术检查其位置。锁骨下狭窄靠近椎动脉原点时，应注意保

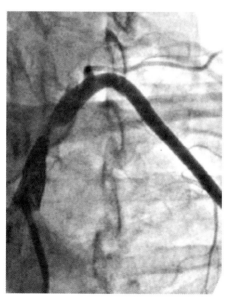

图 20.2　通过标准 MP 指引导管植入左侧锁骨下动脉。

护椎动脉；应将一根非亲水的 0.014 英寸导丝插入椎动脉。

技巧和提示

*通过病变 预先将导丝尖端成形为光滑的 J 形曲线；避免导丝形状过于倾斜，可能导致口部夹层。轻柔地操作导丝，以避免导丝穿过开口进入夹层。如果发生了夹层，停止手术并让患者在晚些时候返回重做[7]。

**鞘或指引导管 无论使用指引导管还是鞘，重要的是绝不要损害注入对比剂的能力，以显示与球囊或支架导管相关的病变。同样，获得最佳角度来观察血管与主动脉之间的起跳也是至关重要的。关键血管（椎动脉、颈总动脉或内乳动脉）起跳的最佳角度也是至关重要的。由于呼吸作用，路线图图像通常没有帮助[7]。

**叠缩指引导管或鞘 将导丝穿过病灶，取出诊断导管，将长鞘（6～7 Fr）或指引导管（8 Fr）向前推进至病灶近端。如果诊断导管超长（125～135 cm），将鞘缩回或引导在诊断导管上，节省步骤。不要将鞘向前推进超过病变[7]。

远端保护

当需要过滤器时，如既往栓塞发作或出现软的溃疡斑块（图 20.3a），偏心过滤器是首选，至少当锁骨下动脉直径为 5～7 mm 时。当血管直径为 7～9 mm 时，选择同心过滤器。神经保护型 PTA 的指征是椎动脉或右颈总动脉起源处狭窄（尤其是软斑块），椎动脉或右颈总动脉内有残留的顺行血流[8]。椎动脉顺行血流的患者在椎动脉和颈动脉成形术中尤其容易发生脑栓塞，提示椎动脉逆行血流对脑栓塞起保护作用。椎动脉起源处有大的软斑块且锁骨下无窃血的患者发生脑栓塞的风险特别高。在这样的患者中，使用（最好是近端）神经保护系统的双球囊对吻技术应予以考虑[8]。

如果有足够的空间，将过滤器放置在椎动脉的近端，如果没有左 IMA 的旁路移植，则将过滤器放置在 IMA 的远端（图 20.3b）。为椎动脉和远端锁骨下动脉放置双重过滤器是非常具有挑战性和困难的。大多数情况下，椎动脉仅用非亲水导丝保护，远端锁骨下动脉用过滤器保护。然而，在涉及椎体起源的病变中，锁骨下支架植入前需要移除保护装置，限制了其应用[8]。

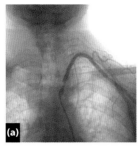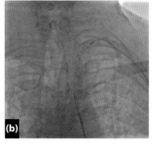

图 20.3 （a）锁骨下动脉造影发现软栓塞性斑块。（b）选择 FilterWire 并放置于内乳动脉远端。

球囊

在处理亚闭塞性病变时，可能需要预扩张，以便在狭窄通道中支架不会剥离。缓慢充气球囊［1 atm/（2～3）s］，观察病变是否得到改善。避免高压，尤其在高钙化病变的情况下：通常 6～9 atm 就足够了。锁骨下动脉与其他大动脉不同，它的起始部位比较脆弱，所以一定要小心，不要扩张过度，以免破裂，造成灾难性的后果[7]。

支架

支架的使用已经成为锁骨下狭窄血管内修复的标准护理，因为简单的血管成形术经常导致再狭窄[10]。支架的类型和大小根据病变的直径、长度和形态而有所不同。局灶性钙化口狭窄可用不锈钢球囊扩张支架简单处理，可扩张至口内。不锈钢支架易于放置，无须过多的对比剂注入，这要归功于出色的射线不透明度和径向力。累及开口的长或软病变可采用镍钛诺自扩张支架治疗。这种支架的放置是比较困难的，因为它有可能无法完全覆盖开口，但是支架的紧密设计将斑块转移和栓塞的风险降到最低。

技巧和提示

** 支架的选择　对于左锁骨下动脉、左颈总动脉，特别是无名动脉近端病变，我们通常使用球囊支架。支架受压和变形的概率很低。由于在区域的毫米数不能完全精确，所以不选择自扩张支架。此外，自扩张支架存在支架迁移的可能性[7]。

** 支架定位 放置支架时需要注意的另一个特征是剧烈的主动脉搏动。如果舒张压和收缩压之间有很大的间隙，就会出现血管的过度搏动。这些搏动可导致病变位置相对于球囊导管或自扩张支架的较大运动（≥ 1 cm）。血压控制对这些患者至关重要，需要稍长的支架[7]。

** 完美放置支架 对于不锈钢支架，请确保支架距主动脉开口 2 ～ 3 mm（图 20.4）。确保重要的血管，如内乳动脉和椎动脉不受损害。当使用球囊扩张支架时，只要直径略小于血管尺寸就足够了：大多数球囊扩张支架可以通过后扩张球囊和最小的缩短来扩张到正确的尺寸。这确保了手术的安全性，并将血管夹层或破裂的风险降至最低。当使用自扩张支架时，应选择直径等于或略高于血管直径的支架。将支架维持在离主动脉开口 3 ～ 4 mm 处，以确保开口完全覆盖。用 4 ～ 5 ml 对比剂反复检查部位；在自扩张支架部署过程中，避免使用路线图技术。如果你已经保护了椎动脉，将支架膨胀到命名压，然后放置锁骨下导丝进入椎动脉，后穿过椎动脉进入锁骨下动脉。然后，由于主动脉弓搏动而紧紧握住球囊，并迅速扩张支架至约 8 atm[7]。重复血管造影以评估支架与血管的贴壁情况。如果需要，可以用对吻球囊充气（对于椎动脉来说，直径 3.5 mm 的球囊通常就足够了）。

后扩张

后扩张通常是必需的，特别是在口部狭窄的病例中。单轨周边

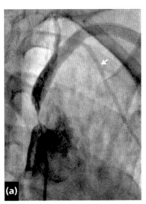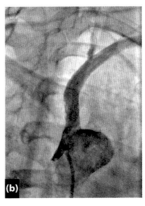

图 20.4 锁骨下动脉口狭窄支架植入术。（a）基线和（b）使用球囊扩张支架的最终结果。

球囊直径 7 ～ 9 mm 有助于取得良好的效果。如果使用 0.035 英寸系统，请确保球囊导管的长度至少为 120 cm，因为外周球囊导管的长度通常为 80 cm。

技巧和提示

** 后扩张　首先，将支架扩张，收缩，然后将球囊从支架近端至少取出一半，在那里充气以使支架的口部膨胀。不要使用高压：8 ～ 10 atm 通常有效。过高的压力会使球囊从支架中滑出，损伤远端锁骨下动脉。如果病变的梯度下降到接近 0，即使血管造影结果看起来不令人满意，也应该满足。直径 > 6 ～ 7 mm 的支架不大可能发生再狭窄。

锁骨下腋远端病变　当有介入指征时，血管成形术一般首选在关键部位，如第一肋骨和锁骨之间，以及锁骨下 / 腋窝交界处有弯曲和压迫的部位。当病变对血管成形术无反应时，应使用自扩张支架，如 Wallstent™ 或 nitinol 支架。支架应比血管直径大 1 ～ 2 mm，并通过长 7 ～ 8 Fr 鞘输送和部署。有趣的是，在放置自膨胀镍钛诺支架时，有很多松弛的地方必须去除。此外，必须注意观察支架近端，该端往往比计划的远端跳跃或收缩得更远[7]。

无名动脉病变

无名动脉病变的技术类似于支架植入左锁骨下动脉和左颈总动脉。注意右颈总动脉和右锁骨下动脉的分叉。对于血管起源处的疾病，可能需要对吻支架。关于在治疗右锁骨下动脉疾病时使用远端栓塞保护一直存在争议，特别是当病变靠近锁骨下动脉的开口时。远端保护应在颈内动脉或颈总动脉中放置一个过滤器，这取决于颈动脉的直径和可用的过滤器大小。7.5 mm 的 Guidant AccuNet™ 通常足够大，可以保护颈总动脉小的患者[7]。

相关椎动脉病变

相关的椎动脉病变可与锁骨下动脉狭窄同时治疗，如果需要，可使用对吻球囊技术和 T 支架技术；然而，很少有必要同时治疗椎动脉和锁骨下动脉。双球囊或支架手术仅在病变椎动脉非常接近，且存在明确的临床指征（如对侧椎动脉闭塞）的情况下有用[9]。

锁骨下动脉完全闭塞

锁骨下动脉完全闭塞的再通仍然是一个有争议的问题。其并发症发生率高于锁骨下动脉狭窄，即使在支架时代，其结果也稍差。在慢性闭塞的情况下，导管、球囊和支架的选择要遵循的原则是相同的，而入路和指引导管的选择有很大的不同。

技巧和提示

** 首选血管入路 乳头的存在有利于股动脉入路，而没有乳头则首选肱动脉入路。在几乎所有的情况下，理想的导丝是亲水的 0.035 英寸的导丝。高支撑亲水 0.014 英寸冠状动脉导丝可在特定情况下选择。在非常困难的病例中，肱动脉和股动脉之间的一根长导丝，形成一个强有力的动脉环，可能有助于推送球囊支架系统通过严重钙化的病变。确定患者确实需要这样的程序：最好有血管外科的第二意见和备用。移动导丝时要小心：在两个正交的平面上检查位置。如果导丝位置不确定，用 4 Fr 或 5 Fr 亲水交换导管（Glidecath®），并从导管本身注入。在急性或亚急性闭塞的再通中，使用流变溶栓导管或通过 7 ～ 8 Fr 大管腔引导的手动抽吸导管可能是有用的，这种情况非常罕见。支架植入通常在血管再通后进行，以稳定斑块。

病例报告

冠状动脉-锁骨下窃血综合征

接受左内乳动脉（LIMA）冠状动脉旁路移植术的患者可能会因为左锁骨下动脉（LSA）狭窄而发生冠状动脉锁骨下窃血综合征。通常，LSA 的支架植入是在股动脉导管引导下进行的。该技术在冠状动脉-锁骨下窃血的情况下有明显的缺点，因为 LIMA 口混浊不良，在斑块移动的情况下难以进入 LIMA，特别是当椎动脉和 LIMA 口非常接近 LSA 狭窄时。在这种情况下，锁骨下血管成形术和支架植入应经左臂动脉进入[11-12]。

技巧和提示

*** 通过鞘注射对比剂监测干预 使用 6 Fr 或 7 Fr 指引导管和 45 cm 长的带阀门的抗扭结鞘，如 Super Arrow-Flex® 或鞘 Cook Flexor® Shuttle® 或 Flexor® Check-Flo®。长鞘的插入应在透视下

监测其推进到锁骨下动脉开口。最好使用亲水抗扭鞘，如 Arrow 或 Cook 鞘，以减少动脉损伤（图 20.5a）。选择鞘的直径，即使在支架部署期间球囊导管在内，也可以通过鞘本身注入足够的造影剂体积。将鞘放置在 LIMA 移植物口的正前方，用 0.035 英寸 260 cm 长的 Storq 导丝固定病变，并将其引至降主动脉（图 20.5b）。可植入球囊扩张血管内支架或自扩张支架。重要的是要通过长鞘直接注入对比剂来检查正确的位置（图 20.5c）。

由于其明显的优点，该技术可能被认为是治疗冠状动脉–锁骨下窃血综合征的最佳途径：无须操作导管入动脉，导管在 LSA 狭窄部位的同轴位置完美，LIMA 和椎体口清晰可见，在斑块移动或放置栓塞保护装置时易于接近这些血管。此外，该手术可以通过非常少量的对比剂和可能与标准股动脉入路相似的狭窄可视化来完成。

损伤和假性动脉瘤

锁骨下假性动脉瘤可以通过股动脉路径通过 8 Fr 导管进入：需要一个更大的导管来推进覆盖支架。如前所述，该手术可以很容易地用于标准锁骨下动脉狭窄。锁骨下动脉破裂是一种危及生命的情

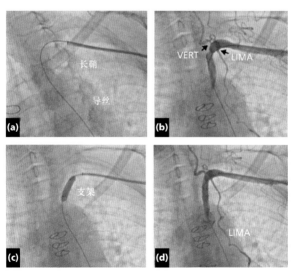

图 20.5　70 岁女性患者左锁骨下动脉（LIMA）狭窄。（a）长鞘向病变部位推进。（b）基线血管造影：狭窄非常接近 LIMA 和椎动脉（VERT）起点（箭头）。（c）支架部署。（d）血管成形术和支架植入后的最终结果：LIMA 和椎动脉完全通畅。

况，介入技术有时在减少手术压力和手术时间方面是有用的，特别是在复杂的多创伤病例中。

技巧和提示

　　*** **锁骨下创伤的支架植入术**　由于肱动脉入路可能因脉搏缺失而无法进入，请采用股动脉入路。一定要把导丝放在降主动脉的真腔里。选择超过估计长度的支架，以确保覆盖病变。获得静脉通路，然后检查锁骨下静脉的状态：通常破裂也涉及静脉。

病例报告

支架植入治疗损伤相关的锁骨下动静脉瘘

　　一名年轻男性在锁骨上窝被刺伤 1 cm。急诊主动脉弓血管造影证实有一个大的动静脉瘘，但对比剂的稀释使得准确的解剖定义非常困难。将导管插入无名动脉，进行高容量造影，进一步确定瘘管。对甲状腺颈干和同侧 IMA 进行选择性血管造影，无困难。这证实了动静脉瘘在这些血管起源的远端。进一步的导管操作允许通过动静脉瘘进入上腔静脉。然后在注射时轻轻撤回导管，最终回到锁骨下动脉。在一根 0.035 英寸交换长度的锚定导丝上，一个 10 mm 的球囊被推进到锁骨下动脉的起点，根据解剖标志，球囊在非常低的压力下膨胀。球囊充气 2 ～ 3 min 内血流动力学稳定。准备好支架移植物，在通过 9 Fr 鞘进行球囊放气后，立即使用 9 mm 的自扩张 Wallgraft® 定位在左锁骨下动脉，在那里它通过细致的透视引导和解剖标志毫无困难地展开。最后，在支架植入段再次低压充气 10 mm 球囊，最后的血管造影显示无内漏迹象[13]。

并发症

　　可发生不同程度并发症：脑并发症如短暂性脑缺血发作甚至卒中，急性上肢缺血，其主要原因是远端栓塞、动脉夹层或破裂、亚急性支架内血栓形成。这些并发症可以通过遵循明确的规则，在每一个程序步骤上都要小心，准确地计划程序，并意识到任何潜在的并发症。

先进和外来技术

锁骨下动脉闭塞引起急性心肌梗死

64 岁男性，有冠状动脉搭桥术（CABG）史，包括移植至左前降支（LAD）的 LIMA，表现为严重胸痛。最初的心电图显示急性 ST 段抬高型前壁心肌梗死。冠状动脉和主动脉弓的血管造影显示在 LSA 的开口有一个闭塞，没有血流进入 LIMA 和 LAD。左侧颈总动脉及无名动脉血流正常，左侧椎动脉未见逆行充盈。8 Fr MP 导套插入 0.035 英寸 Glidewire® 用于穿过血栓闭塞的左锁骨下动脉的开口。球囊导管用于扩张病变。在闭塞部位放置支架。手术结束时的血管造影结果非常好，重新建立了进入 LIMA 和 LAD 的顺行血流。再灌注后，患者无疼痛，心电图改变明显消除[14]。

锁骨下动脉动脉瘤排除

72 岁男性，因胸部 X 线片显示可能有纵隔肿块而就诊于急诊。胸部 CT 显示右侧锁骨下动脉瘤，直径 5.3 cm，起源于颈总动脉的远端。动脉瘤侵犯气管和食管，造成明显的气管压迫。右锁骨下动脉的选择性血管造影证实动脉瘤有一个短的近端颈，就在右颈总动脉的远端。同侧椎动脉闭塞，选择性左侧椎动脉造影显示右侧脑后循环有良好的交叉支持。右侧股动脉插管，并通过诊断导管将一根交换长度的 Glidewire 插入动脉瘤，在进入动脉瘤远端时遇到了一些困难。将 12 Fr 鞘插入右肱动脉，并逆行引入 10 mm 圈套器以方便捕获上述的 Glidewire。为避免伤及锁骨下动脉，将导丝远端小心地拔出，最后将导丝从股动脉延伸至肱动脉。由于动脉瘤近端颈短，且考虑到植入支架的准确性，包括可能阻塞同侧颈动脉，因此采用逆行入路植入支架。栓塞椎动脉以避免逆行侧支内漏是不必要的，因为该血管在基线状态时已被阻塞。在透视下确认位置后，将部分 Wallgraft 放置在右锁骨下动脉的起始处。然后，通过股动脉入路将一根软尖导丝插入支架的近端部分，并使用一个 9 mm 的球囊来固定支架的近端部分。在确定近端固定后，支架被完全展开。然后在近端颈部放置裸金属支架，以防止支架移植物在后续操作中迁移。最后进行了动脉造影，没有发现内漏的证据[15]。

动静脉瘘引起的冠状动脉窃血综合征

一个接受透析治疗的慢性肾衰竭患者，接受冠状动脉搭桥术，LIMA 至 LAD。在这次报告之前，他没有任何心绞痛。查体示右臂（150/70 mmHg）和左臂（90/60 mmHg）收缩压差为 60 mmHg。多普勒检查显示左椎动脉血流反向，右椎动脉头血流正常，提示锁骨下动脉明显狭窄。由于左椎动脉的反向流动可能是继发于同侧动静脉瘘（AVF）的高流量，因此安排磁共振血管造影（MRA）来描绘主动脉上动脉的解剖。MRA 记录了在锁骨下窃血综合征的 LSA 起源处有严重的狭窄。临界 LSA 口狭窄导致动脉近端明显压降。这导致了同侧椎动脉的血流逆转，多普勒，MRA 和血管造影都证实了这一点。当血液透析通过同侧前臂 AVF 进行时，血液从左臂上臂抽离，这将导致 LIMA 血流减少和左椎动脉血流逆转。临床表现为血液透析时心绞痛、头晕。经皮再通及支架植入术消除锁骨下动脉近端压降，使得左椎动脉及 LIMA 顺行血流[16]。

开放锁骨下动脉完全闭塞的 PCI 通路

一个有严重的冠状动脉疾病（CAD）的患者，血管造影显示髂动脉、锁骨下动脉和无名动脉完全闭塞。考虑到右腋窝动脉闭塞的长度和两个髂动脉闭塞的未知长度，这些区域的短期成功的机会被认为低于 LSA，它显示了最短的闭塞长度。经左臂动脉通路对 LSA 进行 PTA。在指引导管的支持下，使用 0.035 英寸的成角 Terumo Glidewire 成功地穿过了完全封闭的 LSA 的大部分长度。尽管多次尝试，Terumo Glidewire 的倾斜尖端未能穿过最后几毫米的阻塞。在多个正交视图中确认 Headhunter 导管呈合适的角度后，通过将 Terumo Glidewire 的僵硬端通过阻塞实现最终进入主动脉。Headhunter 被通过导丝推进到升主动脉，然后导丝被移除。一根 0.014 英寸 300 cm 的 Platinum Plus™ 导丝通过 Headhunter 进入主动脉，然后移除 Headhunter。然后行锁骨下动脉 PTA。PTA 后血管造影显示 70% 的残余狭窄，为后续成功的冠状动脉造影和介入治疗提供了充足的通道[17]。

参考文献

1. Rigatelli G, Rigatelli G. Vascular profile of patients with multivessel coronary artery disease. *Int J Cardiol* 2006;**106**:35–40.

2. Rigatelli G, Roncon L, Bedendo E, et al. Concomitant peripheral vascular and coronary artery disease: a new dimension for the global endovascular specialist? *Clin Cardiol* 2005;**28**:231–5.

3. Rigatelli G, Zanchetta M. Endovascular therapies for noncoronary atherosclerosis in the elderly: supra-aortic vessels and thoracoabdominal aorta lesions. *Am J Geriatr Cardiol* 2005;**14**:142–7.

4. Finlay DJ, Sanchez LA, Sicard GA. Subclavian artery injury, vertebral artery dissection, and arteriovenous fistulae following attempt at central line placement. *Ann Vasc Surg* 2002;**16**:774–8.

5. Prokesch RW, Coulam CH, Chow LC, et al. CT angiography of the subclavian artery: utility of curved planar reformations. *J Comput Assist Tomogr* 2002;**26**:199–201.

6. Rigatelli G, Rigatelli G. Screening angiography of supraaortic vessels performed by invasive cardiologists at the time of cardiac catheterization: indications and results. *Int J Cardiovasc Imaging* 2005;**21**:179–83.

7. Rigatelli G, Rigatelli G. Simultaneous preoperative brachiocephalic angiography and coronary angiography to prevent coronary-subclavian steal syndrome in coronary surgery candidates. *Heart Surg Forum* 2005;**8**: E175–7.

8. Przewlocki T, Kablak-Ziembicka A, Pieniazek P, et al. Determinants of immediate and long-term results of subclavian and innominate artery angioplasty. *Catheter Cardiovasc Interv* 2006;**67**:519–26.

9. Zaytsev AY, Stoyda AY, Smirnov VE, et al. Endovascular treatment of supra-aortic extracranial stenoses in patients with vertebrobasilar insufficiency symptoms. *Cardiovasc Intervent Radiol* 2006;**29**:731–8.

10. Criado FJ, Abul-Khoudoud O. Interventional techniques to facilitate supraaortic angioplasty and stenting. *Vasc Endovascular Surg* 2006; **40**:141–7.

11. Rigatelli G, Giordan M, Cardaioli P, et al. Subclavian artery angioplasty allows for implantation of the in situ internal thoracic artery graft in patients scheduled for surgical myocardial revascularization. *J Thorac Cardiovasc Surg* 2006;**131**:e9–10.

12. Rigatelli G, Cardaioli P, Giordan M, et al. Peripheral vascular disease endovascular management in patients scheduled for cardiac surgery: a clinical-angiographic approach. *Int J Cardiovasc Imaging* 2006;**22**: 305–10.

13. Bates M, Campbell J. Emergent stent graft isolation of a knife-related subclavian arterial venous fistula: Lessons learned during long-term follow-up. *Catheter Cardiovasc Interv* 2005;**66**:483–6.

14. Barlis P, Brooks M, Hare DL, et al. Subclavian artery occlusion causing acute myocardial infarction in a patient with a left internal mammary artery graft. *Catheter Cardiovasc Interv* 2006;**68**:326–31.

15. Bates M, AbuRahma AF, Crotty B. Urgent endovascular surgery for symptomatic subclavian artery aneurysmal compression of the trachea. *Catheter Cardiovasc Interv* 2005;**64**:291–5.

16. Lee PY, Ng W, Chen WH. Concomitant coronary and subclavian steal caused by ipsilateral subclavian artery stenosis and arteriovenous fistula in a hemodialysis patient. *Catheter Cardiovasc Interv* 2004; **62**:244–8.

17. Yaneza LO, Sun LL, Bagsit NL, et al. Angioplasty of an asymptomatic total occlusion of the left subclavian artery to provide access for coronary angiography and intervention: A case report. *Catheter Cardiovasc Interv* 2004;**61**:310–13.

第 21 章
肾动脉介入治疗

Gianluca Rigatelli，Frank Annie，Thi Anh Nga Nguyen，and Ho Thuong Dzung

余小林　王凯阳　李洋　译　杨毅宁　审校

> **挑战**
>
> 　　肾动脉狭窄（RAS）是一种较为常见的疾病，主要发生在高血压和周围血管疾病的患者中。

非侵入性评估

超声

　　肾超声和多普勒成像是评估 RAS 最经济有效的方法，包括功能评估，如平移压力梯度和实质血管阻力评估。特异性和敏感性取决于操作者，接近 90%。

CT 和 MRI

　　磁共振血管造影（MRA）和计算机体层血管成像（CTA）对 RAS 的检测具有相同的特异性（98%～99%）和敏感性（92%～93%）。这种选择取决于可用的设备和患者的特点（肾衰竭限制了使用碘对比剂进行 CTA，铁磁植入物禁止使用 MRA）[1]。

肾-光-闪烁法

　　放射性核素血管造影术或卡托普利闪烁造影术依赖于两个肾之间的肾灌注差异，对诊断筛查没有帮助，但对血运重建术前后的功能评估有帮助[2]。

侵入性评估

腹主动脉造影

　　首先做腹部血管造影，定位肾动脉的起源，确定副肾动脉，是否有明显的肾狭窄，尤其是口部病变，这是 RAS 最常见的病变类型。腹主动脉造影也可用于检测任何同时存在的主动脉疾病，如动脉瘤、夹层或血栓。

技巧和提示

　　*诊断性主动脉造影　4 ～ 6 Fr 诊断性猪尾导管应在左前斜（LAO）20° ～ 30° 投影置于膈肌下方，以便准确描绘左右肾动脉。注射器应设置为以 8 ～ 10 ml/s 的速度输送 20 ～ 25 ml 对比剂。数字减影法是可取的，但并不是必需的，特别是对于那些屏住呼吸甚至不动持续几秒钟有困难的老年患者。

诊断性肾血管造影

　　肾动脉的数字减影血管造影（DSA）是定义正常血管解剖和血管病理的"金标准"。它仍然是最容易获得和广泛使用的成像技术。RAS 常累及口部（口部 RAS），较少累及肾动脉本身（真正的 RAS）或两者（混合 RAS）[3]。

技术

* 肾血管造影

　　通常的方法包括在肾动脉上方的 L1 ～ L2 水平于 LAO 20° ～ 30° 的投影放置 4 Fr 或 5 Fr 的猪尾导管。在 DSA 上，以 10 ～ 12 ml/s 的速度注射 25 ～ 30 ml 对比剂通常足以描绘双肾动脉（图 21.1）。当肾血管造影术与心血管造影术同时进行时，应尽可能使用最小的造影术容积。当病变严重程度不清楚或在心脏血管造影后做肾动脉血管造影时，应采用右 Judkins（JR）诊断导管进行选择性注射。在这些情况下，特别是肾功能不全或受损的患者，在每个肾动脉注射 5 ～ 8 ml 通常就足以确定任何狭窄（图 21.2）。

　　在接受冠状动脉造影的多支冠状动脉病变患者中，肾血管造影可能是全身心血管检查的一部分，用于排除肾动脉疾病，有时肌酐正常的患者也可能出现肾动脉疾病（框 21.1）[4]。

框 21.1　冠状动脉血管造影术时的肾血管造影指征

- 高血压发病年龄＜ 30 岁或＞ 55 岁
- 恶性、加速或顽固性高血压
- 不明原因的肾功能不全
- 使用血管紧张素转化酶抑制剂或血管紧张素受体阻滞剂（ARB）药物时出现氮质血症进展

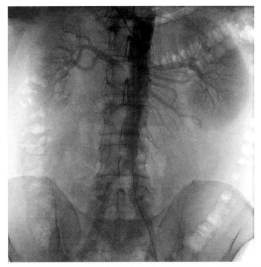

图 21.1 三支冠状动脉病变伴轻度肾功能不全患者腹主动脉造影显示右肾动脉狭窄。

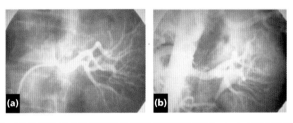

图 21.2 冠状动脉病变患者肾动脉狭窄情况略有不同。(a)正常的口部病变模式可转换为混合模式。(b)混合肾动脉狭窄需要较长的支架才能得到充分治疗。

技巧和提示

　　** 从桡动脉入路进行肾血管造影　大多数肾动脉从桡动脉入路插管比从股动脉入路插管更容易，因为它们通常从主动脉尾端开始。肾血管造影选择的导管有 JR、多用途导管或更长版本的内乳动脉导管（125 cm）。肾动脉支架植入术采用"冠状动脉技术"是可行的。此外，它可以更好地引导与肾动脉对齐。对于体型较大的患者，需要更长的球囊导管（150 cm）和支架[5]。桡动脉入路的优点与经桡动脉冠状动脉介入的优点相同：无切口并发症、早期下床、门诊手术和费用降低。

血流储备分数

在不明确的病例中，用血流储备分数（FFR）评估病变梯度可能是有用的。> 0.90 的值可以被认为是狭窄的阈值，低于此值可能导致肾素生成上调，从而导致肾血管性高血压[6]。

技术

压力导丝测量

使用 PressureWire™ XT 进行血管内压力测量，这是一种高保真微压力计尖端导丝（直径 0.014 英寸）。选择性肾内注射罂粟碱 60 s 后记录压力测量。压力测量平均超过 15 ～ 20 次。使用 SmartFlow® 系统对测量的压力进行分析，并计算基线平均压力梯度、充血平均压力梯度和肾 FFR。罂粟碱是选择性地施用于肾动脉远端狭窄，以尽量减少全身血管舒张。用一根小导管（4 Fr 或更小）穿过狭窄处。罂粟碱在非肝素化生理盐水中以 8 mg/ml 的浓度稀释，然后一次性灌注到肾动脉。然后将输注导管撤回到导管中，并进行平移压力测量。结果由下式计算：

肾 FFR = Q 最大狭窄 $/Q$ 最大正常 = $(Pd - Pv)/(Pa - Pv)$。

Pd 是狭窄远端压力，Pv 是静脉压力，Pa 是主动脉压力。假设中心静脉压为零，该方程可简化为肾 FFR = Pd/Pa。该方程表明，在无狭窄的肾动脉中，肾 FFR 等于 1[7]。

血管内超声

当病变的严重程度和长度没有被准确测量或当口部病变不能被完全排除时，术中可能需要血管内超声。

RAS 的血管造影和血流动力学诊断标准

回拉梯度压力标准是不可靠的。平移压力应采用双导管法测量，包括通过病变远端（4 Fr）导管和病变近端（6 Fr）导管放置并同时测量压力。狭窄远端压力导丝测得的压力也可以接受。RAS 的诊断标准为冠状动脉定量分析狭窄率 80% 或 > 20 mmhg 峰梯度 50% ～ 80%。

支架植入

已有三种技术被提出用于 RAS 血管成形术：导管（直接）技术；双导管同轴（间接）技术（将诊断导管插入较大的导管中）；导丝（间接）技术（有两个股动脉穿刺，一个用于导丝，一个用于猪尾导管）。

入路

　　通常从对侧股动脉通过 5 ～ 6 Fr（肾动脉直径 4 ～ 6 mm）或 7 Fr（肾动脉直径 6 ～ 8 mm）鞘进入。尽可能采用对侧入路，这样可以方便地接合肾动脉口和获得最佳的指引导管支持（图 21.3）。在严重的股髂动脉扭结或肾动脉急性成角的情况下，应采用肱动脉或桡动脉入路。

指引导管

　　推荐的指引导管是肾双弯曲（RDC）JR，用于股动脉入路，JR 或多用途导管用于肱动脉或桡动脉入路。在主动脉严重钙化的情况下，使用尖端在导管外 2 cm 的亲水导丝，以确保肾动脉插管的安全，特别是当选择 7 Fr 导管时（无接触技术）。这项技术有助于避免主动脉或肾干的夹层。

导丝

　　导丝的选择是非常重要的一步：在大多数情况下，0.14 英寸的冠状动脉软尖预成型导丝可能更可取。或者，可以选择 0.18 英寸的导丝，但由于增加了刚度，建议小心操作。不要使用亲水导丝，因为其穿破远端肾小动脉的风险更高。将导丝放置在远离肾皮质的肾动脉主支末端（图 21.4）。

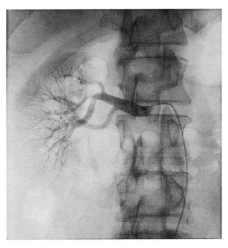

图 21.3　肾动脉狭窄从对侧入路介入较好。这使得在经皮血管重建术中可以得到更多的指引导管支持。

过滤器

远端栓塞保护被认为有助于避免远端栓塞和肾功能恶化，但仍缺乏明确的数据。球囊闭塞（PercuSurge）或偏心（FilterWire）或同心过滤器（Angioguard™）可以根据肾动脉的大小选择。当主肾干长度至少为 15 ~ 16 mm 时（图 21.6 和图 21.7），偏心或同心过滤器易于部署，且不易发生肾穿孔（图 21.5）。肾动脉早期分叉仍然是使用远端保护的禁忌证[8-9]。

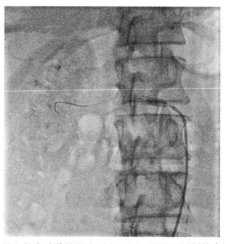

图 21.4 导丝置入肾小动脉的深度不宜过深，以避免医源性穿孔。应使用非亲水导丝。

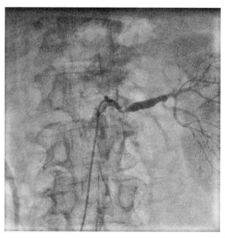

图 21.5 典型的肾动脉狭窄，可得益于过滤器辅助的经皮血运重建术：分叉点远离狭窄处，肾动脉长度 < 15 mm。

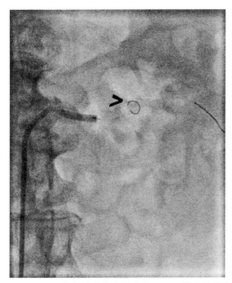

图 21.6 3.5 ~ 5.5 mm 的滤丝（箭头）套在 0.014 英寸的非亲水导丝上。

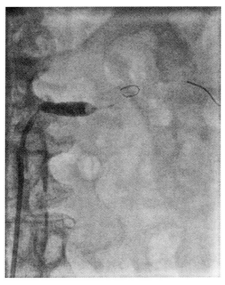

图 21.7 支架部署：注意口部严重钙化的切口。

球囊

直接支架植入通常是大多数病变的首选技术，但有时需要预扩张。低外形 0.014 英寸单轨冠状球囊（1.5 ~ 2.5）mm×（15 ~ 20）mm

在非常狭窄的情况下，膨胀到命名压通常足以推进支架。对于膨胀，可使用压力计充气球囊，特别是当面对严重钙化狭窄时。缓慢充气［1 atm/（3 ～ 4）s］，观察病变在最大压力 8 ～ 10 atm 下得到改善。充气时将导丝和球囊导管牢牢握在手中，以避免导管或球囊远端移位。如果患者感到疼痛，停止膨胀，检查是否有夹层或肾动脉破裂。

支架

正确的支架选择是获得良好的即刻和长期效果的必要条件[10-11]。高径向力支架［（4 ～ 6）mm×（12 ～ 18）mm 不锈钢可扩张球囊］是治疗开口或主血管局部钙化狭窄的最佳选择。这些支架由于其优异的放射不透明度，可以精确地植入，并且在需要时可以过度扩张，缩短的幅度也很小。（4 ～ 6）mm×（15 ～ 18）mm 不锈钢球囊扩张支架治疗长、弥漫性、软性狭窄效果更好。药物洗脱支架已经提上日程，目前正在研究中。对于 RAS，对于口部狭窄和肾动脉大小为 4 ～ 5 mm 的病例，冠状动脉铬钴支架优于不锈钢支架：其高径向力更好地保护了口部。将可扩张的球囊支架放置在腹主动脉开口外 2 ～ 3 mm 处，以确保开口被覆盖。12 ～ 16 atm 的压力通常足以放置支架。展开后，将球囊从口外收回 2 ～ 3 mm，同时轻轻推导管，直到达到完美的同轴度。然后用高压迅速充气球囊，使支架的开口部分膨胀。仔细检查最终结果，通过导管中充分注射，以评估所有部分的肾实质。在手术结束时更换导管，在腹主动脉插入诊断用的猪尾导管。做 DSA 检查是否有主动脉损伤。

技巧和提示

*** 早期肾分叉（短肾动脉干）的介入治疗 在肾干短的病例中，对吻球囊技术可能是必要的。应选择 7 Fr 或 8 Fr 指引导管。我们强烈建议像冠状动脉介入治疗一样，通过支架支撑置入主血管并扩张次支。把导丝送入两个肾支。选择球囊大小以匹配肾动脉的大小（例如，一个 3 mm×2 mm 的球囊用于一个 5 mm 的肾动脉干）。在完成对吻球囊后，在相同的压力（10 ～ 12 atm）下，用两个充气器同时放置球囊，放气，并在腹主动脉中取出两个球囊，使其超过支架近端，然后用高压（12 ～ 14 atm）过度扩张，使支架的口部张开。

*** 肾分叉病变的序贯碎裂技术 对于肾动脉近端分叉的情况，

支架植入可以与分叉冠状动脉支架植入相同的方式进行。如果使用 7 Fr 指引导管，则使用常用的技术。在使用 6 Fr 指引导管的情况下，可以使用顺序碎裂技术。一个冠状动脉球囊应该被充气到命名压。首先，将一个非顺应性球囊伸入主支，超过分支，然后放置支架，使其覆盖次支病变，同时向分叉近端主支突出约 4 mm。然后将主血管内的球囊缩回，使球囊的中点位于支架近端标志的水平。支架在标准压力下放置。然后取出支架球囊和相应的导丝。此时，主支中的球囊膨胀至 20 atm，以粉碎支架的近端部分。然后球囊被收回，第二个支架被部署在横跨分叉的主要分支上。如往常一样，按顺序进行扩张后的膨胀和对吻技术[12-13]。

并发症

　　并发症虽然罕见，但也可能发生，其中一些可能是致命的。并发症可能包括远端栓塞、主动脉夹层、肾动脉破裂和肾穿孔（表 21.1）。肾动脉夹层可以经常观察到，本身并不是一个大问题，可通过植入支架治疗。主动脉夹层危及生命，需要手术治疗。

表 21.1　并发症处理

并发症	处理
肾主动脉破裂	球囊低压长时间膨胀——移植支架
肾穿孔	立即栓塞
远端夹层	球囊或支架
急性和亚急性支架内血栓形成	局部溶栓及再扩张
胆固醇栓塞	抗凝剂，皮质类固醇 心力衰竭和肾衰竭的治疗

动脉破裂和穿孔

　　肾动脉破裂可采用覆膜支架处理，在心导管室，覆膜支架的可用性是肾动脉支架植入的先决条件（图 21.8）。肾穿孔需要通过血管造影和 CT 扫描进行评估，并且可以使用闭塞线圈进行处理。微导管的使用是肾血管成形术的先决条件。小线圈的大小应根据穿孔血管的大小来选择：通常通过 3 Fr 微导管使用 0.014 ～ 0.07 英寸的铂微线圈。或者，如果没有微导管，可以使用一个 1.5 mm 的过线小球囊（1.5 mm）来释放微线圈。如果病情仍然无法控制，则需要手术治疗。

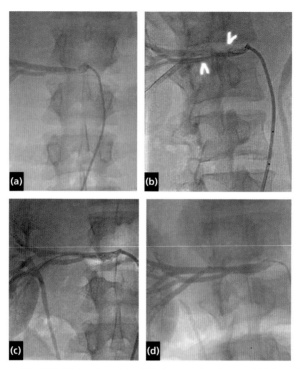

图 21.8　纤维肌发育不良患者的肾动脉破裂和剥离。（a）诊断性肾血管造影显示刚好超过开口的狭窄；（b）球囊扩张后，近端动脉破裂（箭头），其中一个主要分支出现夹层（箭头）；（c）延长球囊扩张时间的结果；（d）支架植入后血管造影结果。

再狭窄

　　肾动脉支架植入术似乎是持久的，在临床长期随访中，只有 10% 的接受支架植入术动脉需要靶血管血运重建术（TVR）。动脉和最终支架直径＜ 5.0 mm 的患者需要 TVR 的可能性是孤立肾患者的 2 倍以上。最近的报道表明，肾小动脉（血管直径＜ 4.5 mm）的再狭窄率为 36%，而肾大动脉（＞ 6 mm）的再狭窄率仅为 6.5%。肾支架内再狭窄（ISR）球囊血管成形术后 6 个月的复发率为 22% ～ 43%。通过多普勒超声和特别是 CT 血管造影术监测植入的支架。应用肾显像和肌酐清除率进行肾功能的随访。

　　肾动脉内 ISR 的支架再植入和血管成形术治疗仍然是一个挑战，特别是在有侵袭性疾病的患者。在血管内超声引导下，通过紫杉醇洗脱支架植入成功治疗复发性 ISR，支架通畅维持 6 个月。

肾动脉去交感神经术

肾交感神经过度兴奋在高血压的维持和进展中具有重要意义。激活位于肾动脉外膜的肾交感传出神经纤维导致 Na^+ 重吸收增加，肾素分泌增加，肾血流量减少。通过脊髓背根的传入交感神经纤维，肾交感神经会进一步增强中枢交感神经活动[14-15]。使用尖端带有电极并连接到射频发生器的消融导管进行肾动脉去交感神经术，能够精确消融肾动脉周围的传入和传出交感神经纤维。通过股动脉或桡动脉途径，在两条肾动脉中 4～6 个部位进行去交感神经。最近的研究表明，在至少 2 年内可显著降低收缩压 25～30 mmHg 和舒张压 10～15 mmHg[16-17]。

病例报告

支架植入术后主动脉血肿

1 例患者发现有右肾动脉开口有直径 70%～80% 的狭窄。患者行肾动脉支架植入术。在狭窄病变处用 6 mm×20 mm 球囊支架预扩张后，患者诉有严重背痛。收缩压立即从 170 mmHg 降至 80 mmHg。主动脉造影显示局部的主动脉夹层和右肾动脉内膜瓣剥离。存在 DeBakey Ⅰ 型急性壁内血肿（AIH：主动脉壁新月形增厚，从升主动脉到腹主动脉无造影增强），右肾动脉口出现约 5 cm 大小的局限性主动脉夹层。在高血压患者中，高血压可能会损伤动脉壁，预扩张球囊提供额外的应力可将损伤的动脉壁剥离。潜在的血管腔内变性使血管内膜易出血和形成 AIH。动脉粥样硬化所致钙化程度较高的主动脉可阻止夹层的进展。对于累及升主动脉的 AIH 患者，手术是治疗的最佳选择。但在某些特定的病例中，强化药物治疗可稳定患者的病情[18]。

先进和外来技术

主动脉瘤夹层造成肾动脉损伤的复杂肾支架植入术

一名 60 岁白人男性患者，有胸腹主动脉瘤病史，主动脉中度狭窄，降主动脉夹层瓣，成功行主动脉瓣置换术及主动脉根移植术。2 个月后，患者出现持续难治性高血压。腹主动脉的 MRA 显示有很大的动脉夹层，涉及腹主动脉的大部分。左肾动脉起点处明显狭窄，左侧肾血流灌注不足。夹层进一步延伸到了远端的主动脉。测得血管管腔直径为 2.2 cm。患者立即行胸腹主动脉血管造影及选择性左、右肾动脉造影。主动脉根部造影显示之前放置的移植血管正常。腹主动脉造影显示右侧主、副肾动脉起源于此管腔均正常。此腔内未见其他主要分支。在透视模式下，通过左股动脉入路和猪尾导管管腔置入 Storq 导丝至主动脉根部，以确保继续进入升主动脉。然后将猪尾导管经左股动脉逆行置于动脉夹层的假腔位置附近，再次行腹主动脉造影。第二次腹主动脉造影显示腹腔动脉、肠系膜上动脉和左肾动脉开口均在假腔侧。左肾动脉有明显的口部损伤，使用 7 Fr 肾动脉指引导管连接到左肾动脉。血管造影显示左肾动脉近端严重狭窄（90%）。左肾动脉病变用球囊预扩张并植入支架。患者的高血压症状迅速缓解[19]。

通过覆盖支架排除肾动脉动脉瘤

一名 63 岁女性，血压进行性升高，因肾血管性高血压加重入院，检查发现有左肾动脉瘤。这个浆果状的动脉瘤长 12 ～ 13 mm，位于两个叶间动脉的近端，供应正常大小的肾的下极。肾功能正常，为非动脉粥样硬化所致肾动脉狭窄。将 8 Fr 左侧内乳动脉指引导管置入肾动脉。一个支架成功地植入到肾动脉瘤部位[20]。

参考文献

1. Jurgen J, Wildermuth S, Pfammatter T, et al. Aortoiliac and renal arteries: prospective intraindividual comparison of contrast-enhanced three-dimensional MRangiography and multi-detector row CT angiography. *Radiology* 2003;**226**:798–811.

2. Rigatelli G, Rigatelli G. Malpractice in invasive cardiology: is angiography of abdominal aorta or subclavian artery appropriate in patients undergoing coronary angiography? A meta analysis. *Int J Cardiovasc Imaging* 2005;**21**:591–8.

3. Rigatelli G, Roncon L, Rinuncini M, et al. Angiographic characteristics of renal arterial disease over the spectrum of coronary artery disease. *Am J Nephrol* 2005;**25**:116–20.

4. Rigatelli G, Rigatelli G. Predictors of renal artery stenosis in patients with normal renal function undergoing coronary angiography. *Minerva Cardioangiol* 2006;**54**:145–9.

5. Blum U, Krumme B, Flugel P, et al. Treatment of ostial renal-artery stenoses with vascular endoprostheses after unsuccessful balloon angioplasty. *N Engl J Med* 1997;**336**:459–65.

6. De Bruyne B, Manoharan G, Pijls NH, et al. Assessment of renal artery stenosis severity by pressure gradient measurements. *J Am Coll Cardiol* 2006;**48**:751–5.

7. Subramanian R, White CJ, Rosenfield K, et al. Renal fractional flow reserve: A hemodynamic evaluation of moderate renal artery stenoses. *Catheter Cardiovasc Interv* 2005;**64**:480–6.

8. Edwards MS, Craven BL, Stafford J, et al. Distal embolic protection during renal artery angioplasty and stenting. *J Vasc Surg* 2006; **44**: 128–35.

9. Henry M, Henry I, Klonaris C, et al. Renal angioplasty and stenting under protection: the way for the future? *Catheter Cardiovasc Interv* 2003;**60**:299–312.

10. van de Ven PJ, Kaatee R, Beutler JJ, et al. Arterial stenting and balloon angioplasty in ostial atherosclerotic renovascular disease: a randomised trial. *Lancet* 1999;**353**:282–6.

11. Lederman R, Mendelsohn F, Santos R, et al. Primary renal artery stenting: characteristics and outcomes after 363 procedures. *Am Heart J* 2001;**142**:314–23.

12. Granillo G, van Dijk LC, McFadde EP, et al. Percutaneous radial intervention for complex bilateral renal artery stenosis using paclitaxel eluting stents. *Catheter Cardiovasc Interv* 2004;**64**:23–7.

13. Bates MC, Rashid M, Campbell JE, et al. Factors influencing the need for target vessel revascularization after renal artery stenting. *J Endovasc Ther* 2006;**13**:569–77.

14. Symplicity HTN-1 Investigators. Catheter-based renal sympathetic denervation for resistant hypertension: durability of blood pressure reduction out to 24 months. *Hypertension* 2011;**57**:911–7.

15. Brandt MC, Mahfoud F, Böhm M, Hoppe UC. Renal sympathetic denervation. A novel interventional treatment option for therapy-resistant arterial hypertension]. *Herz* 2011;**36**:8–11.

16. O'Brien E. Renal sympathetic denervation for resistant hypertension. *Lancet* 2009;**373**:96–81.

17. Krum H, Schlaich M, Whitbourn R, et al. Catheter-based renal sympathetic denervation for resistant hypertension: a multicentre safety and proof-of-principle cohort study. *Lancet* 2009;**373**:1275–81.

18. Park JH, Rhee YS, Ko JK. A case report of type I acute aortic intramural hematoma with localized dissection as a complication of renal artery stenting. *Catheter Cardiovasc Interv* 2005;**65**:552–5.

19. Awadalla HM, Salloum JG, Smalling RW. Renal artery compromise treated percutaneously in a patient with chronic aortic dissection: A case report. *Catheter Cardiovasc Interv* 2004;**61**:445–4.

20. Pershad A, Heuser R. Renal artery aneurysm: Successful exclusion with a stent graft. *Catheter Cardiovasc Interv* 2004;**61**:314–16.

第 22 章
颈动脉闭塞性疾病

Gianluca Rigatelli，Hung D. Huynh，Dinh Duc Huy，and Horst Sievert

余小林　李洋　马玲　译　彭辉　审校

* 基础；** 高级；*** 罕见的、奇特的或具有研究性质的

$, 额外花费 < 100.00 美元；$$, 额外花费 > 100.00 美元

⧗, 额外花费时间 < 10 min；⧗⧗, 额外花费时间 > 10 min

♦, 并发症风险低；♦♦, 并发症风险高

挑战

　　大多数颈动脉病是由于高胆固醇血症引起的动脉粥样硬化。然而，其他罕见的疾病也可引起症状性颈动脉疾病。它们是纤维肌发育不良（FMD）、自发性颈动脉夹层、急性主动脉夹层延伸到颈动脉。

纤维肌发育不良

　　FMD 是一种非动脉粥样硬化、非炎症性血管疾病，以动脉壁增厚引起狭窄为特征[1]。颈动脉 FMD 最常见于中年女性，她们可能有症状或无症状。临床表现包括卒中、短暂性脑缺血发作（TIA）、颈动脉夹层、霍纳综合征、脑神经麻痹或蛛网膜下腔出血。其病理生理学和自然史尚不清楚。主要病理表现包括颈动脉的伸长、迂曲和盘绕、自发夹层和动脉瘤变性。即使无症状的患者，也推荐使用抗血小板聚集治疗。手术血管重建术和血管内手术都成功地减轻了颈动脉 FMD 患者的缺血症状。

自发性颈动脉夹层

自发性颈动脉夹层是颈内动脉或椎动脉壁的非外伤性撕裂，在男女年轻患者中都不是罕见事件（25% 的 45 岁以下卒中患者）[2]。颈动脉撕裂引起壁间血肿，形成夹层。内膜下撕裂易导致血管管腔狭窄，而外膜下撕裂导致血管动脉瘤样扩张。其中大多数涉及结缔组织病。90% 的病例有颈动脉局部缺血的症状和体征，但10% 的颈动脉夹层患者无症状。头部、面部或颈部疼痛和搏动性耳鸣是最常见的症状。当缺血性脑卒中之前有上述症状和体征时，紧急磁共振成像（MRI）和计算机体层血管成像（CTA）是明确诊断的必要条件。

急性主动脉夹层延伸至颈动脉

这种情况通常会引起突然的剧烈撕裂样疼痛。升主动脉夹层通常表现为胸部前中线疼痛而降主动脉夹层则表现为背部疼痛。主动脉夹层通常发生在高血压、妊娠、动脉粥样硬化和其他导致主动脉中膜结构变性的情况下，如马方综合征和埃勒-丹洛斯综合征。在游离皮瓣逆行扩张至颈总动脉之前，上述症状先于脑缺血综合征出现。主动脉夹层累及升主动脉，如果出现新的脑缺血事件意味着夹层扩大，需要紧急手术干预[3]。

策略规划

目前颈动脉狭窄的治疗包括戒烟、阿司匹林抑制血小板聚集、他汀类药物降低血浆胆固醇、降血压和控制血糖（如有血糖升高）。在上述治疗的基础上，会根据病情增加使用噻氯匹定、氯吡格雷或华法林等其他药物[4]。颈动脉支架植入术的禁忌证见框 22.1。

所有患者在干预前至少 3 天和干预后 4 周接受双联抗血小板聚集治疗（阿司匹林每天 100 mg 和氯吡格雷每天 75 mg）。所有手术均由接受过周围和颈动脉介入的专门培训和监督的两名经验丰富的介入心脏病专家执行。

血管重建术在局麻下由经股动脉（大多数患者）或经桡动脉通路施行，全身肝素化，应用 6 ～ 8 Fr 动脉鞘管。如果术前未行主动脉 CTA 检查，介入手术前需行主动脉弓 DSA，以评估解剖变异，并规划最合适的颈动脉通路。

颈动脉手术的术前和术后检查列于框 22.2。对于一个刚开始进行行颈动脉介入治疗项目的中心，强烈建议在手术前进行所有评估。在术后复查框 22.2 检查项目亦至关重要。

框 22.1　颈动脉支架植入术的禁忌证

解剖禁忌证

- 主动脉弓血管严重迂曲、钙化和重度动脉粥样硬化（Ⅲ型主动脉弓）
- 股髂动脉严重迂曲和结节，肱 / 桡动脉通路无法通过
- 病变部位有带蒂血栓

临床禁忌证

- 严重的肾损害导致对比剂使用禁忌
- 患者抗血小板聚集药物使用禁忌

框 22.2　颈动脉手术前后检查项目列表

1. 充分的药物和神经系统评估。
2. 对大脑进行 CT 扫描或 MRI，评估手术前的解剖结构。
3. 完成美国国立卫生研究院（NIH）的脑卒中量表。
4. 一些术者仍然建议在颈动脉血管成形术和支架植入前立即行完整的脑血管造影。但随着 MRI 的普及，脑血管造影已经不是必要的检查。
5. 支架植入前后多普勒超声排除颈动脉血管内新的血栓形成，并作为随访项目。
6. 阿司匹林 300 mg 或 325 mg，氯吡格雷（波利维）75 mg，均每日一次口服。与冠状动脉介入治疗不同，其目的不是避免支架植入后血栓形成，而是避免支架植入前的新血栓形成。这个新鲜的血栓可能会在手术过程中栓塞。因此，阿司匹林和氯吡格雷的抗血小板聚集治疗至少应在手术前 1 周开始。

最佳策略

步骤 1：血管通路　股动脉入路最常用 4 ～ 5 Fr 动脉鞘。在复杂的解剖结构中，或选择近端大脑保护系统时，使用标准的 5 ～ 8 Fr 12 cm 动脉鞘。当髂动脉有病变时选择 23 cm 的动脉鞘管，当有腹主动脉瘤时，选择 40 cm 的动脉鞘管。给予肝素使激活凝血时间（ACT）维持在 200 ～ 250 s。

步骤 2：主动脉造影　5 Fr 的猪尾导管通过标准的 0.035 英寸的导丝进入升主动脉。在主动脉弓造影和解剖识别之后，指引导

管进入路径，使 5 Fr 内乳动脉或 Judkins 导管进入颈总动脉（CCA）。在插入颈总动脉之前，用生理盐水冲洗导管以清除任何碎片或血栓。

步骤 3a：颈动脉插管和选择性血管造影（长鞘技术） 用 5 Fr 造影导管（通常是右冠状动脉或内乳动脉导管）插入颈总动脉。用带有角度的亲水导丝进入颈外动脉，将指引导管推进颈外动脉。进行血管造影（路线图）显示 ECA 的开口部位。用长度为 0.035 英寸的导丝置换亲水导丝。一般来说，应使用支撑力更强的 Amplatz 型导丝。然后在一个 6 Fr×90 cm 的动脉鞘中通过导丝置换造影导管至分叉下方的 CCA。轻轻操作造影导管露出动脉鞘部分，防止引起颈动脉开口撕裂或取出动脉粥样硬化碎片。仔细地抽取和冲洗，使里面没有空气。

步骤 3b：颈动脉插管和选择性血管造影（指引导管操作技术） 倾向于使用无接触技术，以减少颈动脉形成栓塞或夹层的风险。使用 0.035 英寸的导丝和 8 Fr 多功能造影导管小心地插入主动脉弓。然后将 0.035 英寸的亲水导丝退入造影导管中，轻轻旋转操纵造影导管使其与 CCA 接合。回抽排尽导管内空气，并通过鞘内注射对比剂显影血管病变。动脉造影术在一个可最好地显示血管分叉和狭窄严重程度的角度进行造影显影。在干预过程中，最有用的投影不仅是显示最大狭窄的投影，还包括颈内动脉和颈外动脉分离的投影，以及显示骨标志的投影。

步骤 4：颅内血管造影 对颅内血管进行两个角度的投影，即侧位和 30° 头位。这些体位的血管造影对干预过程中发生脑栓塞的比较和进一步的颅内抢救具有重要意义。

步骤 5：脑保护 远端栓塞是颈动脉支架植入术并发症的主要原因。因此，我们对所有患者都使用脑保护装置。它们将在本章后面详细描述。通常，该装置必须被引入并放置在病变的远端（过滤或闭塞球囊）或近端（闭塞球囊）。

步骤 6：预扩张 在颈动脉严重狭窄或钙化的情况下，预扩张是为了促进支架输送系统进入到病变部位。一个 2～3 mm 的单轨或同轴血管成形术球囊通过 0.014 英寸的导丝推进到病变部位，该导丝与过滤器或远端闭塞球囊相连，如果近端闭塞球囊用于大脑保护，则通过单独的 0.014 英寸导丝推进到病变部位。冠状动脉血管成形术球囊是在低压状态下充气进行预扩张的。除非在非常罕见的情况下（非常致密和钙化的病变），或者在引入脑保护装置之前，都必须进行预扩张。预扩张球囊充气前 2 ～ 3 min 静脉给予阿托品（1 mg）以防止心动过缓。

　　步骤 7：自扩张支架的部署　将球囊系统换成支架系统。支架的直径应该比所覆盖的最大颈动脉段的直径大 1 ～ 2 mm。通常使用直径在 6 mm［如果支架仅植入颈内动脉（ICA）］和 8 mm 或 10 mm 的支架。虽然 ICA 比 CCA 小 2 ～ 3 mm，但 ICA 中的支架尺寸过大不会引起严重并发症。覆盖 ECA 是安全的，很少引起 ECA 闭塞。支架的长度应该足以完全覆盖病变，通常为 3 cm 或 4 cm 长。

　　步骤 8：支架植入术后管理　支架植入后，球囊扩张应在命名压力下进行，仔细观察是否有心动过缓和低血压。球囊充气前 1 ～ 2 min 静脉给予阿托品（1 mg）以防止心动过缓。球囊直径应等于支架远端 ICA 的直径。在 CCA 中支架段的支架后扩张是不必要的，也不推荐。如果 ECA 变得明显狭窄或闭塞，并不会引起症状，也不需要治疗。进行血管造影以确定进一步的病变、夹层和栓塞并发症。

　　步骤 9：移除大脑保护装置　目前几乎所有可用的过滤装置都是用回收导管取出的。如果使用了闭塞球囊，在闭塞球囊放气和取出前必须将 ICA 中的碎片吸出（使用 Mo.Ma 设备至少两支 20 ml 注射器）。进行颈动脉血管造影，包括颅内分支，以记录最终结果，并排除远端栓塞。

　一般措施

　　在整个干预过程中和干预后，必须持续监测心率、血压和神经系统体征。良好的水化和保持适当的血压在恢复期至关重要。在球囊膨胀的时候，血压总会下降，所以没有必要事先降低血压，即使患者是严重的高血压状态。手术后收缩压应低于 140 mmHg。维持较低的颅内压是最好的，特别是在支架植入前病变非常紧密和（或）对侧闭塞的情况下，因为这些患者有较高的颅内出血风险。当 ACT 小于 180 s 时，拔出动脉鞘。

血管通路

标准入路为股动脉入路，然而，目前经桡动脉和经尺动脉入路逐渐成为更合适的替代入路，而直接经颈动脉和椎动脉入路很少使用，除非其他入路不可行。

经桡动脉 / 经尺动脉入路

穿刺（桡动脉或尺动脉）按照标准技术进行。尺动脉比桡动脉更直接，当桡动脉被认为太细或弯曲而不能置入动脉鞘管时，可以使用尺动脉。对于两侧颈动脉（左右），我们倾向于用右侧。使用 5 Fr 或 6 Fr 动脉鞘。由 125 cm 长的 Simmons 1 导管组成的装置插入 90 cm 长的 Terumo 6 Fr 鞘内（母子技术），通过 Terumo 软导丝进入锁骨下动脉。正确的颈动脉插管通常很容易。另外，也可以使用右 Judkins（JR）或内乳动脉导管。带着导管进入右侧 CCA 的开口后，将导丝送入 ICA，然后将整个单元送入 CCA，同时取出导管。左侧 CCA 通常由长鞘和 Simmons 2 或桡侧 Tilon 导管组成单元（用同样的方法）进入。对于主动脉弓没有延伸的患者，右臂动脉和右 CCA 之间的角度不适合经肱动脉入路，而对于主动脉弓延伸的患者，该角度通常更有利（图 22.1）。

最佳操作

直接穿刺颈动脉入路技术

患者平卧于手术台上，肩膀下垫一个垫子。头部转向对侧面以便刺穿。应用多普勒超声定位和标记颈动脉分叉。最佳穿刺部位位于锁骨上方 1.5 ～ 2 cm 处。针尖相对于颈动脉分叉的位置必须在注射造影剂之前进行检查。如果位置正确，置入 5 ～ 6 Fr 动脉鞘，沿鞘管插入 0.035 英寸的导丝。手术结束后，拔出动脉鞘，轻压 10 ～ 15 min，禁用鱼精蛋白。

经心尖入路技术

患者表现为"极度复杂的"主动脉弓，表现为胸主动脉展开，主动脉弓向下成角，无名动脉的起源与升主动脉成锐角。尽管多次尝试，这些因素影响 10 Fr 动脉鞘向无名动脉的推进。右臂动脉入路和开放手术入路均不合适。根据其他中心经心尖主动脉瓣置换术的报道经验，本例考虑经心尖入路。无名动脉与升主动脉的起始角使 10 Fr 动脉鞘直接进入右侧 CCA。0.035 英寸 J 形导丝放置覆膜支架，操作方便[6]。

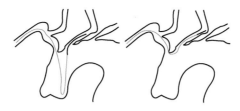

图 22.1　从右肱入路进入左颈总动脉：侧壁导管可经右肱动脉进入左颈总动脉[5]。

指引导管

策略规划

本操作的关键是将指引导管缓慢地由导丝推进送入颈动脉。上胸主动脉左血管壁可以用来支持指引导管进入颈动脉。一个人操作推进指引导管时必须学会识别主动脉弓内压力传感器显示的"坏"和"好"的压力曲线。指引导管会利用血液流动和脉搏沿着导丝被缓慢地推进。推进指引导管和撤出导丝的动作，要多次进行，直到指引导管安全地放置在动脉口。如果近端有弯曲，可以用导丝将动脉拉直。指引导管在前进时也可以顺时针或逆时针旋转，这取决于主动脉弓的弯曲形状。让患者深呼吸有助于拉长和拉直大血管。在这短暂的机会窗口期，指引导管会进一步移动。另一个重要的方面是，当指引导管带着导丝一起被推进时，当到达动脉口时在导管内弯曲部分的导丝退出时需缓慢"向后放松"拔出。这减少了主动脉弓的弯曲，并防止逐渐变硬的导丝脱出指引导管进入升主动脉。在主动脉弓处过度操作指引导管可能会造成远端栓塞。

技巧和提示

* 股动脉入路头臂动脉插管　5 Fr JR 或左乳动脉导管通常是优选。类似形状的指引导管是 Headhunter H1 和 Bentson-Hanafee-Wilson JB1 指引导管。这种类型的指引导管是通过一根亲水的 0.035 英寸导丝在主动脉弓上推进的。这避免了对主动脉弓内膜的损伤，也避免了导管头端被血管口卡住。在升主动脉中，指引导管旋转 180°，使头端处于垂直直立的位置。之后，导管被轻轻拉回。通常这个动作会把导管头端带进头臂动脉。如果左侧 CCA 为靶病管，则应非常缓慢地向远端进一步拉导管。在此期间，指引导管应逆时针旋转 20°，使头端略微向前。这有助于进入左 CCA。为了使指引导管在左侧 CCA 内稳定，需顺时针旋转 20°，使指引导管头端再次垂直或稍向后。

如果不能成功使用这些指引导管之一，我们通常换用 Simmons/sidewinder 指引导管。这个导管在升主动脉内形成一个环。通过向后拉指引导管，头端与主动脉弓的血管（首选头臂干）相接合。相反，Vitek 指引导管在降主动脉形成一个环，类似形状的导管是 Mani 导管。通过将指引导管推向升主动脉，头端与左锁骨下动脉、左颈动脉和头臂干相接触。

** 从股动脉入路进入右颈动脉的技术 通常通过将导管插入右锁骨下动脉并逆时针旋转使其与右颈动脉的开口接合来完成右颈动脉的进入。如果需要 ICA 置管，头再次转向对侧；然而，颈部被弯曲以使 ICA 与 CCA 对齐。导管的头端现在指向后方，导丝被插入。导管沿着导丝推进，它的头端位于 C2 的水平。重要的是不要进一步推进导管，因为这可能会引起血管痉挛。在有颈动脉环的情况下，指引导管放置在环的下方（图 22.2）[7]。

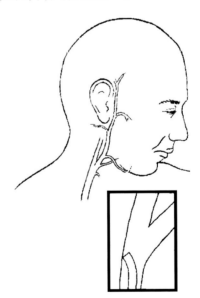

图 22.2 颈内动脉置管。颈部弯曲。这个手法使颈内动脉和颈总动脉在一条直线上。注意导管头端的位置，它指向后方（见图）。改编自 Gerlock and Mirfakhraee[5]，经 WB Saunders，Elsevier 许可。

　　** 为何指引导管无法进入扭曲动脉　导管持续向前运动会在主动脉内形成一个环或导管头端翻转回主动脉（图 22.3）。这些问题的物理和机械机制将在下文和表 22.1 中讨论。这些机制和解决方案可广泛应用于任何血管床的操作，包括冠状动脉、颈动脉、肾动脉或其异常。例图基于左侧 CCA 异常。

表 22.1　推进指引导管的策略

机制	策略
导丝缺乏支撑	使用更硬的导丝（Terumo stiff，Supracore、Amplatz 等）
颈动脉起源角度过大	使用更硬的导丝或多导丝技术
导丝在导管内摩擦	将导管推进收回导丝
导管远端过度弯曲	旋转在前进的同时旋转导管

　　为了解决软导丝造成的平台薄弱的问题，必须将软导丝进一步推进，使僵硬的部分处于适当的区域。如果导丝不够坚实，就需要换一根更硬的导丝[5]。

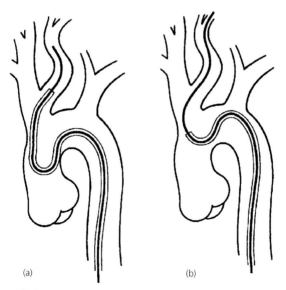

　　(a)　　　　　　　　　　　　　(b)

图 22.3　导管在导丝上方推进困难。（a）导管在主动脉形成一个环。（b）导管头端翻转回主动脉。改编自 Gerlock and Mirfakhraee[5]，经 WB Saunders，Elsevier 许可。

为了解决动脉起始处锐角的问题，用一根硬导丝将锐角伸直，有助于指引导管的推进。

为解决导丝与导管内表面摩擦过大的问题，应同时推进导管，同时拔出导丝（图 22.4）。这一操作显著减少了导丝和导管内表面之间的摩擦。另一种方法是将导丝的大小更改为更小的型号，尽管这条导丝提供的支撑不如前一条导丝。但如果问题主要与摩擦有关，而不是与支持有关，则更换导丝有助于导管的推进[5]。

为解决导管末端角度较大的问题，在固定导丝的同时，将导管向前推进，轻轻旋转导管。目的是通过动脉壁使导管远端段变直，使导管能够更适应角度并进一步推进（图 22.5）。

在困难的情况下，前面提到的两个或三个操作可能同时需要以使导管头端可以推进到所需的水平。

使用两根 0.18 英寸导丝插入同一根 5 Fr 导管，而不是标准的甚至僵硬的 0.035 英寸导丝，通常是增加支撑的好方法，同时推进导管，减少导丝与导管、导丝和血管之间的摩擦。

指引导管无法前进通常包括与成角、过度摩擦或弯曲有关的不同机制。表 22.1 描述了主要机制和相关的纠正策略。

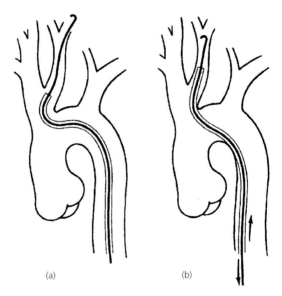

(a) (b)

图 **22.4** 减少导丝与导管内表面摩擦示意图。（a）导管头端位于左侧颈总动脉开口，导丝头端位于左侧颈内动脉。（b）导管推进，导丝撤出。改编自 Gerlock and Mirfakhraee[5]，经 WB Saunders，Elsevier 许可。

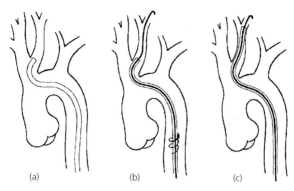

图 22.5　导管头端沿动脉壁矫直。（a）导管头端位于左颈总动脉开口处。（b）固定导丝时，导管通过在导丝上旋转向前移动。（c）导管已越过导丝进入血管。改编自 Gerlock and Mirfakhraee[5]，经 WB Saunders，Elsevier 许可。

主动脉弓变异

　　根据无名动脉起点到弓顶的垂直距离对主动脉弓伸长变异型进行分类（图 22.6）[8]。牛主动脉弓变异的定义如下[8-9]：

- 牛 I 型：无名动脉和左 CCA 共同起源（图 22.7a）。
- 牛 II 型：左侧 CCA 起源于无名动脉（图 22.7b）。

技巧和提示

　　** 如何避免并发症　术前进行详细的手术计划，根据不同的解剖结构制订个体化手术方案。通过估计术前信息利用率的参数来衡量手术过程复杂度以降低手术失败率。其中，理论上与颈动脉支架植入术（CAS）安全性更相关的参数是指引导管操作时间。指引导管操作时间（CMT）定义为从第一次血管造影显示主动脉弓到手术结束的时间间隔。在接受远端或近端神经保护的患者中，CMT 相似，而在主动脉伸长或牛主动脉弓变异的近端和远端神经保护的 CAS 中，CMT 显著不同。值得注意的是，对于牛主动脉弓解剖结构为左 ICA CAS 的患者，可以考虑采用右肱动脉入路（在我们的系列研究中，通过桡动脉入路）来缩短手术时间。CMT，但无复杂的解剖特征，与 30 天临床结果独立相关。这一发现支持了 CAS 过程中导管操作是临床结果的主要调节因素的观点，需要认真的手术规划。其他解剖情况可以与主动脉弓解剖结合来确定整个手术的复杂性。

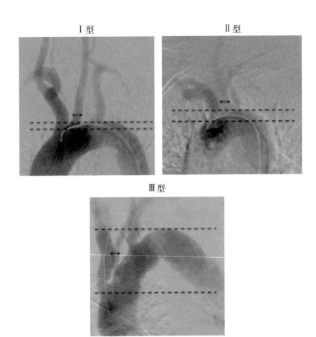

图 22.6　Ⅰ型、Ⅱ型、Ⅲ型主动脉伸长变异图像。如果距离＜左颈总动脉（CCA）直径为Ⅰ型。如果距离在左 CCA 直径的 1～2 倍之间，则为Ⅱ型。若距离＞2 倍左 CCA 直径，则为Ⅲ型。

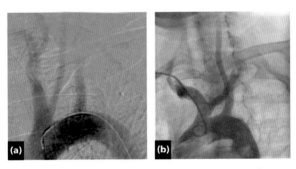

图 22.7　牛Ⅰ型（a）和牛Ⅱ型（b）主动脉变异图像。

***　**多导丝技术进入复杂解剖结构的颈部**　有时，特别是对于主动脉弓Ⅲ型或颈动脉起源异常（牛主动脉弓）的老年患者，使用标准方法可能难以通过严重迂曲、钙化的动脉。在那些动脉中，如果不将指引导管"拉回去"，导丝就无法前进，因此必须考虑其他策略。

在这种情况下，我们倾向于使用所谓的多导丝技术。采用多导丝技术接近复杂解剖结构的颈部，包括在主动脉弓造影后的第一步，用 5 Fr 诊断性左乳动脉导管插入 CCA。在路线图技术和注射 6 ml 对比剂的帮助下，操作者试图将 0.035 英寸的软 Terumo 导丝推进 ECA。然后用 8 Fr MP 指引导管更换导管。如果第一次将 8 Fr MP 指引导管推进至远端 CCA 的尝试失败，则将第二至第三根 Terumo 软导丝推进至 ECA，以辅助指引导管推进至 ICA（图 22.8）。

*** **存在闭塞的 ECA、关键病变位于分叉点下方或关键的口部 CCA 病变的颈动脉通路** 当 ECA 被阻塞时，关键病变位于分叉点下方或关键的口部 CCA 病变，将一个 7 Fr 90 cm 的入路动脉鞘放入 CCA 可能会有巨大的挑战。如果可能，避免用坚硬的 0.038 英寸导丝穿过病变，因为这更有可能破坏坏斑块结构并导致远端栓塞。如有可能，将 5 Fr 指引导管推进到 0.038 英寸的导丝上，以放置在更远端。在这种情况下，Glidewire 和 5 Fr 导管首先推进通过病灶。这种操作应该在颈动脉手术高风险的患者中进行，如果风险 / 受益比仍然有利于倾向选择支架植入。颈动脉存在口部病变，应先扩张颈动脉的开口，使鞘管进入。分叉处首先植入支架，开口处支架置入在"出口"处。

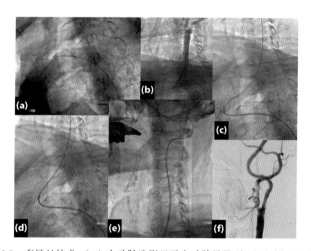

图 22.8 多导丝技术。（a）主动脉造影显示主动脉弓Ⅲ型。（b）用 5 Fr 诊断导管进行颈动脉血管造影。（c）更换 8 Fr 多用途导管的诊断导管，并随后在颈外动脉中推进 3 根亲水 0.035 英寸导丝。（d，e）指引导管在 3 根导丝上推进。（f）颈动脉支架植入成功及血管造影最终结果。

血管造影术

指引导管进入动脉后，缓慢注射对比剂，以确认指引导管的位置，确保血流良好，对比剂不会进入内膜下。所有头臂动脉注射对比剂时应尽可能减少剂量（每次注射不超过 6 ml，手动注射，或 3 ～ 6 ml/s）。较大的体积会创造动脉期、中间期和静脉期的混合，从而掩盖了早期充盈的静脉和其他病理问题。

在需要的时候，一些手术人员会进行四血管造影检查血管网络，以进行干预和抢救。我们通常不这样做，以避免额外的风险，特别是如果之前已获得磁共振血管造影（MRA）。当然，MRA 不能提供颅内侧支功能容量的信息。如果 ICA 为对侧系统提供了血供，球囊膨胀伴 ICA 短暂闭塞可导致癫痫发作。另一方面，支架植入仍然是可能的。

保护装置

CAS 的一个主要限制是远端栓塞。球囊扩张、支架植入、导管和导丝的操作会释放栓塞碎片，从而导致脑缺血事件。为了防止这种通常是灾难性事件的发生和提高整体治疗效果，使用了两种不同的系统：用于防上来自主动脉、主动脉弓和大血管的脑动脉粥样硬化栓塞的装置（表 22.2）；和 CAS 的栓塞保护装置（表 22.3）。

表 22.2 防止来自主动脉、主动脉弓和大血管的脑动脉粥样硬化栓塞的装置

设备类型	设备	制造商
偏转设备	Embrella	Edwards Lifesciences Inc，Irvine，CA
	Keystone 栓塞保护装置	Keystone Heart Ltd，Herzliya，Israel
双-滤波器检索	Sentinel™ 大脑保护系统	Claret Medical Inc，Santa Rosa，CA
主动脉捕获检索	Emblok™ 栓塞保护系统	Innovative Cardiovascular Solutions LLC，Kalamazoo，MI

表 22.3　颈动脉支架植入术的栓塞保护装置

栓塞保护装置类型	设备	制造商
近端闭塞		
有逆流	Gore 神经保护系统	WL Gore & Associates，Flagstaff，AZ
没有逆流	Mo.Ma Ultra	Invatec Inc，Bethlehem，PA
远端过滤器	Emboshield NAV-6	Abbott Vascular Inc，Santa Clara，CA
	SpiderFX	ev3 Endovascular Inc，Plymouth，MN
	FilterWire EZ	Boston Scientific，Marlborough，MA
	RX Accunet	Abbott Vascular Inc，Santa Clara，CA
	FiberNet®	Invatec Inc，Bethlehem，PA
	Angioguard RX	Cordis Corporation，Fremont，CA
远端闭塞	GuardWire®	Medtronic Inc，Minneapolis，MN

过滤装置

　　不同的过滤装置通常有相似的保护机制。通常，由各种膜材料制成的过滤篮被固定在距离 0.014 英寸标准导丝的远端。操纵未展开的过滤装置穿过病变并在颈动脉管远端打开虹吸。常用的设备如表 22.2 和图 22.9 至图 22.11 所示。

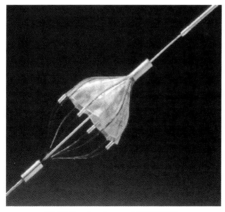

图 22.9　Angioguard 过滤装置。

专用设备

Angioguard XP™/Angioguard RX™

Angioguard 过滤装置（图 22.9）由长度为 300 cm 或 180 cm，0.014 英寸的导丝、传输导管和回收导管组成。使用单轨段导丝是大多数术者的首选。该过滤器的直径为 4 ～ 8 mm，与 3.5 ～ 7.5 mm 的血管兼容。过滤膜由聚氨酯制成。滤料中的孔隙直径为 100 μm。该过滤器有 8 个镍钛诺支柱。其中 4 个支柱上有一个射线无法穿透的标记。动脉鞘是一种快速交换系统，具有 3.2 ～ 3.9 Fr 的规格。

FilterWire EX/EZ™

此过滤装置（图 22.10）通过一个偏心镍钛诺线圈安装在 0.014 英寸的导丝上。由于这种设计，粒子进入过滤器不受过滤器支柱的阻碍。该设备的新版本（FilterWire EZ）比前一个设备有更好的血管贴壁性。滤膜由聚氨酯制成，孔径为 110 μm。导管外径为 3.2 Fr。过滤器有一个尺寸，适用于直径在 3.5 ～ 5.5 mm 之间的血管。它可以用 4.3 Fr 的回收导管或任何 0.018 英寸的兼容球囊取出。

SpideRX

SpideRX 血管过滤系统（图 22.11）由镍钛诺金属丝网制成的 windsock 型过滤网组成。该滤波器的设计与 E.P.I. 滤波器有一些相似之处。然而，它有 3 ～ 7 mm 的不同尺寸。在过滤器的入口有一个卡环，以确保管壁与过滤器开口相接合得更好。通过导丝穿过病变后，送入系统的输送导管。输送导管的交叉剖面为 3.2 Fr。取下导丝，将过滤器通过输送导管推进，放置在狭窄远端。

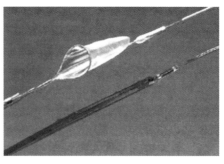

图 22.10　FilterWire 过滤装置。

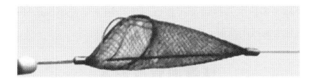

图 22.11　SpiderX 装置。

闭塞装置

闭塞装置是通过将颈动脉和 ECA 的顺应性球囊闭合，以在 ICA 内建立逆行血流。最近，最常用的 Mo.Ma 装置被证明是非常有效的，30 天内的主要卒中率为 0.9%[7, 10]。常用系统的特性见表 22.3。

专用设备

Mo.Ma™

　　这个装置与 Gore 神经保护系统有一些相似之处。ECA 的闭塞球囊被固定在指引导管（9 Fr）上，这允许更快和更可靠的放置。这意味着导管顶端的球囊与外部闭塞球囊之间的固定距离适合于患者的个体解剖情况，这是大多数情况。远端球囊可阻塞血管达 6 mm（ECA），近端球囊可阻塞血管达 13 mm（CCA）（图 22.12）。用注射器抽吸，而不是持续的逆流入静脉系统，以清除手术的不同步骤之间或手术结束时的血管内碎片。与 Gore 神经保护系统装置一样，在此过程中进行血管造影是可行的。操作者可以使用任何一种导丝穿过病变，如果不耐受，可以逐步进行操作。

保护系统的选择

神经保护系统的选择应根据解剖和临床标准：新鲜含血栓的病

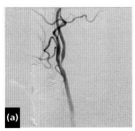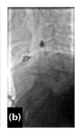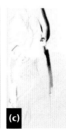

图 22.12　（a）含有新鲜血栓的颈动脉病变。（b）Mo.Ma 辅助支架植入。（c）颈总动脉和颈外动脉有两个充气球囊。

变和对侧无疾病的病例可能可以通过使用闭塞系统更好地处理，而在对侧有疾病或闭塞时，过滤装置可能效果更好。

球囊血管成形术

非常紧密或次闭塞性颈动脉疾病可采用冠状动脉 2.0 mm、2.5 mm 或 3.0 mm×20 mm 或 30 mm 的球囊在较低的压力下温和扩张，即使存在血栓损伤。在这种情况下，应使用不固定在导丝上的过滤丝（如 Spide RX）；或者对于非常不稳定的病变，如果需要预扩张，应使用近端闭塞系统。

支架

在过去的几年中，可用的颈动脉支架的数量有了相当大的增加，并有了重大的改进，以满足颈动脉支架的具体要求。在颈动脉支架植入的最初几年，主要使用球囊扩张支架。由于支架破碎导致脑血流障碍，该技术不得不放弃。从那时起，介入医师就能够在自扩张镍钛诺支架和不锈钢支架之间进行选择。选择哪种支架取决于动脉的解剖结构和病变的具体特征。所有镍钛诺支架都是由激光切割的镍钛诺管构成的。根据不同环间桥接的数量，镍钛诺支架可分为闭孔设计和开孔设计两种结构。常用支架的主要特点见表 22.4。

表 22.4　常用支架特点

名称	支架材料	支架尺寸（mm）	短缩	开孔设计	灵活性
Carotid Wallstent	不锈钢	6 ~ 10	是	否	是
Xact	不锈钢	7 ~ 10	是	否	否
RX Acculink	镍钛诺	5 ~ 10[a]	否	是	是
Sinus-Carotid	镍钛诺	7 ~ 9[a]	否	是	是
Protégé RX	镍钛诺	6 ~ 10[a]	否	是	是
Cristallo Ideale	镍钛诺	7 ~ 11[a]	否	是	是

[a] 锥形

判别差异

在非常曲折的血管通路中，小横截面直径导管是很重要的。目前，不同支架间的横截面直径无明显差异。

在曲折病变中，需要使用可弯曲的支架，以避免在支架末端的血管矫直和动脉扭结。具有高灵活性的支架是开孔镍钛诺支架。Wallstent™ 输送系统目前具有最高的灵活性。为了实现 ICA 和 CCA 之间更平稳的过渡，人们开发出了锥形支架，其特点是支架远端支架直径更小。目前所有可用的支架都具有这些特点。

对于严重钙化的病变，推荐使用具有高径向力的支架。一般来说，闭孔设计的支架具有较高的径向力。闭孔支架提供了更好的支撑来治疗具有高栓塞潜在风险的病变。

专用设备

Carotid Wallstent

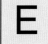

Carotid Wallstent 直径 6 ～ 10 mm，完全打开时全长 22 ～ 37 mm。如果支架植入血管中，其长度取决于血管受压的程度。这也意味着只要支架固定在输送系统中，支架就会更长。在部署期间，它根据血管的直径缩短。例如，一个长 31 mm、直径 10 mm（完全开放）的支架在输送系统中被压缩时，长度约为 60 ～ 70 mm。将其植入 9 mm 长的血管中，其长度为 40 mm。如果将其植入 8 mm 长的血管中，则其长度为 49 mm。

这是一个快速交换系统，并兼容 0.014 英寸的导丝。输送系统的外径为 5 Fr 或 5.9 Fr，这取决于支架的直径。支架网的设计提供了高斑块覆盖率。缺点是支架比开孔镍钛诺支架更大程度使血管变直。

Xact® 颈动脉支架系统

Xact 支架是一种镍钛诺支架，有两种不同的形状。直形支架有直径 7 ～ 10 mm、长度 20 ～ 30 mm 的选择，锥形支架有直径 6 ～ 8 mm、7 ～ 9 mm、8 ～ 10 mm，长度 30 ～ 40 mm 的选择。它有一个 5.7 Fr 的管腔和一个快速交换系统。Xact 支架采用闭孔设计，因此比其他镍钛诺支架更坚硬。它应该只部署在直管段。

RX Acculink®

这种开孔镍钛诺支架也有两种不同的形状。直支架的直径为 5 ～ 10 mm，长度为 20 ～ 40 mm，锥形支架的直径为 6 ～ 8 mm 和 7 ～ 10 mm（长度为 30 mm 和 40 mm）。快速交换系统与 0.014 英寸的导丝和 6 Fr 鞘兼容。

Sinus–Carotid–RX/ 锥形 RX

镍钛诺支架是另一种有两种配置的支架。直形支架直径 6～9 mm，长度 20～40 mm。锥形支架的直径为 6～9 mm 和 7～10 mm，长度为 30 mm 或 40 mm。它为开孔设计。支架远端比中间端具有更高的径向力。支架的一个特殊特点是，支架附着在 5 Fr 输送系统上，直到释放过程的最后，这可以防止支架在部署过程中出现"远端跳跃"。

精密 Pro RX™ 镍钛诺支架系统

精密支架有一个快速交换系统，外径 5～6 Fr，与 0.014 英寸和 0.018 英寸的导丝兼容。开孔镍钛诺支架直径为 5～10 mm，长度为 20～40 mm。该支架具有较高的外形可塑性和灵活性。

Protégé RX®

这种镍钛诺支架有直型和锥形两种设计。直形支架直径为 6～10 mm，长度为 20～60 mm。锥形支架直径为 8～6 mm 或 10～7 mm，长度为 30 mm 或 40 mm。支架在植入过程中不会缩短。准确的放置释放技术避免了过早放置支架。

Cristallo Ideale

这是一个 5 Fr 快速交换系统。直形支架直径为 7 mm、9 mm 或 11 mm，长度为 20～40 mm。锥形支架的尺寸为 7～10 mm 和 6～9 mm，长度为 30 mm 或 40 mm。中间网格小，近端和远端网格大（具有更大的灵活性）。

Roadsaver®

这是一个基于镍钛双层微网设计的 5 Fr 快速交换系统，直径 5～10 mm，长度 20～40 mm。该系统被设计用于预防支架植入后斑块突出和栓子释放。双层微网已经被创建，以包含斑块到血管壁。因此，它非常符合扭曲的解剖结构，并可在展开 50% 的支架长度后重新定位。

支架后扩张

对于超大的自扩张支架，低压力扩张比超压力扩张更安全。过度扩张会挤压动脉粥样硬化物质通过支架网，造成栓子。剩下的 10%～15% 的狭窄不会引起临床问题。重要的是，没有必要扩张支架来消除支架外的对比剂充填的溃疡。这种血管造影表现不对预后产生显著影响，随时间的推移，血管造影记录了这些病变的完全纤维化愈合。重要的是，没有必要过度扩张支架以产生 0% 的残余直径变窄。用支架覆盖 ECA 不会引起问题。如果支架扩张后 ECA 被阻塞，可以通过支架网进入血管，并使用冠状动脉球囊技术重新打开血管。

先进技术

** 主动脉夹层延伸至颈动脉

急性主动脉夹层是影响主动脉最常见的致死原因之一。有 1/3 的主动脉夹层患者会发生主动脉分支闭塞，这与早期死亡和严重并发症的风险增加有关。手术是一线治疗，但死亡率和发病率高。术后卒中被认为是晚期死亡率的一个独立预测因子，对于这种并发症的最佳治疗方法仍存在争议。在颈动脉完全修复前，通过手术或支架移植物植入是一种可行的选择。保护装置的使用可能会有问题，因为很难定义真腔和假腔，而且由于动脉粥样硬化斑块的解剖性质和病理生理不同，它们可能不是很有用。诀窍是将导丝推送到真腔内。为了实现这一目标，在推进导丝时，必须仔细评估主动脉造影，用软导丝和少量对比剂注入颈动脉，以检查导丝在真腔内的正确位置（图 22.13 和图 22.14）。

*** 颈动脉疾病中严重迂曲与闭塞的联系

过去，颈动脉远端迂曲或扭结被认为是颈动脉支架植入术的禁忌证，因为它被认为干扰了充分的远端栓塞保护。然而，研究表明，这一发现并不影响 CAS 结果，不应被视为 CAS 的禁忌证。此外，ICA 支架植入成功后，有时会出现新的扭结或以前中度扭结的增加。如果出现严重的血流限制，可以考虑植入第二个支架：分段镍钛诺支架提高了植入物和血管解剖结构之间的一致性，在这种情况下应考虑选择（图 22.15）。

并发症

血栓和栓塞并发症

与动脉内膜切除术相比，血管内入路的优点包括能够立即诊断和治疗这些并发症，并且患者可以保持清醒，允许闭合神经监测。对于急性血栓形成，局部动脉内溶栓可以机械和化学破坏凝块。必

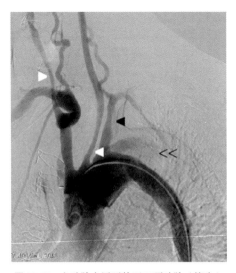

图 22.13 主动脉夹层延伸至双颈动脉（箭头）。

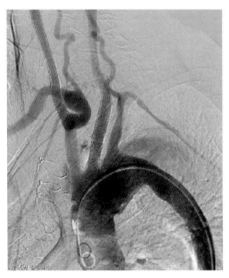

图 22.14 右颈总动脉、左颈总动脉支架植入成功。

须非常小心，以避免血管穿孔。只有非常柔韧的微导管和软导丝才能用于脑内循环。今天，大脑保护装置被广泛使用并被现行的指南推荐，尽管其明显的益处还未被充分证明。

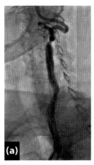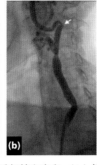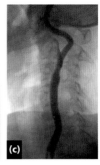

图 22.15 （a）颈内动脉严重扭结和病变。（b）第一次支架植入后，之前的扭结恶化，血流受损。（c）第二个镍钛诺支架与血管曲线吻合良好，重新建立了良好的血流。

颈动脉痉挛

使用 0.014 ～ 0.018 英寸的导丝可将导丝诱导现象降至最低。颈动脉痉挛可用硝酸甘油治疗，但通常会自行消失。

支架内再狭窄

在大多数系列中，颈动脉支架植入术后再狭窄率小于 10%[11]。在随访中应进行仔细的多普勒超声评估，要记住，速度测量与之前的支架不同，速度和狭窄之间的相关性不能用与固有狭窄完全相同的方式计算。如有可疑，可进行 CTA 或 MRA 检查。很少有临床指征进行重新经皮腔内血管成形术。在这种情况下，需要球囊扩张或额外的支架，以治疗硬化支架末端的狭窄。

颈动脉穿孔和夹层

这些并发症非常罕见，可能发生在支架植入前后球囊尺寸过大时，特别是在非常扭曲或钙化的动脉。如果遇到这种情况，在破裂的情况下，如果主侧支没有损伤，可以使用长时间的球囊膨胀甚至覆盖支架，而在夹层的情况下，可能需要额外的支架，以避免血流中断（图 22.16）。

脑高灌注综合征

一旦发生颅内出血，高灌注综合征可能是致命的。脑自动调节功能受损和脑血流动力学的血运重建后改变是该综合征发生的主要机制，与过度抗凝、不受控制的高血压、颅内血管操作和近期卒中

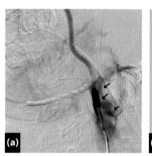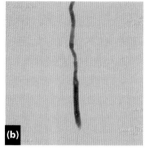

图 22.16 （a）颈动脉支架植入时颈总动脉破裂。（b）支架植入后结果。

后（3 周）支架植入术有关[12]。应终止手术，逆转抗凝，控制高血压。进行紧急脑部 CT 扫描。操作人员应熟悉颅内肿块效应的血管造影特征。在没有颅内血管闭塞的情况下，突然失去意识并伴有严重头痛，应提醒操作者注意这一高危事件。幸运的是，在仔细选择患者和强制注意上述技术和抗凝问题的情况下，脑出血仍然是一种非常罕见的情况。

脑保护装置相关并发症

脑保护装置也可能引起问题。所有放置在 ICA 远端的装置都可能引起痉挛或夹层。很少情况下，需要额外的球囊膨胀和（或）支架植入来解决这个问题。通过植入的支架取回这些装置可能是困难的。可能发生过滤器不能完全贴附在血管壁上的情况。相比之下，闭塞装置的主要缺点是对侧 ICA 闭塞或高度狭窄或颅内侧支发育不良的患者不能耐受。闭塞装置的一个特有缺点是需要更大的动脉鞘，这可能会导致血管通路问题。

技巧和提示

** 过滤装置回收困难 有时，由于血管迂曲和扭结，以及血管内支架的相对位置产生的角度，过滤装置的回收会很困难。当 ICA 上方出现狭窄，先前存在的扭结可能会发生曲折和恶化，应选择导管技术和带有角度回收导管的过滤器，如 FilterWire，或一个闭塞装置，以便通过温和操作运输导管或过滤器回收导管，成功回收过滤器。另外，当由于支架放置后出现新的弯曲，无法用给定的导管取出过滤器时，通过导管或长动脉鞘插入 4 ~ 5 Fr 135 cm 的诊断性 JR 或 MP 导管可能会改变支架与过滤器之间的角度，并使过滤器能够取出。

参考文献

1. Zhou W, Bush RL, Lin PL, Lumsden AB. Fibromuscular dysplasia of the carotid artery. *J Am Coll Surg* 2005;**200**:807.
2. Biondi A, Katz JM, Vallabh J, et al. Progressive symptomatic carotid dissection treated with multiple stents. *Stroke* 2005;**36**:e80–2.
3. Trimarchi S, Nienaber CA, Rampoldi V, et al. Contemporary results of surgery in acute type A aortic dissection: The International Registry of Acute Aortic Dissection experience. *J Thorac Cardiovasc Surg* 2005;**129**:112–22.
4. Goldstein LB, Adams R, Becker K, et al. Primary prevention of ischemic stroke: A statement for healthcare professionals from the Stroke Council of the American Heart Association. *Stroke* 2001;**32**:280–99.
5. Gerlock A, Mirfakhraee M. Difficulty in catheterization of the left common carotid arteries. In: Gerlock A, Mirfakhraee M (eds), *Essentials of Diagnostic and Interventional Angiographic Techniques*. Philadelphia: WB Saunders, 1985: 106–19.
6. Harjai KJ, Anderson J. Repair of right carotid artery pseudoaneurysm in a patient with hostile aortic arch through left ventricular approach. *J Interven Cardiol* 2008;**21**:239–41.
7. Reimers B, Sievert H, Schuler GC, et al. Proximal endovascular flow blockage for cerebral protection during carotid artery stenting: results from a prospective multicenter registry. *J Endovasc Ther* 2005;**12**: 156–65.
8. Burzotta F, Nerla R, Pirozzolo G, et al. Clinical and procedural impact of aortic arch anatomic variants in carotid stenting procedures. *Catheter Cardiovasc Interv* 2015;**86**:480–9.
9. Layton KF, Kallmes DF, Cloft HJ, et al. Bovine aortic arch variant in humans: clarification of a common misnomer. *AJNR Am J Neuroradiol* 2006;**27**:1541–2.
10. Ansel GM, Hopkins LN, Jaff MR, et al. Safety and effectiveness of the INVATEC MO.MA proximal cerebral protection device during carotid artery stenting: results from the ARMOUR pivotal trial. *Catheter Cardiovasc Interv* 2010;**76**:1–8.
11. Chakhtoura EY, Hobson RW, 2nd, Goldstein J, et al. In-stent restenosis after carotid angioplasty-stenting: incidence and management. *J Vasc Surg* 2001;**33**:220–5.
12. Moulakakis KG, Mylonas SN, Sfyroeras GS, Andrikopoulos V. Hyperperfusion syndrome after carotid revascularization. *J Vasc Surg* 2009;**49**:1060–8.

第 23 章

髂动脉狭窄

Gianluca Rigatelli，Aravinda Nanjundappa，Nelson Bernardo，
Vijay Dave，and Cao van Thinh

余小林　袁玉娟　王凯阳　译　李国庆　审校

> **挑战**
>
> 　　主动脉髂动脉疾病是动脉粥样硬化性心血管疾病的常见表现。由于冠状动脉疾病和主动脉及髂动脉粥样硬化之间的高度相关性，应尽可能进行包括冠状动脉疾病筛查在内的全身性检查工作[1]。由于血管成形术和主动脉髂血管支架植入的良好效果，血管内入路已成为大多数此类患者的首选治疗方法。

非侵入性评估

踝 / 臂指数（ABI）

　　外周动脉疾病（PAD）管理的新指南将患者分为无症状组和有症状组。对于这两组患者，ABI 的测量至关重要。ABI < 0.90 是异常的，高度提示有显著 PAD。对于无症状且高度怀疑 PAD，且 ABI 正常（0.91 ~ 1.3）的患者，运动 ABI 可能有帮助[2]。

有和无 ABI 的跑步机运动试验

　　运动试验可能非常有用：①当 ABI 静息测量正常时，可以确定下肢 PAD 的诊断；②客观地记录下肢 PAD 和跛行患者的症状限制程度；③客观测量对跛行干预所获得的功能改善；④区分有劳力性腿症状个体的跛行和伪跛行；⑤提供能够证明运动安全性的客观数据，并在正式运动训练计划开始前为跛行患者提供个体化运动处方。需要专门的人员和设备。

超声

　　多普勒超声有助于准确评估下肢 PAD 的位置和严重程度，跟踪下肢 PAD 的进展情况，并提供血运重建术后的定量随访。不幸的是，在主动脉髂段，由于肥胖患者的声学窗较差，腹部血管定位较深，超声的效果受到限制。

计算机体层血管成像

　　计算机体层血管成像（CTA）需要静脉注射碘对比剂，这会使动脉混浊。血管造影图像由多个横截面图像构成，然后以最大强度投影的形式呈现，与标准动脉造影的外观相似。图像可以在空间中三维旋转，可以在任何投影中观看。这在主动脉髂段特别有用，因多普勒超声由于技术困难经常是次优的。

磁共振血管造影

四肢磁共振血管造影（MRA）可用于诊断 PAD 狭窄的解剖位置和程度。MRA 评估基于动脉成像，类似于标准动脉造影。MRA 准确性的评估取决于所使用的 MRA 技术和与之相比较的标准。MRA 技术不断发展和改进。这些技术包括二维飞行时间，三维成像，钆增强，减影，心脏门控和互动式对比剂追踪。这些技术可以组合使用，因为每一种技术都有其优缺点。该技术特别适用于肾功能不全的老年患者，但受到金属假体和心脏植入物的限制[2]。

侵入性评估

* 诊断性主动脉髂血管造影

数字减影血管造影（DSA）是定义正常血管解剖和血管病理的"金标准"。它仍然是最容易获得和最广泛使用的成像技术。由于可能的远端栓塞或膝下远端径流对短期和长期髂支架通畅性的影响，应在手术前和手术后进行下肢血管造影并相互比较，以评估这些并发症中的任何一种[3]。

技术

通常的技术包括在肾动脉上方放置 4 Fr 或 5 Fr 的猪尾导管（如果有平板放射设备可用），或者在使用心脏设备时放置肾下导管[3]。以 10 ～ 12 ml/s 注射 25 ～ 30 ml 对比剂，DSA 显示主动脉髂分叉和髂外动脉通常就足够了。偏心病变可选择同侧 20° ～ 30° 斜位。压力梯度测量应手动拉回，以检测任何显著狭窄（> 30 mmHg）。在 L1 ～ L2 水平放置侧孔导管。使用尽可能少量的对比剂，特别是当主动脉髂血管造影术同时进行心脏血管造影和（或）其他血管床的血管造影时。当需要了解髂内 / 外动脉的详细关系时，使用 20° 对侧成角和 20° 尾侧成角注射（图 23.1）。

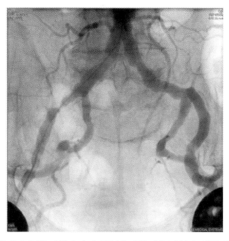

图 23.1　70 岁多支冠状动脉疾病患者冠状动脉造影时的主动脉及髂动脉造影。

血管内超声

当病变的严重程度和长度不易测量，或当动脉开口病变不能完全排除时，手术中可能需要血管内超声：使用 6 Fr 外周血管内导管，有时，在髂动脉严重扩张的情况下，可以使用 9 Fr 心内超声探头[4-5]。

支架植入技术

通路

入路通常选取同侧股动脉[6-7]。有时对侧入路也是可取的，特别是无乳头完全闭塞或同侧股动脉本身患病的情况下。尽可能采用同侧入路。选择 6 Fr 或 7 Fr 鞘（至少 23 cm 长）。即使是逆行加压注射，较长的鞘管也能使病变有足够的对比剂混浊化，并能通过鞘管显示病变的最佳图像。这通常不需要使用对侧猪尾导管来定位球囊和支架（图 23.2 和图 23.3）。

导丝

导丝的选择是非常重要的一步。在大多数情况下，可使用 0.35 英寸软尖预制导丝。有时，极度狭窄时，0.035 英寸的导丝不能通过。在这种情况下，可以使用 0.18 英寸或很少情况下使用的 0.014 英寸冠状动脉高支持亲水导丝，以促进外周或甚至冠状动脉球囊的预扩张。在出现严重弯曲、钙化或狭窄导致球囊通过困难的情况下，

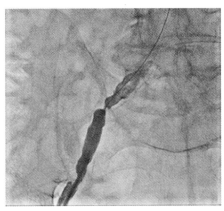

图 23.2 一根 23 cm 7 Fr 鞘已通过股动脉植入髂外动脉，一根可预先成型的 0.035 英寸软尖导丝已通过髂外动脉狭窄。

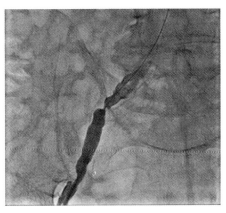

图 23.3 通过 23 cm 7 Fr 鞘进行小剂量对比剂注射，可见狭窄情况，因此绘制了一个路线图，以便正确放置支架。

可以考虑使用更硬的导丝，如 0.035 英寸 Supracor 或 Amplatz Super Stiff™ 导丝。在某些情况下，使用诊断用 4 Fr Berenstein 或多用途（MP）导管将常用的 0.035 英寸导丝换成硬导丝是有帮助的。

使用亲水导丝时，一定要注意导丝的尖端。在透视下跟随尖端的前进，以避免进入异常的肾动脉（有可能造成严重的肾损伤）。导丝尖端弯曲成一个大的 C 形，而不是 J 形。这种形状通常足以在不损害血管的情况下穿过病变，但它的形状也可能在不经意间进入其他主动脉分支。将导丝放置在分支较少的胸降主动脉，以减少导丝意外进入并损伤其他器官动脉树的可能性。

球囊

对于非严重狭窄的病变，首选支架植入技术。然而，有时需要预扩张。在非常狭窄或狭窄时间很短的病例中，0.18 英寸过丝 4.0 mm×40 mm 的球囊，或更罕见的是，（2.5 ～ 3.5）mm×（20 ～ 30）mm 的小尺寸轮廓的 0.014 英寸的单轨冠状动脉球囊，充气到命名压将有助于推进支架。在其他所有病例中，可以使用正常的外周 0.035 英寸，（4 ～ 6）mm×20 mm 或 30 mm 的球囊（视病变长度而定）。建议使用充气器给球囊充气。以 1 atm 缓慢充气 3 ～ 4 s，观察病变是否得到改善。如果患者主诉疼痛，停止充气，因为这可能意味着动脉损伤或破裂即将到来。一般来说，即使在钙化的病变中，将球囊缩小 1 ～ 2 mm 也能使斑块得到适当的修饰，因为球囊可以膨胀到超过命名压。这不仅有利于支架通过病变，而且有利于在支架部署期间扩张支架。

支架

支架植入是目前髂动脉介入治疗的标准做法。正确的支架选择是获得良好的即刻和长期效果的必要条件。局灶性钙化狭窄应采用高径向力支架治疗：（8 ～ 10）mm×（20 ～ 40）mm 不锈钢球囊扩张支架是最好的选择，也是局灶性和口部狭窄的最佳选择（图 23.4）。球囊可扩张支架由于其优异的射线不透明度，可以精确植入。只要稍微缩短，它们就会过度膨胀。（8 ～ 10）mm×（40 ～ 120）mm 自扩张镍钛诺支架可较好地治疗长、弥漫性、软性狭窄：由于远端栓塞的风险低，且血管解剖结构最佳，因此其开孔设计是首选（图 23.5）。

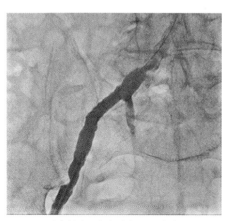

图 23.4 8 mm×30 mm 球囊扩张不锈钢支架已正确放置，血管造影结果良好。

技巧和提示

** 推荐的支架定位 如果计划使用球囊扩张支架，在可能的情况下，请使用道路绘制技术。注射 5 ～ 8 ml 对比剂，确保能看到髂动脉口，特别是当髂动脉口被覆盖时。将球囊扩张支架放置在腹主动脉髂动脉口外 2 ～ 3 mm 处，以确保完全覆盖口部。在透视下缓慢放置支架。如果支架在展开过程中移动，必要时轻轻撤出 / 推进支架系统，检查位置，继续缓慢展开支架（图 23.6 至图 23.8）。另一种方

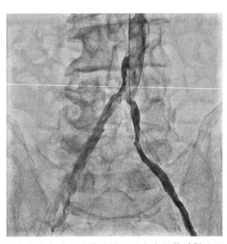

图 23.5 冠状动脉成形术时主动脉造影显示多支冠状动脉疾病患者左髂总动脉长且弥漫性狭窄，跛行 50 m。整个病灶的压力梯度约为 35 mmHg。

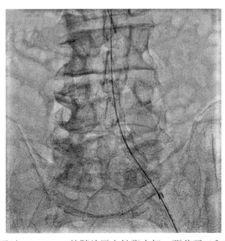

图 23.6 通过 7 Fr 23 cm 的鞘放置自扩张支架，覆盖开口和整个病灶。

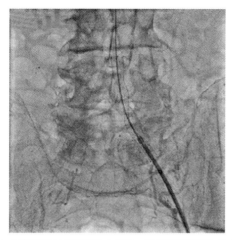

图 23.7　鞘轻轻通过扩张器进入支架，以允许球囊安全进入支架。

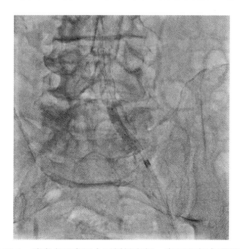

图 23.8　球囊在正常压力下缓慢充气，直至患者感到疼痛。

法是通过远端腹主动脉病变将鞘推进到其扩张器之上，用路线图技术拍照，将支架放置在鞘中，然后在保持支架到位的情况下取出鞘并展开支架。如果可能的话，避免使用带有自扩张支架的对吻支架：它可能会更加困难和笨重，而且结果常常不令人满意[8]。

当执行对吻支架技术时，在相同的压力下（大多数支架 8～9 atm）同时使用两个充气器放置支架。球囊放气，然后在腹部将两个球囊推进到支架远端主动脉并高压过度扩张（10～12 atm），使支架的口段扩张。如果主动脉远端病变，最后一种操作应小心进行。对于这些病例，应考虑将对吻支架置于主动脉远端病变上方，并将病变纳入支架。如果支架近端 4 ～ 6 mm 位于主动脉，则无须担心：通常情况下是安全的，有些术者甚至更喜欢这样（图 23.9 至图 23.11）[9]。简单地将主动脉弓和髂动脉分叉头的隆突复现到原来的分叉点，应该没有任何临床后果。用诊断用猪尾导管（数字减影）技术做主动脉造影仔细检查最终结果，以评估结果以及任何主动脉损伤。另外，在双侧对吻支架中，同时进行双侧鞘注射就足够了。

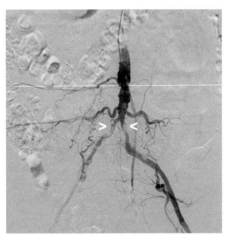

图 23.9 主动脉髂血管造影。20° 左前斜位投影显示严重的主动脉髂血管闭塞性病变（箭头）。

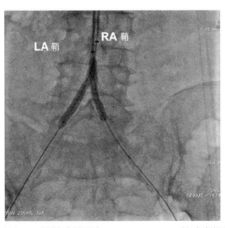

图 23.10 通过长 6 Fr 臂鞘采用两个 6.0 mm×39 mm 的球囊扩张支架进行对吻支架植入。

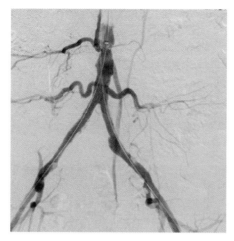

图 23.11 对吻支架植入后最终的血管造影结果。

　　** 肱动脉和（或）桡动脉入路　　目前，设备的小型化以及球囊和支架长度合适，使得在简单的病例中，可以通过桡动脉入路进行髂内支架植入[10-11]。肱动脉入路的优势在于能够容纳更大的鞘，并且对于高个子患者而言，更有可能有效地到达主动脉髂段，但与桡动脉入路相比，肱动脉入路的并发症发生率更高。在主动脉严重钙化或弯曲的情况下，使用硬导丝可以使装置从肱 / 桡动脉一直向下到达主动脉弓和髂分叉处。将导丝穿入 4 Fr 导管，用长鞘（约 85 cm）替换导管，可避免对主动脉的损伤。除了增加安全性外，该技术比使用两种不同的导管提供了更多的支持，降低了锁骨下部位动脉血管的压力，并使僵硬的球囊或支架导管即使通过弯曲和钙化的主动脉也不会有支架脱落的风险。在没有长鞘的情况下，冠状动脉导管［右 Judkins（JR）或 MP 6 Fr 导管］可与 90 cm 长的鞘一起使用（图 23.9 至图 23.11）。在对吻支架植入的特定病例中，当其他标准入路失败时，可以采用肱 / 桡动脉入路：将 6 Fr Terumo 径向鞘插入双肱 / 桡动脉，并通过双鞘插入超过 260 cm 0.038 英寸 Terumo 硬丝的标准 4 Fr 或 5 Fr JR 诊断导管。可选用适当的长交换导丝。从两侧导管向上引导至主动脉分叉处，选择髂总动脉开口后，导管穿过病灶进入同侧股浅动脉。然后，可以将导管推进到闭塞处的导丝上，用两根 0.038 英寸 260 cm 的 Supracor 导丝替换 Terumo 导丝。也可选用长交换硬导丝。为了便于支架向前移动而不产生脱落的风险，可以考虑使用两个 6 Fr 90 cm 的 Shuttle Flexor 导入器长鞘。这些可以在硬丝上推进，直到它们到达髂总动脉口。路线图技术可用于检查开口位置，以便正确部署所选支架（图 23.12 至图 23.14）。

锯齿形导丝技术 在极少数情况下，导丝的偏置会阻止扩张后的球囊或鞘进入之前部署的支架。"锯齿形（之字形）"导丝技术是一种很容易克服导丝偏压的技术。在导丝上故意放置弯管，以便在球囊或鞘推进时，推进装置的前沿可以从支架支柱上提起，并容易地推进到支架内（图 23.15）。

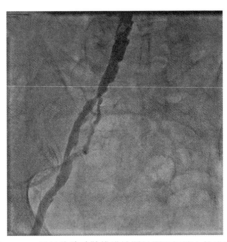

图 23.12 通过从肱动脉推进诊断导管进行髂血管造影。

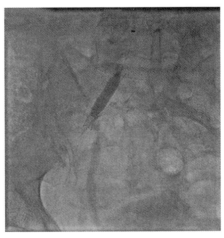

图 23.13 用长 6 Fr 90 cm 鞘替换导管后，将一根 260 cm 软尖导丝穿过病变部位，使用路线图技术正确部署支架。

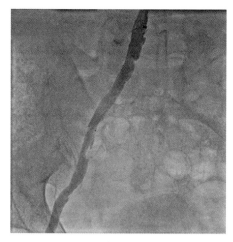

图 23.14　通过 6 Fr 90 cm 鞘直接注入对比剂后的最终结果。

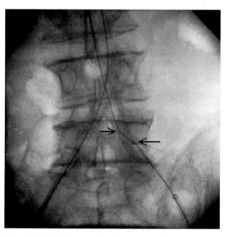

图 23.15　患者在对吻髂内支架后的锯齿形导丝技术，由于导丝偏置导致左侧髂内支架扩张后球囊和鞘无法通过支架支撑的远端部分，从而阻碍了支架扩张。箭头显示在支架内故意形成和定位的角度，以将球囊的前缘从支架支柱上提起。

慢性完全闭塞

由于再狭窄和再闭塞率增加，髂动脉慢性完全闭塞（CTO）通常最好采取外科手术治疗。然而，对于不适合手术或拒绝手术的患者，仍可考虑经皮血运重建术。

诊断性血管造影

充分的病变评估是制订治疗策略的关键。在诊断研究中应记录闭塞的全部范围。通常，CTA 或 MRA 对接近 CTO 非常有帮助。在没有非侵入性研究的情况下，为了记录 CTO 的近端和远端（长度），诊断性血管造影可能需要包括多个血管通路（图 23.16）。

挑战

成功经皮治疗髂 CTO 的主要障碍是闭塞两侧的厚纤维帽。使用亲水的 0.035 英寸导丝，如 Terumo Glidewire 通常可以通过纤维帽的一端，因为其通常有一个乳头。如果 CTO 的整个长度都被成功地穿过，剩下的步骤就使用标准的血管成形术和支架技术来完成。然而，穿过 CTO 另一端的纤维帽通常很麻烦，因为乳头指向相反的方向，容易使导丝偏离管腔进入剥离面（图 23.17 和图 23.18）。

技巧和提示

** 古老的"身体牙线"技术 在这些病例中，一种古老但仍然成功的技术包括从两个进入点（一个从上、一个从下）接近 CTO，可能是成功重建髂动脉血管的唯一方法。通过股动脉建立同侧入路，可通过对侧股或肱 / 桡动脉入路进入 CTO 上段。选择将取决于预期能获得的支持和所需的支持。通常，使用 6 Fr 或 7 Fr MP 导管或长鞘的肱 / 桡动脉入路可能提供更多的支持，因为它允许设备以最小角

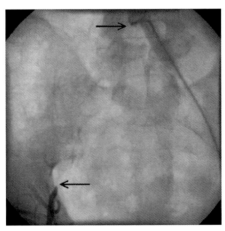

图 23.16 诊断性髂血管造影充分描绘 CTO 近端和远端范围（箭头），使用左（对）侧股动脉入路左乳内动脉导管和右股动脉鞘注射。

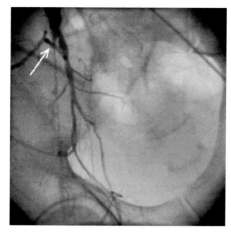

图 23.17　经左（对）侧入路右髂动脉血管造影显示髂外动脉完全闭塞（箭头），有桥接侧支。

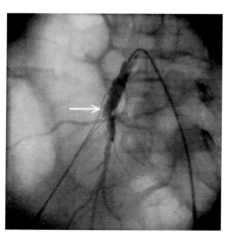

图 23.18　全长 CTO 通过同侧入路，仅在 CTO 近端纤维帽处血管进入时遇到阻力（箭头）。亲水导丝被引导出中心腔并向后偏转，本质上是将自身加倍。

度同轴进入髂动脉。

　　亲水导丝（如 0.035 英寸 Terumo Glidewire）预装在亲水导管（如 Terumo Glidecath）上。该系统通过同侧股动脉推进，直到到达闭塞点。通过将导丝推到病变处，即使病变是折叠的，也可以探测闭塞处的软点。一旦将导丝推到病变部位形成 J 形，导丝的 J 形部分只有在 J 形或环状部分进入 CTO 时才会进入病变部位。如果 J 形部分不向前推进，仅使导丝的尖端偏离闭塞处，则可以探测纤维帽的另一区域，直到发现软点，并将导丝环推进到病变中。

一旦进入病变，Glidecath 通常可以很容易地通过导丝进入病变中心。然而，当试图穿过闭塞的上端时，通常会在髂内近端（图 23.19）或腹主动脉远端出现剥离平面。这就是现在用类似的系统接近闭塞的上部部分的基本原理，通过环状导丝进入斑块，并将环状物推进到闭塞的中间，接着是导管。

闭塞的中间部分几乎总是比末端柔软，因为它通常由半机化的血栓物质组成。在病变区域内，导管可以被操纵和扭曲，使它们排成一列，并相互连接。当这种情况发生时，导丝可将经肱动脉或对侧股动脉插入的导管抽出，将经同侧股动脉插入的导管导丝送入另一导管的尖端至远端主动脉，从而建立真腔至真腔通道。导丝可以外部化，本质上创建一个"身体牙线"。一旦实现了这一点，标准的血管成形术和支架植入术就可以很容易地进行（图 23.19 至图 23.25）。

*** **冠状动脉 CTO 技术** 即使在髂动脉 CTO 的病例中，首选的再通技术是冠状动脉 CTO 领域中使用的技术。目前首选的是冠状动脉 CTO 导丝或专用外周 CTO 导丝[12]。操作技术与冠状动脉 CTO 领域使用时非常相似，包括顺行、逆行、可控顺行和逆行跟踪（CART），以及反向 CART。入路包括顺行经肱或桡动脉入路或对侧交叉股动脉入路，逆行经同侧股动脉入路：入路的选择取决于弯曲

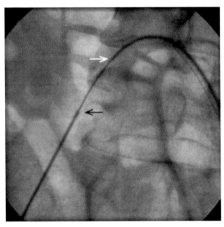

图 23.19 "身体牙线"技术，将亲水导丝穿过一根导管（黑色箭头）进入 CTO，然后进入另一根导管，经对侧入路插入 CTO（白色箭头），最后通过对侧鞘将导丝外露。

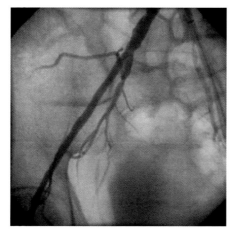

图 23.20　自扩张镍钛诺支架放置和后扩张后的完整过程（接续图 23.19）。

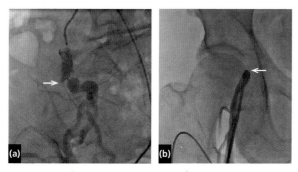

图 23.21　（a）另一例 CTO（箭头）经左侧对侧入路行血管造影。（b）鞘内注射显示 CTO 远端范围（箭头）。

度和钙质的多少。通过顺行方法，一个由长 90 mm（肱）或 150 mm（桡）6 Fr 鞘组成的系统，即诊断性 4 Fr 鞘 MP 导管和冠状动脉 CTO 导丝，如 Fielder XT（A 或 R），在透视和路线图技术下被推进到近端帽，以试图穿过闭塞。冠状动脉 1.5 mm 或 1.25 mm×15 mm 或 20 mm 球囊或微导管，如 Finecross® 或 Corsair® 可以帮助操纵导丝有效地穿过遮挡。如果通过管腔进入不能实现，一个 Gaia® Ⅱ 或 Ⅲ 通常可以完成任务。导丝穿过后，将球囊或微导管推进，将导丝换成更硬的 300 mm 长 0.14 英寸或 0.18 英寸的导丝，支架植入过程如往常一样进行。或者，从一开始就选择专用外周 CTO 导丝，如 Astato 或 Gaia 外周导丝，使用小型外周球囊作为支撑。

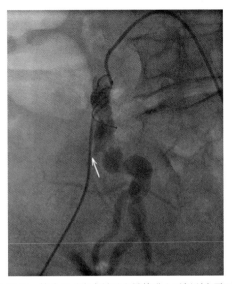

图 23.22 箭头显示亲水导丝和导管进入近侧剥离平面。

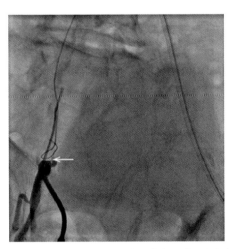

图 23.23 箭头显示亲水导丝无法从上方穿过病变远端。注意在 CTO 中存在经股动脉入路的初始导管。

在逆行方法中，除了鞘（通常为短 6 Fr 标准鞘或专用 40 ～ 45 cm 交叉鞘，如 Destination®）外，所使用的技术和设备基本相同。如果顺行或逆行方法失败，可以选择两种方法的组合（CART 或反向 CART），但很少需要。

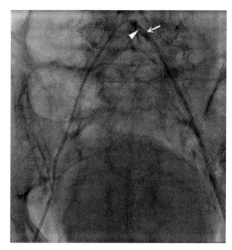

图 23.24 静止帧画面显示使用"身体牙线"技术成功地将同侧导管穿过左髂内动脉近端，也穿过交叉鞘尖端（白色箭头），亲水性导丝从同侧导管退出，进入对侧 CTO 内的导管。白色箭头示交叉鞘内对侧导管的头端。

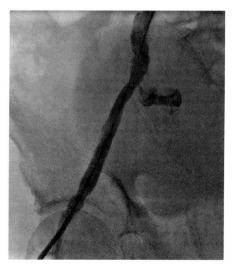

图 23.25 球囊血管成形术和植入自扩张镍钛诺支架后完成手术。

在对髂 CTO 特别是长 CTO 进行手术前对髂血管直径进行 CT 检查是非常必要的，以避免危险的过大球囊 / 支架的使用。同样，每一步都应注意患者的主诉，如腹痛，以避免血管大量破裂或撕裂，以及注意更换导丝，一旦通过，使用一个更具支撑力的导丝，以防需要快速插入止流球囊或覆膜支架。

    *** 使用导丝的硬端   在极少数情况下，只有在严格的透视引导下和在多个正交视图下确认，亲水导丝的硬端才能用于穿越 CTO 的最后一部分（基线血管造影见图 23.17；图 23.26 至图 23.29）。这应该仅作为最后的手段，只有在仔细考虑可能的后果，如动脉穿孔和破裂后才可使用。

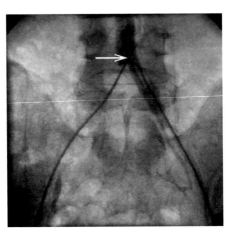

图 23.26   CTO 的终端部分（箭头）通过导丝的硬端逆行进入。

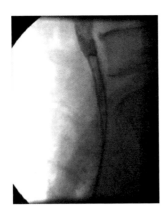

图 23.27   首先通过对侧导管注射对比剂确认导丝的腔内位置。

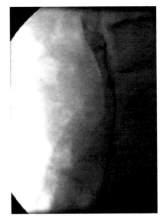

图 23.28   同侧导管中取出导丝后，成功抽血，记录压力，并在同侧导管内注射对比剂确认腔内位置。

图 23.29　常规球囊血管成形术和从髂总动脉向下至髂外动脉放置重叠支架后完成手术。

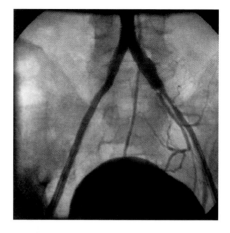

并发症

并发症虽然罕见，但也可能发生，其中一些并发症可能是致命的[13-14]。并发症可能包括远端栓塞、支架移位、髂动脉夹层、穿孔和髂动脉破裂。

穿孔

在心导管室中，支架的可用性是髂动脉支架和大闭塞球囊的先决条件，这通常可以使患者在进入手术室之前保持生命体征稳定。植入支架的监测需要多普勒超声，以及（尤其是）CTA 和 MRA。

急性或亚急性闭塞

尽管这种情况很少见，但髂总动脉或髂外动脉可发生急性或亚急性闭塞，特别是由诊断性股动脉手术中髂动脉夹层或长期主动脉反搏所致[9]。在急性闭塞的情况下，应尽可能使用局部溶栓治疗，从对侧逆行或肱动脉入路通过 5～6 Fr 输液导管灌注。在亚急性闭塞的情况下，可以成功地进行手工去栓或溶血性血栓切除术。尽可能使用远端过滤器进行保护，在股动脉对侧入路处放置一个 6～8 mm 的大过滤器。输注抗血小板药物（如糖蛋白 II b/III a 抗血小板药物）可能有帮助，如果机械取栓后存在显著的血栓残余负担，建议输注抗血小板药物。

髂动脉破裂

当遇到髂动脉破裂或穿孔时，我们建议立即球囊填塞，积极逆转抗凝剂，包括使用鱼精蛋白逆转肝素，并酌情输注新鲜冷冻血浆或血小板。损伤血管的球囊填塞可膨胀球囊长达 15～20 min。然而，这可能不成功，应提供覆膜支架来治疗损伤血管。在大量失血的情况下，应输血。作为最后的手段，可能需要手术修复，但这可能与显著增加的风险有关。

技巧和提示

　　** 损伤控制　在可能的情况下，使用肱动脉通道放置输液导管，以减少出血的风险。在亚急性血栓形成的情况下，首先使用 6 Fr 大腔导管手动抽吸取栓，然后使用任何可用的取栓导管：这种策略可能有助于获得最大的溶栓效果（图 25.30）。当使用流变导管（通常

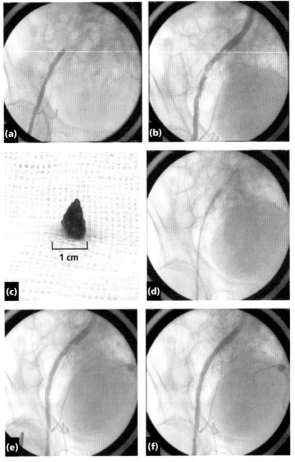

图 23.30　（a）冠状动脉手术患者长期反搏后右髂总动脉亚急性闭塞。（b）替罗非班输注 12 h 的结果。（c）手动抽吸。（d）球囊扩张。（e）残余夹层被（f）球囊扩张支架覆盖。

为 6 Fr 外周设备），请确保每次抽吸量不要超过 200 ～ 250 ml，因为可能会发生溶血。

　　病例选择　腹股沟下径血流不良是主要危险因素，首选支架植入治疗 B 型和 C 型髂动脉病变。引流不畅、髂外动脉疾病和女性是髂动脉支架植入术后不良预后的独立预测因素，因此应评估术后栓塞和血流不畅的风险，以确定是否需要手术重建；建议仔细选择患者。

参考文献

1. Rigatelli G, Rigatelli G. Vascular profile of patients with multivessel coronary artery disease. *Int J Cardiol* 2006;**106**:35–40.
2. Hirsch AT, Haskal ZJ, Hertzer NR, et al. ACC/AHA 2005 Practice Guidelines for the management of patients with peripheral arterial disease (lower extremity, renal, mesenteric, and abdominal aortic): a collaborative report from the American Association for Vascular Surgery/Society for Vascular Surgery, Society for Cardiovascular Angiography and Interventions, Society for Vascular Medicine and Biology, Society of Interventional Radiology, and the ACC/AHA Task Force on Practice Guidelines (Writing Committee to Develop Guidelines for the Management of Patients With Peripheral Arterial Disease): endorsed by the American Association of Cardiovascular and Pulmonary Rehabilitation; National Heart, Lung, and Blood Institute; Society for Vascular Nursing; TransAtlantic Inter-Society Consensus; and Vascular Disease Foundation. *Circulation* 2006;**113**:e463–654.
3. Rigatelli G, Rigatelli G. Malpractice in invasive cardiology: is angiography of abdominal aorta or subclavian artery appropriate in patients undergoing coronary angiography? A meta analysis. *Int J Cardiovasc Imaging* 2005;**21**:591–8.
4. Buckley CJ, Arko FR, Lee S, et al. Intravascular ultrasound scanning improves long-term patency of iliac lesions treated with balloon angioplasty and primary stenting. *J Vasc Surg* 2002;**35**:316–23.
5. Navarro F, Sullivan TM, Bacharach JM. Intravascular ultrasound assessment of iliac stent procedures. *J Endovasc Ther* 2000;**7**:315–19.
6. Krajcer Z, Howell MH. Update on endovascular treatment of peripheral vascular disease: new tools, techniques, and indications. *Tex Heart Inst J* 2000;**27**:369–85.
7. Rigatelli G, Cardaioli P, Giordan M, et al. Peripheral vascular disease endovascular management in patients scheduled for cardiac surgery: a clinical-angiographic approach. *Int J Cardiovasc Imaging* 2006;**22**:305–10.
8. Mouanoutoua M, Maddikunta R, Allaqaband S, et al. Endovascular intervention of aortoiliac occlusive disease in high–risk patients using the kissing stents technique: long-term results. *Catheter Cardiovasc Interv* 2003;**60**:320–6.
9. Rigatelli G, Giordan M, Cardaioli P, et al. Iliac artery thrombosis after aortic balloon counterpulsation: treatment with intraarterial tirofi ban, manual thrombectomy and stenting. *Int J Cardiol* 2006;**112**:387–8.
10. Rigatelli G, Magro B, Maronati L, et al. An improved technique for gaining radial artery access in endovascular interventions. *Cardiovasc Revasc Med* 2006;**7**:46–7.

11. Flachskampf FA, Wolf T, Daniel WG, Ludwig J. Transradial stenting of the iliac artery: a case report. *Catheter Cardiovasc Interv* 2005;**65**:193–5.
12. Rigatelli G, Vassilev D, Ivanov K, et al. Recanalization of TASC C/D iliac occlusion: an improved technique through the radio-brachial access. *Cardiology and Angiology* 2014;**2**:174–9.
13. Kudo T, Chandra FA, Ahn SS. Long-term outcomes and predictors of iliac angioplasty with selective stenting. *J Vasc Surg* 2005;**42**:466–75.
14. Timaran CH, Prault TL, Stevens SL, et al. Iliac artery stenting versus surgical reconstruction for TASC (TransAtlantic Inter-Society Consensus) type B and type C iliac lesions. *J Vasc Surg* 2003;**38**:272–8.

第 24 章
腹股沟下和膝关节下经皮介入治疗

Gianluca Rigatelli，Robert S. Dieter，Ali Foorq，Le Cao Phuong Duy，and Aravinda Nanjundappa

陶静 刘军 沈鑫 译 李国庆 审校

* 基础；** 高级；*** 罕见的、奇特的或具有研究性质的
$，额外花费 < 100.00 美元；$$，额外花费 > 100.00 美元
⌛，额外花时间 < 10 min；⌛⌛，额外花时间 > 10 min
◐，并发症风险低；◐◐，并发症风险高

挑战

在腹股沟韧带水平，在发出腹壁下动脉和旋髂深动脉处髂外动脉延续为股总动脉（CFA）。在股骨头下缘，CFA 分为股深动脉（PFA）和股浅动脉（SFA）。SFA 闭塞时，位于外侧的 PFA 主要向远端血管提供侧支循环血流。严重 PFA 闭塞性疾病，合并严重的 SFA 疾病时，引起严重肢体缺血（CLI）。笔者认为，在处理 SFA 时应该保持 PFA 的血流正常。胫内动脉（胫前、后动脉和腓骨动脉）为下肢腓肠肌和比目鱼肌以及足动脉弓提供血液。上述血管是外周动脉疾病（PAD）的好发部位，但单支或多支血管狭窄很少引起 CLI。更确切地说，在髂股动脉系统近端未发生血流限制时，至少两根（通常是全部三根）腘下动脉的严重疾病才会引发 CLI。在残肢抢救过程中，大多数患者会出现多血管、多节段血管病变[1-2]。

非侵入性检查

踝 / 臂指数

踝 / 臂指数（ABI）低于 0.3 ～ 0.4 与严重的间歇性跛行、静息痛相关，最终导致溃疡无法愈合。踝关节压力小于 50 mmHg 时，溃疡或坏疽无法愈合。糖尿病患者由于动脉钙化，ABI 会被高估，脚趾收缩压评估糖尿病患者末梢循环有效。踝关节压力值 < 30 mmHg 提示 CLI 和组织存活能力差。其他非侵入性检查方式包括多普勒超声、计算机体层血管成像（CTA）和磁共振血管造影（MRA）[3]。

多普勒超声

彩色多普勒超声成像可以提供重要的解剖信息和一些功能信息（例如，在狭窄处的血流速度梯度）。通过多普勒超声可将下肢动脉网可视化，对血管狭窄程度和范围进行评估，测量动脉血流速度。这项技术适用于支架植入后的随访。缺点包括检查时间过长和操作人员技能差异较大。此外，测量小腿动脉全长的多普勒成像非常困难[3]。

计算机断层扫描血管成像

多排螺旋 CT 血管成像技术（MDCTA）被广泛应用于 PAD 的初步诊断和治疗。MDCTA 可在一次屏住呼吸中，在亚毫米分辨率下快速成像整个下肢和腹部血管。目前关于 MDCTA 的前瞻性研究证据尚缺乏，但其他研究数据显示，该技术的敏感性、特异性和准确性与血管造影检查无明显差异。MDCTA 主要局限性包括碘对比剂的使用、辐射暴露和钙化病变存在。后者可引起"晕状伪影"，并可使有实质性钙的节段无法进行评估。支架段也会引起明显的伪影，影响对血管的评估[3]。

磁共振成像

在许多中心，利用钆对比剂进行 MRA 成像，已成为诊断和治疗 PAD 患者的首选技术。MRA 的优点包括其安全性和能够在一次设置中提供快速的全腹部、盆腔和下肢的高分辨率三维（3D）成像。MRI 的 3D 特性意味着，从理论上讲，可以在无限个平面上旋转和评估图像体积。MRA 对于干预前的治疗计划和评估病变是否有合适的血管入路是有用的。手术前 MRA 可最大限度地减少使用碘对比剂和辐射暴露。周围血管段内的支架可能产生磁敏感伪影，使这些段的评估变得困难。然而，支架的信号丢失极大地依赖于金属合金，镍钛合金支架产生最小的伪影。与 CTA 相比，血管中钙的存在不太可能在 MRA 上造成伪影，这可能代表了糖尿病和慢性肾病患者弥漫性钙化血管检查的潜在优势。增强 MRA 诊断 PAD 的敏感性和特异性为 > 93%。一些研究表明，对比增强 MRA 在 PAD 诊断方面比彩色双功能超声具有更好的鉴别能力[3]。对于肾小球滤过率（GFR）较低的患者，MRA 也可以在不使用任何对比剂的情况下进行：如"飞行时间"进行血管评估，而无须输注钆对比剂。

侵入性检查

血管造影术

血管造影术通常用于非诊断性的非侵入性研究或计划进行血管内介入治疗时。当用于这一目的时，通常建议对受影响区域进行完整的成像。数字减影血管造影（DSA）被推荐用于血管造影检查，因为与传统的非减影血管造影相比，该技术可以增强成像能力。从技术角度来看，导管越靠近待成像的目标血管，图像清晰度越好，所需的对比剂体积越小。因此，选择性和超选择性的导管放置有助于优化图像质量。在肾功能不全或远端血管闭塞不能通过近端注射对比剂显像的情况下，特别推荐使用这种方法。在冠状动脉造影中，从不同角度获取图像是一种规则，但在外周成像中却不那么普遍，这主要是因为完整的外周径流血管造影（与冠状动脉血管造影相反）需要覆盖广泛的区域。尽管如此，对于存在疑问或不确定是否存在重大病变的区域，不同角度视图可以更好地描绘和定义病变的严重程度，并阐明其对临床综合征的潜在贡献[3]。

血管造影的并发症包括动脉夹层、动脉粥样硬化栓塞、对比剂引起的肾衰竭和穿刺部位并发症（如假性动脉瘤、动静脉瘘和血肿）。随着技术的改进，这些问题得到了很大的缓解，包括使用非离子型对比剂、DSA、在使用和不使用血管扩张剂的情况下测量狭窄处的动脉内压（舒张前的显著收缩压差为 5 ～ 10 mmHg，舒张后的显著收缩压差为 10 ～ 15 mmHg），以及更复杂的图像投影和保留[3]。

血管入路

逆行穿刺和交叉技术

通过标准的穿刺和鞘置入进入 CFA。在腹主髂动脉造影后，可以使用猪尾导管或 Soft-Vu®Omni Flush 4 Fr 高流量导管进入对侧髂动脉，通过导丝进入对侧 CFA，然后选择性地对肢体进行成像。在经皮介入治疗的情况下，应在诊断导管上方放置一根中等硬度的 0.035 英寸标准导丝，导管本身和股鞘可以换成交叉直鞘或预制的鞘。

顺行技术

当不能采用交叉技术时（如后主动脉-双股动脉搭桥手术、之前的髂对吻支架或严重迂曲），或当需要进入膝盖以下的复杂远端血管时，顺行入路是进入靶血管的最直接途径。局部麻醉后，应在透视引导下在股骨头第三内侧的 CFA 内进行穿刺。X 线透视加或不加超声是首选的工具，因为单独触诊脉冲通常会导致 SFA 或 PFA 的穿刺位置偏低。一旦观察到针头有回流，就可以在透视或路线图引导下将导丝导入 SFA。或者，通过微穿刺扩张器或鞘注入少量对比剂以获得对照图。使用对照图，可以将导丝导入 SFA（图 24.1）。

肱动脉和桡动脉入路

在不能使用交叉技术的特定病例中，特别是当髂疾病合并 SFA 近端狭窄时，根据患者的体型，可以选择肱或桡动脉入路。如果到目标病灶的距离允许，且有合适的导管长度（150 cm 或更长），则首选桡动脉入路以减少出血并发症。

血管成形术和支架植入

传统的股腘动脉病变腔内治疗方法包括使用带或不带自膨式支架的球囊血管成形术。早期研究表明，支架植入术优于单纯球囊血管成形术[4]。然而，当对患者进行超过 1 年的随访时，支架在初期通畅性方面优于球囊血管成形术的益处消失[5]。因此，一般来说，只要没有出现明显的夹层或弹性回缩，并且病变中没有明显的残余

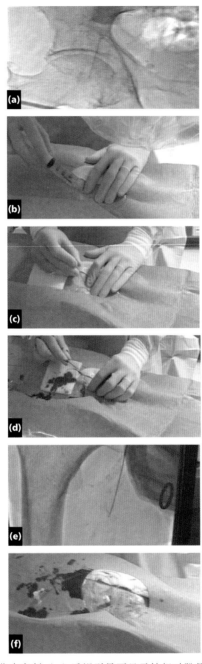

图 24.1 顺行分步穿刺：（a）透视引导下显示针相对股骨头的相对位置；（b）局部麻醉；（c）标准穿刺；（d，e）导丝插入和推进；（f）鞘向前穿过导丝。

压力梯度，传统的球囊血管成形术被认为是股腘动脉非钙化局灶性狭窄的首选治疗方法［跨大西洋协会共识（TASC）A 和 B］[6]。另一方面，与传统血管成形术相比，镍钛合金自膨胀支架可提高 1 年的通畅率，并且可放置在屈曲区域，如远端 SFA 或腘动脉。然而，支架的使用受到后期再狭窄的限制[5]。

药物涂层球囊技术

在股腘动脉疾病中，药物洗脱球囊通畅性明显优于常规血管成形术（82.2% *vs.* 52.4%；$P < 0.001$）[7]。当使用药物涂层球囊时，应充分预扩张病灶。将药物涂层球囊充气至少 3 min。支架植入术通常用于血流受限夹层。

支架移植物

支架移植物（Viabahn® endoprostheses）已被用于治疗复杂的 SFA 疾病多年。然而，最近，在 SFA 中，RELINE 试验显示支架移植优于单纯球囊血管成形术[8]。美国食品和药物管理局（FDA）已经批准将其用于支架内再狭窄。一般来说，这些自扩张支架的开放率与病变的长度无关。在 RELINE 试验中，与单纯血管成形术相比，Viabahn 组 12 个月的初级通畅优于单纯血管成形术组（74.8% *vs.* 28%；$P < 0.001$）。然而，74.8% 的初始通畅率并不优于传统的自扩张支架。其局限性包括支架移植物血栓形成和边缘再狭窄。

药物涂层自膨胀支架

药物涂层自膨胀支架（DES）已经被批准使用数年。ZILVER-PTX 研究的 5 年随访数据表明，DES 在临床终点、通畅性和免于血运重建方面优于单纯血管成形术[9]。在上述各项指标中，临时 DES 的效果均优于临时裸金属支架。这些结果表明相对风险降低约 40%。

总之，随着技术的进一步改进，药物涂层球囊和支架的使用可能会继续下去。

动脉粥样硬化切除术

切除性动脉粥样硬化切除术

这种消融技术避免了球囊扩张成形术中经常发生的气压伤和斑块移位。严重钙化的 SFA 病变仍难以用动脉粥样硬化切除术治疗；

因为很难切掉钙化斑，同时还会增加栓塞的风险。

SilverHawk[TM] 系列动脉粥样硬化切除术导管可实现定向动脉粥样硬化切除术。根据血管的大小和病变的长度，有几种型号。该设备通过 0.014 英寸的导丝进行引导，并可根据病变的位置通过顺行或逆行通道引入。随着叶片的旋转，导管缓慢而平稳地穿过病变，从血管壁上切除斑块。大多数人主张使用栓塞保护装置进行动脉粥样硬化切除术，以降低远端栓塞的风险。切割过程完成后，将杠杆推进，关闭储层并覆盖切割刀片。然后将设备重新定位，进行下一道工序。这是通过取出设备，然后旋转切割刀片外壳约 30° 以接合斑块的另一部分来实现的。这个顺序可以根据需要重复多次。经过 2 ～ 6 次后，根据病变的长度，必须取出设备并进行清洁。必须从头锥清除动脉粥样硬化。一旦清洗干净，可以重新插入该装置，继续进行动脉粥样硬化切除术[10]。

其他用于动脉粥样硬化切除术的系统包括 CSI Diamondback360® orbital 动脉粥样硬化切除术系统。该系统使用偏离中心的金刚石旋磨头刺，类似于旋磨术，但旋磨头的两端都具有进行动脉粥样硬化切除术的能力。Jetstream[TM] 是另一种用于动脉粥样硬化切除术的设备。它独特地增加了分级动脉粥样硬化切除术以及病变治疗时的抽吸。除了用于 SFA 和腘动脉外，这些动脉粥样硬化切除术系统在治疗钙化的 CFA 方面也非常有用，并且效果持久[11-12]。

准分子激光去除斑块

准分子激光辅助血管成形术的技术是在短脉冲持续时间内使用强烈的紫外光（UV）脉冲，达到每脉冲 50 mm 的穿透深度。准分子激光辅助血管成形术的优势在于能够通过光化学而不是热方法直接破坏分子键，从而消除了热损伤的风险，而传统上连续波热尖端激光治疗周围血管闭塞的使用受到热损伤的限制。

血管内冷冻成形术

血管内冷冻成形术结合了血管成形术的扩张力和同时向动脉壁输送冷热能。这两种效果都是通过向导管中填充氧化亚氮而不是通常的对比剂和生理盐水的混合物来实现的。实验表明，该方法可诱导参与再狭窄过程的平滑肌细胞和其他细胞系凋亡[13]。一项随机试验比较了 SFA 支架植入术后冷冻成形术和传统血管成形术，在 12 个月的再狭窄方面，冷冻成形术获得了优于传统血管成形术的结果

（29.3% *vs.* 55.8%，*P* = 0.01）[14]。

支架或球囊治疗股动脉疾病

局灶性狭窄或闭塞通常可以很容易地用球囊扩张治疗，球囊：动脉比略小于 1.0。在血流受限夹层或效果欠佳的情况下，可使用自膨胀支架获得成功。长时间的球囊充气可以成功地固定夹层。覆盖的、自我膨胀的支架移植物可用于长节段疾病或穿孔，但通常受到边缘再狭窄"糖纸"效应的限制。

股浅动脉慢性完全闭塞

大多数长 SFA 闭塞从近端残端开始，然后通过来自 PFA 的侧支血管进行不同程度的远端血管重建。血管造影评估近端残肢可能需要多个血管造影成像角度。在 35° ~ 40° 同侧位，可以确定近端残端长度和可能的入路选择，包括顺行、对侧或上肢入路。如果没有或近端残端非常短，那么在选择器械时必须考虑到 SFA 的处理和 PFA 的保存[13]。

穿透坚硬的近端帽

慢性完全闭塞（CTO）的纤维帽通常与支持导管交叉，如 Glidecath® 或 Quick-Cross® 导管和倾斜或直硬 Glidewire®。可能需要使用更硬的导丝，如 Confianza® 或 Glidewire 的后端，或 Frontrunner® 导管。如果导丝远端不在真腔，行血管造影有可能导致夹层扩大，远端显影受影响。对于近端帽穿刺困难的患者，术者可以尝试通过远端 SFA 或腘窝通路（逆行腘窝棒）进行再通。对于近端动脉帽困难的患者，术者可能会尝试通过远端 SFA 或腘动脉通路进行再通（逆行腘动脉）[13]。Wildcat 和 Kittycat 导管也是进入近端帽部和 CTO 的有用导管。

最佳操作

真腔穿越

一根 0.035 英寸的带有预成形尖端的 Glidewire 相当合适。在非常狭窄的情况下，0.018 英寸的 Astato 导丝，它有一个坚硬的尖端，是相当容易操纵的。0.014 英寸导丝的选择是 Asahi Grand Slam® 或 Mailman™ 导丝。一般来说，0.014 英寸的导丝不能提供足够的支撑力，需要在初始交叉和使用较小直径的球囊进行血管成形术后更换。

内膜下穿越

该技术由一根柔性镍钛导丝（如 Glidewire）通过一段由滑动或快速交叉导管支撑的长段完全闭塞的 SFA，并经常脱出（指节）。内膜下交叉在腘动脉中是不太理想的：应尽一切努力避免内膜下交叉，因为在腘动脉中尽可能避免支架植入。在 SFA 中，导丝被有意地以环（指节）导向内膜下间隙，但最终在远端帽处或远端真腔内重新导入。随着线圈直径的增加，可靠地重新进入真腔的成功率可能会降低。当导丝环尺寸增大时，操作人员应停止前进，将导丝收回到支撑导管中，然后再用导丝探查并在此时用带导管支撑的较小的线环重新启动[13]。使用内膜下血管成形术，解剖结果多种多样，包括长闭塞、高度钙化闭塞、弥漫性串联病变和冲洗 SFA 闭塞，可以有效地与钢丝交叉并治疗。

内膜下血管成形术的技术失败通常是由于不能从内膜下重新进入真腔。为了提高内膜下再通的成功率，已经开发了几种新的装置，并已投入使用。先锋导管使用血管内超声，通过识别血流来帮助定位远端真管腔，从而引导穿刺针重新进入。当导管朝向真管腔方向时，一根 0.014 英寸的导线进入真管腔以完成再通过程。用于重新进入的 Outback® 导管是一种 6 Fr 兼容导管，带有一个空心 22 口径套管，用于使用透视成像的远端血管进入[13]。一种相对较新的系统，Viance™ 交叉导管，用于内膜下穿过完全闭塞，然后使用 Enter™ 球囊导管实现基于导线的重新进入真腔。

Safe–Cross® 导丝

Safe-Cross 导丝具有光学相干反射计的独特特性。如果近红外传感器获得的反射信号识别出由绿色指示灯表示的光源位置，则该导线与射频能量相耦合，射频能量从尖端传递。如果反射信号为红色，表明导丝靠近腔内壁，则无法提供射频能量。该技术的好处是理论上的优势是保留在腔内空间，从而减少长闭塞病变的剥离平面。某些解剖情况有利于其使用。在三种临床情况下，使用 Safe-Cross 导丝进行腔内通道可能会产生更大的成功：① SFA 无可见结节的同向闭塞，②转折处闭塞，③突出侧支通道部位的闭塞。

远端再入

当导丝尖端靠近远端帽时，如果可能的话，操作者应收回导丝并在不带导丝环的情况下再次进行试探，然后再尝试带导丝环重新进入。如果此时导丝没有出现在真正的管腔内，则不要继续前进更远端的内膜下通道。这就是使用再入装置的地方。使用 Glidewire 进一步剥离将导致进行性内膜下通道的建立，从而降低真正成功进入管腔的可能性。在重新进入真管腔后，操作者应该能够移除导丝并通过支撑导管吸血。如果发生这种情况，那么操作者可以通过稀释对比剂的导管进行血管造影，以评估远端血管的情况[13]。

在胫动脉完全闭塞的情况下，实现真正的管腔交叉是非常可取的。这是因为胫动脉的 P2 段并不是支架植入的理想位置。因此，胫动脉闭塞被指定为 TASC-D 病变。然而，作为最后的手段，可以进行支架植入。最近，Supera™ 支架系统获得了更好的效果[15-16]。只要使用常规血管成形术或刻痕球囊血管成形术可以获得合理的结果，最终使用药物涂层球囊的血管成形术可以产生持久的结果。

技巧和提示

** 股动脉闭塞再入的特殊技术　有时，内膜下再通过程中，由于明显钙化和长时间的闭塞，重新进入真腔是非常具有挑战性的。获得真腔的技术包括：

1. 使用再入装置（图 24.2）。

2. 在 4 Fr Berenstein 导管内使用硬冠状动脉导管穿过内膜瓣，进入真腔（Cross-it 200-300；图 24.3）。

3. 使用 Terumo 导丝的后部，J 形定制，预成型。只有当其他方法不起作用或没有手术选择时，才应谨慎使用该技术。

急性股动脉闭塞再通术

股胫动脉疾病谱不仅包括慢性闭塞性疾病，还包括急性肢体缺血。动脉内溶栓是治疗急性下肢缺血的一种替代球囊扩张的方法。经皮治疗包括血栓导管抽吸或溶血性血栓栓塞切除术[17-18]。

该技术包括对侧逆行或同侧顺行股动脉入路，并用 0.035 英寸软导线穿过闭塞处。在急性血栓形成的情况下，建议动脉内溶栓 12 ～ 24 h。为了优化结果，采用外周动脉溶栓术 6 Fr 装置如

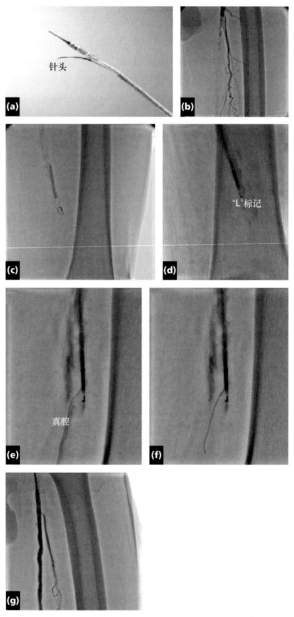

图 24.2 （a）Outback® 导管：针头从导管侧面伸出，易于定向。（b）基线血管造影显示严重钙化的股浅动脉闭塞（SFA）。（c）内膜下空间内球囊膨胀。（d）针头定位程序："L"标记指向 SFA。（e）从针孔注入对比剂，确认血管真腔的正确位置。（f）针内导线通过。（g）支架植入和球囊扩张后的最终结果。

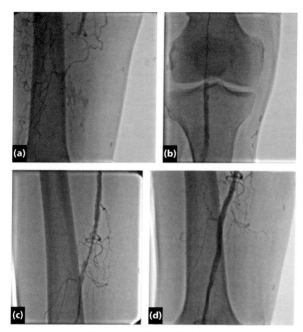

图 24.3 （a）合并冠状动脉疾病的糖尿病患者的长闭塞。（b）使用 Berenstein 导管和 Cross-It 300 导线进行内膜下再通。（c）球囊血管成形术后的结果。（d）6 mm×150 mm 自膨胀支架植入术后的最终结果。

AngioJet^{TM} 可用于 3 ～ 6 次（最大血容量 200 ～ 300 ml，以避免老年患者的溶血）以完全恢复血流。在耐药性血栓形成的情况下，可能需要使用球囊扩张成形术（图 24.4）。

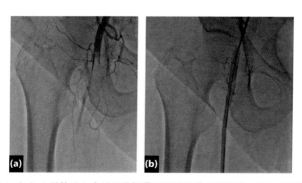

图 24.4 （a）心导管置入术后压缩绷带后股浅动脉急性闭塞。（b）人工抽吸、溶栓和球囊血管成形术后血流恢复。

栓塞保护装置

在以下"栓塞高风险"的临床场景中，需要栓塞保护装置（EPDs）：

1. 所有搭桥闭塞、血栓形成，以及任何具有大斑块或血栓负担的移植术狭窄，且有足够的着陆区

2. SFA 支架血栓形成，有足够的着陆区

3. 亚急性（＜2 周）症状恶化的患者，因为这些患者通常有较大数量的"新鲜"血栓，因此栓塞的风险较高

4. 大多数复杂的长 SFA TASC C 和 D 病变伴足胭段单血管径流

5. 伴有 ≥ 3.0 mm 胭下血管供血的远端血管段或血管小体受损的 CLI 患者

6. 伴有严重近端 SFA 疾病的 CLI 患者，单血管径流有足够的着陆区[19]。

技巧和提示

** 放置 EPD SpiderFX™ 滤器可以使用 0.035 英寸锥形亲水快速交叉导管通过 CTO 输送，距离最远端病变至少 10 ～ 15 mm。SpiderFX 过滤系统是用户友好的，通过这种方法易于交付，节省了 2 ～ 3 个步骤和交换。

** 滤器定尺 应尝试将滤器的定尺与血管 1∶1 匹配，以尽量减少血管损伤和血管痉挛。

** 胭动脉下 EPD 胭动脉下血管易发生痉挛，因此建议动脉内使用硝酸甘油、维拉帕米和尼卡地平治疗胭动脉下 EPD。SpiderFX 的尺寸范围为 3 ～ 7 mm。在部署胭下动脉 EPD 时，必须避免滤器过大和移动，以减少并发症。

** 尽量减少 EPD 移动 在部署后尽量减少 EPD 滤器的移动，以避免并发症。理想情况下，在所有外周血管介入（PVI）交换和操作过程中，滤器应保持在视野内。不能使 EPD 迁移最小化可导致血管痉挛和内膜损伤。

** 术后滤器血管造影 获得滤器的详细最终放大血管造影，以识别任何碎片，以制定 EPD 捕获策略。当血管造影中发现碎片时，

使用 0.035 英寸 Quick-Cross 导管可以实现部分滤器捕获；然而，小心地取出滤器是必要的，这样它就不会从回收系统中滑出，并与血管或任何支架纠缠在一起。近端过滤器"口"上的马蹄形阴影不透明标记物通过在过滤器回收期间仅捕获 Quick-Cross 导管内的标记物来促进部分捕获。内部的 Quick-Cross 导管边缘是亲水的，并且 Quick-Cross 导管的直径比现有的 SpiderFX 捕获系统大，这有利于部分过滤器捕获。因此，在"满篮"捕获过程中，碎片通过过滤器孔挤出的可能性较小。

** 滤丝支持　SpiderFX 滤丝易于输送，通常足以支持大多数 PVIs，包括激光动脉粥样硬化切除术，斑块切除动脉粥样硬化切除术和支架植入术。SpiderFX 设备与 CSI 胫动脉粥样硬化切除术系统不兼容。然而，如果使用 CSI Diamondback 切除装置，NAV6™ Emboshield 滤器可以与 ViperWire 一起使用。

**"满篮"　如果在最后一次血管造影前滤器闭塞（"满篮"），应在取出滤器前进行血栓抽吸术。当对长 SFA 支架内血栓形成或血栓搭桥进行复杂 PVI 时，这并不罕见。如果在注射对比剂时遇到缓慢的流动，观察滤器并怀疑栓塞。

胫下动脉介入治疗

下肢动脉疾病的严重并发症之一是 CLI，这是一种进行性的、多节段的动脉粥样硬化性疾病，经常涉及三条胫动脉中的任何一条或全部的狭窄和闭塞。临床表现包括静息性疼痛和不能愈合的溃疡。除非足部的直线血流能够恢复，否则该组织就无法愈合；后遗症通常包括截肢。TASC Ⅱ报告指出，有越来越多的证据支持对 CLI 和胫下动脉闭塞患者行经皮腔内血管成形术（PTA），当足部血流可以重新建立时，以及在有内科合并症的情况下，治疗成功的预测因素包括较短的闭塞长度和较少的治疗血管[3-4]。

常规血管成形术和胫下血管支架植入术

CLI 定义为：①持续复发的休息性疼痛，需要镇痛，踝关节收缩压 < 50 mmHg 和（或）脚趾收缩压 < 30 mmHg，和（或）②足部溃疡、坏疽或未愈合的伤口[20]。

动脉粥样硬化切除术

　　胫动脉可通过动脉粥样硬化切除术治疗，无须预扩张，而闭塞通常需要在导丝成功穿过后进行预扩张。内膜下平面动脉粥样硬化切除术可能导致穿孔。

　　必须强调的是，血管内介入并不排除后续的搭桥手术或重复血管内介入手术干预。因此，血管内介入治疗 CLI 失败后，显然可以在发病率和死亡率均较低的情况下再次介入保肢。

　　美国心血管造影和介入学会（Society for Cardiovascular Angiography and Interventions，SCAI）发布了血管介入的适当使用标准，包括髂动脉、股腘动脉和胫动脉介入。强烈建议使用这些指南[6]。

技巧和提示

　　*** 腘足入路　在顺行血管重建技术不可行或失败的情况下，远端 SFA、腘动脉和足动脉入路可作为股浅动脉和胫浅动脉逆行血运重建的可行选择，尤其是在 CLI 治疗中。在干预期间，还需要同时从上方进入，以便进行可视化。

　　** 腘动脉穿刺　这可以使用对比剂引导或多普勒超声引导来进行，以避免穿刺腘静脉。取仰卧位股动脉入路，术后患者小心转向俯卧位腘动脉入路。面临的挑战是保持无菌方式进入股鞘，但这可以在工作人员的帮助下实现。在造影引导下，从上面的通道将对比剂注入腘动脉。如果不行，可以使用多普勒进入腘动脉。一旦成功穿过闭塞，血管成形术和支架植入就可以在股鞘造影引导下从腘动脉入路完成。直接用手压迫止血，压迫 6 h 左右。另一种方法是取走腘窝鞘后，从上方顺行充气球囊 5 ～ 7 min。此外，Perclose 闭合装置已成功用于腘动脉入路止血。

　　** 逆向穿刺　患者可采用通常的仰卧位穿刺方式，并可从上方（肱或股）穿刺。在此之后，逆向可以进入胫前或胫后动脉，取决于哪一个较大，使用对比剂或超声引导，如前所述。通常，6 cm 的 4 Fr 鞘是首选。如果足部血管不够大，不能安装 4 Fr 鞘，也可以考虑无鞘血管成形术。通常通过手动按压止血，但在体型较小的患者中可使用经桡动脉 9 TR Band®。或者，也可以利用在入路部位球囊扩张 5 min 来止血。这会导致明显的痉挛，可以用硝酸甘油来治疗。

　　*** 结合冠状动脉和周边设备治疗胫动脉和足动脉闭塞　胫动

脉和足动脉与冠状动脉虽然不完全相同，但非常相似。冠状动脉导丝和球囊在这些动脉段中可以应用，当外周标准或甚至专用导丝（Terumo、V18 等）和球囊无法通过时，可以使用这些器械实现完全再通。同样，冠状动脉支架也可以用于胫腓血管的限制性夹层。

　　*** 足底弓技术　尤其是足溃疡患者，应考虑进行足底弓重建（足底环技术[5]；图 24.5）。扩张术通常使用长而专用的球囊，对于非常狭窄、不可交叉的病变，则使用直径为 2.0 ～ 3.0 mm 的球

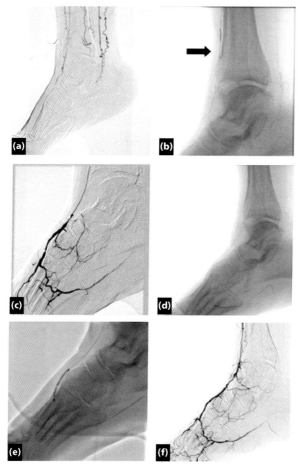

图 24.5　足底环技术。（a）胫前后动脉闭塞，足动脉灌注极小。（b）胫前动脉内膜下再通，使用环状 0.018 英寸亲水导丝（箭头）。（c）通过 1.5 mm×20 mm 的冠状动脉球囊注射对比剂，对足动脉和弓进行选择性血管造影，以确认再次入路成功。（d）通过足底弓的动脉环。（e）球囊。（f）最后结果。

囊。专用球囊包括用于腘下动脉和足底动脉或踝动脉长度为 100 ～ 200 mm 的 Sterling™ 或 Amphirion 外周球囊，以及 1.5 mm、2.0 mm 或 3.0 mm×20 mm、30 mm 或 40 mm 长 Sprinter® 冠状动脉球囊。

*** **在足动脉中使用 Rotablator™** 当专用球囊甚至冠状动脉球囊无法通过时，1.25 ～ 1.5 mm 旋磨头的旋磨器可以用于足动脉和踝动脉血管再通（图 24.6）。应注意通过神经放射学微导管或 1.25 mm 球囊将冠状导丝更换为标准的 Rotablator 导丝，以避免导丝丢失和位置丢失。

并发症

穿刺并发症

当使用对侧入路时，术者应避免过度操作鞘，以避免远端栓塞。顺行穿刺时，应以 45° 角直线进针，避免术中鞘扭结。操作者应使用透视检查来识别股骨头，以避免高位或低位。高位可导致腹膜后出血，低位可导致术中血栓形成、动静脉瘘或假性动脉瘤[4]。

技巧和提示

*** **避免斑块切除并发症** 在 SFA 中进行斑块切除时，操作者应在四象限切除后拍照，以避免深壁切口或穿孔。应注意不要在动脉拐弯处和严重钙化的血管处过度切割。当遇到阻力时，术者不应强行前送。相反，施加轻微的向前压力，缓慢旋转导管，以找到阻力较小的平面。然后回到抵抗区，再试一次。在将斑块长度剪短后，

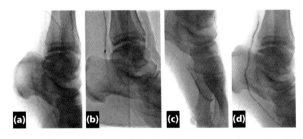

图 24.6 踝动脉钙化严重且长闭塞（a）采用混合器械治疗：尝试冠状动脉球囊治疗失败后，更换冠状动脉 1.5 mm 旋磨头轻磨器（b），冠状动脉 2.0 mm× 30 mm 球囊扩张，然后采用外周长 2.0 mm×100 mm 球囊扩张（c），最终效果良好（d）。

再装上较大的装置。有些术者选择使用远端保护；我们也认同这种方法。

　　*** **避免激光斑块切除术并发症**　当激光导管有阻力时，不要推进。术者遇到阻力时，应该将导管拉回，让激光在阻力点工作几秒钟，或更换为更小的导管[4]。

　　** **避免血管成形术并发症**　避免过度扩张病灶。在进行血管成形术时，应该始终对患者的不适症状保持警惕。如果患者主诉有轻微的疼痛，那么术者应该在球囊扩张时或支架扩张后降低压力，并评估任何潜在的机械并发症[4]。

穿孔

　　对于轻微的 SFA 穿孔（特别是导丝穿孔），许多术者选择继续手术，减少或逆转抗凝。对于腘动脉以下的轻微穿孔，如果球囊填塞不成功，应逆转抗凝，用 ACE 绷带外压，以避免筋膜室综合征。对于较大的穿孔，如动脉粥样硬化切除术可能导致的穿孔，长时间的低压球囊膨胀几分钟，配合逆转抗凝治疗效果良好。如果多次尝试后仍无效，可以使用覆盖支架，如 SFA 中的 Viabahn 支架[4]。

动脉痉挛

　　术者常见胫/腓动脉痉挛，可用动脉内硝酸甘油缓解。如果在第一次尝试中没有解决，应该通过导管直接将 100 μg 硝酸甘油注入痉挛的动脉。也可以尝试硝酸甘油和钙通道阻滞剂的联合治疗，以获得更好的疗效。硝普钠对慢血流和痉挛也有用；它是一种大血管和微血管扩张剂，不像硝酸甘油，硝酸甘油只是一种大血管扩张剂[4]。

急性血栓形成

　　术者可以使用机械取栓导管（如 Export 导管）或流变导管（如 AngioJet）处理术中血栓形成。术者也可以选择通过输液导管局部输送溶栓剂。激光已被作为一种选择[4]。

远端栓塞

　　术者可以使用人工抽吸导管，如 Diver、Pronto® 或 QuickCat™。如果不成功，可以尝试使用低轮廓的血管成形术球囊固定栓子。如果存在残余栓塞，可以考虑溶栓灌注[4]。

筋膜室综合征

这种综合征指的是在一个封闭的空间（通常是肢体的一个封闭的肌筋膜室），压力变得足够高，从而限制组织灌注和氧输送的情况。它通常发生在长时间缺血之后，通常由最初的缺血损伤和随后的再灌注引起[4]。偶尔，筋膜室综合征可由穿孔引起，也有静脉浸润导致上肢筋膜室综合征的报道。这需要使用筋膜切开术进行手术治疗。

参考文献

1. Makam P, Nguyen P. Infrainguinal and infragenicular interventions. In: *Practical Handbook of Advanced Interventional Cardiology: Tips and tricks*, 3rd edn. Oxford: Blackwell, 2008: 438–52.
2. Lumsden A, Davies M, Peden EK. Medical and endovascular management of critical limb ischemia. *J Endovasc Ther* 2009;**16**(suppl II):31–62.
3. Norgren L, Hiatt WR, Dormandy JA, et al. Inter-society consensus for the management of peripheral arterial disease (TASC II). *J Vasc Surg* 2007;**45**(Suppl S):S5–S67.
4. Dick P, Wallner H, Sabeti S, et al. Balloon angioplasty versus stenting with nitinol stents in intermediate length superficial femoral artery lesions. *Catheter Cardiovasc Interv* 2009;**74**:1090–5.
5. Chowdhury MM, McLain AD, Twine CP. Angioplasty versus bare metal stenting for superficial femoral artery lesions. *Cochrane Database Syst Rev* 2014;**6**:CD006767.
6. Rooke TW, Hirsch AT, Misra S, et al. 2011 ACCF/AHA Focused Update of the Guideline for the Management of Patients With Peripheral Artery Disease (Updating the 2005 Guideline): A Report of the American College of Cardiology Foundation/American Heart Association Task Force on Practice Guidelines. *J Am Coll Cardiol* 2011;**58**:2020–45.
7. Tepe G, Laird J, Schneider P, et al. Drug-coated balloon versus standard percutaneous transluminal angioplasty for the treatment of superficial femoral and popliteal peripheral artery disease: 12-month results from the IN.PACT SFA randomized trial. *Circulation* 2015;**131**:495–502.
8. Bosiers M, Deloose K, Callaert J, et al. Superiority of stent-grafts for in-stent restenosis in the superficial femoral artery: twelve-month results from a multicenter randomized trial. *J Endovasc Ther* 2015;**22**:1–10.
9. Dake MD, Ansel GM, Jaff MR, et al.; Zilver PTX Investigators. Durable clinical effectiveness with paclitaxel-eluting stents in the femoro-popliteal artery: 5-year results of the Zilver PTX Randomized Trial. *Circulation* 2016;**133**:1472–83.
10. Radvany M, Kiesz RS. Plaque excision in management of lower extremity peripheral arterial disease with the SilverHawk atherectomy catheter. *Semin Interven Radiol* 2008;**25**:11–18.
11. Cioppa A, Stabile E, Salemme L, et al. Combined use of directional atherectomy and drug-coated balloon for the endovascular treatment of common femoral artery disease: immediate and one-year outcomes. *EuroIntervention* 2017;**12**:1789–94.

12. Mehta M, Zhou Y, Paty PS, et al. Percutaneous common femoral artery interventions using angioplasty, atherectomy, and stenting. *J Vasc Surg* 2016;**64**:369–79.
13. Lyden S, Shimshak R. contemporary endovascular treatment of the superficial femoral and popliteal arteries: an integrated device-based strategy. *J Endovasc Ther* 2006;**13**(Suppl II):41–51.
14. Banerjee S, Das TS, Abu-Fadel MS, et al. Pilot trial of cryoplasty or conventional balloon post-dilation of nitinol stents for revascularization of peripheral arterial segments: the COBRA trial. *J Am Coll Cardiol* 2012;**60**:1352–9.
15. Goltz JP, Ritter CO, Kellersmann R, et al. Endovascular treatment of popliteal artery segments P1 and P2 in patients with critical limb ischemia: initial experience using a helical nitinol stent with increased radial force. *J Endovasc Ther* 2012;**19**:450–6.
16. León LR, Jr, Dieter RS, Gadd CL, et al. Preliminary results of the initial United States experience with the Supera woven nitinol stent in the popliteal artery. *J Vasc Surg* 2013;**57**:1014–22.
17. Berczi V, Deutschmann HA, Schedlbauer P, et al. Early experience and midterm follow-up results with a new rotational thrombectomy catheter. *Cardiovasc Intervent Radiol* 2002;**25**:275–81.
18. Kasirajan K, Gray B, Beavers FP, et al. Rheolytic thrombectomy in the management of acute and subacute limb-threatening ischemia. *J Vasc Interv Radiol* 2000;**12**:413–21.
19. Allie C, Ingraldi A, Patlola R, et al. Clinical insights into the use of embolic protection devices during lower extremity peripheral vascular interventions. *J Invasive Cardiol* 2009; **21**: 418–22.
20. Dorros G, Jaff MR, Dorros AM, et al. Tibioperoneal (outflow lesion) angioplasty can be used as primary treatment in 235 patients with critical limb ischemia: five-year follow-up. *Circulation* 2001;**104**:2057–62.

第 25 章

肺栓塞

Faisal Latif，Mihas Kodenchery，Tram B. Nguyen，Nie Shao-Ping，
Tarneem Darwish，and Zeeshan Khan

陶静 刘军 蒋玉洁 译 杨毅宁 审校

* 基础；** 高级；*** 罕见的、奇特的或具有研究性质的

$，额外花费＜ 100.00 美元；$$，额外花费＞ 100.00 美元

⏳，额外花费＜ 10 min；⏳⏳，额外花费＞ 10 min

🔴，并发症风险低；🔴🔴，并发症风险高

挑战

　　肺栓塞（PE）是心血管疾病发病和死亡的主要原因[1-2]。危及生命的急性 PE 由以下原因引起：①急性肺动脉直接机械性阻塞；②右心室负荷过重导致急性右心室衰竭；③心输出量减少导致血流动力学休克。快速的经血管内治疗与迅速的中央凝块清理可缓解危及生命的心室紧张并恢复足够的肺灌注。PE 的最终管理目标是提高急性生存率和出院率。此外，PE 治疗的选择将影响患者的长期生存和慢性血栓栓塞性肺动脉高压（CTEPH）的进展。

策略规划

　　一旦怀疑 PE，患者应紧急做心电图、经胸超声心动图，还有实验室检查如肌钙蛋白和 B 型利尿钠肽（BNP）或 pro-BNP 等。根据这些发现，PE 可分为高风险、中风险和低风险。风险分层有助于更好地选择保守、药物介入、导管或外科手术治疗策略。

高风险标志和风险分层

　　提示高风险 PE 的患者（表 25.1）应急诊治疗[3-5]。高风险或中风险 PE 患者的风险分层指标中应包括颅内出血和严重出血的可能性[6-8]。系统性溶栓的绝对禁忌证列于框 25.1。

基于系统的实践

肺栓塞反应小组（PERT）模型[9-10]

　　PE 的治疗通常由多个部门提供，因此许多社区医院和学术中心已经建立了专门的肺栓塞反应小组（PERTs），以实现更高水平的协

表 25.1 高风险肺栓塞的提示

患者体征	心电图改变	实验室检查	影像学表现
突然发作近晕厥或者晕厥 低血压 极端低氧血症 电机械分离 心脏停搏	新发右束支阻滞 ST 段抬高或降低 前间壁 T 波倒置	BNP > 90 pg/ml 或 pro-BNP > 500 pg/ml 肌钙蛋白 I 升高（> 0.4 ng/ml）或者肌钙蛋白 T 升高（> 0.1 ng/ml）。	RV 扩张 基于 CT 扫描或超声心动图 RV 扩张（四腔室图，RV：LV 直径比率 > 0.9）

BNP = B 型利尿钠肽；LV = 左心室；RV = 右心室。

框 25.1 全剂量系统性溶栓治疗的绝对和相对禁忌证

绝对禁忌证
- 有出血性卒中史
- 3 个月内缺血性卒中
- 怀孕
- 6 个月以内头部外伤或神经外科手术
- 已知颅内肿瘤
- 疑似主动脉夹层
- 6 周内内出血
- 活动性出血或出血倾向

相对禁忌证
- 前月重大手术
- 血小板减少症
- 控制不佳的严重高血压
- 心肺复苏

调和专业知识。PERT 模型允许多学科参与，从而为复杂患者（尤其是中风险 PE 患者）的护理升级方面和临床治疗策略选择方面提供指导。有几种导管引导技术（CDTs）可用于 PE，如超声辅助溶栓、流变取栓、抽吸／机械取栓和血栓碎片[11-13]。

技巧和提示

＊＊一根静脉内两根导管 对于骑跨型或双侧 PE，应在两条主要肺动脉内分别放置导管。因此，需要两个静脉通路。虽然可以在两条股总静脉（CFV）中获得这些通路，但如果在一条静脉中获得双

重通路，会明显简化手术操作。使用一个 CFV 可以使另一个下肢有一定的活动能力。如果同时存在髂股 DVT（IF-DVT），则不能使用同侧 CFV 通路。在双侧 IF-DVT 病例中，应考虑颈内静脉或锁骨下静脉通路。始终使用超声辅助建立静脉通路，这可以检测未诊断的 CFV 血栓，并最大限度地减少动脉穿刺的可能性。

　　一般情况下，CFV 呈椭圆形（见图 17.1），当患者执行 Valsalva 动作时，CFV 可扩大至基线水平的 2 ～ 3 倍（见图 17.2）。然而，如果患者有肺动脉高压，静脉扩张并不明显。

　　** **右心导管和肺血管造影**　肺动脉（PA）压力应在肺动脉造影前获得。最好使用 Swan-Ganz 或 Baim-Turi 导管进入 PA，并从 PA 获取血流动力学数据和混合静脉氧饱和度。如果患者可以通过屏住呼吸来配合，则首选数字减影血管造影，因为它比传统血管造影需要更少的对比剂。此外，它可以更好地检测肺周围血管的 PE（图 25.1）。理想情况下，血栓应在两个体位投影中确认为充盈缺陷。肺动脉分支栓塞也符合 PE 诊断。

　　** **如何选择性地进入肺动脉**　左 PA 最容易插管。由于与主 PA 主干成角，进入右侧 PA 可能有困难。如果 5 Fr 的 Berenstein 导管或 JR4 导管无法成功导入右侧 PA，可以考虑使用 6 Fr 或 7 Fr 导管，以及使用坚硬的 Glidewire®，以提供更多的支撑。导管定位于主 PA 近端，调整角度面向预期目标，指引导丝缓慢推进右侧 PA 方向。如果多次尝试均未能成功插管右 PA 主支，可进行非选择性肺动脉造影。

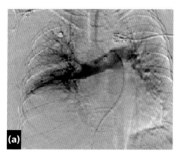
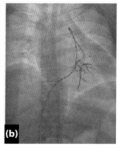

图 25.1　肺栓塞血管造影。（a）非选择性血管造影显示双侧肺下叶栓塞。（b）选择性左肺动脉血管造影显示左下叶肺栓塞。

血栓破碎

如果血栓负荷重，在血流动力学明显受损的骑跨型 PE 患者中，可以通过手动旋转猪尾导管或 Amplatz 导管快速粉碎血栓，从而降低肺血管阻力[14-15]。缺点是血栓远端栓塞进入肺段动脉，导致刚开始没有血栓阻塞的血管血流动力学受到影响。在手工破坏血栓后进行局部溶栓是首选方法，因为单独使用血栓破碎的临床成功机会非常低。

在一项回顾性研究中，仅血栓碎裂在很小比例的患者中取得了临床成功[14]。然而，当血栓破碎与全身溶栓药物联合使用时，成功率提高到 71%，但当局部使用溶栓药物时，成功率进一步提高到 95%。

警告

猪尾导管碎裂术可有效地清除近端血栓，但远端节段和亚节段 PA 支的栓塞可导致 PA 压升高[16]。这种情况需要辅助抽吸取栓以完成治疗。

技巧和提示

** 血栓抽吸装置 如果其他设备失效，可使用大口径鞘或导管（8 ～ 9 Fr）进行负压抽吸血栓切除术。重要的是要知道，带有止血阀的常规鞘会导致血栓被困在鞘内。诀窍是用 Tuohy-Borst 适配器替换止血阀。使用 8 Fr GuideLiner® 导管可实现类似结果。

** 导管定向溶栓 使用 0.035 英寸的导线（如 Glidewire）穿过血栓负荷，并通过对比确定其在节段 PA 中的腔内位置。随后，可以将诊断导管更换为使用交换长度导线用于导管导向溶栓的导管（如 Uni-Fuse™ 导管）或超声－加速导管［EkoSonic® 血管内系统（图 25.2）］。应注意避免导管卡在三尖瓣腱索内。建议谨慎使用这些技术，以避免远端 PA 穿孔或无意间插入小肺分支。将组织纤溶酶原激活剂（tPA）1 mg/h 稀释于生理盐水中浸泡 12 ～ 24 h。

一旦 EKOS® 导管就位后，超声芯被推进到导管的末端。开始溶栓输注，并将导管固定到位。在溶栓输注结束时，可以替换生理盐

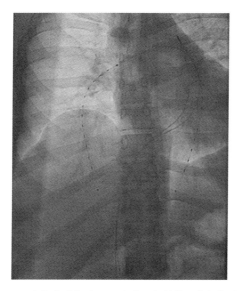

图 25.2　EkoSonic 血管内系统（EKOS）的两根导管。在每条肺动脉置入导管。由美国 Merrillville 卫理公会医院心导管实验室提供。

水，直到导管可以被移除为止。在移除溶栓导管之前，可以重复进行 PA 压力测量，以发现任何变化，这可能有助于指导进一步的治疗策略。

工程说明

EKOS 超声能源技术

　　该技术依赖于利用非空化超声能量进行导管裂解的原理（图 25.2）。新形成的血块中的大多数纤溶酶原受体通常嵌入纤维蛋白链中并被纤维蛋白链阻断。当 EKOS 导管放置在血块内时，它会发出超声波，帮助稀释纤维蛋白链；这使得更多的溶解性药物能够渗透到血栓中，从而提高局部剂量的有效性，更重要的是，限制了纤维蛋白溶解剂的全身剂量[17-18]。该装置由一个带有许多侧孔的导管和一个带有几个小型超声换能器（频率为 2.2 MHz）的核心灯丝（放置在导管的中央管腔中）组成，用于注入溶栓药物。

与其他 CDT 相比，EKOS 的优点

更快、更有效地粉碎血栓是该系统带来的最大好处。治疗时间可以显著缩短。快速设置可以节省导管实验室的时间，并且减少溶栓剂的总剂量可以降低出血风险。此外，腺苷介导的后遗症也减少了。远端栓塞的潜在风险降低。此外，溶血和高钾血症与流变性取栓相关，超声介导的导管定向溶栓尚未见报道。

故障排除

如果通过输液导管的流量变慢，避免使用高压输液选项来清除流量。考虑重新定位或更换导管。潜在的并发症与 PA 插管有关，而不是超声技术所特有的。

最佳方法

又称卓越标准

为了与溶栓前的测量结果进行比较，在 ICU 环境中可以很容易地进行溶栓后 PA 的常规测量。溶栓后 PA 高压降低是成功溶栓的标志，通常预计 48 h 内右心室：左心室直径比会下降。

技巧和提示

** 输注点的位置 在靶血管闭塞近端局部溶栓给药益处不大。如果进行局部溶栓，直接在血栓血管内注入 tPA（静脉内给药）以达到最佳效果是至关重要的。

警告

血管喷射

患者出现症状或心动过缓应立即停止使用。心率恢复正常后至少等待 1～2 min。

> **警告**
>
> **使用硬导丝**
>
> 当计划 PA 溶栓时，应使用较长的交换导线，以允许选择性置管和随后的溶栓导管交换。一些操作人员将使用 Glidewire 或硬 Glidewire，最初用于进入闭塞的 PA 段，以放置后续的溶栓导管。然而，在交换过程中不慎将钢丝从选定血管中取出的可能性较高。因此，一旦选定了预期的血管，建议放置 3 mm J 形导丝或软头导丝进行交换。

FLOWTRIVER®

FlowTriver 取栓 / 抽吸系统

FlowTriver 取栓 / 抽吸系统是一种基于导管的机械取栓装置，用于经皮血管内提取周围血管中的栓塞，也可用于肺动脉。它已于 2018 年获得美国食品药品监督管理局（FDA）的批准使用。FlowTriever 导管包含一个镍钛诺盘框架，从股静脉向前推进，部署在肺血栓栓子中（图 25.3）。

优势

与其他取栓装置相比，FlowTriver 系统可以立即清除大量血栓，恢复血流，并能更快地改善血流动力学。它降低了 12 ～ 24 h 输注溶栓药物的风险。它的可操作性使其能够被定向到血栓的确切位置。

局限性

限制包括较大的通径（22 Fr）。该系统需要精确定位最大的血栓

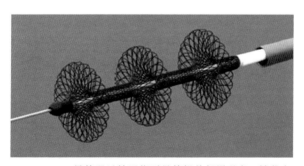

图 **25.3**　FlowTriever 导管通过抽吸指引导管提前部署磁盘。转载自 https://www.inarimedical.com。

负荷，这就需要在导管室使用对比剂，而当使用其他设备时则不是强制性的。

操作步骤

一旦排除了通道处的血栓，就可以进入股静脉。使用球囊尖端导管获得基线肺压力。交换 Grollman 导管，并在每个肺中进行选择性肺血管造影。一旦目标血栓被确定，一根支持导丝（Amplatz Super Stiff™ 或 Supra Core）被引导穿过病变。在静脉通路处进行连续扩张，并插入 22 Fr Gore® DrySeal 鞘。20 Fr 抽吸指引导管（AGC）小心地通过三尖瓣进入 PA。利用导丝的支撑力，AGC 扩张器的尖端可以定向前进，以避免血管和心脏损伤。AGC 位于血栓的近端边缘。将合适尺寸的 FlowTriver 导管穿过血栓并展开（图 25.3）。连接回拉 / 抽吸装置，然后抽吸。将导管从导丝上取出，血栓可以从装置中取出。根据残余血栓的数量，可以重新置入该装置或将其导向另一个 PA 进行额外的血栓切除术（图 25.4 和图 25.5）。一旦导管被移除，使用 8 字缝线用于关闭软组织轨道，以促进止血。

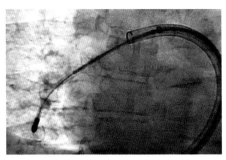

图 25.4　FlowTriever 系统。就在牵回 / 抽吸之前，盘在右肺动脉内部。

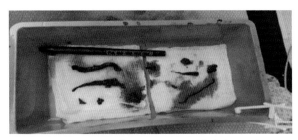

图 25.5　肺血栓。使用 FlowTriver 手术清除肺血栓。

AngioVac 血栓切除术

AngioVac 设备

AngioVac 设备由一个大孔径套管组成，该套管有一个球囊驱动、可扩张的漏斗形尖端，该尖端与血液循环和滤器相连[19-20]。需要泵和回输导管来提供体外旁路（图 25.6）。该系统有助于从腔静脉、右心和肺动脉干整体清除异物（血栓、肿瘤或赘生物）（图 25.7）。在将血液回流到患者体内的同时，通过静脉-静脉循环维持血流动力学稳定。

操作步骤

所有手术均在全身麻醉下进行。股静脉插管通过切开或经皮进入进行。手术切除通常用于 CFV 血栓形成的病例，以促进 CFV 和下肢的血栓切除术的混合手术，随后插入 AngioVac 套管进行腹股沟上引流。在某些情况下，包括特定的 CFV 血栓形成或盆腔解剖困难的患者，颈内静脉被用于插入流入套管和（或）静脉回流导管。AngioVac 的初始迭代为 22 Fr，所有病例都需要减量。在使用 18 Fr AngiooVac 的后续病例中，可以经皮进入股静脉或颈内静脉，并连续扩张以容纳 22 Fr Gore DrySeal 护套。

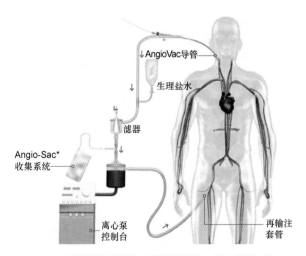

图 25.6 AngioVac 设备设置抽吸取栓所需的部件，箭头指示血流方向。离心泵将血液从 AngioVac 套管（22 Fr）中驱动出来，通过一个集成过滤器，并通过一个去气的、生理盐水的回路和再输注导管（19 Fr）回流到患者体内。经 AngioDynamics，Latham，NY，USA 许可转载。

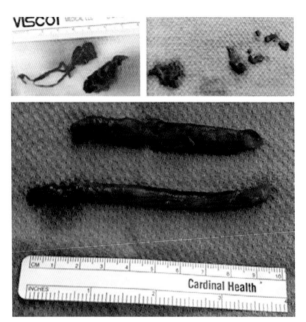

图 25.7 通过 AngioVac 去除血栓物质的例子。左上：从右心房取出的复杂肿块，在那里它可以自由移动，并通过纤维组织的薄带系在上腔静脉的导管上。右上：从右肺动脉取出的部分组织血栓碎片和碎片。下图：运输中的大块血栓从右心房整体抽出，其延伸至三尖瓣。

18 Fr AngioVac 套管及其扩张器通过 Amplatz Super Stiff 0.035 英寸导丝插入鞘中，在直接透视下推进到感兴趣的区域，适当时，经食管超声心动图引导。在某些情况下，可能需要 0.035 英寸 Lunderquist® ExtraStiff 双弯曲导丝将套管输送到所需位置。然后取出扩张器和导丝，暂时夹住 AngioVac。获得额外的股静脉或颈内静脉通路，并插入 19 Fr 或 17 Fr 再输注导管。AngioVac 电路用滤波器完成；与灌注器一起进行启动和彻底去气。抗凝应始终保持，静脉滴注肝素至激活凝血时间 > 250 s。

然后，体外循环被激活，血液以静脉-静脉方式循环：血液通过 AngioVac 套管从患者体内吸出，通过离心泵循环，产生高达 4 L/min（2500 ～ 4000 r/min）的流速，然后通过回输导管直接返回患者体内。AngioVac 套管放置在血管内碎片或凝块附近，然后反复轻微推进并拉紧。进展情况可通过经食管回声主动监测；大面积充盈缺损整体突然消失的情况并不少见。通过麻醉密切监测血流动力学状态。将抽吸剂收集在过滤器中，并送去进行细胞学和微生物学分析（图 25.8）。

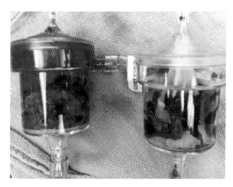

图 25.8 AngioVac 取栓术分离的碎片。从滤器收集的右心房肿块。

使用 7 Fr Swan-Ganz 导管在取栓前后测量右心压力和心输出量是有用的。应将包装好的血液保存在手边，并根据需要输血。在完成病例后，可以在两个插管部位实现血管闭合。对于股动脉入路，使用有支撑的水平褥垫缝线经皮闭合，在术后第 2～4 天取出。当使用手术切口获得通道时，静脉本身用 8 字形缝线加强的荷包缝线控制。

AngioVac 相对于导管定向溶栓 /EKOS® 的优势

大部分 PE 患者的血栓位于大口径血管的近端。由于导管定向溶栓 EKOS 主要是为外周或冠状血管设计的，有一些尺寸不匹配的问题，可能会延长治疗或症状缓解的时间，这对于有大量血栓负担和临界血流动力学的患者来说是一个关键问题。AngioVac 系统的大口径允许立即和几乎完全的血栓的清除。不需要辅助的纤溶治疗，因此，AngioVac 可用于治疗下腔静脉过滤器中的凝块。

局限性

大口径通道、麻醉和灌注医师的需要以及手术支持是使用 AngioVac 取栓系统的主要限制。这些因素一般限制了它在三级护理中心的使用。

计划手术过程

与患者及其亲属进行广泛的风险 / 收益讨论应成为共同决策过程的一部分。遵循"心脏团队方法"的模式，必须与心脏 / 血管外科医生密切合作。一般来说，这些因素限制了该设备在非紧急情况下的使用。混合型导管室很适合执行这些程序。管理大口径通道的技能组合的可用性对于最大限度地减少通道部位并发症非常重要。

警告

吸入和失血性贫血

需要注意的是，在肺循环中有可能出现大量血液（200 ～ 500 ml）的吸入，如果要去除明显的血栓，则应考虑失血性贫血。

故障排除

如果右心有血栓怎么办？

如果 CT 或超声心动图显示右心房或心室有血栓，最好避免对这些患者使用导管溶栓，因为通过右心的导管操作可能导致栓塞进入肺循环。此外，有已知的右至左分流（如卵形孔未闭或房间隔缺损）的患者也有全身栓塞的风险，其后果和卒中一样可怕，因此并不是导管溶栓的理想选择，除非首先使用诸如 AngioVac 这样的大孔径取栓设备从右心抽吸血栓。

血流动力学支持

大量 PE 患者的死亡原因主要是急性右心室衰竭引起的心血管衰竭。次要的并发症因素是血液氧合降低引起的低氧血症。对于持续性休克或心搏骤停的患者，启动体外膜氧合（ECMO）可维持灌注和氧合，直到恢复[21]。ECMO 可与外科血栓栓塞切除术联合用于大面积 PE。对于不需要体外氧合的纯右心衰，病例报告显示，插入经皮右心室辅助装置（ImpellaRP®）有助于缓解右心衰[22]（图 25.9）。

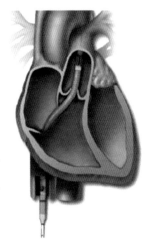

图 25.9 Impella RP 设备。该装置经皮植入。导管的流入部分位于下腔静脉，一根柔性套管穿过右心房、三尖瓣和肺动脉瓣。导管的流出部分位于肺动脉主干。资料来源：Abiomed。

参考文献

1. Pulido T, Aranda A, Zevallos MA, et al. Pulmonary embolism as a cause of death in patients with heart disease: an autopsy study. *Chest* 2006;**129**:1282–7.
2. Goldhaber SZ, Visani L, De Rosa M. Acute pulmonary embolism: clinical outcomes in the International Cooperative Pulmonary Embolism Registry (ICOPER). *Lancet* 1999;**353**:1386–9.
3. Heit JA, Silverstein MD, Mohr DN, et al. Predictors of survival after deep vein thrombosis and pulmonary embolism: a population-based, cohort study. *Arch Intern Med* 1999;**159**:445–53.
4. Konstantinides SV, Torbicki A, Agnelli G, et al.; Task Force for the Diagnosis and Management of Acute Pulmonary Embolism of the European Society of Cardiology (ESC). 2014 ESC guidelines on the diagnosis and management of acute pulmonary embolism. *Eur Heart J* 2014;**35**:3033–69, 3069a–3069k.
5. Zhou XY, Ben SQ, Chen HL, Ni SS. The prognostic value of pulmonary embolism severity index in acute pulmonary embolism: a meta-analysis. *Respir Res* 2012;**13**:111.
6. Fiumara K, Kucher N, Fanikos J, Goldhaber SZ. Predictors of major hemorrhage following fibrinolysis for acute pulmonary embolism. *Am J Cardiol* 2006;**97**:127–9.
7. Daley MJ, Murthy MS, Peterson EJ. Bleeding risk with systemic thrombolytic therapy for pulmonary embolism: scope of the problem. *Ther Adv Drug Saf* 2015;**6**:57–66.
8. Chatterjee S, Chakraborty A, Weinberg I, et al. Thrombolysis for pulmonary embolism and risk of all-cause mortality, major bleeding, and intracranial hemorrhage: a meta-analysis. *JAMA* 2014;**311**:2414–21.
9. Dudzinski DM, Piazza G. Multidisciplinary Pulmonary Embolism Response Teams. *Circulation* 2016;**133**:98–103.
10. Kabrhel C, Jaff MR, Channick RN, et al. A multidisciplinary pulmonary embolism response team. *Chest* 2013;**144**:1738–9.
11. Engelberger RP, Kucher N. Catheter-based reperfusion treatment of pulmonary embolism. *Circulation* 2011;**124**:2139–44.
12. Skaf E, Beemath A, Siddiqui T, et al. Catheter-tip embolectomy in the management of acute massive pulmonary embolism. *Am J Cardiol* 2007;**99**:415–20.
13. Kuo WT, Gould MK, Louie JD, et al. Catheter-directed therapy for the treatment of massive pulmonary embolism: systematic review and meta-analysis of modern techniques. *J Vasc Interv Radiol* 2009;**20**: 1431–40.
14. Schmitz-Rode T, Janssens U, Duda SH, et al. Massive pulmonary embolism: percutaneous emergency treatment by pigtail rotation catheter. *J Am Coll Cardiol* 2000;**36**:375–80.
15. Schmitz-Rode T, Janssens U, Schild HH, et al. Fragmentation of massive pulmonary embolism using a pigtail rotation catheter. *Chest* 1998;**114**:1427–36.
16. Nakazawa K, Tajima H, Murata S, et al. Catheter fragmentation of acute massive pulmonary thromboembolism: distal embolisation and pulmonary arterial pressure elevation. *Br J Radiol* 2008; **81**: 848–54.
17. Piazza G, Hohlfelder B, Jaff MR, et al. A prospective, single-arm, multicenter trial of ultrasound-facilitated, catheter-directed, low-dose fibrinolysis for acute massive and submassive pulmonary embolism: the SEATTLE II Study. *JACC Cardiovasc Interv* 2015;**8**:1382–92.

18. Kucher N, Boekstegers P, Muller OJ, et al. Randomized, controlled trial of ultrasound-assisted catheter-directed thrombolysis for acute intermediate-risk pulmonary embolism. *Circulation* 2014;**129**:479–86.

19. Donaldson CW, Baker JN, Narayan RL, et al. Thrombectomy using suction filtration and veno-venous bypass: single center experience with a novel device. *Catheter Cardiovasc Interv* 2015;**86**:E81–7.

20. Pasha AK, Elder MD, Khurram D, et al. Successful management of acute massive pulmonary embolism using Angiovac suction catheter technique in a hemodynamically unstable patient. *Cardiovasc Revasc Med* 2014;**15**:240–3.

21. Yusuff HO, Zochios V, Vuylsteke A. Extracorporeal membrane oxygenation in acute massive pulmonary embolism: a systematic review. *Perfusion* 2015;**30**:611–16.

22. Kumar Bhatia N, Dickert NW, Samady H, Babaliaros V. The use of hemodynamic support in massive pulmonary embolism. *Catheter Cardiovasc Interv* 2017;**90**:516–20.

第 26 章
MitraClip™ 二尖瓣修复系统

Srinivas Iyengar，James Nguyen，and Edgar Tay

陶静　沈鑫　常冬庆　译　郭永忠　审校

* 基础；** 高级；*** 罕见的、奇特的或具有研究性质的

\$，额外花费＜ 100.00 美元；\$\$，额外花费＞ 100.00 美元

⧗，额外花时间＜ 10 min；⧗⧗，额外花时间＞ 10 min

◆，并发症风险低；◆◆，并发症风险高

挑战

二尖瓣反流（MR）是最常见的瓣膜病变之一，在老龄化人群中越来越多地被诊断出来[1]。早期手术干预低风险严重症状性 MR 患者可获得积极结果。然而，在老年患者和病情加重或健康状况不佳的患者中，结果就不那么有利了[2]。MitraClip（MC；图 26.1）系统为治疗这些患者提供了一种合理的替代方案[3]。

MC 系统是一种持久的治疗方法，许多已发表的研究表明这一观点[4-7]。在欧洲，MC 疗法被批准用于功能性 MR（FMR）和退行性 MR（DMR），但在美国，MC 目前仅被批准用于 DMR。虽然被认为是一种"微创"手术，但对于使用该技术的操作员来说，了解使用该设备的复杂性至关重要。技术挑战可能会出现，特别是在学习阶段的早期[8-9]。

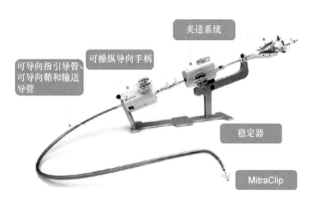

图 26.1　MitraClip 设备组成。资料来源：美国加州门洛帕克 Abbott 实验室。

策略规划

MC 治疗应在全身麻醉下进行，经食管超声心动图（TEE）指导下提供足够的成像。TEE 成像将为手术提供"眼睛"。TEE 成像将：①确认 MR 的严重程度；②提供二尖瓣（MV）病理类型和机制的见解；③提供生理影响的信息，如肺静脉血流逆转（PV）；④排除左心耳（LAA）的血栓。

技巧和提示

** 解剖要求　为了使患者被认为适合 MC 治疗，病变的长度和深度为 > 2 mm 和 < 11 mm，必须同时满足。对于退行性 MV，连枷间隙 < 10 mm，连枷宽度 < 15 mm 预示着较好的预后[10]。这些标准是为 Everest Ⅱ 试验建立的，但随着操作员经验的增加，已经变得不那么严格了。

静脉通路

可采用 Seldinger 法在股总静脉内进行入路。这可能开始于一些 7 Fr 鞘和 2 ProGlide® 预闭合的患者。在插入可操纵指引导管（SGC）之前，顺序扩张，允许将 18 Fr 鞘置入静脉部位（图 26.1）。

经间隔通路

为了成功地完成 MitraClip，必须选择经房中隔（TS）进入的最佳位置。根据房间隔的解剖结构和术者的熟悉程度，可以选择几种类型的 TS 针，包括 brokenbrough™，BRK™ 系列，或 NRG™ RF 穿隔针。可以使用固定曲线鞘，如 SL0/SL1 或 Mullins 鞘。至关重要的不一定是穿过针或鞘的类型，而是穿过房间隔的穿刺点。理想情况下，穿刺位置应该在二尖瓣环上方约 4 cm 的上 / 后平面。短轴和双腔面 TEE 图分别显示前 / 后和上 / 下位（图 26.2 和 26.3）。四腔视图

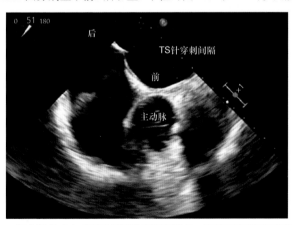

图 26.2　经食管超声心动图引导下经房间隔穿刺。这张超声图显示了间隔的前后侧面和针穿刺。

可用于 MV 上方的高度测量（图 26.4）。这个距离对于后续成功抓取 MV 小叶非常重要。如果没有达到这个高度，在引入鞘前应考虑再次穿刺。

技巧和提示

** 房间隔穿刺高度 由于 DMR 和 FMR 的解剖 / 病理差异，在

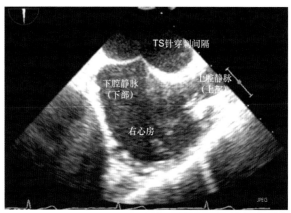

图 26.3 经食管超声心动图引导下经室间隔穿刺时的双腔切面。双腔面显示房间隔的下上侧面。

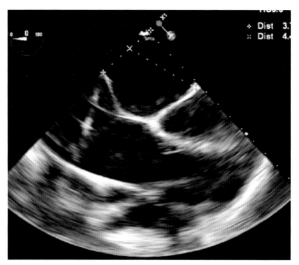

图 26.4 经食管超声心动图引导下经间隔穿刺时的高度测量。测量二尖瓣的高度，从间隔针穿过右心房到左心房的另一端做一条平行线。然后，在二尖瓣的环形平面上画一条垂直线。

穿越 TS 时，可能需要增加前者的高度（4 ～ 4.5 cm），而降低后者的高度（3.5 ～ 4.0 cm）。

一旦获得 TS 通路，肝素应给予 > 250 s 的靶向激活凝血时间（ACT）。在 PV 中放置一根 Amplatz 超硬导丝可以获得足够的支撑性支持引入 SGC。插入之前应将 SGC 的旋钮向负方向转动，使 SGC 尖端变直。此外，SGC 是一个亲水鞘所以在进入患者体内之前应该是湿的。该装置应逐渐推送，直到到达右心房。在通过间隔前进**前**，旋钮返回到中点（图 26.5）。TEE 在这里再次用来显示 SGC 逐渐穿过房间隔。

技巧和提示

** 温和推进 SGC　不要以激进的方式推进 SGC，因为扩张器可能会穿透 LA 的游离壁。如果推进系统有困难，请顺时针 / 逆时针方向轻轻"摇动"导管。

** 如果 SGC 不前进怎么办？　如果这些操作不起作用，移除 SGC（导丝留在 LA 中），并用 24 Fr 鞘替换它。此时，选择一个 8.0 mm×40 mm 的球囊，它可以穿过 0.035 英寸的导丝。轻轻充气 / 扩张房间隔穿刺部位。更换静脉鞘，重新引入 SGC。

一旦 SGC 就位，在拔出扩张器 / 导丝的同时，通过连接在远端端口上的注射器小心地负压拉动系统。检查基线 LA 的压力，重新检查 ACT。此外，SGC 应安全地放置在患者大腿上方的金属扣件 / 工作台中。然后，开始准备夹送系统（CDS）。应注意的是，所有适当的杠杆 / 旋钮都应在被引入机体之前进行测试。

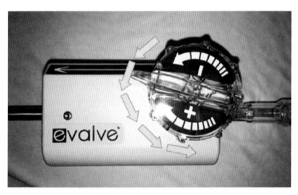

图 26.5　矫直指引导管。

技巧和提示

** 注意将 CDS 引入 SGC 中　CDS 上的蓝线应该与 SGC 上的蓝标签正确对齐，以确保系统被适当地"键控"（图 26.6）。虽然步骤相对简单，但做不到这一点将会导致在 LA 时难以或无法旋转或操纵夹子。

一旦进入 LA，必须注意 TEE 图像，夹子本身在 LA 或 PV 中不会太远。在 TEE 的指导下，可能需要将整个系统拉回，以清除 LA 后壁上的夹子，同时确保 SGC 头端始终在 LA 内。此外，在引入 CDS 后，重要的是要将不透射线的头端环标记放在套筒指示标志之间（即"跨置设备"）（图 26.7）。此时，需要通过拔出远端柄来取出夹头的"松弛"部分，以确保夹子没有进入 LAA/PV。

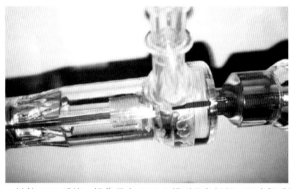

图 26.6　键控 SGC 系统。操作员在 SGC 上排列蓝色标签，以确保系统正确输入。

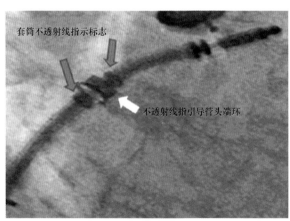

套筒不透射线指示标志

不透射线指引导管头端环

图 26.7　实现跨置。

为了操纵夹子开始面对 MV，旋转 "M" 旋钮将导致夹子内侧弯曲（SGC 可能还需要向后旋转以抵消 "M" 旋钮的任何前运动）（图 26.8）。

技巧和提示

** 夹子卡住或不移动　在 "M" 旋钮后，夹子可能会出现卡住或不动的现象。这通常是由于它被香豆素脊 /LAA 捕获的结果。（香豆素脊是一种正常的解剖变异，偶尔在 LA 发现。它可以表现为线状或结节状肿块，如特别突出，可随心脏运动而波动）。如果发生这种情况，请在 TEE 指导下轻轻收回整个系统，以 "释放" 夹子。一旦完成这一操作，应该在 TEE 和透视下观察夹子，从 "M" 旋钮应用中获得适当的曲率。

** 过度旋转 "M" 旋钮　此外，不要过度旋转 "M" 旋钮超过垂直度，因为这可能导致设备被 "设置在轴上"。如果发生这种情况，设备的移动将受到更大的限制，并可能使正确的夹子无法定位。

为了使夹子与 MV 瓣正确对齐，应根据表 26.1 确定若干 TEE 视图。

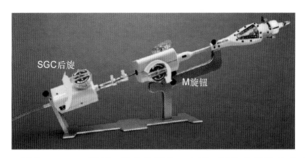

图 26.8　操作 MitraClip 装置，使夹子朝向二尖瓣。操作人员转动 "M" 旋钮，使夹子内侧弯曲。SGC 可能需要后侧旋转。

表 26.1　经食管超声心动图对瓣叶的评价

TEE 视图	瓣叶评价
双腔，长轴（连合）约 60°	二尖瓣接合线夹的内侧 / 外侧视图（图 26.9a）
长轴，左心室流出道约 120°	夹子相对于二尖瓣口的前 / 后视图（图 26.9b）
经食管，短轴或 3D	夹臂放置 / 位置评估（图 26.9c）

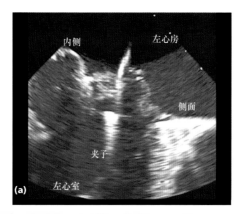

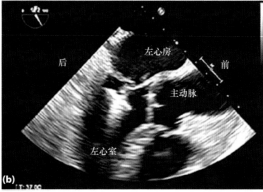

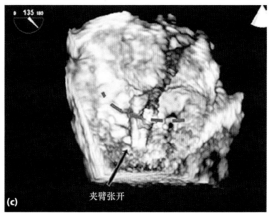

图 26.9　图像评估意见。（a）两腔心视图；（b）左心室流出道视图；（c）3D夹子定位视图。

技巧和提示

** 夹子太内侧或太外侧　如果 TEE 成像显示达到垂直后，夹子太内侧，在 60° 视图中轻轻推整个系统，将夹子移动到外侧环。同样地，如果夹子太外侧，轻轻收回系统将使夹子更靠内侧。注意，重要的是还要检查夹子的轨迹，其应该垂直于 MV 孔板。在做这些动作时，一定要小心确保 SGC 的头端留在左心室。

**TS 穿刺过高或过低　如果 TS 穿刺过高（即 > 4.5 cm），且夹子需要更靠近二尖瓣前叶，增加 "P" 旋钮，使夹头内侧向下（脱落高度）。慢慢取下 "M" 旋钮，然后向前旋转导轨，直到夹子出现在接合线上。这在左心室流出道（LVOT）视图中表现得最好。相反，如果穿刺位置过低，增加 "A" 旋钮，使夹子站起来 / 向前移动，可以增加高度。后部导向扭矩 / "M" 旋钮旋转将夹置于接合线上。

** 使用 "＋" 和 "M" 旋钮　调节 "＋" 旋钮可用于移动夹子内侧和后方（在 z 轴上移动）。这种向后的运动可以通过向前旋转导向来补偿。这一操作可以纠正夹子的前方轨迹（也称为主动脉拥抱器）。利用 "M" 旋钮，将系统推入，从 "＋" 旋钮调节内侧 / 后部运动。

当夹子被放置在所需位置（即最大 MR 射流区域或合适的瓣叶解剖区域）时，应将其打开到 120°。利用短轴视图、LVOT 视图和三维（3D）TEE 成像将确认是否需要移动 / 重新定位夹子。通常需要顺时针 / 逆时针旋转 3D TEE 下的 CDS 远端手柄，以确保夹臂垂直于二尖瓣关闭线。

技巧和提示

** 将夹子推入左心室　在 TEE 引导下，张开夹臂将夹子推入左心室。避免夹子向心室的远端过度移动，因为这可能导致器械在 MV 弦中缠绕。

在 LVOT 视图中，轻轻向后拉 CDS 即可抓住二尖瓣。TEE 确认两片瓣叶的捕获后，可将夹持器 "释放"，夹臂可收紧至 60°。TEE 可以对夹子进行全面的评估。良好的组织抓取通常用 3D TEE 来确认，它可以显示一个组织桥（"猫头鹰眼"外观），表明两个瓣叶都在夹子内。在这个时刻，完全释放和重新定位剪辑仍然是可能的。TEE 能使 MR 减少 2 ＋，以及 PV 逆流改善的证据，都是卡箍成功定位的指标。至关重要的是，在抓取位置充分识别**两个**瓣叶，因为如果两个夹臂的可视化不佳，可能发生单个瓣叶脱落。

技巧和提示

　　** 夹子不对称　如果夹子不对称，夹在 LV 内时不要做大的调整。将夹臂倒置（在抬起夹持器并解锁夹臂后），进一步打开夹臂（之后重新锁住夹臂）轻轻地把夹子拉回 LA。必须非常小心，防止拉回夹子时缠绕二尖瓣腱索。最常见的情况是夹子在左心室内侧或外侧操作时被卡住。

　　如果夹子的位置是最佳的，继续完全关闭夹子。通过多个 TEE 视图重新评估夹子后，可以松开夹子，但必须注意确保 MV 的梯度在展开前没有明显升高（即造成医源性二尖瓣狭窄）。此外，在部署之前，通过最低限度地向前推进 CDS 手柄，消除夹子上的任何"张力"是重要的。

技巧和提示

　　** 难以捕捉瓣叶　当多次旋钮 / 导向操作仍不能在夹臂内正确捕捉 MV 瓣叶时，可采用快速起搏或静脉注射腺苷。这些方法将有助于"稳定"瓣叶的运动，并允许用夹臂更好地抓取。偶尔，暂时停止通气也可能有助于这一点。

　　** 准备松开夹子　松开夹子时，操作人员必须熟悉手柄的组成部分（图 26.10），并严格按照图 26.11 所示的操作步骤操作。测试两个夹持器是否能够自由移动轻轻拉动每一个旋钮，观察另一个旋钮的缩短。试着在锁定的位置打开夹子，测试夹子是否闭合（建立最终的夹臂角度；EFAA 测试）。此测试结束后，将夹臂定位器闭合至中性位置。下一步是拉出锁线。轻轻地移开，不要用力太大。在释放夹子之前，再重新测试一次最终的夹臂角度。这是通过首先拆除释放销来完成的。接下来，将夹臂定位器向打开方向转动，直到销槽完全露出为止。最后，逆时针旋转致动器旋钮约 8 圈。松开夹子时，检查夹子和血流动力学。现在，拆下夹闭线。拉夹闭线时记得看透视；这个动作要轻柔，配合心率的节奏。要有耐心；积极的牵拉可使夹子脱落或使 CDS 头端朝向二尖瓣瓣叶，并有二尖瓣瓣叶受损的风险。

　　成功释放夹子后，通过释放"M"旋钮，并缓慢释放任何

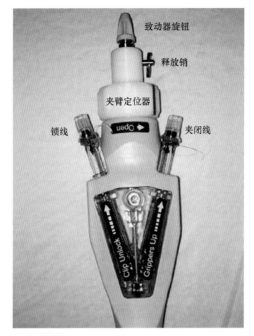

图 26.10　输送导管手柄及其部件放大图。

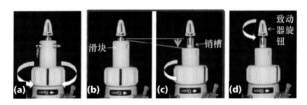

图 26.11　使用 MitraClip 设备释放夹子步骤。(a)取下锁线,确定最终臂角后,确认夹臂定位器处于"空档"状态。(b)从夹送系统上拆下释放销。(c)向"打开"方向转动夹臂定位器,直到销槽完全暴露。(d)逆时针旋转致动器旋钮约 8 圈。

"a"/"P"旋钮,小心地取出头端锋利的 CDS,并仔细观察效果。根据初始夹子的投放方向,可能需要前后导向旋转。所有 CDS 的后撤都应在 TEE 的指导下进行。

技巧和提示

　　** 夹闭线　在从 LA 移除 CDS 之前,不要忘记拉夹闭线。夹闭线的移除是夹子最终释放的最后一步。如果不能在 LA 中移除这条线（即当 CDS 仍在 LA 时），可能会导致线纠缠和无法释放夹子。

一旦 CDS 被移除，应该测量 LA 压力。此外，在移除 CDS 时，应注意不要无意中将 SGC 导管拉回 RA。这可以通过在另一个操作人员移除 CDS 时轻轻地向 SGC 施加压力来实现。重要的是要强调，当 CDS 的头端暴露而不在鞘内时，SGC 不应推进到 LA。

技巧和提示

** 植入附加夹　重复前面列出的步骤，为残余 MR 植入附加夹。但第二个夹子应在闭合位置（而不是 120°）进入 LV，以防止与前面放置的夹子产生干扰。TEE 的使用仍然很重要，但是如果正确放置的话，荧光检查也可以用来显示夹子的"平行"外观。

在器械移除后，可以通过 8 字形缝线来关闭穿刺部位，缝线通常在第二天移除。如果可能的话，抗凝逆转也可以在缝合时进行。

操作要点

1. 尽管存在学习曲线，但 MitraClip 系统可以安全地用于症状的严重 MR 患者。

2. 在使用 MC 系统进入人体之前，应该花时间了解该设备的"旋钮学"，以真正了解使用该技术可能实现的所有动作。

3. 良好的 TEE 成像对于确保正确的卡扣部署至关重要。

4. 理想的房间隔穿刺将为直接手术奠定基础。

5. 注意系统的细节，而不是粗大的动作，会带来更好的结果。

参考文献

1. Nkomo VT, Gardin JM, Skelton TN, et al. Burden of valvular heart diseases: a population-based study. *Lancet* 2006;**368**:1005–11.
2. Bonow RO, Carabello BA, Chatterjee K, et al. 2008 Focused update incorporated into the ACC/AHA 2006 guidelines for the management of patients with valvular heart disease: a report of the American College of Cardiology/American Heart Association Task Force on Practice Guidelines (Writing Committee to Revise the 1998 Guidelines for the Management of Patients With Valvular Heart Disease): endorsed by the Society of Cardiovascular Anesthesiologists, Society for Cardiovascular Angiography and Interventions, and Society of Thoracic Surgeons. *Circulation* 2008;**118**:e523–661.
3. Feldman T, Foster E, Glower DD, et al. Percutaneous repair or surgery for mitral regurgitation. *N Engl J Med* 2011;**364**:1395–406.

4. Glower DD, Kar S, Trento A, et al. Percutaneous mitral valve repair for mitral regurgitation in high-risk patients: results of the EVEREST II study. *J Am Coll Cardiol* 2014;**64**:172–81.

5. Maisano F, Franzen O, Baldus S, et al. Percutaneous mitral valve interventions in the real world: early and 1-year results from the ACCESS-EU, a prospective, multicenter, nonrandomized post-approval study of the MitraClip therapy in Europe. *J Am Coll Cardiol* 2013;**62**:1052–61.

6. Lim DS, Reynolds MR, Feldman T, et al. Improved functional status and quality of life in prohibitive surgical risk patients with degenerative mitral regurgitation after transcatheter mitral valve repair. *J Am Coll Cardiol* 2014;**64**:182–92.

7. Mauri L, Foster E, Glower DD, et al. 4-year results of a randomized controlled trial of percutaneous repair versus surgery for mitral regurgitation. *J Am Coll Cardiol* 2013;**62**:317–28.

8. Schillinger W, Athanasiou T, Weicken N, et al. Impact of the learning curve on outcomes after percutaneous mitral valve repair with MitraClip and lessons learned after the first 75 consecutive patients. *Eur J Heart Fail* 2011;**13**:1331–9.

9. Puls M, Tichelbacker T, Bleckmann A, et al. Failure of acute procedural success predicts adverse outcome after percutaneous edge-to-edge mitral valve repair with MitraClip. *Eurointervention* 2014;**9**:1407–17.

10. Feldman T, Kar S, Rinaldi M, et al. Percutaneous mitral repair with the MitraClip system: safety and midterm durability in the initial EVEREST (Endovascular Valve Edge-to-Edge REpair Study) cohort. *J Am Coll Cardiol* 2009;**54**:686–94.

第 27 章
房间隔穿刺和 Inoue 二尖瓣球囊成形术

Pham Manh Hung and Nguyen Ngoc Quang

陶静　沈鑫　李洋　译　赖红梅　审校

---

* 基础；** 高级；*** 罕见的、奇特的或具有研究性质的

$，额外花费 < 100.00 美元；$$，额外花费 > 100.00 美元

⌛，额外花时间 < 10 min；⌛⌛，额外花时间 > 10 min

◑，并发症风险低；◐◐，并发症风险高

挑战

1984 年由 Inoue 等[1]引入的经皮二尖瓣球囊成形术（BMV）为二尖瓣狭窄患者的治疗开辟了一个新的领域。广泛的临床研究已经证实，这种微创、非手术治疗方法对于特定的二尖瓣狭窄患者[2]是一种安全、有效的治疗方式，其疗效与外科手术相当，甚至优于外科手术[3]。

球囊瓣膜扩张术成功后，二尖瓣面积通常会增加两倍[4]，并伴随的二尖瓣梯度、左房压和肺动脉压的急剧下降。这些血流动力学方面的益处反映在术后患者症状和运动耐受性的改善上[5]。BMV 的长期结果是非常好的，特别是当急性结果是最佳的，并且存在良好的瓣膜形态时[5]。

除了原始的 Inoue 技术使用可调节尺寸的、自我定位的球囊导管外，各种其他使用固定尺寸球囊导管的技术也被开发出来用于执行 BMV。这些技术包括顺行（经静脉）入路，通过一个或两个房间隔穿刺使用一个或两个球囊导管[6-7]，逆行（经动脉）入路，可通过或不通过房间隔进入[8]。然而，经静脉入路的 Inoue 球囊导管系统仍然是目前使用的主要 BMV 技术。

本章主要讨论 Inoue 球囊 BMV 的陷阱和技巧，以确保手术成功并尽量减少手术并发症。Inoue 球囊导管系统的仪器已经在前面进行了广泛的描述[1, 3]，因此在本章中省略。

房间隔入路

经房间隔导管置入是 BMV 的重要组成部分。经房间隔穿刺不仅要安全进行，以避免心脏穿孔，而且要在适当的房间隔位置进行，以方便球囊穿过狭窄的二尖瓣。经皮经静脉二尖瓣球囊成形术通常通过右股静脉进行。然而，过去已经描述过其他途径。Joseph 等[9]采用右颈静脉入路。

为了避免经房间隔导管置入时发生心脏穿孔，一些术者采用常规的术中经食管超声心动图；然而，即使在超声心动图引导下，心脏穿孔仍可能发生[10]。因此，获得基本的房间隔穿刺技巧是必要的。要进行跨房间隔手术，最好使用双平面透视设备，但对于有经验的术者，单平面透视通常就足够了。心内超声心动图在引导 BMV

经房间隔导管置管方面是有用的[11]，但它的使用增加了手术成本。

房间隔穿刺器械

主要仪器包括：① Brockenbrough™ 针；② 7 Fr 或 8 Fr 扩张导管；③外部 Mullins 鞘。鞘的使用是可选的，但建议使用，特别是对于没有经验的术者，原因有二：为了防止导管在插入过程中无意中刺穿扩张器，也为了防止导管 / 针在插入左心房时发生左心房穿孔，因为鞘尖在房间隔上起着安全塞的作用。

导管 / 针适配练习

在将导管 / 针插入患者体内之前，应进行导管 / 针的适配。首先，完全插入跨隔针，直到其尖端超出导管（图 27.1a）。然后，撤回针头，直到其尖端稍微隐藏在导管尖端内（2 ～ 3 mm）。术者应将右手食指固定在针的方向指示器和导管毂之间（图 27.1b），以防止针意外向前移动并从导管尖端突出。这在导管 / 针的体内操作中是至关重要的。针上的方向指示器握在拇指和食指之间（图 27.1c）。

最佳穿刺部位的标志

为了选择最佳的穿刺点，需要首先确定两条假想的参照线：（1）垂直"中线"；（2）水平"M 线"。房间隔穿刺的目标部位通常位于垂直"中线"与水平"M 线"的交点。

垂直"中线"的定义

1. Inoue 血管造影法。Inoue 设计了一种专为 Inoue 球囊 BMV 设计的特殊的房间隔穿刺技术，结合了垂直"中线"的概念，这条线假定将房间隔分为前半部分和后半部[12]。这条线是根据额平面正常呼吸时右心房血管造影获得的标志来定义的（图 27.2a，b）。

2. Hung 的改进方法。利用大多数二尖瓣狭窄病例在透视下可见左心房轮廓这一事实，作者之一（JSH）修改了 Inoue 定义"中线"的方法。在这种方法中，由于主动脉瓣与三尖瓣的距离较近，所以用主动脉瓣代替三尖瓣作为标志。因此，将 T 点替换为与主动脉瓣（通常为 Valsalva 的非冠状窦）接触的猪尾导管尖端（图 27.2c，A 点）正面视图。从 A 点到 L 点画一条水平线，这条线与左心房的右外侧边缘相交。由此得到的"中线"通常与 Inoue 血管造影法相同。

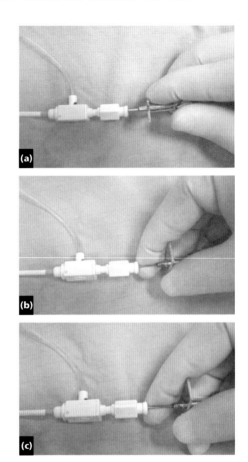

图 27.1　导管 / 针适配练习。（a）首先，将跨隔针完全插入，直至其尖端超出扩张器尖端。（b）然后撤回针头，直到针头尖端与扩张器尖端对齐。（c）将针头向后拉得更远，使针头与扩张器针头的距离略显隐蔽（2～3 mm）。食指固定在方向指示器和导管毂之间的针头上作为塞子，防止针头向前移动和从扩张器尖端凸出。这在导管 / 针的体内操作中是至关重要的。根据每个导管 / 针组中方向指示器与导管毂之间的距离，调节塞指的深度和角度（c）。方向指示器两侧分别由拇指和食指握住。这使得指示器的旋转更容易，也允许术者和导师可以看到方向指示器的钝部分。来源：www.ptmv.org。

技巧和提示

　　**"中线"的差异　房间隔位于两个心房之间的重叠区域内，因此在此区域之外没有房间隔。房间隔的外侧（或后）边界是中心房的外侧边界，通常是左心房。很少情况下（如巨大左心房患者），

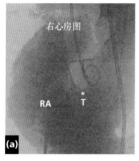
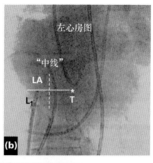

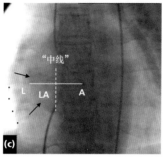

图 27.2 "中线":血管造影法(a,b)。收缩期三尖瓣的上端(T 点,用星号标记)在停止帧右心房额叶(RA)血管造影图像(a)上确定,并翻译为停止帧左心房(LA)图像(b)。在(b)上,从 T 点到 L 点绘制一条虚构的水平线,该线与首先遇到的心房的外侧边界相交(通常是 LA,如本例)。L 点假定为房间隔的后边界。在 T 和 L 之间的中点相交的虚线是"中线"。(c)透视法:从猪尾导管尖端(a 点)到 LA 轮廓(黑色箭头)L 画一条水平线,定义"中线"。虚线表示右心房廓形。来源:www.ptmv.org。

右心房外侧边界在左心房内侧,因此 L 点应该在右心房边界上,因为在该点外没有间隔。

   *** 半卧位房间隔穿刺 BMV 可在患者半卧位时进行,例如当患者因严重肺水肿而无法采用仰卧位且急需进行 BMV 时。在此设置中,"中线"可以是在正面视图中定义适当的尾端倾斜[13]。正面图像增强器需要以与半卧位程度相对应的尾侧角度倾斜,以消除患者的倾斜,并使各种胸内结构的位置关系"正常化"。例如,如果患者躺在与水平 30°的位置,则应将正面图像增强器旋转至尾侧 30°。

   水平"M 线"的定义

   "M 线"是一条横过二尖瓣环中心(M 点)的水平线,如 30°右前斜(RAO)投影中左心室舒张停止帧所示(图 27.3a)。这条

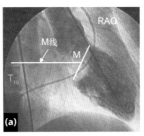

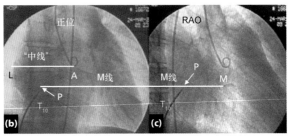

图 27.3　确定水平 M 线、垂直"中线"和目标穿刺部位。(a) M 线由停止帧 RAO 视图左心室图获得。这条线是关于 T_{10} 椎体的图像，并转录在 (b) 正位 和 (c) RAO 视图中。垂直"中线"在荧光透视正面图中确定。室间隔穿刺 靶点（P 点）位于垂直"中线"与水平 M 线 (b) 的交点。A ＝猪尾导管尖 端；RAO ＝右前斜位；T_{10} ＝第 10 胸椎。来源：www.ptmv.orgw。

线是与椎体有关的；不需要在图像监视器屏幕上绘制。在房间隔穿 刺和球囊导管操作过程中，停止帧血管造影也被用作路线图（图 27.3b，c）。

在个别情况下，与这条线相关的穿刺点可能需要调整。例如， 对于左心室垂直方向较强的患者，穿刺点选择在水平"M 线"上方 稍高一些。对于巨大左心房的患者，手术者经常被迫使间隔穿刺更 靠近"M 线"尾侧。

技巧和提示

Inoue 和 Hung 的标志之间的差异　房间隔穿刺时，Inoue 的地 标使用对比来区分左心房和右心房的位置，而洪的地标使用荧光镜 来突出较轻的左心房轮廓（图 27.4）。

**Inoue 方法的适用性——巨大左心房，严重脊柱后凸侧弯 Inoue 血管造影法适用于以下情况：①对于没有房间隔穿刺术经验的 术者；②在荧光镜下不能很好地观察到心房轮廓的病例；③房间隔穿

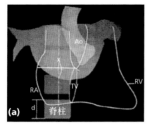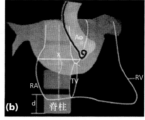

图 27.4（a）Inoue 标志使用对比剂来显示左心房和右心房的区别。（b）Hung 标志使用透视显示清晰的左心房。Ao ＝主动脉；D ＝距离；RA ＝右心房；RV ＝右心室；TV ＝三尖瓣。来源：Dr JS Hung。

刺极其困难的病例，如存在巨大左心房[12]或严重脊柱后凸侧弯[14]。在这些病例中，可能需要进行双平面（额侧）右血管造影，以正确显示房间隔的方位和双心房、三尖瓣和主动脉的相对解剖关系。

房间隔穿刺

经房间隔导管 / 针的放置

　　导管 / 鞘通过一根导丝经右股静脉插入上腔静脉至隆突水平。拔出导丝后，导管被抽吸和冲洗。然后，将 Brockenbrough 针与含有纯对比剂的 5 ml 塑料注射器连接，插入导管并在透视下小心地向前推进，直到其尖端达到预定位置（参见上文"导管 / 针适配练习"）。允许针在其通过过程中自由旋转。此时右手止动手指牢固地保持在导管轮毂和针的方向指示器之间，以防止针向前移动（图 27.1）。在后续操作导管 / 针时，应格外小心，不要让针向前滑动。

导管 / 针操作

　　在正位透视视下，装有针的跨隔导管（方向指示器指向大约 4 点钟方向）从上腔静脉缓慢向下（尾部）撤回。顺时针旋转方向指示器使导管 / 针对准"中线"。导管 / 针进一步收回，直至其尖端达到猪尾导管尖触及主动脉瓣的水平（图 27.5a，b）。

　　在侧位视图下，辅助人员将对比剂注入（间隔冲洗法）[12]，或用术者的右手，同时用左手固定导管中心和方向指示器，将导管 / 针尾部进一步收回，勾勒出隔右心房边缘（图 27.5，d）。导管尖端最终设置在隔的曲线部分，位于"M 线"的高度（图 27.5e）。

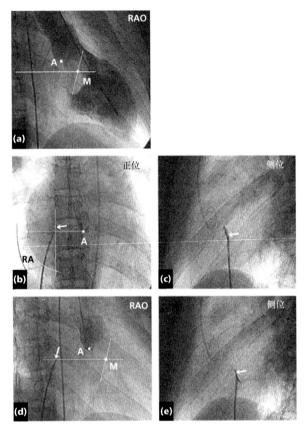

图 27.5　导管 / 针操作。（a）在 30° 右前斜（RAO）视图下，停止帧左心室图显示一条水平线，M 线，穿过二尖瓣环的中心。（b）在正位透视下，插入针的经间隔导管从上腔静脉缓慢向下（尾侧）取出，使导管 / 针在垂直中线上对齐。进一步拔出导管 / 针，直至其尖端达到与主动脉瓣接触的猪尾导管尖（A 点）。（c）在侧位视图下，在注入对比剂（间隔冲洗法）时，导管 / 针进一步向尾部拔出，以勾勒出间隔右心房边缘。（d）进一步撤置导管 / 针，使其尖端位于间隔 M 线高度的曲线部分。此时，导管 / 针被观察到指向背侧。（e）随后，在 30° RAO 投影下观察导管 / 针位置，并与左心室图（a）对比，以确定最佳的间隔穿刺位置，同时避免穿刺其他结构（主动脉、冠状窦、三尖瓣）。导管 / 针现在可以在 M 线上看到，通常位于椎体前方。RA = 右心房。

　　随后，在 30° RAO 投影下观察导管针 / 针尖位置，与左心室造影路线图对比，确定最佳的间隔穿刺位置，避免穿刺其他结构（图 27.5d）。导管 / 针尖位于"M 线"上，通常位于椎体前方，远离升主动脉、冠状窦和三尖瓣。虽然正面和侧位视图对有经验的操作人员来说已经足够了，但 RAO 视图对没有经验的操作人员尤为重要。

技巧和提示

** **导管 / 针尖的准确定位** 在大多数二尖瓣狭窄病例中，当导管 / 针尖越过边缘并进入卵圆窝时，导管 / 针不会突然向左移动。这是因为房间隔向右心房明显隆起，使卵圆窝变浅。当房间隔上部的间隔开始膨出时，导管 / 针从上腔静脉抽出，沿外侧走到"中线"。在这种情况下，将针转向 3 点钟方向可能导致导管 / 针进入内侧位置。如果没有，针可以单独轻微撤回，软软的导管尖端应该倾向于翻转内侧。然后缓慢小心地推进针头，使其尖端回到原来的位置，同时使导管尖端保持在内侧位置。如果这些操作也未能将导管 / 针置于内侧，则将导管 / 针进一步向下拔出，并靠近左心房下缘（通过凸起尾端）。随着针头指向左侧（大约 3 点钟方向），导管尖端被允许移动到"中线"的内侧，然后小心地推进头侧。将针头顺时针旋转，将导管尖端导向或接近目标点。

** **巨大左心房导管 / 针尖的准确定位** 如果房间隔明显向右心房凸出，尤其在巨大左心房的情况下，导管尖端很难与"中线"对齐并垂直于右心房间隔。导管头端在 4 点钟方向接触到鼓胀的隔表面时，会遇到强烈的阻力。当针沿顺时针方向旋转时，导管 / 针会突然脱落。实际上，针尖在 9 点钟时翻转过隆起的顶部，指向患者的右侧。为了防止这种情况发生，当针顺时针旋转到 6 ～ 7 点钟方向时，导管应该稍微压在房间隔。与此同时，用左手对导管进行轻微的逆时针旋转，以抵消针过度的顺时针旋转。如果凸出的嵴恰好在"中线"，就不可能在这条线上做穿刺。在这种情况下，穿刺点位于"中线"稍外侧的区域。

** **第一次尝试失败后重新定位导管 / 针尖** 如果第一次通过经隔导管 / 针在适当的穿刺部位未能成功，将从导管中取出针，并通过导丝将导管重新定位于上腔静脉开始第二次尝试。对于有经验的术者，另一种方法是将导管 / 针重新放置在右心房高处。这是通过将针置于 12 点钟方向（腹侧），小心地向上移动导管 / 针（头侧），同时轻轻顺时针和逆时针旋转针的方向指示器，以确保导管尖端在右心房内是自由的，不会被右心房附件或其自由卡住（图 27.6）。

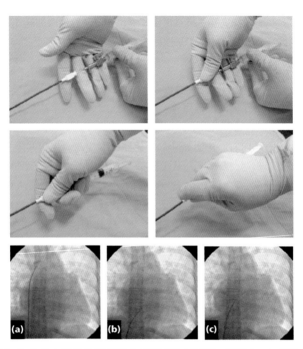

图 27.6 （a）从上腔静脉拉回整个系统（针/导管），指向 4～5 点钟方向。（b）当导管尖端向下跳跃时，向后转，然后回到所需穿刺点附近。（c）推房间隔，感觉脉搏，穿刺，左心房压确认位置。

** 针尖塑形 在以下情况下，可能需要对远端针进行塑形，使其更加弯曲：①当导管/针头头向"中线"方向逆时针旋转至 3 点钟方向，但导管/针头头向"中线"方向偏外侧时；②在预定穿刺部位，导管/针头尖端与鼻中隔的方向呈锐角，导致房间隔穿刺不可能或在-针向前推进时导致房间隔剥离。

房间隔穿刺技术

当操作者对预定穿刺部位满意时，将导管/针牢牢压在房间隔上。通常，握着导管/针的右手可以感觉到心脏搏动（所谓的间隔弹跳）。在保持导管紧贴隔膜以防止其从穿刺部位滑出的同时，操作者松开止动手指，将针向前推进。将针抽吸并注射对比剂以确认其进入左心房。如果没有抽血，则针已切开高房间隔或夹在增厚的房间隔中。间隔注射少量对比剂染色（间隔染色法）[12] 很容易区分两者（图 27.7）。这种类型的房间染色是没有后果的，因为对比剂吸

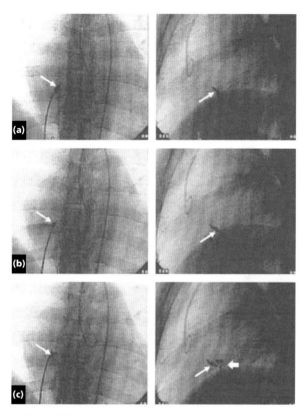

图 27.7 房间隔染色法:注射少量对比剂对房间隔进行染色。(a)正侧位可见垂直染色。(b)可见斜染。(c)当高房间隔染色较垂直时,拔出针,在稍偏尾的位置穿刺房间隔。由 Dr JS Hung 提供。

收迅速。当高房间隔被切开时,房间隔呈垂直染色。在这种情况下,拔出针,在稍微偏尾的位置进行间隔穿刺。

技巧和提示

穿刺房间隔的最佳方法 为了在正确的位置穿刺,房间隔穿刺必须总是在左心房侧影内。始终使用 # 标志,以避免刺穿右心房、主动脉、三尖瓣和冠状窦(图 27.8a)。始终小心操作导管和(或)针头,在困难的情况下对针头进行相应的重塑。推进鞘前,一定要通过染色、对比剂、血压或血氧饱和度来确认左心房进入。

综上所述,安全快速的房间隔穿刺的技术是在左心房内散列

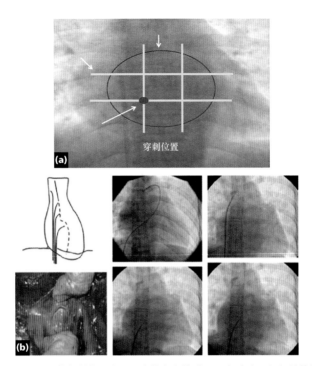

图 27.8 （a）最佳穿刺位置为左心房轮廓内散列 "#" 标志内。（b）最佳的房间隔穿刺 BMW 位置是卵圆窝，这有利于球囊穿过并最大限度地减少残留的经间隔分流。

"#" 标志内穿刺（图 27.8a）。房间隔穿刺 BMV 的最佳位置是卵圆窝，这有利于球囊穿过，并使残留的经房间隔分流最小化（图 27.8b）。

** 如何穿刺厚房间隔 当针夹在厚房间隔时（通常是在肌性房间隔），染色方向偏斜（图 27.9）。在这种情况下，导管 / 针小心地穿过隔膜，如下所述，或在其他部位尝试穿刺。当导管 / 针推进时，在导管 / 针完全穿入房间隔之前，会观察到房间隔呈 "帐篷状"。通过压力监测，无法区分高房间隔的剥离和针在厚房间隔中的嵌顿。这也是术者在不进行恒压监测的情况下进行房间隔穿刺的另一个原因。

当房间隔穿刺中遇到明显阻力时，对导管 / 针施加持续的力量。在几次心脏搏动后，当导管 / 针进入左心房时，在透视下常常能感觉到或看到 "弹跳"。如果这意味着不能将导管 / 针穿过房间隔，则插入一个尖端钝的 Bing 针，并将其延伸到针外。在左手施加反阻力的

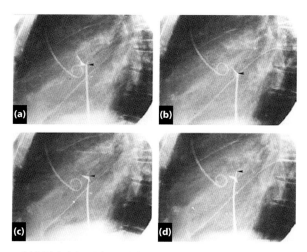

图 27.9 侧位图中房间隔冲洗 / 染色法。(a) 当导管 / 针组件在尾部拔出时，用对比剂冲洗，勾勒出室间隔右心房边缘。导管 / 针的尖端（黑色箭头）位于前间隔高位。(b) 取出导管 / 针，使其尖端位于穿刺目标部位，针向前。(c) 由于穿刺是在增厚的肌性隔中进行的，针被夹在隔中，如斜隔染色所示。当导管 / 针向前穿刺术时，观察到房间隔出现"帐篷状"。(d) 小心地将针用力穿过房间隔。转载自 Hung et al.[11]，经 Elsevier 许可。

同时，用右手向前推，小心地将导管 / 针强行穿过坚硬的房间隔。在此过程中，术者必须做好导管一进入左心房就拔针的准备，以免过度的向前动量将针向前推进并刺穿左心房壁，造成心脏压塞。

  ** 如何避免刺穿主动脉、三尖瓣和冠状窦 当导管 / 针置于"中线"时，可以避免刺穿这些结构。经 RAO 投影确认，预期穿刺部位与主动脉、三尖瓣和冠状窦明显分离（图 27.9c）。

  ** 避免穿刺"中线"内侧 当穿刺在"中线"内侧时，有穿刺主动脉、三尖瓣或冠状窦的风险。更重要的是，这样做的穿刺位置太靠近二尖瓣，这使得球囊穿过二尖瓣困难甚至不可能，除非采用后环法（参见"穿过二尖瓣"）。穿刺部位轻微向"中线"侧偏是允许的，特别是对于左心房相对较小的患者。

  *** 无意中刺穿主动脉 这一罕见事件，经注射对比剂或压力记录证实，如果立即拔出针，通常是无害的；然而，如果术者在不知情的情况下将导管插入主动脉，则不应将其撤回。应将导管留在主动脉内送患者急诊手术。

** 如何避免刺穿右心房 为避免伤及右心房，应小心操作导管 / 针，针尖始终保持在导管尖内。当心包腔对比剂混浊检测到右心房穿孔时，不要推进导管，并立即拔出针 / 导管。通常不会发生心脏压塞，术者可在最佳部位进行穿刺尝试。值得注意的是，在左心房尾侧下（尾侧）边缘靠近 "M 线" 的区域可能没有房间隔，因为心房经常在尾侧隆起，超过真正的房间隔边界。对于左心房较大的患者尤其如此。如果穿刺该区域，导管 / 针可能会穿过右心房壁，然后进入左心房（所谓的 "缝合" 现象）[12]。导丝置入左心房后拔出导管，发生心脏压塞。为了避免刺穿右心房，可以通过①观察 "弹跳" 和②房间隔冲洗 / 染色方法来确定导管 / 针尖在房间隔的位置（见图 27.5、图 27.6 和图 27.7）。

确认左心房入路

确认针入左心房后，先注射对比剂，然后记录压力，将针方向对准 3 点钟方向（患者左侧）。如果没有阻力或阻力很小，导管 / 针向前推进约 2 cm 进入左心房。然后，导管单独向前推进 2 cm（或直到鞘的尖端在隔膜处遇到阻力），同时拔出针头。

肝素化

导管置于左心房后拔出针后，立即通过导管给予肝素，肝素为100 U/kg 体重。在基线血流动力学研究后，进行 BMV。如果患者在BMV 之前服用过华法林，则在术前 2 ~ 3 天停止使用华法林，并在术前改用静脉注射或皮下注射的低分子肝素替代。

球囊导管的选择

为避免在 BMV 过程中造成严重的二尖瓣反流，选择合适尺寸的球囊导管进行可控的逐步扩张技术是非常重要的。我们的球囊导管选择方法是在不断努力减少这种并发症的基础上发展起来的[4, 15-17]（表27.1）。

选择指南基于由患者身高得出的球囊参考尺寸、经胸超声心动图二尖瓣的发现以及瓣膜钙化的 X 线检查。参考尺寸（RS）根据一个简单的公式计算[16]：将患者身高（cm）四舍五入并除以 10，再将10 加到比值中得到 RS（mm）：例如，如果高度 = 147 cm，则 RS = 150/10 + 10 = 25 mm。对于瓣膜柔顺、无钙化、血管造影二尖瓣反

流 ≤ 1 ＋的患者，应使用至少与 RS 相匹配的球囊导管。相反，对于有严重二尖瓣反流高风险的患者［瓣膜钙化和（或）严重的瓣膜下病变］，则选择比 RS 匹配者小一号的球囊导管。因此，在上述 RS 为 25 mm 的例子中，对于柔韧的、未钙化的瓣膜，应选择 PTMC-26 导管，对于钙化的瓣膜和（或）有严重瓣下疾病的瓣膜，应选择 PTMC-24 导管。

表 27.1　根据患者身高和瓣膜状态选择导管和球囊尺寸

参考尺寸（RS）（mm）
高度（cm）（四舍五入）×1/10 ＋ 10，例如高度＝ 147 cm RS ＝ 150× 1/10 ＋ 10 ＝ 25 mm

导管选择	
瓣膜状态	**球囊导管**
易弯曲钙化 / 严重瓣下病变	尺寸＜ RS 匹配（例如 PTMC-24 用于 RS ＝ 25 mm）

技巧和提示

** 球囊–压力泵不匹配的预测试　虽然制造商已经测试过压力泵上红色标记预定义的体积及其相应的球囊尺寸，但可能会发生球囊扩张–压力泵不匹配。虽然这种不匹配通常是轻微的，但当导管和压力泵来自不同的包装或消毒后重复使用时，可能会发生严重的不匹配。这种不匹配，如果未被发现，可能会导致球囊扩张不足或过度扩张。前者可导致瓣膜扩张不理想，后者可导致严重的二尖瓣反流。因此，在每位患者插入球囊导管之前，球囊直径应通过两步试验确认。首先，应在压力泵中加入稀释的对比剂，与第一次扩张时选择的球囊直径对应（参见"球囊尺寸"）。然后将球囊完全充气，用卡尺测量其直径。如果存在不匹配，在第二步测试中，当球囊膨胀到公称直径时，应记录差异并进行调整。

预测练习结束后，由于两个原因，压力泵与球囊导管断开连接。一是为了清除压力泵中任何剩余的空气，二是为了避免球囊在其标称尺寸下出现任何无意的过度膨胀。导管插入左心房后，与预先确定的初始球囊直径相对应的充满稀释对比剂的无空气压力泵重新连接到导管上。

球囊导管的研究进展

在大多数患者中，将拉伸的 Inoue 球囊导管通过 0.025 英寸不锈钢螺旋头导丝插入右股静脉是平稳的。由于导管在股静脉或房间隔处遇到阻力，有四个因素影响球囊的运动（图 27.10）。

股静脉通路

为了避免在球囊导管插入过程中造成较长的皮下隧道，在初始血管通路时，穿刺针的角度比通常更垂直（与皮肤表面约 60°）。经间隔穿刺并将螺旋尖端导丝插入左心房后，用动脉钳沿着导丝很好地拉伸皮下通道。随后使用 12 Fr 扩张器（封闭在 Inoue 球囊套件组中），也用于扩张房间隔。最后，当插入拉伸后的球囊导管时，可能需要用头侧指尖的平面用力按压穿刺部位和皮下轨迹，以帮助导管进入。

技巧和提示

** 腹股沟入路部位阻力　如果在插入过程中遇到明显阻力，则将球囊导管以更大角度（约 90°）插入静脉，直至导管尖端与静脉后

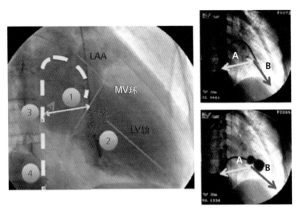

图 27.10　影响 Inoue 球囊前进的四个因素：①针尖曲线的宽度（A ＝经隔穿刺位置与 MV 孔之间的距离）；②针尖方向（B ＝左心室轴方向）；③房间隔处的阻力；④髂动脉区阻力。

壁接触。然后将导管更水平地倾斜，并在导线上向前推进。在后一个过程中，为了便于导管插入和避免导丝弯曲，应在穿刺部位和皮下轨迹上方（如前所述）施加有力的压迫，并由助手拉紧导丝。如果该技术失败，则应使用 14 Fr 扩张器重新扩张皮下导管和静脉。如果采取了这些预防措施，根据我们的经验，即使在右腹股沟因先前的置管而有瘢痕的患者中，也很少需要 14 Fr 血管内鞘来插入球囊导管。然而，应毫不犹豫地使用 14 Fr 血管鞘，以避免在导管插入过程中遇到困难时弯曲导丝或金属管。

同样重要的是要注意，在将导管插入股静脉时，不应扭曲导管，以免金属管弯曲。如果不慎将金属管弯曲，应更换新的金属管。另一方面，如果导丝弯曲，则将 12 Fr 扩张器重新插入导丝并小心地穿过左心房以允许导丝交换

跨过二尖瓣

首先，球囊导管在正面透视下沿螺旋尖端导丝导入心房，形成一个大环，尖端位于二尖瓣口内侧，指向 6 ～ 7 点钟方向（图 27.11）。这种放置方式有以下优点：①当管芯推进到导管尖端时，这样放置的导管不太可能翻转到左心耳；②导管不会进入肺静脉；③在随后通过二尖瓣的操作中，只需撤除深置导管。因此，可以避免导管推进过程中可能遇到的硬房间隔夹持（见"房间隔导管夹持"）。

在左心房放置导管后，透视投影从正位变为右前斜位 30° 视图（图 27.11b），显示左心室长轴。对于巨大左心房的患者，可能需要增加侧位透视，便于跨过瓣膜。

将管芯插入导管尖端后，用右手（右利手术者）对管芯逆时针旋转（通常为 270°），将部分膨胀的远端球囊指向位于前面的二尖瓣孔。

然后用左手缓慢拔出导管，直到注意到球囊在水平方位上下摆动，表明球囊接近二尖瓣。影响球囊跨过的因素包括左心房的大小和房间隔穿刺点的位置。它们在图 27.12 中被高亮显示。

跨过方法

然后尝试使用四种方法跨过二尖瓣（按优先顺序递减）：①垂直法，②直接法，③导管滑动法，④后环法。垂直法是最常成功的跨过方法。

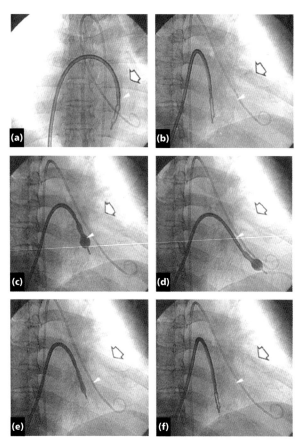

图 27.11 （a）在正位透视下，沿螺旋形导丝将球囊导管导入左心房，形成一个尖端位于二尖瓣孔内侧，指向 6 ～ 7 点钟方向的大环。（b）放置导管后，将投影变为右前斜位 30°，管芯针插入导管尖端，将部分膨胀的远端球囊朝向位于前方的二尖瓣孔。（c）导管逐渐回撤，将球囊指引向二尖瓣（白色箭头）并跨过二尖瓣（d）。（d）球囊膨胀后，导管球囊撤回到左心房。在随后使用逐步扩张技术跨过二尖瓣时，将管芯针插入导管尖端（e），并向前将导管推进，使球囊处于较深的位置（f）。在右前斜位 30° 透视下操作球囊导管时，导管尖端应始终保持在放置于左心室猪尾导管的左侧，以避免侵入左心耳区域（宽箭头）。

垂直法

在进一步轻微回撤导管时，观察到球囊在舒张期进入左心室（图 27.13 a-d）和在收缩期退出（图 27.13e），即使导管未与孔-心尖轴线对齐。与舒张期一致时，仅撤回管芯。要做到这一点，术者必

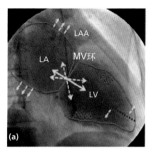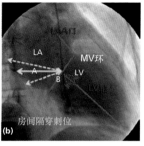

图 27.12　影响球囊跨过左心室的解剖因素。（a）二尖瓣狭窄程度对左心房、左心室大小及轴向的影响。（b）房间隔穿刺位置和二尖瓣平面对 Inoue 球囊尖端方向的影响。LA = 左心房；LAA = 左心耳；LV = 左心室；MV = 二尖瓣。

须仔细观察心脏的节律性运动。这使得导管的远端以更水平的方向跨过瓣膜并深插入左心室（图 27.13e-g）。如果导管远端仍垂直指向左心室下壁（图 27.13g），则小心地拔出导管，使其与孔-心尖轴线对齐（图 27.13h）。在此过程中，则需膨胀远端球囊，以防止其弹入心室。这种垂直入路可防止导管意外翻转进入左心耳，从而在左心耳局限血栓的情况下，最小化导管侵入左心耳的风险[18]。

　　直接法

　　当垂直法失败时，进一步回撤球囊导管，直至球囊接近瓣膜，导管与瓣孔尖轴对齐。此时，当球囊在收缩期远离二尖瓣口，并在舒张期沿二尖瓣心尖轴向其靠近时，可观察到"啄木鸟"征。一旦该征象明显，球囊就处于跨过二尖瓣口的位置。仔细注意节律运动，当球囊接近瓣口时，术者轻微地向后拉管芯针（4～5 cm），同时用左手推进导管，使球囊跨过瓣膜送入左心室。由于时机至关重要，若术者 BMV 的早期经验不足，建议选择窦性心律患者，因为这样更易利用规律的心动周期来推送球囊跨过二尖瓣孔。

技巧和提示

　　** 房间隔阻力　在房间隔穿刺并在左心房内放置螺旋形导丝后，有时球囊导管在跨过房间隔时可能会遇到一些困难，尤其是当穿刺部位的房间隔明显增厚时。当发生这种情况时，应避免暴力推送，因为导管可能在下腔静脉内过度弯曲，导致患者腹部不适。相反，当向前推送球囊导管（螺丝刀动作），应该常以顺时针方向稍微

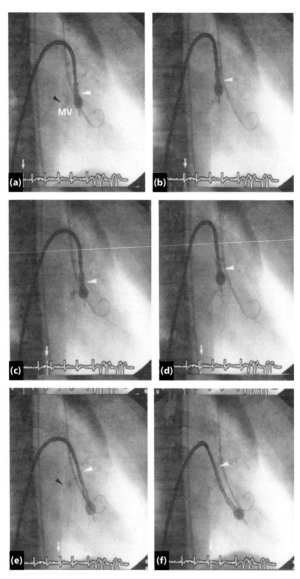

图 27.13　垂直法。在操作 Inoue 球囊导管跨过二尖瓣过程中的右前斜位 30°透视图。（a～d）在舒张期（a 和 c）导管球囊跨过钙化的二尖瓣（黑色箭头）进入左心室，但在收缩期（b 和 d）导管球囊弹回左心房。（e）在（d）相同心动周期的舒张期间，仅撤回管芯针，因此远端导管采用更水平的方向，使球囊进入左心室。（f～h）回撤导管，沿左心室长轴对齐。白色箭头表示导管尖端位置。每一帧底部的白色箭头表示心电图上的心动周期时间。讨论见正文。摘自 Hung and Lau[18] 经 Journal of Invasive Cardiology 杂志许可。

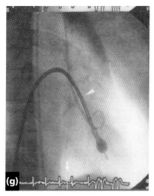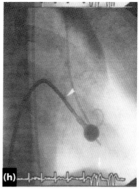

图 27.13　续

转动球囊导管，以克服间隔阻力。在少见情况下，这种方法也失败时，用扩张器再次扩张房间隔。导管跨过房间隔后，也不要将导管尖端顶向左心房顶部，否则导丝可能会弯曲成锐角，使随后的导管操作困难。

　　**重塑探针尖端　在垂直和直接方法中，重要的是将弹簧丝针一直插入球囊导管尖端，以使球囊导管伸直。然而，偶尔管芯针可能太短而达不到导管尖端，从而使导管尖端轻微弯曲。如果发生这种情况，可以进一步向后拉动管芯针近端处的橡胶夹持件以延长针的外露段。或者，如果做不到这一点，则在距离其远端 1～2 mm 处切割橡胶夹持件并移除。有三种形状：A、B 和 R（图 27.14）。

　　为了保持球囊的前向（朝向二尖瓣），必须始终保持针的扭转。有时需要额外的逆时针扭转以将导管尖端指向前方，特别是在有巨大左心房的情况下。在这些情况下，间隔明显向前移位，因此球囊

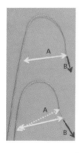

重塑探针头端
- 重新塑形A，以使探针宽度适应经房间隔穿刺位置和MV开口(A)。
- 重新塑形B，使探针头端方向与LV轴(B)方向一致。

以下情况通常需要使用R形探针：
- *房间隔穿刺位置不当（过低）*
- *房间隔穿刺位置与二尖瓣之间的距离过短*
- *左心室轴太水平……*

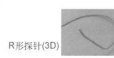

R形探针(3D)

图 27.14　探针尖端形状的类型。

导管更倾向于指向后方。在这种情况下，增加侧位透视视图将有助于导管 / 针芯的操作，以便球囊跨过二尖瓣（图 27.15）。

导管滑动法

当垂直法或直接法失败时，另一种可能对跨过二尖瓣有用的技术是导管滑动法[15]。这种方法已被证明在房间隔穿刺过于靠下和（或）左心室处于水平方向的情况下是有效的（图 27.16a）。首先通过保持管芯针逆时针旋转的方式将球囊指向二尖瓣。然后，通过从球囊段中回撤管芯针，使远端球囊段更加灵活（图 27.16b）。一旦稍微膨胀的球囊到达二尖瓣孔处，心脏收缩会引起球囊段在收缩期向上倾斜（图 27.16c）。在舒张期，球囊段与导管轴平行（图 27.16d）。术者应仔细观察心动周期的节律运动，仅在舒张期，将导管向前推进（保持管芯针固定）跨过瓣膜（图 27.16e）。然后推进管芯针，以帮助导管与瓣孔-心尖轴对齐（图 27.16f）。

后环法

在巨大左心房患者中，或者当房间隔穿刺不恰当地相对于二尖瓣过于头侧或过于靠前侧时，使用上述方法用球囊导管跨过瓣膜可能会有困难。在这种情况下，可采用后环入路。在之前已经被充分描述过的这种方法[15]，但在我们这些作者的经验中很少使用。

技巧和提示

** 探针重塑　在大多数情况下，具有原始弧度的 J 型头探针将引导球囊指向并跨过二尖瓣孔。然而，当导管与二尖瓣孔-尖轴平行的方法难以将球囊导向二尖瓣孔时，应根据房间隔穿刺点与瓣孔之

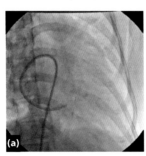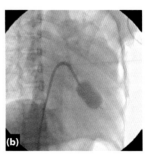

图 27.15　（a）球囊在左心房形成一个大环，以便能够跨过瓣膜。（b）跨过瓣膜后，Inoue 球囊导管返回其正常位置进行充盈。

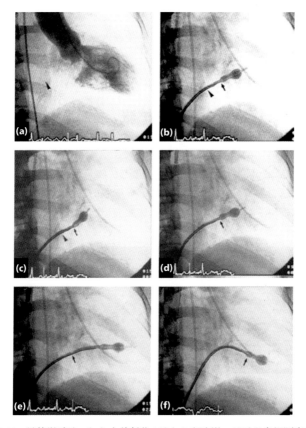

图 27.16　导管滑动法。(a) 右前斜位 30° 左心室造影，显示经房间隔穿刺点(箭头) 位置，位于二尖瓣孔尾侧；左心室更加水平定向。(b) 从球囊节段中略微回撤探针(箭头)。(c，d) 在心动周期内，球囊段分别在收缩期和舒张期上下摆动，表示导管尖端在二尖瓣孔处的正确位置。(e) 在舒张期当球囊向下浮动并与远端导管平行时(如图 d 所示)，仅向前推进导管(保持管芯针固定)，将球囊置于左心室。(f) 此后，在开始膨胀球囊之前，小心地推进探针，使导管与二尖瓣孔 / 心室心尖轴线对准。经 Wiley 许可转载。

间的位置关系来重塑探针(图 27.17)。例如，有一个巨大左心房的患者的穿刺点通常在二尖瓣孔的足侧和侧位进行，探针的远端段可以形成一个更大的平滑弧度，以利于球囊跨过二尖瓣。相反，对于那些左心房相对较小的患者，当穿刺位置不够理想时，无论是过于内侧还是向前(相对于二尖瓣的位置)，探针可以被重塑成一个更小的环(或采用后环法)。

** 为什么需要在左心房中形成一个大环？ 第一个原因是要避免陷入肺静脉或房间隔。同时也要避免进入左心耳。第二个原因是导管轴的长度要长一些，以便在交替驱动时更好地对球囊控制操作（图 27.18）。

球囊扩张

确保球囊在左心室内自由活动

BMV 最可怕的并发症之一是重度二尖瓣反流，需要手术治疗。一旦跨越二尖瓣，应确保左心室中部分膨胀的远端球囊的自由活动避免由于位于腱索间部分球囊完全膨胀而引起的灾难性后果，即腱

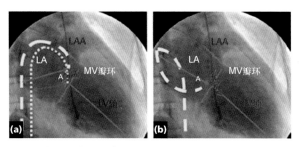

图 27.17 调整探针的宽度以跨过二尖瓣。（a）根据左心房直径（小 / 大）或经房间隔穿刺位置（低 / 高）调整针芯宽度（A）。（b）对于巨大的左心房，进一步增加探针宽度（A）（替代驱动技术）。

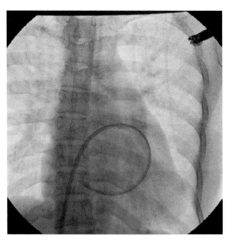

图 27.18 Inoue 球囊导管的尖端在左心房内形成一个大环。

索、乳头肌或瓣叶断裂。这是通过同时推送导管并沿相反方向轻微拉动管芯针（"手风琴式"操作）[15] 来完成的，以确保部分膨胀的远端球囊沿着孔尖轴自由滑动。

技巧和提示

　　** 如果球囊在腱索间游离　跨过二尖瓣后，导管球囊可能更垂直地指向并且偏离孔尖轴。这表明导管已在腱索中缠绕。为了纠正这种情况，将远端球囊充盈得更大，以防止球囊意外弹回心房，同时小心地将导管拉回以呈现更水平的方向。在导管与孔尖轴对齐后，将导管向心尖推进，在开始扩张操作前先执行前面所述的手风琴操作。同样，扩张过程中球囊的扭曲也可能表明导管已嵌顿在腱索中。在这种情况下，应立即终止扩张并重新放置球囊。

瓣膜周状态的重新评估

　　在 BMV 之前，通过术前经胸超声心动图和 X 线透视（是否存在瓣膜钙化）确定二尖瓣状态，然后选择相应的合适球囊导管（参见"球囊导管的选择"）。许多研究者发现，广泛的瓣膜周疾病是严重二尖瓣反流的预测因子。超声心动图（经胸或经食管）常低估了瓣膜周疾病的严重程度[15]，因此，尽管表面上瓣膜形态良好，但在 BMV 术期间仍可能造成重度的二尖瓣反流。因此，在实际的球囊扩张过程中，需要保持警惕，以识别之前未发现的严重瓣膜周疾病的存在。我们和其他研究人员还发现了其他更可靠的瓣膜周受累的迹象[17, 19]。即使在术前超声心动图未显示重度瓣膜周疾病的患者中，当观察到以下任何征象时，也应根据"球囊尺寸测量"中的描述，相应地调整球囊扩张方案。

技巧和提示

　　** 超声心动图未检出的严重瓣膜周疾病　下列征象提示或表明存在严重的瓣膜周疾病。

　　1. 手风琴式操作困难。这是瓣膜周水平的阻力所致。如果未意识到这一困难，则随后球囊将在左心室内完全充盈，因为球囊没有锚定在二尖瓣上。因此，扩张的是瓣膜周结构而不是二尖瓣。虽然这种偶然的瓣周扩张可能会导致严重的二尖瓣反流[19]，但这种扩张通常是无害的。然而，应及时识别并迅速回抽瘪球囊。在随后尝试减小远端球囊的尺寸，将球囊锚定在二尖瓣处。

2. 充盈远端球囊的大体压痕（球囊压迫征）（图 27.19a）。提示严重的瓣膜周疾病[17]。一旦观察到远端球囊受压，就应立即中止扩张，重新评估扩张策略。

3. "球囊僵局"（图 27.19f）。在二尖瓣狭窄的情况下，即使导管远端球囊部分膨胀，与左心室长轴正好对齐，也可能很难通过瓣膜。如果出现这种情况，逐渐缩小球囊的大小，直到它被二尖瓣口容纳。在罕见和极端的情况下，即使球囊未充盈，导管也会在二尖瓣处受阻（或嵌顿）。这一发现，我们称之为"球囊僵局"，反映了重度阻塞性瓣周病变引起的阻力[17]。在出现此征象的情况下，按照常规的

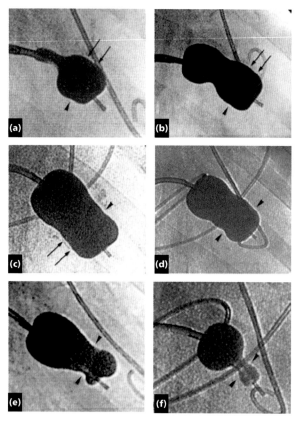

图 27.19 严重瓣周病变导致的各种扩张球囊畸形。（a～e）在远端球囊段观察到压痕（箭头）和压缩（箭头）。（f）在二尖瓣球囊原位扩张试验中，近端而非远端节段扩张，因为后者被重度的瓣膜周疾病压迫（箭头）（讨论见正文）。经 Wiley 许可转载。

导管和球囊尺寸选择进行 BMV 可能会撕裂二尖瓣叶和（或）腱索，从而导致重度的二尖瓣反流。我们有限数量患者的经验表明，除了先前强调的逐步扩张外，使用较小的球囊导管可能会预防重度二尖瓣反流的并发症[17]。

4. 齿轮样阻力。 极少数情况下，在回撤部分扩张的球囊以将其固定在二尖瓣上时，可能会遇到齿轮样阻力。这提示存在瓣膜周疾病。

可控逐步扩张

为了避免或尽量减少严重二尖瓣反流的并发症，必须选择合适的球囊导管（参见"球囊导管的选择"）和可控的逐步扩张技术。此外，术者应熟悉压力–体积关系和目前使用的第二代导管的非顺应性球囊的扩张极限[16]。

球囊压力–体积关系

当球囊膨胀到其命名尺寸 2 mm 以内时，球囊内压力从"低压"区域过渡到"高压"区域，例如 26 mm 球囊导管中的 24 ～ 26 mm 区域。由于内置的安全边界，每根导管都可以安全地膨胀到比命名尺寸大 1 mm 的最大直径。无论瓣膜形态如何，在高压区都不能使用超过球囊命名直径进行初始球囊膨胀。

球囊尺寸

逐步扩张技术的球囊尺寸在避免重度二尖瓣反流并发症方面至关重要（表 27.2）。我们的球囊尺寸法经过不断的努力，已经发展到

表 27.2	基于患者身高和瓣膜状态确定球囊尺寸	
瓣膜的状态	**初始**	**增加**
柔韧	（RS-2）mm	高压区 ª（如果 MR 或单侧联合处分裂）1 mm 或 0.5 mm
钙化 /SL	（RS-4）mm	1 mm（低压区 ᵇ）0.5 mm（高压区）

MR，二尖瓣反流，已存在或增加；RS 匹配，命名球囊尺寸≥ RS 的导管；SL ＝重度瓣膜周疾病。

ª 高压区＝球囊直径在命名球囊尺寸 2 mm 以内。

ᵇ 低压区＝球囊直径＜命名球囊尺寸 2 mm。

尽可能让这种并发症发生率最小化。通过遵循此处列出的谨慎方法，尤其是在重度瓣膜周疾病的患者中，可以使明显的二尖瓣反流（血管造影增加 ≥ 2 ＋）发生最大限度地减少。

技巧和提示

    ** 柔韧、无钙化瓣膜患者的球囊尺寸　在瓣膜柔韧、无钙化且没有严重瓣膜周病变的患者中，根据之前概述的瓣膜周再评估确定，如前所述选择 RS 匹配的球囊导管。初始扩张球囊直径为 RS － 2 mm。在随后的扩张中，球囊尺寸以 1 mm 增加。当本身就存在二尖瓣反流或二尖瓣反流程度增加的问题时，高压区的增量应为 0.5 mm。这种方法也适用于在之前的扩张过程中发生单侧连合处分离的情况，如透视下观察到的不对称球囊腰部的处理。最终直径最好维持在高于 RS 1 mm 以内，以避免尺寸过大：我们以往的研究[17]表明，此组患者中球囊尺寸过大是造成重度二尖瓣反流的危险因素。

    ** 瓣膜钙化和（或）重度瓣膜周疾病患者的球囊尺寸　在透视下可见瓣膜钙化或经胸超声心动图观察到重度瓣周病变的患者中，在开始时选择比 RS 匹配小一号的球囊导管，而不是 RS 匹配。对于术前超声心动图未检测到瓣膜周病变的患者，如果在扩张手术中格外小心，则仍可使用已置入患者体内的 RS 匹配导管。理想情况下，导管应更换为较小的导管，但这是相当昂贵的。

    对于第一次扩张，应使用比 RS 小 4 mm 的球囊。在随后的扩张中，在低压区中球囊尺寸以 1 mm 增加，在高压区中 0.5 mm 增加，直到达到满意的结果或出现二尖瓣反流进展。如果压力差已经减小到一半，并且多次尝试扩张未能进一步降低压力差，则终止手术。为了避免造成严重的二尖瓣反流[16]。如果心率和心输出量保持不变，二尖瓣跨瓣压差降低一半应导致二尖瓣面积增加 41%（根据 Gorlin 公式计算）。已往的研究[16]表明，瓣膜面积改善 40% 就足以改善有久坐生活方式的患者的症状。

    **"球囊僵局"情况下球囊尺寸的确定　如果遇到球囊僵局（图 27.19f），无论二尖瓣的超声心动图结果如何[17]，应将初始导管更换为较小的 PTMC-18 或 PTMC-20 导管，以预扩张瓣膜和瓣周结构。我们不再像以前建议的那样[2]，通过拉长和延伸回缩的球囊段，迫使常规尺寸的球囊跨过瓣膜到达左心室，我们也不建议沿着预先放置在左心室中的导丝推进球囊跨过二尖瓣。这两种操作法都可能导致导管在腱索中缠绕，对于较大尺寸的球囊导管，术者难以或不可能执行预防性的"手风琴"操作，以确保导管不会嵌顿在腱索中。

然而，如果较小的 PTMC-18 或 PTMC-20 导管在导管未扩张的情况下也未能跨过二尖瓣，则将该小球囊导管的球囊段变细并拉长以跨过二尖瓣。在球囊扩张前，必须在远端球囊略微扩张的情况下进行"手风琴"操作，以确保球囊导管在左心室内释放。这种操作，在使用更大尺寸的导管时是不可能进行。然后，在球囊直径处于其命名尺寸的情况下进行初始扩张。如果需要进一步扩张，则更换一根尺寸更大的导管，并根据重度瓣扩张病变患者的尺寸测量方法进行逐步扩张，如前所述。

更换不同尺寸的球囊导管

进行球囊导管更换的两个原因。第一，如前所述，是缩小导管尺寸，因为严重的瓣周扭曲造成"僵局"。

第二个原因是由于血流动力学改善不足而需要将球囊导管尺寸增大一号的罕见情况。在这种情况下，在更换为更大的导管之前，必须重新测量初始导管的最终球囊直径，并在从患者体内完全取出后重新测量，特别是当其扩张超过其命名尺寸时。这种预防措施是必要的，因为尽管进行了预试验，但球囊尺寸小于体内使用后的预期尺寸，这种情况并不少见。当发生这种情况时，重新测试原始球囊导管，以确定所需注射器中稀释对比剂的实际体积，以达到最大球囊尺寸（如前所述，Inoue 球囊在破裂前可耐受超过其命名尺寸约1 mm 的量），原始球囊导管再次导入患者体内，重复扩张过程。然而，如果球囊与其预定尺寸匹配，则需要更换为较大尺寸的导管，并使用较大球囊进行扩张。在扩张更大的球囊之前，未能重新验证最大球囊尺寸，则会有造成严重二尖瓣反流的风险。

技巧和提示

** 球囊"爆裂"进入左心房　当二尖瓣已经通过扩张而扩大时，在随后的扩张中，球囊会随着大尺寸球囊扩张过程，可能偶尔滑入左心房。为了防止后者的发生，向前推进探针到球囊段以加固导管，在导管缩回之前，将远端球囊充盈到比前一个直径稍大的直径，以将球囊锚定在孔口。一旦球囊呈沙漏状，就略微向前推进导管，以防止它猛然进入左心房，然后进行全面的球囊扩张。在这种额外的扩张下，尽管二尖瓣压力差可能不变，但超声心动图经常观察到，评估的 A2 开瓣音间隔进一步缩短和联合分裂增强。

球囊"爆裂"表明二尖瓣口扩大，连合处裂开。它通常发生在具有柔韧、非钙化瓣膜的患者中，预示着良好的 BMV 术的结果。然而，尽管存在球囊"爆裂"迹象，但偶尔也会观察到次优的血流动力学结果，尤其是在存在房颤的情况下。在这些情况下，尽管具有裂开的连合部的二尖瓣可以被迫适应完全膨胀的球囊，但实际上，增厚和僵硬的小叶以及心动周期中无效的心房收缩，会限制有效的二尖瓣面积。

** 随后的瓣膜跨越和扩张 在初始球囊膨胀之后，将导管球囊撤回到左心房，同时保持导管尖端在猪尾导管的左侧。通过观察左心房压力曲线和测量跨瓣压差以及听诊来评估球囊扩张的效果。如果出现大的 v 波和新发或恶化的收缩期杂音，怀疑二尖瓣反流，可进行超声心动图或左心室造影。在随后使用逐步扩张技术跨过二尖瓣时，将管芯针插入导管尖端，并将导管推进至球囊的深部。然后，重复上述操作，跨二尖瓣进行瓣膜扩张。

** 房间隔导管夹持 当房间隔穿刺部位厚且坚韧时，导管可能被房间隔截留，从而在随后尝试跨过二尖瓣时难以操作。当间隔穿刺时在间隔处遇到明显的阻力时，术者应警惕这种卡压的可能性。这个恼人的问题通常不会在第一次跨过瓣膜时发生，因为如前所述，导管已经被深置并盘绕在左心房中。然而，当需要推进导管时，可能会在随后的跨瓣过程中发生截留，导管在瓣膜扩张后被无意中回撤太多，并被卡在较厚的房间隔处。如果导管不能在导管尖端插入的情况下向前推进，则顺时针扭转管芯端，将导管尖端向后外侧引导，使其大致垂直于间隔平面对齐。然后，导管可与探针一起向前推进（图 27.20）。如果这种方法失败了，应重新插入弯型尖端导丝，以便于导管在左心房的深度放置。

** 避开左心耳 当仅使用不敏感的经胸超声心动图筛查 BMV 患者时，可能不会发现左心耳血栓。为了尽量减少血栓意外脱落和全身性栓塞的风险，必须避免前外侧心耳区。在 RAO 30° 透视下进行球囊导管操作时，导管尖端应始终保持在预先放置在左心室的猪尾导管的左侧（图 27.11）。在避免上述情况后，即使存在左心耳血栓，也可以安全地进行 BMV[20-21]。

其他选择是让有左心耳血栓的患者接受二尖瓣手术，或者将病情稳定的患者推迟 BMV 治疗，直到华法林治疗后血栓消退[21]。

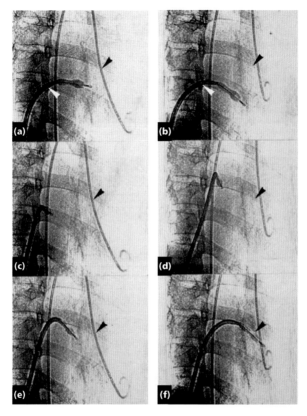

图 27.20　嵌顿在厚房间隔中的导管被取出的步骤。（a）带探针的球囊导管卡在房间隔处（白色箭头）。（b）当导管被推入时，其不向前推进，而是向下转弯。（c）略微顺时针旋转探针，使导管尖端指向后方。（d）导管现在或多或少垂直于房间隔平面，可以有效地进一步推进到左心房中。（e）现在逆时针旋转探针，使导管尖端朝前。（f）小心撤回导管，使其尖端朝向二尖瓣孔（黑色箭头）。

　　** 从心室中取出导管　每次球囊膨胀后，为了更好地控制导管尖端并防止其伤及左心耳，将探针推进到球囊段的一半，并在导管撤回至左心房时，对探针进行轻微的顺时针扭转。球囊导管的尖端因此指向后方，然后可以通过小心地逐步抽出导管和探针来安全地拉向心房。然而，导管在抽出过程中不应回撤太远（参见"房间隔导管夹持"）。然后将探针从导管中完全移除，以进行左心房压力检测，使回缩的球囊段垂直指向。同样，在血流动力学监测期间，应注意避免意外将导管向前推入心耳。

＊＊ 随后的跨瓣 导管从左心室取出后，相当笔直地竖立，没有绕圈。因此，对于下一步跨过二尖瓣，需要格外小心地将导管保持在猪尾导管的左侧。将探针小心地插入导管尖端，使导管向下弯曲成一个宽大的环形，使远端导管段更加垂直（图 27.11）。然后逆时针扭转探针，并缓慢回撤导管以将部分膨胀的球囊朝向二尖瓣。

预防并发症

一般来说，BMV 是一种复杂的侵入性手术。表 27.3 总结了这些问题和解决问题的技巧。

表 27.3　具有挑战性的 BMC 案例的提示和技巧

情况	原因	解决方案
左心室（LV）轴方向	水平 LV	穿刺位置高、小号穿刺针管
	垂直 LV	穿刺位置低，R 形针管
	后位 LV	使用 AP 视图代替 RAO 30° 视图
	右位心	更改成像视图（垂直翻转）
左心房大小和房间隔穿刺点位置	巨型 LV	用环法替代推动球囊
	低位穿刺法（大 LV）	大号穿刺针管和长 R 形针管
	留置于房间隔（低位穿刺法）	用球囊旋转方式在 LA 形成大环，便于球囊控制
	留置于肺静脉（小 LA）	在打开球囊之前，先用小号穿刺针和使球囊旋转在 LA 形成大环
	高位穿刺法（小 LA）	小号穿刺针，并保持球囊置于 LA 深部
	左心耳血栓	用动脉内的猪尾导管作为标记
二尖瓣	不规则钙化	用滑行法而不是直接法

AP ＝前-后；LA ＝左心房；LAA ＝左心耳；LV ＝左心室；RAO ＝右前斜位。

技巧和提示

＊＊ 避免进入左心耳 应注意的是，如果导管尖端更水平定向，并且在跨瓣尝试失败时，探针向后拉得太猛，则导管有进入左心耳

的倾向。为避免这种情况，在左心房内进行任何操作时，特别是在使用滑动或后环方法时，不应过多地回撤探针。

房间隔损伤最小化　顺行 BMV 入路的固有特点是造成房间隔缺损。幸运的是，大多数损伤都很小，没有临床后果，并且它们往往会随着时间的推移自发闭合。

应采取一些预防措施，尽量减少这些损伤的发生，并避免间隔撕脱。首先，在球囊完全膨胀前，即球囊达到沙漏形态并牢固地锚定在二尖瓣上之后，导管的远段（房间隔穿刺点至球囊之间）应保持形状舒展，从而保证跨过二尖瓣时张力得到释放。第二，在球囊跨过房间隔期间（在进入左心房和撤出左心房时），必须遵守球囊细长化的标准实践。第三，在将拉伸的球囊导管从左心房撤回至右心房之前，应当撤回导丝，仅留下其柔软的远端暴露。这可以避免在回撤导管 / 线组件时，导线的刚性部分"切割"房间隔。

球囊尖端弯曲　如果在将内管从其锁定位置释放之前撤回导丝，则在将导管置入左心房时，拉伸球囊的扭结。未被金属管或导丝支撑的球囊段，也可能由于单独推进内管而意外弯曲。一旦尖端弯曲，随后尝试用导管跨过二尖瓣可能极其困难。此外，可能无法重新插入导丝以从左心房取回球囊导管。这个问题可以通过以下方式克服：①将内管拉至其极限以缩短球囊段；②小心地使左心房中的整个球囊膨胀，以充分拉直扭结的内管；③将导丝跨过回缩球囊，以重建其自然形状（图 27.21）。

如何预防二尖瓣反流　一些患者在 BMV 后存在重度二尖瓣反流的高风险。他们有严重钙化的连合和瓣叶，并缩短 / 融合腱索和瓣下装置。患者还存在的中度二尖瓣反流、重度三尖瓣反流和左心耳血栓。在这些情况下，针对 PTMV 的一些建议包括：

1. 扩张前，确保球囊自由移动并与左室轴同轴。

2. 避免在瓣下结构中进行球囊膨胀（"手风琴"操作）。

3. 根据瓣膜状态，按照尺寸指南进行逐步扩张。

4. 当球囊完全充盈时，避免用力拉回。

如何预防肺栓塞　PTMV 是一种涉及右心的侵入性手术，因此有可能发生肺栓塞。一些建议包括：

1. 对于心房颤动或高危患者，术前必须行经食管超声心动图检查，以排除左心房血栓、左心耳内新血栓或突入左心房的血栓。

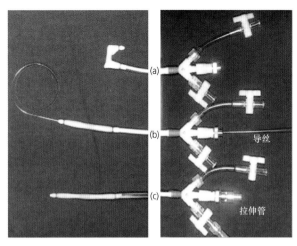

图 27.21　球囊扭结。（a）当推动内管以拉伸导管球囊时，无支撑球囊段发生扭结。（b）由导丝支撑的球囊段。（c）球囊段通过拉伸管支撑。

2. 经房间隔穿刺后追加肝素（2000 ～ 5000 IU）。

3. 在手术过程中，定期细致地冲洗导管。

4. 缩短手术时间，尤其是球囊位于心脏左侧时。

5. 如果左心耳中存在血栓，请使用特殊技术推动 Inoue 球囊。

参考文献

1. Inoue K, Owaki T, Nakamura T, et al. Clinical application of transvenous mitral commissurotomy by a new balloon catheter. *J Thorac Cardiovasc Surg* 1984;**87**:394–402.

2. Inoue K, Hung JS. Percutaneous transvenous mitral commissurotomy: the Far East Experience. In: Topol EJ (ed.), *Textbook of Interventional Cardiology*. Philadelphia: WB Saunders, 1990: 887–99.

3. Inoue K, Hung JS, Chen CR, et al. Mitral stenosis: Inoue balloon catheter technique. In: Cheng TO (ed.), *Percutaneous Balloon Valvuloplasty*. New York: Igaku-Shoin Medical Publishers, Inc., 1992: 237–79.

4. Hung JS, Lau KW, Lo PH, et al. Complications of Inoue-balloon mitral commissurotomy: Impact of operator experience and evolving technique. *Am Heart J* 1999;**138**:114–21.

5. Arora R, Kalra GS, Murty GSR, et al. Percutaneous transatrial mitral commissurotomy: Immediate and intermediate results. *J Am Coll Cardiol* 1994;**23**:1327–32.

6. Lock JE, Khalilullah M, Shrivastava S, et al. Percutaneous catheter commissurotomy in rheumatic mitral stenosis. *N Engl J Med* 1985;**313**:1515–18.

7. Al Zaibag M, Ribeiro PA, Al Kasab S, et al. Percutaneous double-balloon mitral valvotomy for rheumatic mitral valve stenosis. *Lancet* 1986;**1**:757–61.

8. Stefanadis C, Toutouzas P. Retrograde nontransseptal mitral valvulo-plasty. In: Topol EJ (ed.), *Textbook of Interventional Cardiology*, 2nd edn. Philadelphia, PA: WB Saunders, 1994: 1253–67.

9. Joseph G, Baruah DK, Kurttukulam SV, et al. Transjugular approach to transseptal balloon mitral valvuloplasty. *Cathet Cardiovasc Diagn* 1997;**42**:219–26.

10. Goldstein SA, Campbell A, Mintz GS, et al. Feasibility of on-line transesophageal echocardiography during balloon mitral valvulotomy: Experience with 93 patients. *J Heart Valve Dis* 1994;**3**:136–48.

11. Hung JS, Fu M, Yeh KH, et al. Usefulness of intracardiac echocardiography in transseptal puncture during percutaneous transvenous mitral commissurotomy. *Am J Cardiol* 1993;**72**:853–4.

12. Hung JS. Atrial septal puncture technique in percutaneous transvenous mitral commissurotomy: Mitral valvuloplasty using the Inoue balloon catheter technique. *Cathet Cardiovasc Diagn* 1992;**26**:275–84.

13. Wu JJ, Chern MS, Yeh KH, et al. Urgent/emergent percutaneous transvenous mitral commissurotomy. *Cathet Cardiovasc Diagn* 1994;**31**:18–22.

14. Ramasamy D, Zambahari R, Fu M, et al. Percutaneous transvenous mitral commissurotomy in patients with severe kyphoscoliosis. *Cathet Cardiovasc Diagn* 1993;**30**:40–4.

15. Hung JS, Lau KW. Pitfalls and tips in Inoue-balloon mitral commissurotomy. *Cathet Cardiovasc Diagn* 1996;**37**:188–99.

16. Lau KW, Hung JS. A simple balloon-sizing method in Inoue-balloon percutaneous transvenous mitral commissurotomy. *Cathet Cardiovasc Diagn* 1994;**33**:120–9.

17. Lau KW, Hung JS. "Balloon Impasse": A marker for severe mitral sub-valvular disease and a predictor of mitral regurgitation in Inoue balloon percutaneous transvenous mitral commissurotomy. *Cathet Cardiovasc Diagn* 1995;**35**:310–19.

18. Hung JS, Lau KW. Vertical approach: A modified method in balloon crossing of mitral valve in Inoue balloon mitral valvuloplasty. *J Invas Cardiol* 1998;**10**:548–50.

19. Hernandez R, Macaya C, Banuelos C, et al. Predictors, mechanisms and outcome of severe mitral regurgitation complicating percutaneous mitral valvotomy with the Inoue balloon. *Am J Cardiol* 1992;**70**:1169–74.

20. Yeh KH, Hung JS, Wu JJ, et al. Safety of Inoue balloon mitral commissurotomy in patients with left atrial appendage thrombi. *Am J Cardiol* 1995;**75**:302–4.

21. Hung JS. Mitral stenosis with left atrial thrombi: Inoue balloon catheter technique. In: Cheng TO (ed.), *Percutaneous Balloon Valvuloplasty*. New York: Igaku-Shoin Medical Publishers, Inc., 1992: 280–93.

第 28 章
逆行经皮主动脉瓣成形术

Ted Feldman，Thach N. Nguyen，Debabrata Dash，and Duane S. Pinto

陶静　李洋　刘军　译　马依彤　审校

---

* 基础；** 高级；*** 罕见的、奇特的或具有研究性质的

$，额外花费 < 100.00 美元；$$，额外花费 > 100.00 美元

⏲，额外花时间 < 10 min；⏲⏲，额外花时间 > 10 min

⬤，并发症风险低；⬤⬤，并发症风险高

> **挑战**
>
> 　　虽然主动脉瓣球囊成形术（BAV）在许多导管室中不常进行，但对不能耐受主动脉瓣置换术的患者，BAV 发挥重要作用。BAV 是一种姑息性手术，可用于缓解主动脉瓣狭窄引起的充血性心力衰竭症状。在我们中心，约有 1/3 的患者是 90 岁以上的老年人，一半是 80 多岁。许多患者既往行冠状动脉旁路移植（搭桥）术或二尖瓣置换术，或有合并症，如慢性肺病或多器官功能病变。这些患者一般在 1 年内症状明显缓解，减少了因症状而再次住院率[1-2]。很明显，在患者群体的研究中，这种方法并没有带来总生存期的益处，尽管对于个体患者来说，似乎有些患者可能会获得这种益处[3-5]。

标准技术

　　逆行 BAV 的基本技术包括将导管经股动脉逆行输送至主动脉瓣，在左心室（LV）尖放置导丝，然后通过股动脉鞘管，输送球囊至主动脉瓣。许多特殊的技巧和窍门手术成功是关键。

技巧和提示

　　** 置入临时起搏器的必要性　右心室（RV）快速起搏用于降低球囊扩张时的左室搏出量，使球囊从左室弹出的问题比过去少得多。

　　在球囊扩张前，以 160 ～ 220 次 / 分的速度快速起搏，使主动脉血压（BP）增加 50 ～ 60 mmHg。当球囊膨胀达到峰值时，起搏终止，此时撤出球囊或从左心室弹出。这个过程，需要术者、助手和导管室工作人员之间的配合。术前心电图对计划此项手术至关重要。既往存在束支传导阻滞或室内传导阻滞（IVCD）的患者应放置一个临时起搏器，或至少有一个用于起搏器静脉鞘通路。完全心脏传导阻滞很少发生，但一旦发生时很难控制。由于使用右心导管和左室置入的球囊，均可损伤室间隔，从而导致房室（AV）传导障碍。此外，在已有传导异常的患者中，球囊扩张导致环状钙化移位，可能会影响（AV）房室传导系统，当发生完全心脏传导阻滞时，通常在 12 ～ 24 h 内恢复，但也可能是永久性的。这些患者在术后很少需要置入永久起搏器，作者发现在术前告知大多数患者和家属，需要置入永久起搏器只是个例，这点很有必要。

** 血管入路 BAV 术最重要的一点是评估股动脉。初次透视下穿刺股总动脉（CFA）是非常必要的，以避免误穿股浅动脉或者股深动脉，球囊扩张需要使用大的鞘管，穿刺点应该在股动脉分叉以上。对于 2/3～3/4 的患者，穿刺点在股骨头中部水平一般会穿刺至股总动脉（CFA）。对于老年人，股骨折痕的位置不是股动脉穿刺可以信赖的标志。肥胖患者可能有两个折痕，而很多瘦的老年人在重力作用下，折痕移向股骨头。股动脉鞘放置后的血管造影评估也很重要。作者倾向于从 6 Fr 长鞘管开始，如果股动脉造影证实有太多的动脉粥样硬化病，可以使用左内乳动脉诊断导管通过髂动脉分叉处至左侧髂动脉和股动脉，以评估是否适合行主动脉瓣膜成形术的大鞘管。此外，如果穿刺点在股动脉分叉处以下，鞘管应置在原有的右侧鞘管的上方，或在造影引导下使用左侧鞘管穿刺。

** 准备安装缝合器 Preclosure 缝合在手术过程中非常重要[6-7]。6 Fr 鞘管可替换为 10 Fr 的 Preclosure 装置并缝合至动脉。当然，缝线不在这一点上打结，导丝重新置入 Perclose 输送装置，输送装置退出动脉，然后用 12 Fr 或 14 Fr 鞘管通过导丝至动脉。使用额外的硬导丝以便通过大的动脉鞘。作者的经验是使用 30 cm 的长鞘管，有时，由于钙化或者髂血管迂曲不能缝合，需要使用短鞘管。

** 利多卡因局部疼痛管理 广泛使用利多卡因用于局部麻醉是重要的，以便患者能耐受大鞘管。同时，在老年患者，特别是既往有卒中或者癫痫病史的患者，应注意不能出现利多卡因毒性。在手术过程中意识的改变可能提示出现各种并发症，但重要的是要记住利多卡因中毒是其中之一，在瓣膜成形术中，当意识发生改变时，应随时检测利多卡因水平[8]。

** 多巴酚丁胺治疗低心排出量 右心导管置入和基础压力测定后，应特别考虑心排出量。对于心排出量＜ 3 L/min 的患者，使用多巴酚丁胺对症处理非常有用，尤其是对于心排出量＜ 2.5 L/min 患者。心排出量低的患者不能耐受球囊扩张血压下降。我们的经验是，术前使用多巴酚丁胺改善低心排出量，一旦静脉输注多巴酚丁胺，应重新评估瓣膜面积，以获得新的基线测量[9]。

跨过主动脉瓣

> **策略规划**
>
> 　　跨过主动脉瓣在术中是很重要的一个挑战。我们倾向于使用专门为此设计的导管[10]。导管有两种类型：第一个是角度设计（B 型），第二个是曲线设计（A 型）。每一种都有小号（A、B）和中号（A1、B2）弯曲长度。从杆部到导管头部及导管的"最远端"，对于小、中和大，分别为 4 cm、5 cm 和 6 cm。可使用可移动的中心丝来改变导管的角度。当主动脉根部直径很小时，可以用导丝将导管拉直，形成类似右 Judkins 曲线的形状。在大多数患者中，角度设计的导管可以到达主动脉根部中心，除非左心室和主动脉以小锐角相交，弯曲导管的设计是能到达一个更尖锐的角度的左心室壁，但在有些患者中进入左心室很困难[10]。

技巧和提示

　　** 操作导管　一般根据主动脉根部的透视宽度来选择导管。通过直导丝进入主动脉根部，顺时针旋转，使导管的尖端指向主动脉根部中心。可移动的中心直导丝可以用来改变导管的角度。便于术者观察主动脉瓣膜的表面。锥形导丝硬度不足。导丝最初是通过 3～4 英寸可移动的回撤部分，通常比较软，可使导丝尖端随意塑形成其他曲线。导管头部根据严重钙化瓣叶的外观，判断进入主动脉瓣膜的中央部。直导丝反复直至进入主动脉瓣。有时，主动脉瓣上的手动注射对比剂有助于确定连接处的中心位置。当然，导丝可在距离连合处有一段距离的地方相交，但中心点的确定为成功手术提供最佳机会，导管通过导丝进入左心室，然后回撤导丝。在所有患者中，首先选用小或者中型的导管。根据导丝的方向选择导管。应该注意的是，这两种导管比冠状动脉导管更容易到达左心室。

　　** 操作导丝　进入左心室后，血流动力学测量证实主动脉狭窄严重程度[11]，必须使用 260 cm、直径 0.038 英寸长的交换导丝，用于交换或瓣膜成形术球囊。导丝必须足够硬，但尖端弯曲，以免造成左心室心尖部穿孔。抓住止血钳末端的导丝并将末端"圣诞丝带"形成公羊角形，并使用多个同心线圈，以保护左室心尖免受导丝创伤或穿孔是很有用的。导丝越硬越好。重要的是要有一个牢固的支架，以允许球囊跨过主动脉的迂曲部位，并在球囊膨胀时保持在主动脉瓣中的位置，帮助保持导丝位置的助手与主要术者一样，对手术的成功至关重要。

球囊操作

一旦球囊通过主动脉瓣口，保持其适当的位置是具有挑战性的，对于左心功能减退的患者，很少有球囊被左心室弹出。当左心收缩功能正常时，球囊会在来回膨胀时出现"西瓜籽"现象。

技巧和提示

** 球囊膨胀 在尝试球囊通过瓣膜前，在瓣膜上方的升主动脉内对球囊进行部分膨胀是有用的，使得需要较少的膨胀来实现瓣膜口的充分膨胀。如果球囊在瓣膜口充分扩张，仍然来回移动，则可能是选择的球囊直径过小。球囊完全膨胀时固定在瓣膜，可产生足够的扩张压力以使瓣叶移位。如果第一个球囊太小，则通常需要增大鞘管的尺寸，直径为 20 mm 的球囊导管需要 12 Fr 或 13 Fr 鞘管。作者的做法是使用 12.5 Fr 鞘管进行此操作。23 mm 球囊需要 14 Fr 鞘管。

** 球囊准备 仔细准备球囊是必要的，因为在钙化主动脉瓣的膨胀过程中经常出现球囊破裂。在准备过程中，小心地充分排气是必要的。如果对比剂尽可能稀释，球囊准备和球囊膨胀是最容易的。7∶1 的比例可在透视下观察球囊，但是充分扩张和非充分扩张存在一定的困难。理想的对比剂，是老式的离子型对比剂，较低渗透压的对比剂黏度要低。作者的经验是使用一瓶 50 ml 的对比剂，用 350 ml 的盐水稀释至 400 ml，心导管室的很多容器是有刻度的，因此无须使用注射器来填补总容量，可使用有刻度的容器先加入对比剂，再将盐水加至 400 ml 标记。

** 设置球囊膨胀 球囊设置包括连接到膨胀腔的短压力管，与高压旋塞阀相连。60 ml 和 10 ml 注射器分别连接旋塞阀的两侧，如果用 60 ml 注射器膨胀球囊，不能产生足够的力量使球囊充分膨胀。一旦使用 60 ml 的注射器使球囊充分膨胀[12]，旋转旋塞阀以便 10 ml 注射器完成膨胀或"增加"总膨胀量。如果在准备测试体外球囊扩张，你会注意到，当使用增压注射器完全膨胀球囊时，球囊充盈体积完全增加。因此，在体内，球囊通过主动脉瓣，使用 60 ml 的注射器尽可能充分扩张时，旋塞阀旋转，用 10 ml 注射器额外扩张使球囊最大化扩张。在所有病例中，均使用经皮腔内血管成形术（PTA）球囊进行 BAV。通常，球囊膨胀 3 ～ 4 s，并在瓣膜中停留 5 ～ 7 s。在该系列患者中使用了该技术，标准球囊被 Atlas® PTA 扩张球囊替代，因为 Atlas® PTA 扩张球囊使用坚固、不相容的复合材料制成，可向需要膨胀的区域输送更高的压力，额定爆破压力高达 18 atm。大多数行 BAV 的球囊只能低压快速扩张（3 ～ 4 atm），这可能会在处理密集钙化、非顺应性瓣膜时存在问题。此外，球囊破裂并不罕见：在一个大型系列中，672 例 BAV 病例中有 111 例发生（16.5%）发生。Atlas 球囊基于聚对苯二甲酸乙二醇酯，并包裹有薄而坚固的基质，可实现高压。基质包裹物还消除了"西瓜籽"滑动的问题。Atlas 16×40 用于身材矮小患者［体重指数（BMI）≤ 24］。对于 BMI > 24 的患者，球囊的选择是基于瓣环的超声心动图表现而任意选择的。Atlas 球囊的外径小于标准 BAV 球囊，需要更小的动脉入路鞘管，并且有望降低出血并发症的风险。此外，球囊承受较大的压力易于扩张瓣膜是可行的。用超稀盐水／对比剂，通过压力注射扩张球囊，使球囊在 1 s 内充盈，并在高压扩张主动脉瓣后迅速回缩。因此，球囊在瓣膜只停留 2 ～ 3 s，有望降低瓣膜阻塞引起的并发症风险[13]。

　　＊＊球囊回缩　球囊回缩的策略与球囊膨胀的策略同样重要。一旦球囊在瓣膜中完全膨胀，全身血压急剧下降，通常出现明显向心室移位。不用待球囊放气从瓣膜回缩，在仍处于膨胀状态即从主动脉瓣膜口弹出至主动脉根部，这允许甚至在开始球囊回缩之前恢复顺行血流。与整个在主动脉瓣膜口内进行充盈-回缩循环相比，患者更容易耐受这种短暂的有效的阻断主动脉血流。当球囊从主动脉根部回缩时，可能会阻塞主动脉弓部，因此必须小心避免覆盖颈动脉起始部。

低血压的处理

策略规划

　　手术过程中低血压的管理是更大的挑战之一[14-15]。球囊膨胀时，血压不可避免地下降。在大多数情况下，球囊回缩后收缩压立即稳定恢复，当瓣膜成功打开时，主动脉收缩压峰值反弹或升高高于基线。可以通过 12 Fr 鞘管的侧壁监测压力。如果球囊扩张后压力没有迅速恢复，最好不要继续球囊扩张。这代表左心室功能受损，可能需要服用 1 ～ 2 天升压药。

技巧和提示

** 低血压的鉴别诊断 必须考虑低血压的其他原因。由于动脉鞘较大，必须考虑股动脉血肿、腹膜后出血，甚至从静脉入路部位的静脉出血。在手术前有严重贫血的患者应该考虑输血，以便在手术前有充分的准备。如果患者处于临界状态或存在输血的一些相对禁忌证，考虑行血型筛查或交叉配血，以便在需要时使用。插入大鞘管可能会发生迷走神经反射，但这种反应很罕见。只有在仔细评估并排除出血后，才应考虑迷走神经反射。在球囊膨胀时，导丝被迫进入左心室心尖部，并且球囊的尖端也可能以相当大的冲力影响心尖部。心室穿孔是低血压的另一个重要考虑因素。当低血压持续存在时，应在导管室广泛使用超声心动图以排除这种可能性。在最坏的情况下，主动脉瓣环可能破裂，或瓣叶撕脱，造成灾难性后果。与后一种并发症相关的低血压通常是致命的，并且不能逆转。

** 室性心律失常 在一些情况下，心室内导丝长时间产生的室性异位是不可耐受的，并且是低血压的另一个来源。重塑或重新定位导丝可能给予持续性心室异位。在某些病例中，由于异位而不能进行手术。由于异位，作者曾遇到了一名患有室颤的患者，每次将导丝引入左心室时都需要直流电除颤。经过两次尝试后，很明显，对该患者进行主动脉瓣成形术不可行的。

瓣叶穿孔

在所有瓣膜解剖结构扭曲和困难的病例中，应牢记瓣尖穿孔（CP）的可能性。使用直尖端亲水导丝跨过狭窄瓣膜更有可能导致 CP，尤其是当尖锐穿刺跨过瓣口时。使用亲水性导丝时，导丝进入冠状动脉口并导致夹层的风险也更大。根据我们的经验，在所有病例中，都可以使用柔软的可操纵导丝（例如 0.035 英寸 Cordis）非常快速地跨过严重狭窄、偏心和钙化的主动脉口，而不会发生 CP 风险。作者建议使用软尖端、非亲水性可控导丝，在探测瓣孔平面时，轻柔地跨过瓣膜。

诊断

在手术过程中有很多重要的发现和征象，应该提醒术者 CP 的可能性。初次通过后，如果在进入左心室内输送和操作诊断性 Amplatz 或猪尾导管时遇到阻力较大，应怀疑 CP 的可能。术者应该避免使用小口径的导管进入左心室，因为这只会增加穿孔面积。如果 6 ~ 7 Fr 诊断导管按照通常的方法不能通过至左心室，应立即排除 CP。诊断导管异常成形，以及导管在瓣膜平面与心室基底和心室体之间的锐角过大，应考虑导管进入心室的位置不是主动脉瓣口的可能性，并且应怀疑 CP 可能。

如果先前未检测到 CP，当在置入瓣膜成形球囊，尤其是小口径球囊时，遇到比平时更大的阻力，就可以在 BAV 时发现它。排除 CP 的一个简便方法是，在降主动脉中部分充盈瓣膜成形术球囊，以增加外径，从而更大程度地确定进入部位是真正的主动脉瓣口。

另一个重要征象是，充盈时 BAV 球囊过度"缩腰"和回缩时过度回缩。

最后，如果之前未检测到 CP，在行 BAV 后操作传递导管通过主动脉瓣口困难，则可以怀疑 CP 的可能。

一旦怀疑 CP 的诊断，应在两个垂直位置行血管造影检查（导管仍通过 CP 在 LV 中），以明确导管通过主动脉瓣的进入部位，并作为参考标志。接下来，应尝试在左心室内使用诊断导管或 Amplatz Super Stiff™ 导丝通过真实瓣口再次跨过瓣膜。一旦主动脉瓣通过真实瓣口重新跨过，导丝的不同成像将在右前斜位视图中清晰可见。一旦通过真实瓣口，就可以从 CP 部位移除导丝，并且术者可以继续进行 BAV 和主动脉瓣膜手术。未检测到 CP 可能与不良手术结局和并发症（如瓣叶撕脱、卡瓣和 BAV 后栓塞）发生率增加相关。通过 CP 行经皮主动脉植入术将导致假体的垂直排列不齐和膨胀不全，从而无法有效解决潜在的严重主动脉瓣狭窄。在最坏情况下，是患者可能需要接受高风险主动脉根部手术，以治疗可在心导管室轻松诊断和纠正的医源性并发症[16]。

拔除鞘管

拔除鞘管是这些患者管理中的一个重要挑战。在过去，约 1/4

的患者大口径股动脉鞘管与需要输血相关，5%～10% 的患者与需要血管外科修复相关。最近，经皮闭合器可用于拔除鞘管的辅助手段。在插入 12 Fr 或 14 Fr 鞘管之前，使用 10 Fr Perclose 器械进行预闭合在近 90% 的患者中获得成功，几乎完全消除了该手术后输血的需要。对于预闭合不成功的患者，或由于股骨解剖结构有禁忌的患者，因此使用诸如 RADI FemoStop™ 的气动压缩装置是至关重要的。手动压缩本身是极其困难的，因为对于这种大尺寸的鞘管，需要长时间压缩。刚性器械无法得到充分监测，可能导致止血不充分或过度压迫血管，并可能导致血栓形成。FemoStop 器械可以压力梯度应用，初始充盈至收缩压水平。该器械是透明的，因此可以直接可视化止血。根据活化凝血时间，压力可每 10～30 min 降低 10～20 mmHg，直至完全止血。FemoStop 装置的另一个益处是其有助于在血管压迫期间保持患者不动。

术后管理

除了穿刺的管理外，主要问题是球囊扩张是否引起左心室功能下降。在瓣膜成形术期间发生肺淤血的患者需要特殊监测，并且可能需要术后 1～2 天的正性肌力支持和强化心力衰竭管理，直到其左心室功能恢复。长期随访仅需监测复发症状，并定期进行超声心动图检查以监测跨主动脉瓣压差。随访中的一个重要考虑因素是其他瓣膜病变情况。成功行主动脉瓣术后，后负荷减少，从而改善这些晚期主动脉瓣狭窄患者常伴发的二尖瓣反流。在狭窄复发的患者中，重复行瓣膜成形术的成功率较高[17]。

作者很少为初次手术后 6～8 个月内迅速再狭窄的患者提供重复手术。对于那些术后一年或更长时间临床获益的患者，可以重复手术甚至 3～4 次，但最终瓣膜面积通常不如首次术后更好。

参考文献

1. Bonow O, Carabello B, Chaterjee K, et al. ACC/AHA 2006 Guidelines for the management of patients with valvular heart disease. Executive summary. *Circulation* 2006;**114**:450–527. Available at: www.americanheart.org (accessed August 10, 2007).
2. Levinson JR, Akins CW, Buckley MJ, et al. Octogenarians with aortic stenosis. Outcome after aortic valve replacement. *Circulation* 1989;**80** (3 Part 1):I49–56.

3. Safian RD, Berman AD, Diver DJ, et al. Balloon aortic valvuloplasty in 170 consecutive patients. *N Engl J Med* 1988;**319**:125–30.

4. Otto CM, Mickel MC, Kennedy JW, et al. Three-year outcome after balloon aortic valvuloplasty. Insights into prognosis of valvular aortic stenosis. *Circulation* 1994;**89**:642–50.

5. NHLBI Balloon Valvular registry participants. Percutaneous balloon aortic valvuloplasty. Acute and 30-day follow-up results in 674 patients from the NHLBI Balloon Valvuloplasty Registry. *Circulation* 1991;**84**: 2383–97.

6. Feldman T. Percutaneous suture closure for management of large French size arterial and venous puncture. *J Intervent Cardiol* 2000;**13**:237–42.

7. Solomon LW, Fusman B, Jolly N, et al. Percutaneous suture closure for management of large French size arterial puncture in aortic valvuloplasty. *J Invasive Cardiol* 2001;**13**:592–6.

8. Guth A, Hennen B, Kramer T, et al. Plasma lidocaine concentrations after local anesthesia of the groin for cardiac catheterization. *Catheter Cardiovasc Interv* 2002;**57**:342–5.

9. Feldman T, Ford LE, Chiu YC, Carroll JC. Changes in valvular resistance, power dissipation, and myocardial reserve with aortic valvuloplasty. *J Heart Valve Dis* 1992;**1**:55–64.

10. Feldman T, Carroll JD, Chiu YC. An improved catheter for crossing stenosed aortic valves. *Cathet Cardiovasc Diag* 1989;**16**:279–83.

11. Fusman B, Faxon D, Feldman T. Hemodynamic rounds: Transvalvular pressure gradient measurement. *Catheter Cardiovasc Interv* 2001;**53**:553–61.

12. Feldman T, Chiu YC, Carroll JD. Single balloon aortic valvuloplasty: increased valve areas with improved technique. *J Invasive Cardiol* 1989;**1**:295–300.

13 Eles GR, Fisher DL, Khalil R, et al. Balloon aortic valvuloplasty for aortic stenosis using a novel percutaneous dilation catheter and power injector. *J Interv Cardiol* 2011;**24**:92–8.

14. Feldman TE. Balloon valvuloplasty. In: Nissen SE, Popma JJ, Kern MJ, et al. (eds). *CathSAP II*. Bethesda, MD: American College of Cardiology, 2001.

15. Feldman T. Percutaneous therapies for valvular heart disease. In: Baim DS, Grossman W (eds), *Grossman's Cardiac Catheterization, Angiography and Intervention*, 7th edn. Philadelphia, PA: Lippincott Williams & Wilkins, 2005: 543–61.

16. Ussia GP, Sarkar K, Tamburino C. Aortic valve perforation during aortic valvuloplasty: Identification and strategies for prevention. *Catheter Cardiovasc Interv* 2011;**77**:876–80.

17. Feldman T, Glagov S, Carroll JD. Restenosis following successful balloon valvuloplasty: bone formation in aortic valve leaflets. *Cathet Cardiovasc Diagn* 1993;**29**:1–7.

第 29 章

Watchman™ 左心耳封堵器

Srinivas Iyengar，James Nguyen，Edgar Tay，and Dongming Hou

陶静　刘军　常冬庆　译　杨毅宁　审校

---

* 基础；** 高级；*** 罕见的、奇特的或具有研究性质的

$，额外花费＜ 100.00 美元；$$，额外花费＞ 100.00 美元

⧖，额外花时间＜ 10 min；⧖⧖，额外花时间＞ 10 min

💧，并发症风险低；💧💧，并发症风险高

挑战

非瓣膜性房颤（AF）与卒中风险增加相关[1]。不幸的是，许多患者不能耐受抗凝治疗（即华法林、新型口服抗凝药物），原因包括出血、跌倒风险、经济成本以及副作用。由于大多数血栓起源于左心耳（LAA），通过阻断血流进入 LAA，也可以降低卒中的风险。在过去十年中，医疗技术的进步使经皮左心耳封堵（LAAC）器械植入成为治疗这些患者的有吸引力的替代方案[2]。

Watchman 左心耳封堵器在过去 15 年中得到了广泛研究[2-5]。欧洲和美国的随访研究均证实了其在卒中、体循环栓塞和心血管死亡方面，不劣于华法林，同时证明围手术期并发症发生率降低[6-9]。即使在相对缺乏经验的术者中，高手术成功率和低并发症也令人放心[10]。虽然数据令人鼓舞，但必须强调 LAAC 手术前进行病例规划的重要性以及细致的手术技术。

策略规划

影像学是 Watchman 左心耳封堵（LAAC）手术中最关键的组成部分。经食管超声心动图（TEE）是基线成像的"金标准"。心脏冠状动脉计算机体层血 管成像（CTA）已在一些机构使用，但由于缺乏可用性和对对比剂的要求，其采用不太普遍。TEE 成像应包括左心耳的四个主要视图：0°、45°、90° 和 135°。可以采用多平面视图以获得 LAA 的完整解剖结构知识（即尺寸、形态、叶数、血栓的存在等）。在这些视图中，应测量左心耳的宽度和长度，并与器械图表进行比较，以确定准确尺寸[11]（表 29.1）。术者必须正确执行并理解这些视图，以确保在估计左心耳口和植入所需深度时产生的误差最小。该步骤降低了尺寸过小的风险（导致残余分流风险增加和需要增大尺寸），以及尺寸过大引起并发症的风险（即 LAA 穿孔和心脏压塞）。

TEE 也可以检测到 LAA 封堵的禁忌，如存在 LAA 血栓或严重的风湿性二尖瓣狭窄。TEE 可以在预定 LAAC 术前或当天采集。

表 29.1　Watchman 左心耳封堵器尺寸

设备大小	鞘管内装载器械长度	最大压缩（20%）	最小压缩（8%）
21 mm	20.2 mm	16.8 mm	19.3 mm
24 mm	22.9 mm	19.2 mm	22.1 mm
27 mm	26.4 mm	21.6 mm	24.8 mm
30 mm	29.4 mm	24.0 mm	27.6 mm
33 mm	31.5 mm	26.4 mm	30.4 mm

静脉通路

使用 6 Fr 鞘管，通过标准 Seldinger 技术进入股总静脉（可使用任意一侧，但通常首选右侧，以获得"更直的路径"）。然后可通过传统的 0.035 英寸导丝或术者熟悉的硬导丝（并取决于患者解剖结构 / 血管迂曲度）进行大尺寸鞘管的置换。

跨房间隔通路

在进行经房间隔（TS）穿刺时，可以通过多种技术进行成像辅助，包括 X 线透视标记、使用辅助器械如冠状窦导管标记左心房（LA）外缘或 TEE 引导（图 29.1 至图 29.3）。TEE 引导是首选，因

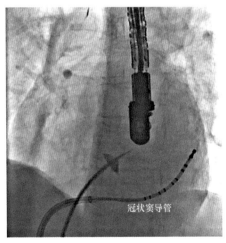

图 29.1　使用冠状静脉窦电极辅助通过房间隔。利用冠状静脉窦电可以帮助术者通过荧光镜标记和补充经食管超声心动图成像来评估心脏解剖结构。

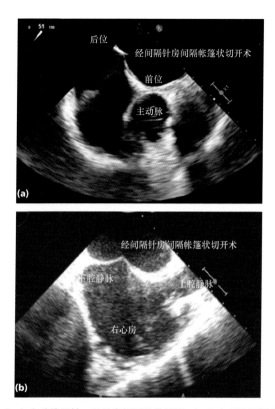

图 29.2　（A）主动脉短轴，显示房间隔的前后面。（B）在双腔视图中，显示了房间隔的下－上侧面。

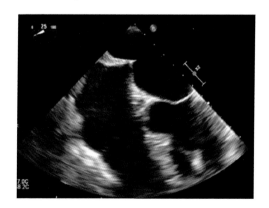

图 29.3　四腔观视图。补充了双腔静脉和短轴视图，并且可以使术者了解房间隔中适当放针的位置。

为它可以直接可视化跨房间隔。TS 针和鞘管的选择取决于房间隔的解剖结构以及术者对这些针的熟悉程度。示例是 Brockenbrough™、BRK™ 系列和 NRG™ RF TS 针。可使用固定弯曲鞘管，如 SLO/SL 1 或 Mullins 鞘管。至关重要的不一定是穿通针的类型，而是跨过房间隔的**入口点**。LAA 的长轴指向前方，而其口部的平面与此成 90°。TS 交叉必须能够将 Watchman 输送鞘管放置在 LAA 中足够的深度，以实现同轴展开。因此，后-前位是理想的。TEE 的可视化（短轴和双腔静脉视图）将指导正确的入路点，这将增加手术的可行性和成功率。TS 穿刺点通常应处于下后位置。入路太偏高或太靠前会使器械难以同轴展开。因此，如果可能，不应使用已有的未闭合的卵圆孔。

一旦实现 TS 穿刺，在左上肺静脉中放置硬导丝，以便于在 LA 中更换鞘管。在成功通过房间隔且目标活化凝血时间（ACT）> 250 s 后，应立即给予肝素。

敏捷思维

由于相对脱水导致左心耳尺寸过小

应在 TS 跨过 Watchman 鞘管后测量压力。如果左心房压力 < 10 mmHg，考虑静脉补液以增加心房压力，因为低压可能导致出现"较小"的左心耳，并导致 Watchman 器械尺寸过小。这可能很少导致晚期器械栓塞/移位。

LAA 形态学

与 Watchman 放置相关的 LAA 有三种描述良好的形态：风向标形、鸡翅形和西兰花形（图 29.4）。左心耳应在右前斜位 RAO 30° 头位 20°（接近 TEE 45°）成像；RAO 30°，足位 20°（靠近 TEE 135°）。风向标形 LAA 的主要特征是其主叶的长度充足，构成了 LAA 的核心结构或主要通道。而鸡翅形 LAA 的显著特点在于 LAA 的主叶在离开口一段距离处出现明显的弯曲。对于西兰花形 LAA，则以其整体长度或深度相对较短、远端解剖结构较为复杂但开口宽度充足为主要特征。此外，一些研究者还提出了第四种形态——仙人掌形 LAA，其特征为中心位置有一个突出的主叶，以及从其上下两侧生长出的多个次级叶片。

当然，存在这些类型的解剖结构的多种变型（例如，西兰花形和鸡翅形等）。手术的成功将取决于准确确定的口和深度测量。

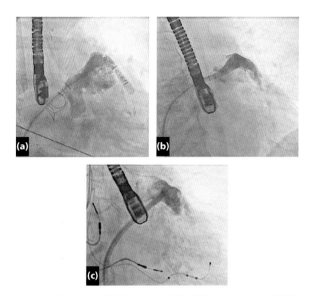

图 29.4　左心耳（LAA）的形态。（a）西兰花形 LAA；（b）鸡翅形 LAA；
（c）风向标形 LAA。

鞘管的选择

目前有三种用于 Watchman 置入的鞘管类型：单弯、双弯和前弯
鞘管（图 29.5）。

绝大多数报告病例使用了双弯鞘管；然而，在一些情况下，其
他类型的鞘管将是有帮助的。可在 TEE 的 135° 视图中选择正确的鞘
管类型。该视图将使术者能够充分观察左心耳的远端叶，然后确定
使用哪种鞘管。上叶倾向于向内侧和前方倾斜，下叶倾向于向外侧
和后方倾斜。

传统的风向标形 LAA 或简单的鸡翅形或花椰菜形，大多数情况
下可以使用双弯鞘管进入。双弯鞘管将为术者提供最佳选择，尤其
是在多叶 LAA 中。左心耳朝向后方或左侧时，适宜采用单弯鞘管。
若左心耳朝向前方或右侧，则前弯鞘管是较合适的选择。通过右前

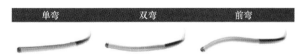

图 29.5　Watchman 左心耳封堵器的鞘管类型。

斜俯视（RAO）角度的血管造影影像，术者能够准确判断导管鞘的朝向，是朝前还是朝后，从而进行精确的导管操作。

技巧和提示

** **哪个瓣最适合展开？** 在多叶左心耳中，最远叶可能不是展开器械的理想位置。重要的是利用 135° TEE 视图来确定哪个叶将导致 Watchman 器械的同轴度最高的展开。

LAA 入路

在进行 Watchman 装置操作时，应将标准的 4 Fr 或 5 Fr 猪尾导管插入导管鞘内以准确定位左心耳（LAA）。这种方法更安全，因为相比直接使用导管鞘，猪尾导管操作引起的创伤较小，并且便于注射对比剂。只要通过下后方平面实现经鞘穿刺访问，轻轻逆时针旋转并缓慢前进的操作，通常能将导管正确放置在左心耳口部。整个过程应在经食管超声心动图（TEE）的引导下进行，以防止猪尾导管意外进入二尖瓣或左心室。需要注意的是，导管的过度扭转可能导致导管误置于肺静脉。

技巧和提示

** **猪尾导管难以进入左心耳** 若在逆时针旋转操作下，猪尾导管仍未能成功进入左心耳（LAA），则可考虑轻微后退 Watchman 导管鞘，从而增加猪尾导管的弯曲度。至关重要的一点是，导管鞘的后退幅度必须控制得极其精准，以避免其被误拉回右心房。在猪尾导管成功进入左心耳并通过经食管超声心动图（TEE）（可结合血管造影）确认后，导管鞘可以沿着作为"导轨"的猪尾导管缓慢前进，准确放置于左心耳。根据左心耳的具体解剖结构，可能需要适时进行逆时针和顺时针调整，以确保导管鞘能够恰当地跟随猪尾导管。

** **猪尾导管的操作** 可能难以将猪尾导管作为直导管操纵到 LAA 中。如果左心耳远端叶较小，则可使用较小的 French Angled 猪尾导管。这可以帮助更深入的放置鞘管；然而，这种操作可以通过对减少鞘管的"轨道"支撑来抵消。

器械放置 / 展开

一旦将鞘管定位在 LAA 内，应通过检查鞘管相对于左心耳口的 X 线透视标记来确认器械尺寸的适当深度。应通过血管造影术进行检查（图 29.6）。

如果猪尾导管被拉出，则鞘管将倾向于具有更多的空间来向前迁移，这可以提供额外的深度。但是，请注意，鞘管的任何过度向前移动都可能导致穿孔，因此导管取出只能在实时透视下进行。

注意事项

空气栓塞

预防空气栓塞**至关重要**。在引入 Watchman 器械之前，必须小心确保没有空气进入系统，器械准备对于确保在鞘管中推进之前系统中没有气泡至关重要。器械在鞘管内输送，保持鞘管稳定。一旦输送系统上的标记带到达远端鞘管标记带，术者可以停止（图 29.7）。不建议在准备阶段尝试通过将器械放置在远端标记之外来获得额外深度（"欺骗足部"），因为穿孔风险肯定会增加。通过首先用左手拉回鞘管以将鞘管与器械"锁定"来执行器械展开。

注意事项

穿孔

切勿将右手 / 器械向前推进以执行该锁定技术——器械可能会刺穿 LAA。

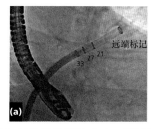
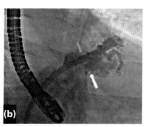

图 29.6　确认器械深度。（a）X 线透视标记带和对比剂血管造影有助于确定鞘管深度是否足够。（b）左心耳口（白色箭头）与 24 mm 标记（21-27 标记带之间，黑色箭头）对齐。这允许放置 24 mm 的器械。

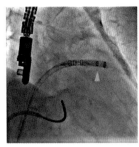

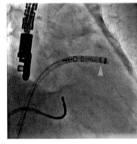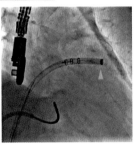

图 29.7 推进 Watchman 左心耳封堵器。输送系统上的不透射线标记用于确定何时停止推进（当输送系统上的不透射线标记与鞘管的远端不透射线标记相遇时）。箭头指向输送系统标记。

　　然后可松开远端导管端口 /Touhy-Borst，固定右手，用左手向右手方向拉动器械和鞘管，即可拔出器械（图 29.8）。通常，整个系统可以在尝试展开操作时向后移动。为了避免失去深度，右手可以施加**最小的**向前压力，同时左手拔出器械。这将确保保持深度，并确保器械在 LAA 内展开。强调一点至关重要：在操作过程中，应仅施加轻微的前向压力，因为装置向远端迁移可能引发穿孔风险。

　　在装置成功部署（尚未断开连接）后，应借助经食管超声心动图（TEE）进行详细评估。此时，可以按顺序实施 PASS 评估标准，前提是没有出现装置的显著移位或错位情况（表 29.2）。

技巧和提示

　　** 牵拉试验　应尽可能轻地进行牵拉试验。过度用力拉动肯定会导致器械脱位。应评估对比剂血管造影和超声心动图成像，以确定器械在该操作过程中的稳定性。

　　一旦满足 PASS 标准，可通过逆时针旋转远端器械手柄展开器械。展开前，可在 RAO 30°／头 30°视图中进行血管造影确认，以进一步评估泄露／放置。

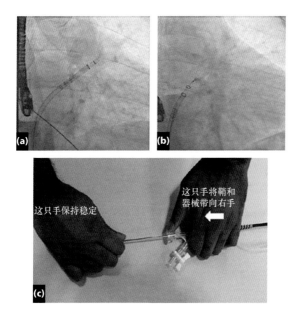

图 29.8　器械展开。（a）将鞘管推进到附件中后，撤回猪尾导管，同时将 Watchman 器械推进到附件中。（b）Watchman 器械在左心耳内展开。（c）演示正确展开 Watchman 器械的手部动作。

表 29.2　PASS 标准。器械放置前必须满足所有标准（PASS）	
位置	器械位于左心耳口远端或左心耳口处； 这应在多个 TEE 视图上可视化
锚	固定锚钉啮合 / 器械稳定； 这可以用牵拉试验来验证
尺寸	器械压缩至原始尺寸的 8% ～ 20%
密封	器械跨越开口；覆盖 LAA 的所有瓣叶

封闭

闭合静脉穿刺点可以采用专门的闭合装置（例如，使用 Perclose 作为预闭合技术）或八字型缝合技术来实现。鉴于静脉系统的较高顺应性，14 Fr Watchman 系统一般可以在不借助附加工具的情况下安全移除，这里的方法包括使用 FemoStopTM 或手动压迫等手段。

故障排除

技巧和提示

*** 如果器械在 LAA 的远端展开怎么办？ 若 Watchman 装置部署位置过深，导致漏洞或暴露叶片的情况，可进行"重新"操作。此操作通过固定右手于装置远端的操纵杆，并用右拇指及左手轻轻推进导管以重新覆盖装置（图 29.9）。在此过程中，需谨慎操作，确保鞘只推进至装置的第一个"停止点"（在 X 线透视下会看到 Watchman 装置变细）。若操作过度，可能导致装置腿部断裂，进而需要将装置完全取出。在整个过程中，可以将装置作为一个整体轻微回拉至期望深度，随后再按照原定流程释放装置。

** 如果器械在太近端展开怎么办？ 重复上一段中的步骤，但现在可以将鞘管推进通过第一个"止动器"（完全回鞘）。重新尝试置入。

** 如果装置在多叶左心耳中部署于错误的叶片，或出现严重的倾斜或偏斜，该如何处理？ 对 Watchman 器械进行完全重新入鞘。根据瓣（前 / 后），导管将需要在特定方向上扭转。在多瓣病例中，双弯鞘管提供了更灵活的选择。首先，使用猪尾导管重新连接 LAA。如果需要前叶，对鞘管进行逆时针扭转；在进入系统上执行顺时针扭矩将导管放置在后叶的方向上。

** 如果需要不同的鞘管怎么办？ 将现有鞘管从 LAA 中取出

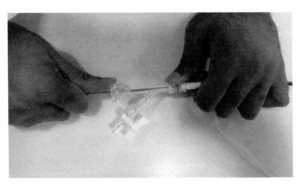

图 29.9 部分再夺获技术。松开导管端口后，将右手固定在远端器械杆上，然后用手拇指和左手轻轻推进导管以"重新入鞘"器械（但仅通过第一个"止动器"）。

（但不从 LA 中取出）。将初始硬导丝推入左心房并取出鞘管。推进新鞘管（带扩张器）跨过房间隔，并按照"如果器械在 LAA 的远端展开怎么办？"。

　　** 如果有穿孔怎么办？　必要时进行紧急心包穿刺术。如果可以取出器械 / 鞘管，则用鱼精蛋白逆转肝素。如果器械已展开但未分离，请勿撤回器械，因为这可能导致压塞恶化。如果器械正确固定且符合 PASS 标准，则可分离器械。如果器械未正确就位或无法展开或撤回，应进行外科会诊。

实施要点

　　1. 病例计划从影像学开始——只有充分的影像学才有助于植入成功。

　　2. 在展开器械之前，进入左心房是至关重要的——关注完美的经房间隔穿刺位置，而不仅仅是"试图跨过"。

　　3. 防止空气栓塞。

　　4. 鞘管选择应反映 TEE 上 135° 视图中的 LAA 解剖结构。

　　5. 应以平稳、轻柔的动作进行展开，器械无明显远端移位。

　　6. 使用 PASS 标准。如果没有合适的器械能够充分配合，最好将其撤回，而不是将其放置在不合适的位置。

参考文献

1. Wolf PA, Abbott RD, Kannel WB. Atrial fibrillation as an independent risk factor for stroke: the Framingham Study. *Stroke* 1991;**22**:983–8.

2. Holmes DR, Reddy VY, Has ZG, et al.; PROTECT AF Investigators. Percutaneous closure of the left atrial appendage versus warfarin therapy for prevention of stroke in patients with atrial fibrillation: a randomised non-inferiority trial. *Lancet* 2009;**374**:534–42.

3. Reddy VY, Doshi SK, Sievert H, et al.; PROTECT AF Investigators. Percutaneous left atrial appendage closure for stroke prophylaxis in patients with atrial fibrillation: 2.3 year follow-up of the PROTECT AF (Watchman Left Atrial Appendage System for Embolic Protection in Patients with Atrial Fibrillation) trial. *Circulation* 2013;**127**:720–9.

4. Reddy VY, Sievert H, Halperin J, et al.; PROTECT AF Steering Committee and Investigators. Percutaneous left atrial appendage closure vs warfarin for atrial fibrillation: a randomized clinical trial. *JAMA* 2014;**312**:1988–98.

5. Holmes DR Jr, Kar S, Price MJ, et al. Prospective randomized evaluation of the Watchman Left Atrial Appendage Closure device in patients with atrial fibrillation versus long-term warfarin therapy: the PREVAIL trial. *J Am Coll Cardiol* 2014;**64**:1–12.

6. Holmes DR Jr, Doshi SK, Kar S, et al. Left atrial appendage closure as an alternative to warfarin for stroke prevention in atrial fibrillation: a patient-level meta-analysis. *J Am Coll Cardiol* 2015;**65**:2614–23.

7. Reddy VY, Holmes DR Jr, Doshi SK, et al. Safety of percutaneous left atrial appendage closure: results from the Watchman Left Atrial Appendage System for Embolic Protection in Patients with AF (PROTECT AF) clinical trial and the Continued Access Registry. *Circulation* 2011;**123**:417–24.

8. Boersma LV, Schmidt B, Betts TR, et al.; EWOLUTION investigators. Implant success and safety of left atrial appendage closure with the WATCHMAN device: peri-procedural outcomes from the EWOLUTION registry. *Eur Heart J* 2016;**37**:2465–75.

9. Price MJ, Reddy VY, Valderrabano M, et al. Bleeding outcomes after left atrial appendage closure compared with long-term warfarin: a pooled, patient-level analysis of the WATCHMAN Randomized Trial Experience. *JACC Cardiovasc Interv* 2015;**8**:1925–32.

10. Reddy VY, Gibson DN, Kar S, et al. Post-approval U.S. experience with left atrial appendage closure for stroke prevention in atrial fibrillation. *J Am Coll Cardiol* 2017;**69**:253–61.

11. http://www.watchman.com/hcp/home.html

第 30 章
急性缺血性脑卒中的干预

Le Van Truong，Nguyen Trong Tuyen，Ernest F. Talarico Jr.，and Thach N. Nguyen

陶静　郭永忠　蒋玉洁　译　彭辉　审校

* 基础；** 高级；*** 罕见的、奇特的或具有研究性质的

$，额外花费＜ 100.00 美元；$$，额外花费＞ 100.00 美元

⧗，额外花时间＜ 10 min；⧗⧗，额外花时间＞ 10 min

◐，并发症风险低；◐◐，并发症风险高

挑战

介入神经学是一个快速发展的领域。使用与介入心脏病学和放射学相同的技术和改良设备，介入神经病学的术者成功地打开了大血管缺血性卒中患者的急性闭塞的脑动脉。然而，未来还有很多挑战。

最佳策略

又名卓越标准

脑梗死溶栓（TICI）量表（表 30.1）是用于确定缺血性卒中后溶栓治疗结果的分级系统工具。TICI 2B 级和 3 级脑动脉血流是大血管急性缺血性卒中血管重建术成功的标准。然而，在急性缺血性卒中患者发病后 6 h 内进行血运重建后，脑水肿的情况因人而异。血运重建延迟时间越长，或侧支循环数目越少，缺血面积越大；因此，即使在对引起急性缺血性卒中的梗死动脉成功和完全地行血运重建之后，也会出现更严重的脑水肿[1-2]。

表 30.1　基于改良脑梗死溶栓（mTICI）量表的脑梗死溶栓治疗

等级	亚级	描述
0		无灌注
1		经过初始闭塞的顺行再灌注，但远端分支充盈有限，远端再灌注很少或缓慢
2	A	不到一半的闭塞靶动脉先前缺血区域（即大脑中动脉及其区域的一个主要分支）的顺行再灌注
	B	一半以上先前闭塞的靶动脉缺血区域（即 MCA 及其区域的两个主要部分）的顺行再灌注
3		先前闭塞的靶动脉缺血区域完全顺行再灌注，所有远端分支均无可见闭塞
		经数字减影血管造影（DSA）图像证实，没有血栓向远端迁移，包括罪犯和正常分支的血栓
		术中无出血，并经血运重建后的 CT 扫描证实
		没有因介入装置所引起的动脉壁穿孔，剥离或撕裂的并发症

策略规划

镇静

为了确保介入手术能够安全顺利地进行，患者应保持镇静和放松。如果需要，可以使用清醒镇静甚至全身麻醉，以确保手术的顺利进行。干预通常通过绘制路线图来完成；因此，如果患者移动头部，则引导图像可能丢失。

血管通路

在从降主动脉、主动脉弓和脑动脉逐渐延续上行路径的基础上，通常将股动脉作为首选的血管通路。当右侧髂股动脉阻塞时，可使用左侧股动脉入路。有时，右桡动脉或肱动脉可用于数字减影颈内动脉和双侧椎动脉的血管造影（DSA）。然而，通过桡动脉或肱动脉入路引导推进到脑动脉并不容易。在一些罕见的例外情况下，左桡动脉入路可用于左椎动脉的选择性血管造影。因此，在介入神经病学中，仅在无法使用股动脉入路的情况下，才常规使用桡动脉或肱动脉。当股动脉和肱动脉都无法进入时，直接穿刺颈总动脉（CCA）是一种罕见的选择。

技巧和提示

　　选择哪些血管通路？　　如果可触及股动脉，则应进行穿刺和逆行动脉对比剂注射以创建"路线图"，以评估部分或完全闭塞的髂动脉。如果髂动脉只是部分闭塞，球囊血管成形术可以很快完成。但是，如果双侧髂动脉完全阻塞（图 30.1），应立即尝试通过右桡动脉建立血管通路。因为在急性脑缺血性卒中中"时间是脑组织存活的关键因素"，不建议对慢性主髂动脉完全闭塞进行血管通路血运重建术。当脑血管介入治疗延迟或选择性时，可以进行主髂动脉血管成形术。

解剖学挑战

主动脉弓形态分类

　　主动脉弓形态包括三种类型：Ⅰ 型、Ⅱ 型和Ⅲ型（图 30.2）。矢状面上头臂干起点至弓顶部的垂直距离"伸展"投影用于鉴别主动脉弓的解剖结构。在 Ⅰ 型弓中，该距离 < 左 CCA 的直径。如果距离在 1 ～ 2 倍直径之间，则其为Ⅱ型弓，并且如果距离 > 2 倍直径，则其为Ⅲ型弓。老年和（或）高血压患者通常为Ⅱ型或Ⅲ型。

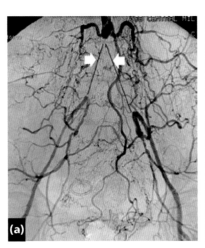
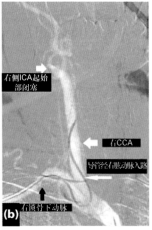

图 30.1　血管通路。（a）双侧髂外动脉慢性闭塞性病变（白色箭头和线）。（b）通过右桡动脉的血管通路进行手术。CCA ＝颈总动脉；ICA ＝颈内动脉。

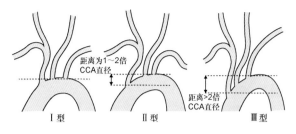

图 30.2 主动脉弓形态分型。

挑战

在Ⅰ型主动脉弓中，将诊断导管或介入导管引导到颈内动脉或双侧椎动脉中的任务通常并不困难。在Ⅱ型主动脉弓，这要困难得多，Ⅲ型主动脉弓更甚。问题在于主动脉弓和右颈总动脉之间的锐角，尤其是与右头臂动脉之间的锐角。因此，在手术前评估主动脉弓的形态对于成功选择合适的导管或导引器非常重要。

非侵入性诊断成像

计算机体层血管成像（CTA）、多层螺旋 CT（MSCT）和数字减影血管造影术（DSA）通常用于确定主动脉弓的形态。DSA 也可用于路线图。利用现代成像技术，可以重建主动脉弓的三维重建或虚拟现实图像，并可以快速清晰地识别其形态（图 30.3）。

DSA 主动脉弓路径测图采用左前斜（LAO）30°角进行，可以精确显示主动脉弓与颈动脉之间的成角水平（图 30.4）。

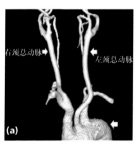
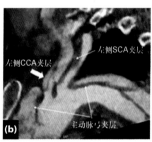

图 30.3 主动脉弓 CTA。（a）CT 3D 重建显示Ⅱ型主动脉弓。（b）CTA 显示Ⅱ型主动脉弓伴 A 型夹层。CCA ＝颈总动脉；SCA ＝小脑上级动脉。

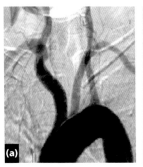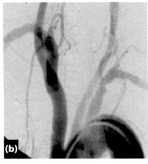

图 30.4　主动脉弓的 DSA 图像。（a）Ⅱ 型主动脉弓。（b）Ⅲ 型主动脉弓。

侵入性诊断成像

诊断导管

　　患者的临床表现和 CTA 图像用于确定可疑的罪犯动脉。在 Ⅰ 型主动脉弓的情况下，椎动脉的 45° 或多用途导管可以容易地接合 CCA 或椎动脉。对于 Ⅱ 或 Ⅲ 型主动脉弓，最好使用形态与主动脉弓分支方向一致的诊断导管，如 Mani、Newton 或 Simmons 导管（图 30.5）。

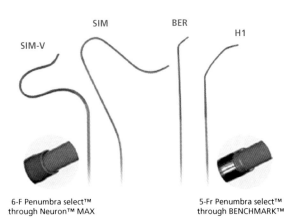

图 30.5　用于接合目标动脉的设备。许多不同形状的 5 Fr 和 6 Fr 导管（Penumbra Select™；www.penumbrainc.com）帮助将介入引导件 Neuron™ MAX 088 推进到颈动脉中。这些导管使用 0.035 英寸或 0.038 英寸的导丝。其他常规诊断导管也可以做到这一点。

当导管的尖端稳定在罪犯动脉的近段时，从导管中撤回导丝。按照表 30.2 的方法进行路线图绘制。

表 30.2　用于路线图绘制的摄像机位置

动脉	摄像机位置
左椎动脉	前后位（AP）
左颈总动脉	LAO 20° ～ 30°
右侧椎体或右 CCA	RAO 20° ～ 30°

CCA =颈总动脉；LAO =左前斜位；RAO =右前斜位。

如果 CTA 图像和路线图显示颈内动脉颈段闭塞，则有必要在 CCA 中推进导管尖端。如果闭塞部位位于颅内或颅底，则将导管沿导丝推进颈内动脉基底部。对于双侧椎动脉，可推进导管尖端深入动脉 3 ～ 4 cm。

技巧和提示

如果颈动脉或椎动脉有病变　当怀疑颈动脉或椎动脉近端段狭窄时，不要通过狭窄病变推进导管，因为存在更大的夹层和血管闭塞风险。此外，有必要通过在狭窄部位近端拍摄 DSA 图像来评估狭窄程度。

病变分类

一般来说，脑循环可以被视为一个由两部分组成的系统：①颈内动脉（即前循环），②椎基底动脉（即后循环）。缺血性卒中可发生在这两个循环中的一个，甚至两个循环中。第一个潜在的病理学是动脉粥样硬化病变，导致颈动脉或椎动脉近段显著狭窄（图 30.6 和图 30.7）。这可导致血栓形成，血栓以顺行方式迁移并导致颅内大血管闭塞。第二种病理是颅内动脉中的狭窄斑块，其导致原位血栓。第三种病理是来自心脏或主动脉的栓子阻塞动脉。最终事件为大血管急性缺血性卒中。

多节段血栓形成

当血栓形成发生在动脉的近端时，血栓的一部分可能向远端移动，而另一部分保留在原始部位。这会造成多节段或串联病变（图 30.8）。

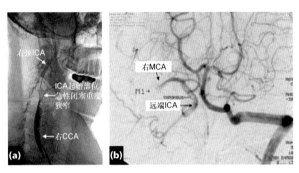

图 30.6 颈内动脉（ICA）高度狭窄伴串联血栓：原位血栓和在 ICA 远端通过右侧 M1 中间分支。（a）急性血栓导致右侧 ICA 重度狭窄闭塞（中间箭头）。（b）ICA 末端至右 M1 中间分支的血栓（箭头）。CCA ＝颈总动脉；MCA ＝颈中动脉。

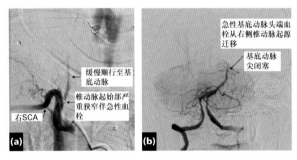

图 30.7 右侧椎动脉狭窄伴基底动脉血栓。（a）右椎动脉根部严重狭窄，（b）基底动脉尖端血栓。

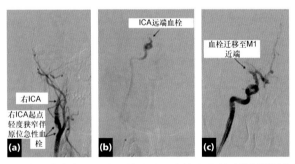

图 30.8 在右颈内动脉（ICA）近端（a）和末端（b）的动脉粥样硬化斑块部位可见多节段血栓。在 M1（c）开始处的血栓图像更清晰。

动脉粥样硬化斑块诱导的颅内动脉血栓

动脉粥样硬化斑块导致颅内动脉狭窄是血栓形成和卒中的原因。这些狭窄可通过球囊血管成形术和颅内支架植入术纠正（图 30.9 和图 30.10）。

策略规划

一旦诊断成像完成，在介入手术前使用 MRA 或 CTA 以及手术期间使用 DSA 观察和寻找颅内外动脉的细节以选择适当的策略是很重要的。颅外段狭窄患者的治疗目标是在颅内动脉近端段打开一条通过狭窄的通道颈动脉或椎动脉，或进行血管成形术或支架植入术，以便使引导件向上前进，从而去除血栓。目前，在大血管缺血性卒中中有两种流行的脑动脉血运重建技术：使用支架样器械清除血栓，使用导管抽吸血栓。一旦血栓被移除，可以考虑随后的血管成形术或支架植入术。

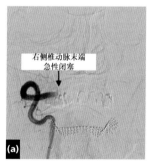
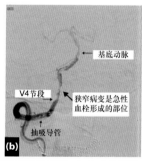

图 30.9 椎动脉严重狭窄，导致血栓和基底动脉梗死。（a）血栓导致右椎动脉 V4 末端闭塞。（b）血栓抽吸后，在 V4 段发现狭窄病变。

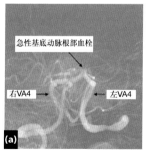
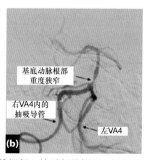

图 30.10 基底动脉血栓。（a）基底动脉根部血栓引起的梗死。（b）血栓抽吸后，基底动脉根部严重狭窄清晰可见。仅通过在狭窄部位进行血栓抽吸，很难实现脑动脉的血运重建。VA ＝椎动脉。

真实的操作：血栓近端病变的介入治疗

用导引导管更换诊断导管 为了最快地接近病变，在诊断性血管造影术后，将诊断导管移动到 CCA 或椎动脉近端段进行路线图。使用交换导丝 0.035 英寸尖端 45°（软或标准）替换带有 8 Fr 指引导管（Corail，Neuron MAX 088）的诊断导管。导引器通过 Y 型接头的侧臂连接至肝素连续输注管路。

指引导管

通常所选指引导管长 80 cm；然而，对于身高超过 170 cm 且主动脉弓 Ⅲ 型的患者，需要使用 90 cm 的指引导管。指引导管需要放置在标志动脉近端节段的稳定位置。然而，颈动脉的颈段容易痉挛或被剥离。这可能发生在诊断导管和 8 Fr 介入指引导管的操作过程中，尤其是当颅外颈动脉成环状或成角时。

技巧和提示

操作器械时的注意事项 在推进任何器械（微导丝、微导管、抽吸导管、支架等）时务必谨慎。一般而言，术者应：

1. 操纵所有设备并通过路线图监控它们的运动。

2. 遇到阻力时停止前进。

3. 当器械被卡住、夹住或卡住时，停止取出任何器械，尤其是支架。

4. 在使用支架取栓器进行血栓取出术时，使用球囊安装导向器创建从脑动脉到导管的反向血流。

** 监测导丝尖端 重要的是在荧光透视下监测导丝在颅底的位置，以避免导丝脱出靶动脉。

** 患者体位 在更换导管或器械的过程中，保持患者头部不动以进行路线图绘制至关重要。

** 导管和导丝 指引导管移动到主动脉弓后，减慢所有操作。这是熟练术者的标志。为了避免交换导丝脱出，必须轻轻推进导管并逆时针旋转，同时助手握住并稳定交换导丝。当存在阻力且导丝被向下拉动时，有必要将导丝更换为 Glidewire® 尖端 45°，软且标准（或硬），以提供更好的支撑并进一步拉直颈动脉和主动脉弓之间的成角。将指引导管尖端推进靶动脉后，检查指引导管尖端是否有自由血流，最后取出所有导丝。

将指引导管推进颈动脉

通常，使用带有 260 cm 亲水性导丝的同轴导管系统将指引导管或导管推进右侧或左侧颈内动脉。典型的器械组件包括：8 Fr 股动脉鞘管、5 Fr Mani 或 Simmons 2 诊断导管、Glidewire 0.035 英寸亲水导丝（标准和刚性 /150 cm 和 260 cm）、Neuron MAX 088 指引导管（长鞘管）（图 30.11）。

操作步骤

在 DSA 路线图的引导下，将导丝通过诊断导管移动到头臂动脉中。取出 150 cm 短导丝，并更换为 260 cm 长导丝（标准或硬导丝）。撤回诊断导管，然后将 Neuron MAX 指引导管滑入主动脉弓。接下来，撤回其芯扩张器并更换为 5 Fr 诊断导管，该导管现在用作小型同轴导管，与导丝一起将 Neuron MAX 指引导管滑入颈内动脉（图30.12）。

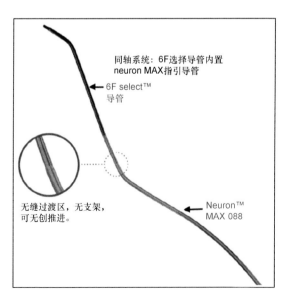

图 30.11　用于将 Neuron MAX 指引导管推入颈内动脉的器械。由 www. penumbrainc.com 提供。

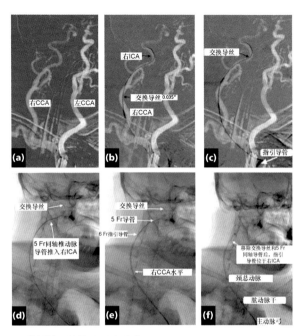

图 **30.12** 将同轴系统推进颈内动脉（ICA）。（a）通过 5 Fr Mani 或 Simmons 型诊断导管的路线图。（b）将 0.035 英寸 ×260 cm 交换导丝通过 5 Fr 导管向上推入右 ICA。（c）取出诊断导管时将交换导丝保持在原位，然后将 6 Fr 指引导管向上推进至主动脉弓（白色箭头）。（d）使用 5 Fr 或 6 Fr 选择导管将内部导引导管向上推入颈总动脉（CCA），然后进入 ICA，为指引导管向上移动提供良好的备份。（e）将指引导管向上滑动至颈 ICA，同时将交换导丝和 5 Fr 导管牢牢保持在内部。（f）取出导丝和 5 Fr 导管，将指引导管保持在 ICA 内，准备将器械展开到 ICA 内。

大脑中动脉狭窄

当大脑中动脉（MCA）存在严重狭窄时，可尝试血栓抽吸（图 30.13a）。在这种情况下，需要首先进行颅内球囊血管成形术（图 30.13b）以扩大病变，如果是这样，则需要进行血管成形术。颅内支架植入术无效（图 30.13c）。在图示病例中，支架植入术成功完成。

技巧和提示

在迂曲的颈动脉中推进导管和指引导管　在颈动脉的颈段成角或蜿蜒的情况下，有必要选择 90 cm 长的导管。将导管尖端直接放置在第一个成角部位的近端，以避免动脉壁痉挛或夹层。在颈内动

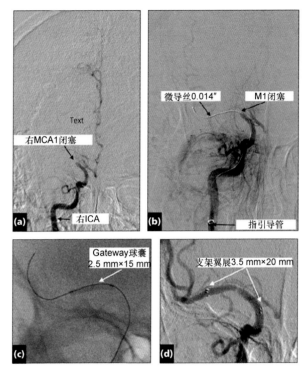

图 30.13　大脑中动脉（MCA）严重狭窄，导致血栓和脑梗死。（a）血栓导致初始右 M1 闭塞。（b）移动导丝通过狭窄。（c）进行球囊血管成形术和（d）颅内支架植入术。ICA ＝颈内动脉。

脉的同侧斜 20°～ 30°位置和基底动脉的 AP 位置，从导管尖端进行路线图。在路线图的引导下，将 Penumbra 同轴抽吸系统或 Rebar 18 微导管与 0.014 ～ 0.016 英寸微导丝沿着推进后，有必要评估导引导管的支撑能力，以便将介入器械推进到血栓附近。术者还必须评估颈内动脉的拉直段，以决定是否将导管保持在原位或推进导管更高。此时，导管及其内部的导丝将支持导引器的进一步推进。

　　如果颈动脉痉挛，将导引导管撤回到血管痉挛部位下方。通过导引器将钙通道阻滞剂添加到连续融合管路中（尼莫地平 2 ～ 3 mg 溶于 500 ml 生理盐水将有助于控制痉挛）。

　　将器械跨过岩段推进至颅内区域　颈内动脉的岩段（位于颞骨内）在侧位片上看得最清楚。然而，在大多数情况下，同侧斜位 30°～ 40°视图最有用。此外，微丝的尖端至关重要。它必须预成形为"宽 S"。在微丝尖端呈"S"形的情况下，应当容易沿着岩段中的颈内动脉的曲线操纵线，并且特别是克服颈动脉虹吸。相比之下，在颅底，有必要注意微导丝可能无意中脱垂的意外部位。它们是眼动脉、后交通动脉和脉络膜动脉。

注意事项

一些急性缺血性卒中患者的 Willis 环可能存在未破裂的动脉瘤。这是一个很大的陷阱，因为微导丝会刺穿动脉瘤并导致蛛网膜下腔出血。这种并发症非常危险，可能无法止血。

清除血块

使用支架样器械清除

最常用的器械是 Solitaire™ FR 支架（图 30.14）。其他器械为 Revive IC 中间导管和 Trevo XP 取栓器。

Solitaire FR 血栓取出技术

血栓清除的基本组成部分是：8 Fr 股动脉鞘管、8 Fr 球囊安装 Cello™ 指引导管或 Corail、6 Fr FargoMAX 或 Envoy® 导管、0.014 ～ 0.016 英寸脑微导丝、18 mm 微导管和 4.0 mm×20 mm 或 4.0 mm× 40 mm Solitaire FR 支架（图 30.15 和图 30.16）。

使用 DSA 的最佳方法是将 5 Fr 诊断导管连同 0.035 英寸亲水导丝沿着推进罪犯动脉的近端节段。受影响的动脉先前通过临床检查和 CTA 确认；进一步的 DSA 图像以 3 帧 / 秒在 AP 头侧 15°～ 20°（对于颈内动脉）或 AP 尾侧 10°～ 15°（对于基底动脉）和外侧 90°（对于两者）位置处获得。动脉、毛细血管和静脉血流用于评估缺血区域的软脑膜侧支循环。

推进并定位指引导管（图 30.17 和 30.18）

由于导管的僵硬和"直"形式，与诊断导管相比，难以将指引

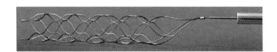

图 30.14 SolitaireFR 支架。

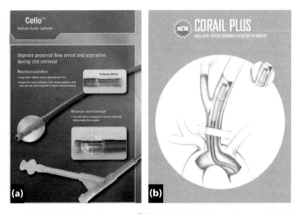

图 30.15　球囊指引导管。（a）Cello™ 球囊指引导管。（b）Corail 球囊指引导管。由（a）Medtronics 和（b）BALT 提供。

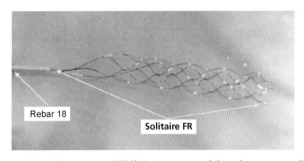

图 30.16　展开后的 Rebar18 微导管和 Solitaire FR 支架。由 Medtronics 提供。

导管件直接推进到主动脉弓中，尤其是在主动脉弓 II 型和 III 型的患者中。因此，诊断性血管造影后，最好将导管撤回 CCA，将 C 臂移动到 30° 斜角（同侧），然后注射对比剂至拍摄颈总动脉、颈外动脉和颈内动脉的路线图图像。将亲水导丝（0.035 英寸，260 cm 长，45° 软头，标准）导入颈外动脉。注意：不建议将导丝留在内部颈动脉，由于存在穿孔和夹层的风险。撤回诊断导管，将导丝留在原位，然后继续监测并将导丝留在颈外动脉内。接下来，沿着导丝将球囊安装的 8 Fr Corail 或 Cello 指引导管滑入 CCA。之后，将导丝从颈外动脉中抽出并转向以将指引导管推进到颈内动脉中。然后撤回导丝，并开始以约 40 ～ 60 gouttes/min 的速率将肝素（5000 IU，溶于 1 L 生理盐水中）连续输注到指引导管中。

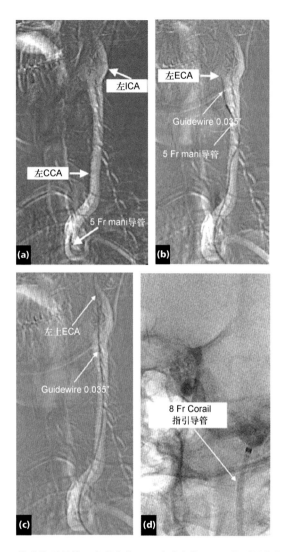

图 **30.17** 推进指引导管。术者应将 8 Fr 球囊安装 Corail 指引导管推入左侧颈内动脉（ICA）。（a）Diagnostic Mani 5 Fr 诊断导管对左颈总动脉（CCA）进行路测。（b）沿着 0.035 英寸导丝推进诊断导管进入远端左 CCA。（c）使用 0.035 英寸 260 cm 交换导丝将诊断导管从动脉腔内撤出。（d）沿着交换导丝将球囊安装的 8 Fr Corail 指引导管推进到左颈内动脉中，然后取出导丝。ECA ＝颈外动脉。

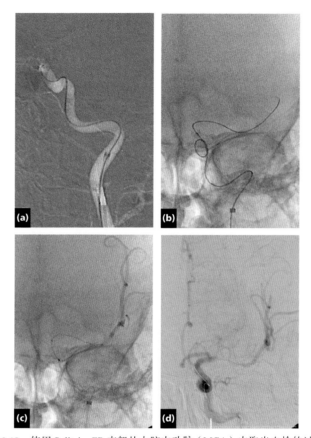

图 30.18　使用 Solitaire FR 支架从大脑中动脉（MCA）中取出血栓的过程。（a）在路线图引导下，将 0.014 英寸微导丝与 Rebar 18 微导管一起从指引导管推入颈内动脉终末段。（b）在针对 MCA 的闭塞区域重复绘制路线图后，将微导丝跨过血栓推进到节段 M2-3 的动脉腔中。（c）沿着导丝将 Rebar 18 微导管滑动至 M2 的初始节段。之后，撤回导丝，并使用 10 ml 注射器通过该微导管注射 1 ml 对比剂，以评价闭塞部位远端的血流。（d）将 Solitaire FR 支架推进到 Rebar 18 微导管中，然后在 M2 的初始节段停止。通过撤回微导管展开支架，同时将支架的输送导丝固定在适当位置。支架打开后，动脉血流将恢复。

定位闭塞并在血栓形成部位打开支架

　　术者使用路线图图像引导操作，将 0.014 英寸微导丝与 18 微导管一起推进通过闭塞节段进入闭塞部位远端的动脉腔（图 30.18）。接下来，撤回微导丝，同时将 Solitaire 支架推进到微导管的外周尖端中，直至支架长度覆盖所有血栓。当支架保持在适当位置并拉回微导管时，支架将自动完全扩张到动脉壁中并将血栓保持在内部。动脉血流会立即恢复。支架应保持打开约 5 min。

血栓抽吸

在指引导管尖端充盈球囊以阻塞动脉血流。然后使用 50 ml 注射器通过 Y 型接头的侧臂从导引导管中抽吸，以产生从脑动脉到指引导管的反向血流，同时将支架和血栓从脑动脉中取出，进入指引导管腔（图 30.19）。

从指引导管中取出支架后，再次检查动脉中是否存在剩余血栓非常重要（图 30.20）。如果脑动脉腔内仍有血栓残留，重复上述操

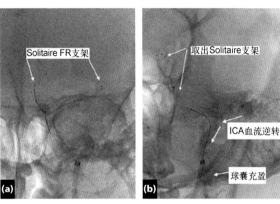

图 30.19 （a）5 min 后，在指引导管尖端充盈球囊以阻塞动脉血流，然后通过指引导管 Y 型接头的侧臂用 50 ml 注射器抽吸，产生负压。（b）同时，将 Solitaire FR 支架和 Rebar 18 微导管逐渐撤回到 8 Fr Corail 的管腔中。

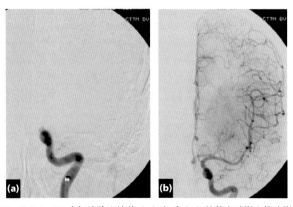

图 30.20 Solitaire FR 支架清除血栓前（a）和后（b）的数字减影血管造影图像。

作。通常只有一个需要通过以清除所有血栓。然而，在某些情况下，这个过程可能需要重复 2 ～ 3 次，以便清除所有的凝块。

面对挑战

当无法清除血栓时　当发现无法使用支架清除血栓时，还有三种选择：①通过 Penumbra 导管抽吸，②两种器械与 Solumbra 的组合，或③通过导管选择性动脉溶栓（尤其是当有许多小血栓向远端迁移时）。

用导管抽吸血栓

最常用的抽吸导管是 Penumbra 抽吸导管系统（图 30.21）。该器械的一个优点是不需要使用球囊安装指引导管。组件包括：8 Fr 股动脉鞘管、Neuron MAX 088 指引导管、同轴抽吸系统 3 MAX、ACE 60-64-68 和 0.014 ～ 0.016 英寸微导丝。

操作步骤

进行诊断性 DSA 后，通过 0.035 英寸 260 cm 导丝将诊断导管更换为导引导管。将 Y 型连接器的侧臂连接至连续肝素输注。使用路线图，将同轴系统 3 MAX、ACE 64 和微导丝通过导引导管推进到动脉的闭塞部位。当接近闭塞部位时，握住导丝和 3 MAX 微导管，同时滑动 ACE 64 导管，直至其尖端接近血栓。将抽吸管路（抽吸负压）连接到 ACE 64 导管的中心尖端，并保持 15 ～ 20 mmHg 的负压 1 ～ 2 min。接下来，在保持负压的情况下，通过导引导管的管腔将 ACE 64 导管轻轻撤回到外部。血栓可保留在 ACE 64 的管腔内或抽吸到容器中（图 30.21 和图 30.22）。最后，通过导引导管进行血管造影，再次检查剩余血栓。如果仍然存在血栓碎片，则需要重复该过程。

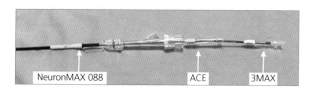

图 30.21　一种同轴系统，包括：Neuron MAX 088 指引导管、ACE 64 抽吸导管、3MAX 内的抽吸微导管（为 ACE 64 上升提供支撑）和最里面（未显示）的 0.014 英寸或 0.016 英寸导丝。

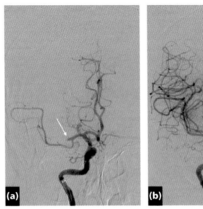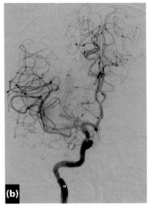

图 30.22　采用 ADAPT Penumbra 技术进行血栓抽吸前（a）后（b）的数字减影血管造影图像。闭塞部位在（a）（箭头）中清楚地示出。

心脏栓塞

在伴或不伴二尖瓣疾病的持续性房颤（AF）患者中，或伴赘生物的亚急性细菌性心内膜炎（SBE）患者中，血栓或脓毒性栓子可移动至脑循环（图 30.23），引起急性闭塞和脑梗死。在这些病例中，临床症状被称为"心源性卒中"。

心源性卒中中栓子的组织学特征通常是陈旧、深灰色、实心或非常坚硬、组织良好的血栓。在某些情况下，即使用机械器械成功

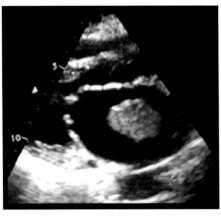

图 30.23　1 例房颤伴二尖瓣狭窄患者左心房内大血栓的超声表现。

接近栓子，也不可能从脑动脉中取出栓子（图 30.24）。

放置支架将栓子压入动脉壁是无效的（图 30.25）。这是因为颅内支架是自膨式支架，不能通过球囊打开和扩张。因此，支架的离心扩张力不足以将栓子压缩到动脉血管壁中。

栓子从心脏移向大脑可导致脑动脉的一个或两个分支闭塞（图30.26），无论是双侧颈内动脉，还是双侧颈内动脉的一个分支。颈内动脉和一个椎动脉。因此，CTA 或 MRA 对于在任何血运重建手术之前对脑动脉闭塞病变进行全面评估非常有用的。

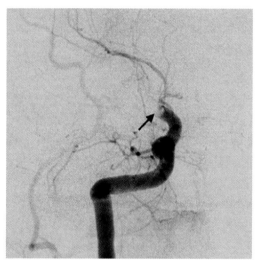

图 30.24 心脏有大栓子。来自心脏的栓子（箭头）通常很大且非常坚硬，因为它组织良好，并且不可能从脑动脉中取出。

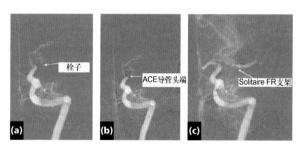

图 30.25 （a）一例 22 岁男性亚急性细菌性心内膜炎患者的心脏瓣膜出现栓子，导致左颈内动脉终末段闭塞。（b）通过 ACE 64 进行真空抽吸。（c）通过 Solitaire 支架取出无效。

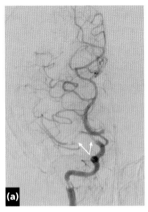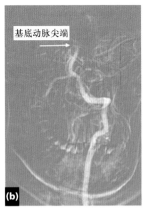

图 30.26　脑动脉的许多分支被从心脏迁移的多个栓子堵塞。（a）右颈内动脉和 M1 末端的栓子（箭头）。（b）基底动脉尖端栓子。

介入治疗中栓子的移动方法

在大血管急性缺血性卒中的血运重建中，将栓子移动到闭塞动脉分支的远端部分或新分支是一种复杂的操作。当机械装置接近栓子时，产生力以分解和分离栓子。在从动脉中取出两个装置和栓子之后，仍然存在来自该栓子的较小节段通过正常血液移动的风险流入动脉的外周分支，产生远端闭塞（图 30.27）。

当将器械与栓子沿着从 MCA 撤回到指引导管中时，栓子的一段可能脱落并移动到大脑前动脉（ACA），导致该动脉闭塞，尤其是在 A2 或 A3 段。ACA A1 段与颈内动脉终末段之间的夹角通常为小于 60° 的锐角（图 30.28）；因此，将器械设备推进到 ACA 是一个很大的挑战。

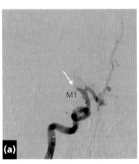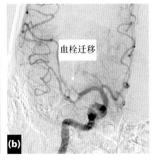

图 30.27　在栓子抽吸手术中，将栓子（箭头）从（a）M1 远端移动到（b）M2，以实现脑动脉血运重建。

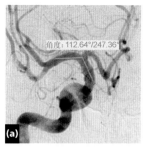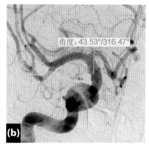

图 30.28 颈内动脉末端与（a）M1 段（大于 90°）和（b）A1 段（通常为锐角且小于 60°）之间的成角。

真实操作：如何更安全或更快地操作

对于初学者或中级术者

- 在脑动脉中推进装置并接近血栓
- 去除血栓
- 避免远端迁移到非梗死区域
- 避免血栓从指引导管重新注入脑动脉

解决问题的技巧（如何摆脱麻烦）

对于初学者或中级术者

- 颈内动脉和椎动脉高度狭窄
- 椎动脉成环状或扭结
- 颈动脉痉挛和夹层
- 颈动脉血栓充盈
- 颅内狭窄
- 出血性卒中
- 解决远端迁移
- Solitaire 支架卡在脑动脉中

技术提示（特殊、罕见案例）

对于高级术者

- A 型主动脉夹层导致的急性缺血性卒中
- 头部钝性创伤导致的急性缺血性卒中
- 颈动脉梭形动脉瘤夹层导致的急性缺血性卒中

参考文献

1. Higashida RT, Furlan AJ, Roberts H, et al. Trial design and reporting standards for intra-arterial cerebral thrombolysis for acute ischemic stroke. *Stroke* 2003;**34**:e109–37.
2. Zaidat OO, Yoo AJ, Khatri P, et al. Recommendations on angiographic revascularization grading standards for acute ischemic stroke: a consensus statement. *Stroke* 2013;**44**:2650–63.